按照现代理论，自然规律的基础不是因果性，相反，本质上具有统计性质……

人们断言，一切自然规律“在原则上”都是统计性的，只是我们观察操作不完善，我们才受骗去信仰严格的因果性。

——摘自《爱因斯坦文集》第一卷 1928 年《物理学的基本概念及其最近的变化》(Albert Einstein，德国科学家，1879—1955 年)

医学统计学与软件实现

（供医学类专业用）

主　　编　赛晓勇（中国人民解放军总医院研究生院）

　　　　　童新元（中国人民解放军总医院研究生院）

副 主 编　罗艳侠（首都医科大学公共卫生学院）

编　　委（按姓氏笔画排序）

于石成（中国疾病预防控制中心流行病学办公室）

王泓午（天津中医药大学公共卫生学院）

王洪源（北京大学医学部公共卫生学院）

尹立群（天津中医药大学公共卫生学院）

冯　丹（中国人民解放军总医院医学创新研究部）

李　卫（中国医学科学院阜外医院医学统计部）

李　戈（天津中医药大学公共卫生学院）

陈　琦（首都医科大学公共卫生学院）

罗艳侠（首都医科大学公共卫生学院）

赵铁牛（天津中医药大学公共卫生学院）

徐　涛（中国协和医科大学统计学教研室）

曹秀堂（中国人民解放军总医院医学创新研究部）

童新元（中国人民解放军总医院研究生院）

赛晓勇（中国人民解放军总医院研究生院）

学术秘书　陈仕敏（中国人民解放军总医院研究生院）

　　　　　高　萌（中国人民解放军总医院研究生院）

　　　　　游　晶（中国人民解放军总医院研究生院）

人民卫生出版社

·北　京·

图书在版编目(CIP)数据

医学统计学与软件实现/赛晓勇，童新元主编. —
北京：人民卫生出版社，2020.12
ISBN 978-7-117-31144-1

Ⅰ. ①医… Ⅱ. ①赛… ②童… Ⅲ. ①医学统计—统计分析—应用软件 Ⅳ. ①R195.1-39

中国版本图书馆CIP数据核字(2020)第268972号

医学统计学与软件实现
Yixue Tongjixue yu Ruanjian Shixian

主　　编：赛晓勇　童新元
出版发行：人民卫生出版社（中继线 010-59780011）
地　　址：北京市朝阳区潘家园南里19号
邮　　编：100021
E - mail：pmph @ pmph.com
购书热线：010-59787592　010-59787584　010-65264830
印　　刷：北京顶佳世纪印刷有限公司
经　　销：新华书店
开　　本：787 × 1092　1/16　　印张：28
字　　数：681千字
版　　次：2020年12月第1版
印　　次：2020年12月第1次印刷
标准书号：ISBN 978-7-117-31144-1
定　　价：89.00元
打击盗版举报电话：010-59787491　E-mail：WQ @ pmph.com
质量问题联系电话：010-59787234　E-mail：zhiliang @ pmph.com

内容简介

本教材根据现代应用统计学发展特点，结合在一线临床研究统计咨询和数据统计分析的工作中遇到的大量难点和重点实例编写而成，其目标以解决实际应用问题为主，配合医学院校医学统计学教学大纲内容，力争做到教师好教、学生好学。

全书系统介绍医学统计学的基本概念、基本原理与基本方法，并突出研究设计、数据管理和数据质量控制的相关内容，有针对性，实用性强，内容丰富，可作为医学研究生的教材用书。同时，各个院校根据教学对象和学时数可对相关内容进行适当取舍作为医学本科生的教材，也可作为其他专业如流行病学、心理学、医院管理学、社会学和生物医学等各个学科各类人员如教师、科研人员和管理人员等学习统计学方法的有力工具。

本教材在第一版编写基础上，适应学科前沿进展，结合目前广泛使用的 SAS 软件、STATA 软件和 SPSS 软件等各类软件以及教研室研发的 CHISS 中文统计软件进行了具体例题的详细解读及操作结果展示，比较了各个软件的应用特点，为临床专业研究生统计软件的学习提供了良好工具和有益借鉴，难能可贵。值得一提的是对本教研室研发的中文统计软件 CHISS 进行了详细介绍，安装简单，使用方便，占用电脑内存空间小，具有自主知识产权，可以为广大学习者节省大量数据处理和编写程序时间，大大提高了科研效率，有益于成果的快速产出。

前　言

在医学统计学家的长期努力下，国内外已编写了不少经典的统计学教材，每一部都是在前辈们辛勤工作的基础上不断补充完善发展而成，耗费大量心血，令人仰慕。统计学是一门实用的数据处理方法学学科，可以帮助大家从海量数据中挖掘出有用的证据，去除虚假的信息，找出哪些现象是必然的，哪些现象是偶然的，透过现象揭示事物内部的规律。医学统计学是统计学在医学领域的应用，因为其学科特点和强大功能被我国医学院校和研究机构列为医学专业研究生的必修课。

多年的一线教学工作中我们发现适合于临床专业研究生使用的教材并不多。本教材是在 2006 年第一版的基础上补充完善而成，参阅国内外多部教材，汇总了多名一线专家和编写人员的教学工作实际案例和经验编写而成，有如下几个特点：

1. 实用性强　内容安排注重设计与医学科研实际相结合，注重统计知识的整体性与连贯性，将科研统计设计、数据管理与质量控制以及数据统计分析进行有机结合，将设计内容前置，突出统计分析及设计的重要性，强调了数据管理与数据质量的不可替代性。

2. 科学性强　全书总体语言精练，精简了大量数学理论知识、公式推导、证明过程与步骤。系统介绍了医学统计学的基本概念、基本原理与基本方法，明确了什么样的问题采用什么样的统计设计，什么样的数据应该采用什么样的统计分析方法，以及如何对统计学结果进行合理的解释并进行准确表达。

3. 前瞻性好　围绕研究生教学“四会”目标，即会设计、会统计分析、会质量控制及会表达，全书注重统计学方法的适用性与通用性，并与现代统计学的理论进行结合，如介绍率的多重比较、非参数的多重比较、列联表的统计学分析及 Meta 分析等具体内容和操作步骤。

4. 推广价值高　本教材尤为难得的是介绍了本教研室自主开发的中文统计软件 CHISS 以及目前广泛使用的 SAS、STATA 和 SPSS 软件，应用同一套题目进行了具体例题的详细操作过程的展示，比较分析了各个软件的应用特点，为临床研究生遇到不同的实际问题进行统计软件和方法的选择提供了良好借鉴。本教材可以帮助初学者快速选择统计学方法，节省大量统计学数据处理与计算时间，提高了科研效率，有利于成果的快速产出。

我们衷心地感谢中国人民解放军总医院各级领导的大力支持，还要感谢各位参编专家以及教材使用单位的默默支持。感谢郝方斌、王晛、李健雄、赵倩倩、陈静、李彦珊、闫昌平、李峰和赵夏雨等研究生以及课题组成员参与清样校对工作。限于作者水平，书中难免出现不足及错误，欢迎各位专家、同道及广大用户在使用过程中提出宝贵建议并予以指正，我们将在今后的工作中予以完善，谢谢。

编　者

2020 年 6 月

目　录

当人类科学探索者在问题的丛林中遇到难以逾越的障碍时，唯有统计工具可为其开辟一条前进的通道。

——英国著名遗传学家 Galton（1822—1911 年）

第一章 绪 论

第一节 统计学概论

21 世纪人类进入信息化社会，统计对我们每个人来说并不陌生，报纸、杂志、电视广播、网络媒体等每时每刻都传递着很多统计数据和信息，我们常听到很多关于“统计”的词汇。例如：据统计，今天平均气温为 20℃，降水概率为 70%；去年国内生产总值（GDP）增长率为 6%；2020 年北京市人均预期寿命为 82.4 岁；SARS 的病死率为 11% 等。可以说统计学的知识已经渗透到自然科学、社会科学以及人类生活的各个领域。在现代社会中，大到国家重大政策的制定，小到人们的日常生活几乎都离不开统计。

1983 年 12 月 8 日，第六届全国人民代表大会常务委员会第三次会议通过了《中华人民共和国统计法》，该法对统计学发挥统计信息、咨询、监督的作用提供了重要的法律保障，对发展我国统计事业具有重要意义和作用。1998 年 9 月，国家教育部颁布的《普通高等学校本科专业目录和专业介绍》将统计学列为理学类一级学科。2001 年，我国教育部为推进基础教育改革而推出新课程标准，将统计学纳入新的小学数学课程。教学大纲要求小学生要“经历运用数据描述信息、作出推理的过程，发展统计观念”。美国国立卫生研究院（National Institutes of Health，NIH）的基金申请明确要求基金合作者中有统计学家，并且在立项中要有统计学方面的思考。美国国家药品食品管理局（Food and Drug Administration，FDA）要求新药的研发实验中，必须由统计学家来指导研究的设计、数据的分析、报告的呈递等。

然而，什么是统计？现代汉语词典中一种定义为“指对某一现象有关的数据进行搜集、整理、计算和分析等”。在不同的领域，不同的教科书上对统计的定义不尽相同。实际上，统计有两种含义。广义上，统计是通常人们所遇见的任何用数字、表格与图形所表达的一个事实。统计学的英语单词是 statistics，最早来源于词 state，即指政府的信息。现在统计不限于此，现代社会中各行各业都存在大量的统计信息和指标，如经济学中的物价指数、社会学中的人口失业率、商业中的产品占有率、金融学中的投资机会、医学中的发病率等；狭义上，统计是指统计作为一门学科，有其自身独有的知识体系和方法论。著名 Webster 国际大辞典中定义，统计学是“a science dealing with the collection，analysis，interpretation，and presentation of masses of numerical data”，即统计学是一门关于收集、分析、解释和呈现数据的科学。

现代统计学是面对不确定性问题如何作决策的科学。作为医务工作者常常遇见很多实际问题，如在全民健康教育中，我们宣传吸烟、过量饮酒会损害人的生命健康，而运动、积极乐观的心态有利于人的生命健康。然而，吸烟对人类的危害到底有多大？运动给人类带来多大好处？此外，我们常常要问，癌症患者做手术后能生存多久？一种新药的用量、用法如何，疗效怎样判定？这些都是同统计有关的不确定性命题。统计学就是把统计学的语言引入具体的科学领域，把具体科学领域中遇到的问题抽象为统计学问题，最终用统计学知识解决具体的科学领域问题的过程。从哲学角度看，统计学是从个性中寻找共性，透过偶然现象看事物内部本质规律的一种方法和手段。可以说统计学既是一门科学也是一门哲学。统计学的理论随着人类社会生产的需要而产生，同时也随着人类社会生产的发展而更新，特别是近二十年来，统计学在理论方法和应用方面得到迅速的发展。统计学与各个专业结合形成数十个学科分支，如人口统计学、心理统计学、遗传统计学、社会统计学、经济统计学等。而且，新的领域与统计学结合形成的新的分支将如同雨后春笋般不断出现。医学统计学是用统计学的原理和方法来研究医学领域中不确定性现象规律性的一门学科，是统计学与医学相结合形成的一个交叉科学，是现在及未来一个世纪中最活跃、最有生命力的学科之一。

第二节 医学统计学的基本内容

传统的观念认为医学统计学只是对医学问题作数据列表和数据分析，这是很片面的。现代医学统计学主要包括实验设计、数据管理与质量控制和数据统计分析三个大方面的内容。

一、实验设计

实验设计（design）是对整个研究过程的总体设想和安排，是医学科研和统计工作的基础。研究设计直接影响着实验结果的准确性、可靠性、严密性和代表性，一旦出现设计上的失误或缺陷，可能会导致整个研究的失败。

实验设计包括实验因素、调查项目、样本含量的估计及研究对象的选择、随机抽样的方法、观测指标的选取、误差的控制等。研究设计就是要解决这些问题，并通过周密的考虑和妥善的安排，用尽可能少的人力、物力和财力获取准确可靠的科学结论。在一项科学研究中，实验设计占总研究工作量和投入的比例约为5%左右，但是，完成一项较为完美的实验设计预示着该项研究至少已经完成了75%。

二、数据管理与质量控制

数据管理与质量控制包括如何搜集和获取实验与观察数据、如何整理数据、如何避免产生错误的数据、如何保证数据的质量、如何评价数据的质量，它对整个研究过程进行管理、控制和监督。数据收集是科学实验很重要的方面，其原则是要确保收集数据的时效性、完整性、准确性和真实性四个方面。

1. 时效性 医疗档案只有做到及时地记录患者的信息，才能动态地显示病情变化，根据需要及时调整治疗方案。在医学研究中，临床数据是对患者当时情况的真实观察与记录，因此必须按照观测记录表格中规定的时点填写项目的数据。

2. 完整性 包括两方面：一方面是要按临床观测记录表的要求，收集和填写所有项目的数据，形成完整的数据记录表；另一方面是收集全部研究对象的资料。无论因何原因，临床观测记录表的记录人员都无权对入组后的病例而进行取舍。

3. 准确性 医学研究数据记录的准确性是反映病情的关键，临床观测记录表的记录人员应认真学习研究方案中对各项目的定义，认真领会其含义，加上本人的专业知识，掌握测量和评价方法，尽量准确地填写，对于无法把握的问题应及时与研究者沟通信息。

4. 真实性 真实地反映病情是研究的重要原则之一，医学研究的结论是建立在数据真实的基础上的，因此研究记录应做到能够反映当时患者的真实情况。

数据的质量是科学研究工作的生命，在整个研究过程中必须投入相应的人力和物力来进行，其投入占总投入比例约10%左右。

三、数据统计分析

数据统计分析（analysis of data）是指计算有关的统计指标，以反映数据的综合特征，阐明事物的内在联系和规律。统计分析包括了统计描述和统计推断两方面的内容。

1. 统计描述（descriptive statistics） 是根据研究设计的要求，选用适当的统计指标、统计表、统计图等方法，对资料的数量特征及分布规律进行测定和描述。

2. 统计推断（inferential statistics） 是根据概率分布和抽样的原理，在随机变量的样本信息基础上推断总体特征。统计推断是统计分析的主要内容，包括参数估计和 t 检验、方差分析、卡方检验等假设检验的方法。在进行统计分析时，要根据统计设计的目的和要求，选用正确的统计推断方法，对样本资料进行准确的描述和推断，才能得到真实可靠的分析结果。对于一项较复杂的科研，应有比较专业的统计学家来对数据进行统计分析或提供指导，统计分析人员应花费一定的时间研究专业背景资料，对实验设计和研究过程进行了解，对分析方法的选择应事先进行探索和比较，统计分析的投入占总投入比例约5%左右。

第三节 怎样学习医学统计学

我们在过去科研咨询和教学工作中发现，很多医学工作者遇到统计学就产生恐惧心理，感觉统计学很抽象，难理解难学。有的上过多次统计学课程培训班，曾经多次学习统计学，但对统计学仍不得要领，有些学生统计学考试成绩优良，但在从事科研工作时，遇到很简单的实际问题也无法独立解决。

分析其原因，一方面是学科本身的特点所造成的，医学比较注意形象直观思维的培养，注重对“看得见、摸得着”的现象与原因进行关联分析，而统计学比较注意抽象逻辑推理的训练。不同的思维方式导致学生在开始学习时产生困惑。但更主要的原因是我们学习统计学的方法存在问题，不少学生学统计时仍采用死记硬背公式，花大量的时间重复计算，而对统计学知识的系统性和准确性掌握不够。诚然，我们必须要付出一定的努力，花费一定的时间和精力来学习统计学计算，但是，在学习方法上我们提出如下建议：

1. 抓住三基 即基本概念，基本原理，基本方法。对复杂的公式推导及公式本身只需要了解其作用，而不必死记硬背其具体的形式。在医学科学研究中所应用的统计学知识中约70%是最基本的概念和经典的统计方法，其余才是较为复杂的、近代发展起来的统计理论和技术，而出现错误最多的却偏偏是前一部分。

2. 重视统计应用 使知识转化为智慧和能力。学统计时一定要结合实例，最好从问题的原型入手，将其转化成统计问题，这是正确使用统计学的关键一步。然后根据设计类型、资料性质和分析目的，选择合适的统计分析方法进行处理。要经过从理论到实践、再从实践到理论的反复过程，循序渐进，才能逐渐掌握统计学，运用统计学解决实际问题时，才能得心应手。

3. 注重统计学知识的系统性和准确性 要掌握可供选用的设计方法种类，可供选用的统计分析方法种类，学习完一个章节、一个阶段时要及时进行归纳和小结。

4. 重视各种检验方法适用的前提条件及应用场合，忽略其具体的计算推导过程。

5. 掌握至少一种统计学软件，学会正确使用统计软件和正确选择统计方法。

6. 对软件输出结果及统计学结果学会正确解释。

第四节 统计学的基本概念

统计学作为一门独立的学科，有许多专用的术语和概念，本节将介绍统计学中广泛应用的几个基本概念和基础知识，包括同质和变异，总体、个体与样本，变量和随机变量，变量和数据的类型，统计量和参数，参数估计与假设检验，误差及频率和概率等。

一、同质和变异

同质（homogeneity）就是性质相同，它是进行统计分析的前提。统计分析是在一定数量的观察对象的基础上进行的，这一定数量的观察对象在研究的主要方面必须具有相同的性质。比如，研究某地高血压患者的生活质量，研究对象必须是同质的，即都是同一地区的高血压患者。如果不能满足同质的要求，那么研究数据就是杂乱无章的，不能得出有用的信息和结论。

当然，同质是相对的，研究对象只是在某一方面是性质相同的，同类的观察对象之间往往也存在着变异。比如，同一地区、同一年龄的男童的身高并非完全相同，而是千差万别、参差不齐的，这种参差不齐的情况就是变异（variance）。与同质的相对性不同，变异是绝对的、客观存在的，这在生物学和医学界是非常普遍的，患同类疾病的患者，病情会有轻有重，相同病情的患者用同样的治疗方法治疗，患者的预后情况也不尽一致。正是因为变异的普遍存在，统计学才得以不断地发展。统计学就是处理变异性的科学，如果生物学界的个体都是完全一样的，统计学就没有存在的必要了。

二、个体、总体与样本

个体（individual），可以是一个人、一个动物、一个家庭、一个地区和一份样品等，是科学研究的基本观察对象或者观察对象（observation unit）。

总体（population），是性质相同的所有观察对象的某种变量值的集合。如调查某地 2004 年正常成年男子的血红蛋白含量，观察对象是该地 2004 年的正常成年男子，观察对象是每个成年男子，研究总体是该地 2004 年正常成年男子的血红蛋白含量，同质的基础是同一地区、同一年份、同为正常成年男子。总体所包含的范围是随着研究目的的不同而变化的，根据总体中观察对象数是否已知可将总体分为有限总体和无限总体。有限总体（finite population）包括有限个观察对象单位，它是有时间和空间限制的，某地2004年正常成年男子的血红蛋白含量就是有限总体，因为这个总体在确定的时间和空间范围内包括了有限个观察对象。无限总体（infinite population）是指没有时间、空间限制的无限个观察对象组成的总体，如研究贫血患者用某种药物治疗的疗效，总体包括了所有用该药治疗的贫血患者的疗效，是没有时间和空间限制的，因而观察对象的数量是无限的，这个总体为无限总体。

医学研究中，很多总体都是无限总体，即使对于有限总体来言，如果包含的观察对象数过多，要直接研究总体也是不必要和不可能的。所以在实践中经常是从总体中抽取样本，用样本信息来推断总体特征。样本（sample）是从总体中随机抽取的部分观察对象所组成的集合。比如，从北京地区正常成年男子中随机抽取7 000人组成样本。抽样的目的是用样本信息来推断总体特征，因此要保证样本的可靠性和代表性，使样本能够充分地反映总体的真实情况。这就要求抽样要遵守随机化的原则，并保证足够的样本含量。随机抽样（random sampling）是指按照随机化的原则抽取观察对象组成样本，以避免研究者和研究对象给样本带来的偏倚。样本量（sample size）是指样本中所包含的观察对象数。

三、变量和随机变量

统计学研究变异性，变异性是通过各观察对象的某项特征或指标来反映的，因此我们要研究生物界个体的变异性，就要先确定观察对象，然后对每个观察对象的某项特征或指标进行观察和测量，这种观察对象的特征或指标就是变量（variable），观察对象中各个变量的观察结果称为变量值（value of variable）或观察值（observed value，observation），因为测量不同的观察对象会得到不同的观察结果，所以称之为变量。例如以老年人为观察对象，调查研究某地某年老年人的疾病和健康状况，年龄变量的观察结果有大有小，性别变量的观察结果有男有女，血压变量的观察结果有高有低，病情变量的观察结果有轻有重。

变异是生物个体的共有特征，反映了生物个体的不确定性。在测量观察对象的变量值之前，只知道变量值所在的可能范围，并不知道其具体取值情况，比如只知道8岁男童的身高可能在50～150cm的范围内，但不能确定某个男童的具体身高，正是因为变量的这种不确定性，概率论中将其称为随机变量（random variable）。

四、随机变量及数据的类型

根据变量的测量结果不同可以将其分为数值变量、定性变量和等级变量三大类。一组变量值统称为数据（data），研究数据根据其性质可以分为定量数据、定性数据和等级数据。

1. 定量变量(quantitative variable) 也称数值变量（numerical variable），是用仪器、工具或其他定量方法进行测定或衡量所取得的数据。其变量值是定量的，表现为大小不等的数值，一般带有度量衡单位。如，身高（cm）、体重（kg）、白细胞计数（10^9/L）、血压（kPa）、龋齿个数等。由一组同质的定量变量值所组成的数据称为定量数据，定量数据的各个观察值之间有量的区别，没有性质的不同。

2. 定性变量(qualitative variable) 也称分类变量（categorical variable），其变量值是定性的，表现为互不相容的类别或属性。各观察对象之间一般没有量的区别，但有质的不同。

如果变量只有相互独立的两种属性，称为二分类变量（binary variable），如人的性别有男或女，检查乙肝表面抗原的携带情况有阳性或阴性，癌症患者结局有生存或死亡等。如果变量的观察结果表现为相互独立的多种属性，称为多分类变量（polytomous variable），比如血型分为相互独立的四类：A 型、B 型、O 型和 AB 型，肺癌可分为腺癌、鳞癌、腺鳞癌、未分化癌、类癌和支气管腺癌等，各类之间只有性质的不同，没有大小和程度上的差别。

由一组同质的定性变量值所组成的数据称为定性数据（qualitative data），定性数据也可以由按照定性变量值的属性分组，然后清点各组的观察对象个数得到，亦称为计数数据（count data）。

3. 等级变量（ranked variable） 也称有序变量（ordinal variable），等级变量可以体现程度上的不同，但是不能精确地测量相邻的两个变量值之间的差别，通常等级变量有两个以上的等级。比如患者的预后情况可分为治愈、显效、好转、无效和恶化五级，医生对患者的总体疗效评价可分为很好、好、一般和差四级，癌症的病理分级为Ⅰ级、Ⅱ级和Ⅲ级。

由同质的有序变量值组成的数据称为等级数据（ranked data），它是介于定量数据和定性数据之间的半定量观察结果。等级数据也可先将观察对象按照各个等级分组，然后清点各组观察对象的数目得到。

五、统计量和参数

在科研工作中，通过对样本中观察对象的变量值进行统计分析所得到的统计指标称为统计量（statistic）。例如为了调查某地 2004 年正常成年男子的血红蛋白含量，随机抽取 240 人组成样本，他们的血红蛋白含量的平均值就是一个统计量，样本回归系数、样本标准差、样本率等也是统计量。

参数（parameter）是反映总体特征的统计指标。如果样本的代表性好，那么统计量与相应的参数的数值就非常接近，就可以用样本统计量来估计总体参数，所以样本的统计量也称为参数的估计值。例如用样本均数、样本回归系数、样本标准差和样本率来估计总体均数、总体回归系数、总体标准差和总体率。

六、参数估计与假设检验

参数估计和假设检验是统计推断的两个重要领域。

1. 参数估计（parameter estimation） 是在总体参数未知时，用样本统计量来估计总体参数，它包括点估计和区间估计。点估计（point estimation）是给出被估计参数一个适当的估计值，即样本统计量；区间估计（interval estimation）是按照预先给定的概率，给出未知参数可能的数值范围。

2. 假设检验（test of hypothesis） 是先对总体参数或总体分布作出某种假设，如假设两个总体率相等，或总体服从某种分布等，然后用适当的检验方法根据样本信息，推断应当拒绝或不拒绝此假设。根据其假设是针对参数还是分布，假设检验可分为参数检验和非参数检验，参数检验如 t 检验、方差分析等；非参数检验如秩和检验、卡方检验、游程检验等。

七、频率和概率

（一）频率

1. 频率的定义 在相同的条件下，进行了 n 次实验，在这 n 次实验中，事件 A 发生

的次数 n_A 称为事件 A 发生的频数，$f_n(A)=n_A/n$ 称为事件 A 发生的频率（frequency），$0\leqslant f_n(A)\leqslant 1$。频率的大小反映了事件 A 发生的频繁程度，频率大，则事件 A 发生频繁，这意味着 A 在一次实验中发生的可能性就大，反之亦然。

2. 频率的稳定性 大量实验表明，当重复实验的次数 n 逐渐增大时，频率 $f_n(A)$ 将呈现出稳定性，并逐渐稳定于某个常数，这个常数是客观存在的，这就是频率的稳定性。例如，有人进行抛硬币实验，当抛硬币次数 n 较小时，硬币正面朝上的频率在 0 到 1 之间随机波动，其波幅较大，但随着抛硬币次数增大，频率逐渐呈现出稳定性，频率总是在 0.5 附近摆动，而且重复实验的次数 n 越大，频率越接近 0.5。

（二）概率

概率（probability）是随机事件发生可能性大小的度量，简记为 P。根据频率的稳定性，当实验次数 n 逐渐增多时，频率将稳定在一个常数附近，这个常数就是事件 A 的概率。实际应用中，概率 P 是很难得到的，常用经大量重复实验获得的频率 f 作为概率 P 的估计值。

医学研究的现象，绝大多数是随机现象。例如用相同治疗方法治疗某病患者，只知道治疗后患者可能为治愈、好转、无效和死亡四种结果，但对一个刚入院的该病患者，治疗后究竟发生哪一种结果是不确定的。这里每一种可能结果都是一个随机事件。每个随机实验都会有几种可能结果，我们常常希望知道出现某种结果的可能性有多大，即随机事件概率 P 是多大。随机事件概率的大小在 0 到 1 之间，P 值越接近 1，表示某事件发生的可能性越大，P 值越接近 0，表示某事件发生的可能性越小。特别的，$P=1$，表示事件必然发生，$P=0$，表示事件不可能发生，他们是确定性的，不是随机事件，但可把他们看成随机事件的特例。

例如，某单位配制某种药物治疗过敏性鼻炎，陆续试用于过敏性鼻炎的患者，共计 200 人，其中 140 人用药后症状减轻，有效率为 0.70 或 70%。这个数字是从反复实验与实际观察得来的。那么对于另一个接受此治疗的患者，预计用药后症状减轻的可能性约为 0.70。

（赛晓勇　徐　涛　童新元）

世间有思想的人应当先想到事情的终局，随后着手去做。

——伊索（古希腊寓言家，公元前620—前560年）

第二章 实验设计基础

进行一项科学研究如同建造一座大厦、一座大桥，设计很重要，如果大厦事先没有良好的设计就会倒塌。科研设计如同建筑设计一样举足轻重，科研课题事先没有良好的设计就会失败。传统错误的观点认为统计学就是数字计算或数据分析，很多科研工作者仅依赖现有的专业知识进行研究，在实验做完后才开始想到运用统计学知识。实际上，任何设计上的缺陷，都不能期望事后用统计方法进行弥补。实验设计是统计学中极其重要的组成部分，设计的好坏，直接关系到研究结果的可靠性和价值。一项良好的实验设计能为科研工作节省大量资金和人力、物力资源，至少可达 75% 以上。一项有问题的科研设计，不仅浪费资金，而且会导致实验的失败，甚至得出错误的结论，对后来的科研产生误导作用。

第一节 医学科研设计概述

现代科学研究实验设计的思想产生于 20 世纪 20 年代，由英国著名统计学家费歇尔（Ronald A. Fisher，1890—1962 年）在进行农业田间实验时提出。费歇尔发现在田间实验中，环境条件难以严格控制，随机误差不可忽视，故提出对实验方案必须作合理的安排，以减少随机误差的影响，提高实验的可靠性，他曾出版了最早的一本专著《实验设计》，提出减少误差的三项原则：随机、重复和适当地组织实验。实验设计是在进行科学研究时，对研究方案作合理的安排，以减少随机误差的影响。采用适当的研究实验次数，减少实验的成本并能对数据进行有效的分析，提高研究实验的可靠性，从而实现研究目的。1946 年，英国临床医学研究理事会进行一项具有随机对照的利用链霉素治疗肺结核的临床试验，从多个中心医院搜集患者，将患者随机分为两组，一组采用链霉素加卧床休息，另一组单纯卧床休息，疗效由生存情况和 X 线检测，结果链霉素组患者的生存率和 X 线比对照组都有明显的改善，这是世界上第一个采用统计学方法进行的临床试验。

实验设计根据内容可分为专业设计（professional design）和统计设计（statistical design），专业设计要求运用医学专业知识进行设计，它反映了研究者对医学专业知识的掌握程度和能力。统计设计是运用统计学知识进行设计，主要是依据研究目的，从研究的现况条件出发，规定研究因素，选择效应指标，确定研究对象的数量和纳入标准，拟实施的方案，及数据收集、整理分析的模式，直至结果的解释，进行系统的安排，使其消耗最少的人力、物力和时间，而获得可靠的信息与结论。实验设计是保证研究者正确运用统计学知识进行统计描述和统计推断的前提。

统计设计可按照在研究过程中是否对研究对象进行干预分为干预性的实验设计和观察性的调查设计。干预性的实验设计是在人为控制实验的主要条件下进行的，又可分为动物实验设计、临床试验设计与社区干预试验设计。

（1）动物实验设计（animal experiment design）：是运用统计学的设计方法，把动物、细胞、微生物等作为实验对象，对其施加某种干预，获得实验结果。例如，研究不同浓度药物对大鼠毒性强度的设计。

（2）临床试验设计（clinical trial design）：是运用统计学的设计方法，把患者作为试验对象，对其施加某种干预，获得试验结果。例如，研究采用某种新型降糖药治疗糖尿患者疗效的设计。

（3）社区干预试验设计（community intervene trial design）：是运用统计学的设计方法，在某一地区或街道内人群中进行，对其施加某种干预，获得试验结果。社区干预试验常常是观察某项保护措施对干扰某种危险因素致病的效果。例如，研究对新生儿注射乙肝疫苗预防乙型肝炎发病的作用的设计。

观察性的调查设计（survey design）是对特定人群进行的，在研究过程中研究者对研究对象未加任何的干预措施，其观察事物某种特征，进行分析比较，从而找出事物变化的规律。比如：观察吸烟对人体健康危害的研究设计。

第二节 误差理论及控制

统计学研究中，将观察值（实际值）与真实值（理论值）之差称为误差（error）。由于生物个体的变异性等原因使得误差在医学领域中广泛存在，误差按其产生的原因和性质可分为过失误差、系统误差和随机误差三类，不同的误差应采取不同的方法进行控制。

一、过失误差

过失误差（gross error）是由于观察者的错误造成的误差，比如观察者记录错误，计算错误，数据核查、录入错误，度量衡单位错误，甚至故意修改数据导致的错误。过失误差在统计学研究中是不允许的，必须通过加强调查、录入和分析人员的责任心，完善检查核对制度等方法来避免和消除过失误差，以保证数据和结果的真实性。

二、系统误差

系统误差（systematic error）又称为偏倚（bias），是实验因素之外的某些非实验因素干扰造成的实测值与真值之差。系统误差的产生原因复杂，主要是由于设计人员、受试者、观察者、研究者、仪器设备、研究方法及外部环境的非实验因素等原因的影响造成的有一定变化规律的误差。测量值呈现一定的方向性，不能通过统计方法来加以控制，所以对研究结果的影响很大。但是系统误差一般是恒向、恒量的，且有其特定的变化规律，故可以通过严格、科学的实验设计将其减小或控制在最小范围之内。偏倚主要有两类：

（1）选择偏倚（selection bias）：又称为引入偏倚，常出现在研究初始阶段或引入研究对象的各个阶段。这是由于受试对象未能按照纳入标准随机分配进入实验队列。

（2）测量偏倚（measurement bias）：主要由于实验条件、操作标准与方法以及主观方面等因素所造成，可能发生在正式研究的全部测定过程或观察过程。

实验设计的目的就是在于控制和降低系统误差对实验结果的影响，减少随机误差以利于进行统计推断，提高研究的效率。

三、随机误差

随机误差（random error）是排除过失误差、系统误差之后尚存在的误差，它由多种无法控制的因素引起，大小和方向是随机变化的。尽管随机误差是不可避免的，但其以零为中心呈正态分布，所以可以利用概率统计学的方法对随机误差进行估计。随机误差包括抽样误差和随机测量误差两类。

（1）*抽样误差*（sampling error）：是由于样本的随机性而产生的误差。在随机抽样研究中，抽样误差体现在样本统计量和总体参数之间的差异。

（2）*随机测量误差*（random measurement error）：指在同一条件下对同一观察单位的同一指标进行重复测量所产生的实测值与真值之差。由于医学科学技术水平的限制，随机测量误差目前也是无法避免的，只能尽量提高仪器设备的准确性和精密性来控制随机测量误差在容许的范围之内。例如某医师同一时间段多次测定同一患者的血压，这种多次重复测量获得的数据是不同的，如果我们假定在一个较短的时间内人的血压不会发生变化，此时多次重复得到的血压的观测值之间的差异是由于测量误差造成的。

第三节 实验设计的基本要素和原则

一、实验设计三要素

实验目的是要阐明某些处理因素作用于受试对象后所产生的实验效应。实验设计的三个基本要素是实验因素、实验对象和实验效应。如：用两种降血压药治疗高血压患者，观察比较两组患者血压值的下降情况，实验所用的两种降压药为处理因素，高血压患者为受试对象，血压值为实验效应。任何一项实验研究在进行设计时，首先应明确这三个要素。

（一）实验因素

实验因素也称处理因素（study factor，treatment），一般是指研究者根据研究目的施加于受试对象，在实验中需要观察并阐明其处理效应的因素。调查性研究，虽然未加处理因素，但实际上我们是通过比较固有因素的方法来实现的。传统的医学研究的实验设计，强调尽量减少处理因素，最好每次实验只有一个处理因素，现代医学实验设计已发展了多因素设计，在一次实验中可包含多个处理因素。但多种因素之间往往存在相互作用，统计分析方法较为复杂。处理因素不仅数目有多有少，本身还有程度水平之分。

影响实验结果的因素很多，实验设计时应注意：抓住实验中的主要因素，明确处理因素与非处理因素，处理因素要标准化。

（二）实验对象

实验对象也称受试对象（subject），是处理因素作用的客体。受试对象的选择在医学实验中十分重要，对实验结果有重要影响。实验研究从受试对象来分，可分为动物实验和人体实验。一般是先做动物实验后再移到人体，如预防接种实验、药物毒力实验、某些手术方法等。在实验进行前必须对研究对象的条件作严格的规定，即明确纳入标准与排除标准以保证他（它）们的同质性。首先，受试对象应满足两个基本条件：①对处理因素敏感；②反应必须稳定。例如观察某药物对高血压的疗效，一般情况Ⅲ期高血压患者对药物不够敏感，而Ⅰ期患者本身血压波动较大，因此宜选择Ⅱ期高血压患者为受试对象。同时受试对象还应具有明确的标准，例如，进行动物实验时，要求受试动物均为同种属、同性别、同体重或同窝者，因为这些条件可能影响实验结果，必须控制一致。

志愿受试者，即自愿接受临床试验的患者。一般他们知道自己要接受的处理是什么，往往有强烈的治愈要求，对受试疗法有良好疗效的愿望，心理上产生一种有效的偏倚，易出现假阳性。因此用志愿受试者作受试对象，必须估计心理因素。

（三）实验效应

实验效应（experimental effect）是实验因素作用于受试对象后，产生的变化。实验效应一般用各项观测指标来反映，反映实验效应的观测指标称为效应指标。患者服用某降血药后，引起血压的改变及不良反应，收缩压、舒张压、不良事件就是效应指标。效应指标按其性质可分为定量、分类和有序计量指标。如果指标选择不当，未能准确地反映处理因素的作用，那么获得的研究结果就缺乏科学性，因此选择好观察指标是关系研究成败的重要环节。选择指标的依据是：指标应满足实验设计所要求的有效性、精确性、敏感性和稳定性。

效应指标有主观指标与客观指标之分，客观指标是借助仪器等手段进行测量来反映观察结果；而主观指标是由患者回答或医生定性判断来描述观察结果。在临床试验中，主观指标易受研究者和受试对象心理因素影响，例如"疼痛程度"这个指标虽然可用阈值表达，但它因医生抚慰而减轻，亦可随患者耐受性降低而加重，因此应尽量选用客观的、定量的指标。

二、实验设计的基本原则

实验设计的主要作用就是减小误差、提高实验的效率，因此根据误差产生的来源，在设计时必须遵守三个基本原则，即对照原则、随机化分组原则及重复的原则。

（一）随机化

随机化（randomization）是指总体中每个个体都有一定的机会被抽取。医学研究中的随机化常指总体中每个个体都有相同的机会被抽取。医学实验设计中的随机化有三层含义：①样本是从研究总体中随机抽取，使样本对总体有较好的代表性，并使其抽样误差的大小可以用统计方法加以估计；②受试对象随机地被分配接受不同的处理因素或水平，保证各处理组间的均衡性；③受试对象有相同的机会接受不同的实验顺序。

随机化是保证非处理因素均衡一致的重要手段，它使不可控制的因素在不同的处理组中的影响较为均匀，使其产生的总效应归于总的实验误差之中。随机不是随意，也就是说不能由受试者自己选择，也不能由研究者主观决定。

随机化的意义：①避免有意无意夸大或缩小组间差别所导致的实验结果的偏差；②各种统计分析方法都是建立在随机化基础上的，要求实验设计遵循随机原则；③使非处理因素在不同的处理组间保持均衡，从而达到控制实验误差的目的。

（二）对照

一种药物的优劣，一种治疗法的好坏，只有通过对比分析才能判明，俗话说有比较才有鉴别。对照（control）是在确定接受处理因素的实验组时，应同时设立对照组。因为只有正确地设立了对照，才能平衡非实验因素对实验结果的影响，从而把处理因素的效应充分显露出来。设立对照时应使对照组与实验组的非实验因素尽量保持一致。常用的对照方法有标准对照、相互对照、自身对照、配对对照、空白对照、实验对照和安慰剂对照七种。

1. 标准对照（standard control） 用现有公认的标准方法或常用方法，或现有的标准值或正常值作对照。例如，在实验研究中，以传统方法作为标准对照来研究新方法的作用，在临床试验中，用已知的效果明确的药物作为标准对照。

2. 相互对照（inter control） 是各实验组之间互为对照。例如，将受试对象随机分为两组或多组，各组采用不同的药进行治疗，比较两种药或多种药的差异，由于各药物之间相互对照，就不必专门设置对照。

3. 自身对照（self-control） 对照和实验在同一受试对象身上进行。例如，研究一种降血压的效果时，以用药前的血压作为对照。

4. 配对对照（paired control） 将受试对象条件相同的两个配成一对，然后分别采用不同的处理。例如，研究某药的降糖作用时，将病程和病情相同、性别相同、年龄相近的患者配成一对，然后随机分配到实验组与对照组。

5. 空白对照（blank control） 是指对照组不给予任何处理。例如，在实验中，设置测定物管与空白管，并同时测定，以检测观察物质的本底值，作为计算回收率的基数。

6. 实验对照（experimental control） 对照组采用与实验组操作条件一致的措施，称为实验对照。实验研究中，在许多情况下，只有空白对照常不能控制影响结果的全部因素，例如，动物实验中，采用家兔研究神经损伤后膜缝合的作用，若仅仅设置空白对照，则不能将膜缝合后神经轴突的通过率全部归为膜缝合的效应，因为可能还包含有家兔的自然恢复作用，故该研究应同时设立单纯家兔神经损伤实验对照组。

7. 安慰剂对照（placebo control） 对照组采用一种无药理作用的物质，不含实验药物的有效成分，但其外观、大小、颜色、剂型、形状与口味等与实验药完全一致，不能被受试对象识别，称为安慰剂（placebo）。使用安慰剂不仅有助于防止研究者和受试对象由于心理因素产生的偏倚，而且可以消除疾病自然进程的影响，分析实验药物所引起的真正作用，但使用时一定要慎重，要不以损害患者健康为前提，并做好保密工作。

通过设立对照不仅可排除或控制自然环境的变化、疾病的自然转归等干扰因素对观察结果的影响，而且可以消除或减少实验误差。

（三）重复

重复（replication）是指在相同的实验条件下进行的受试对象要具有一定数量，是消除非处理因素影响、减小随机误差的重要手段。重复最主要的作用是估计实验误差。实验误差客观存在，只有多次测定实验对象的某项指标，才能通过观测值的差异计算出误差大小。设置重复的另一作用是降低实验误差，从而提高精密度。重复的次数多，抽样误差就小。但若认为重复越多越好，也是不符合设计原则的。因为无限地增加样本含量，将加大实验规模，延长实验时间，浪费人力物力，反而增加系统误差出现的可能性。因此正确估计一个实验的观察例数，是实验设计的重要内容。详见第十五章样本量估计。

第四节　随机化方法

随机化的方法有很多，如抽签、掷骰子、抽牌、摇号、摸球和查随机数字表等。目前各种计算机软件都是使用数学方法在计算机中产生随机数，这种方法产生的随机数，具有类似于均匀随机变量的独立抽样的性质，目前这种方法已经非常成熟，能够保证产生的随机数有很好的随机性和均匀性。但是需要特别说明的是，用数学方法产生的随机数不是真正意义的随机数，通常称为伪随机数。

随机化分组方法有抽签法和随机数字表法。前者简单易行，但不适用于观察对象较多的样本。后者以“随机数字表”为工具，它是统计学家根据随机抽样原理编制的。随着计算机及统计软件的普及，目前普遍推荐的方法是用计算机进行随机化，它有使用方便和可重现的优点。

一、随机分组的基本步骤

1. 将实验对象编号。动物可按体重大小，患者可按就诊顺序等。

2. 取随机数。得到随机数的方法很多，如抽签、掷骰子、抽牌、查随机数表及利用计算机产生随机数。

3. 对产生的随机数进行排序。按从小到大的顺序进行排序。

4. 将前 n_1 个实验对象分到第一组，其后 n_2 个实验对象分到第二组，以此类推。

5. 最后再按实验对象编号排序。

二、软件的随机化实现

例 2-1　将 18 例患者随机分为三组，每组各 6 例。

1. CHISS 统计分析软件（以下简称为“CHISS 软件”）实现随机化分组　进入 CHISS 软件，点击“设计”按钮，此时在主菜单中出现“实验设计”的选项，点击“实验设计”→“设计方案”就可以看到 CHISS 软件中随机化分组的全部功能，如图 2-1。

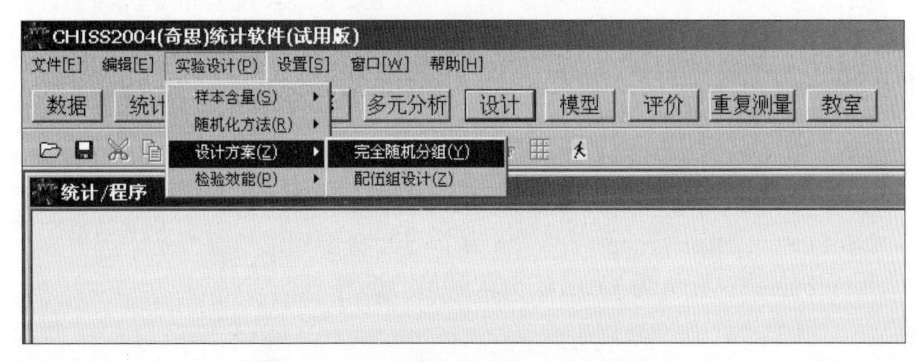

图 2-1　CHISS 软件中随机分组菜单系统

点击“完全随机分组”将会出现完全随机分组的对话框，在检验样本总例数的位置填入“18”，处理组数选择“3”，随机数种子的位置填入种子数，本例选“13579”，通常可用随机分组的日期和时间作为种子数，根据实际需要修改各组的例数，如图 2-2。此时点击“确定”可将结果输出到结果编辑窗口，如表 2-1。

可以看出编号为 1，2，3，4，12，16 的患者被分配到第一组，编号为 5，8，11，13，15，18 的患者被分配到第二组，编号为 6，7，9，10，14，17 的患者被分配到第三组，见表 2-1。

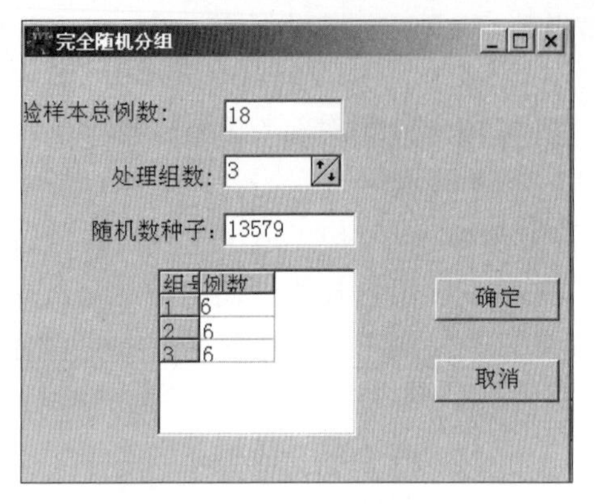

图 2-2　CHISS 软件中完全随机分组对话框

表 2-1　完全随机设计编号分组结果

处理 01	处理 02	处理 03
1	5	6
2	8	7
3	11	9
4	13	10
12	15	14
16	18	17

2. SAS 9.4 版（以后例题均采用此版本分析）软件实现随机化分组　采用 proc plan 语句，给 18 例患者通过随机数分配号码 1～18，输出至数据集 rat。

```
proc plan seed=13579;   /* 设置种子数为 13579*/
    factors n=18;   /* 给 18 例患者分配号码 */
    output out=rat;   /* 输出至数据集 rat*/
run;
```

结果如图 2-3，n 为每一个患者对应分配的号码。

The PLAN Procedure

Factor	Select	Levels	Order
n	18	18	Random

n																	
11	16	6	9	1	2	8	17	10	18	15	3	14	5	12	7	4	13

图 2-3　SAS 软件中完全随机分配号码

将上述数据集 rat 里的变量 *n* 读入数据集 result 中，生成变量 id 为患者的编号，之后通过 *n* 的大小将患者分为三组，*n* 为 1～6 则分配到第一组，*n* 为 7～12 则分配到第二组，*n* 为 13～18 则分配到第三组。

```
data result;   /* 建立数据集 result*/
    set rat;   /* 读入数据集 rat*/
    id=_n_;   /* 生成变量 id, "_n_" 指对应的观测数 */
    if n<=6 then group=1;   /*n 为 1～6，分配到第一组 */
    else if n<=12 then group=2;   /*n 为 7～12，分配到第二组 */
    else group=3;   /*n 为 13～18，分配到第三组 */
run;
```

输出数据集 result 中的变量 id 和 group，即为编号 1～18 患者分配的组，如图 2-4。

```
proc print data=result;
    var id group;
run;
```

可以看出编号为 3，5，6，12，14，17 的患者被分配到第一组，编号为 1，4，7，9，15，16 的患者被分配到第二组，编号为 2，8，10，11，13，18 的患者被分配到第三组。

Obs	id	group
1	1	2
2	2	3
3	3	1
4	4	2
5	5	1
6	6	1
7	7	2
8	8	3
9	9	2
10	10	3
11	11	3
12	12	1
13	13	3
14	14	1
15	15	2
16	16	2
17	17	1
18	18	3

图 2-4 SAS 软件中完全随机设计编号分组结果

3. Stata 15.0 版（以后例题均采用此版本分析）软件实现随机化分组的步骤 打开 Stata 15.0，在 command 依次输入下列代码（* 为注释内容）：

```
* 设置观测值 18 个
set obs 18
* 生成 id 变量，"_n" 表示产生与观测数相对应的 id 编号
gen id = _n
* 设置随机数种子，固定值为 13579
set seed 13579
* 生成随机数变量 r，默认生成（0，1）之间的随机数
gen r = uniform()
* 排序 r，默认为升序
sort r
* 生成 group 变量，根据 r 的排序分成 3 组
gen group = group（3）
* 展示含有 id 和 group 的表格，如图 2-5
list id group
```

4. SPSS 25.0 版（以后例题均采用此版本分析）软件实现随机化分组 首先，将 18 位患者编号，将 1～18 设置成 ID，如图 2-6 所示。

	id	group
1.	11	1
2.	16	1
3.	7	1
4.	6	1
5.	14	1
6.	10	1
7.	2	2
8.	15	2
9.	18	2
10.	12	2
11.	3	2
12.	17	2
13.	13	3
14.	8	3
15.	1	3
16.	4	3
17.	5	3
18.	9	3

图 2-5 Stata 软件中完全随机设计编号分组结果

	ID
1	1
2	2
3	3
4	4
5	5
6	6
7	7
8	8
9	9
10	10
11	11
12	12
13	13
14	14
15	15
16	16
17	17
18	18

图 2-6 设置 ID 变量

第二，设置随机数种子，选择菜单“转换”→“随机数生成器”，将会出现“随机数生成器”对话框，在“活动生成器初始化”选项框中，勾选“设置起点”，选择“固定值”，输入种子数，

本例选 13579，点击“确定”。如图 2-7 所示。

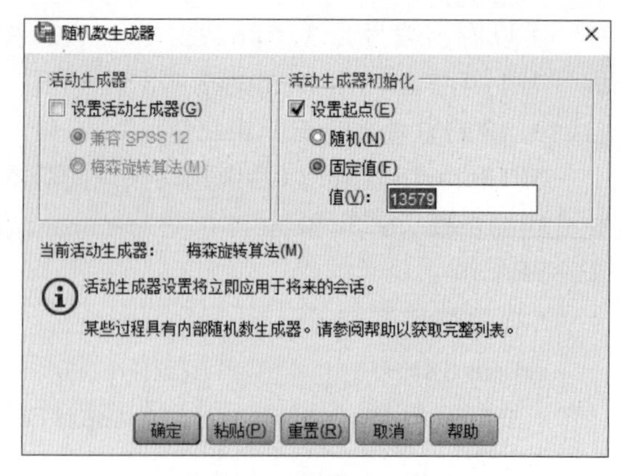

图 2-7　设置随机数种子

第三，生成随机数，选择菜单“转换”→“计算变量”，将目标变量命名为“随机数”，在函数组中选择“随机数”，函数和特殊变量选择“Rv.Uniform”双击，在数字表达式中范围选择 0 和 1，点击“确定”，对话框如图 2-8 所示。

生成得到的随机数变量如图 2-9 所示。

第四，数据编秩，选择菜单“转换”→“个案排秩”，将“随机数”变量作为排秩变量，将秩 1 赋予“最大值”，点击“确认”。个案排秩对话框如图 2-10 所示。

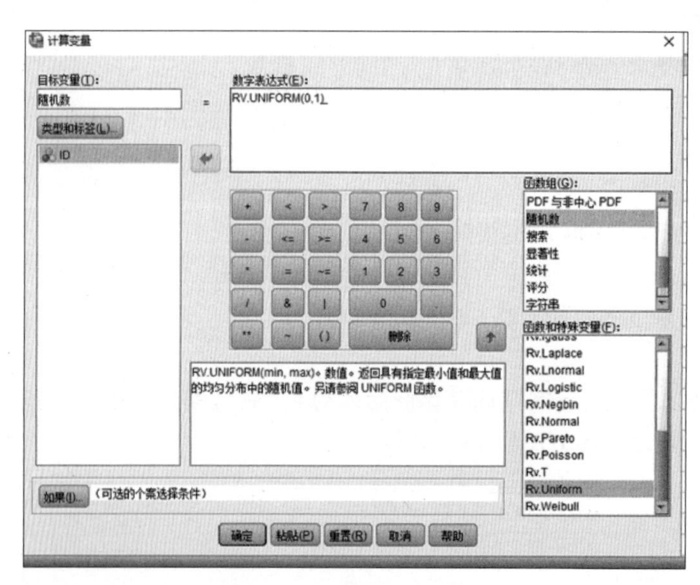

图 2-8　生成随机数对话框

	ID	随机数
1	1	.17
2	2	.30
3	3	.12
4	4	.97
5	5	.35
6	6	.82
7	7	.56
8	8	.73
9	9	.90
10	10	.41
11	11	.06
12	12	.68
13	13	.59
14	14	.64
15	15	.66
16	16	.19
17	17	.93
18	18	.36

图 2-9　生成的随机数变量

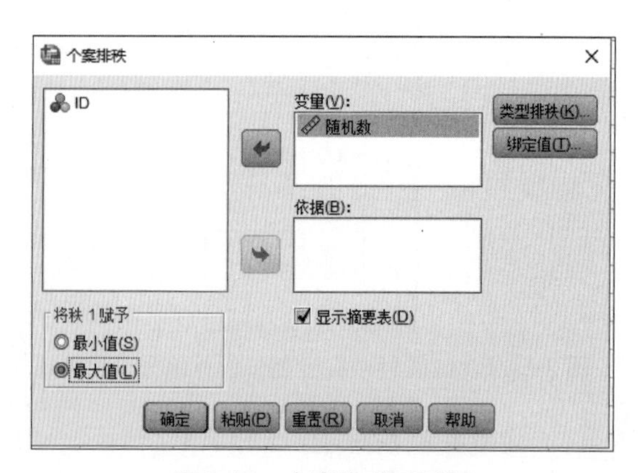

图 2-10　个案排秩对话框

生成得到新变量“R 随机数”如图 2-11 所示。

第五，重新分组，选择菜单“转换”→“重新编码为不同变量”，将“R 随机数”选为“数字变量”，输出变量命名为“分组”，点击“变量化”，如图 2-12 所示。

	ID	随机数	R随机
1	1	.17	16
2	2	.30	14
3	3	.12	17
4	4	.97	1
5	5	.35	13
6	6	.82	4
7	7	.56	10
8	8	.73	5
9	9	.90	3
10	10	.41	11
11	11	.06	18
12	12	.68	6
13	13	.59	9
14	14	.64	8
15	15	.66	7
16	16	.19	15
17	17	.93	2
18	18	.36	12

图 2-11 得到新的变量

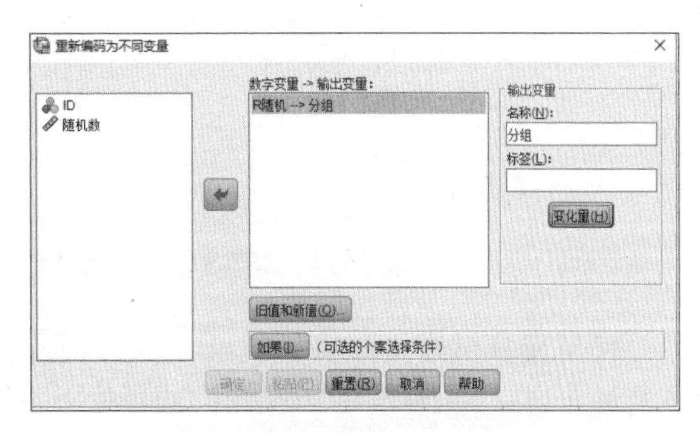

图 2-12 重新编码为不同变量的对话框

点击“旧值和新值”，在旧值和新值设置框中，旧值框中选择“范围”，选为“1～6”，将“新值”设为“1”，点击“添加”；旧值框中选择“范围”，选为“7～12”，将“新值”设为“2”，点击“添加”；旧值框中选择“范围”，选为“13～18”，将“新值”设为“3”，点击“添加”，点击“输出变量是字符串”，点击“继续”。对话框如图 2-13 所示。

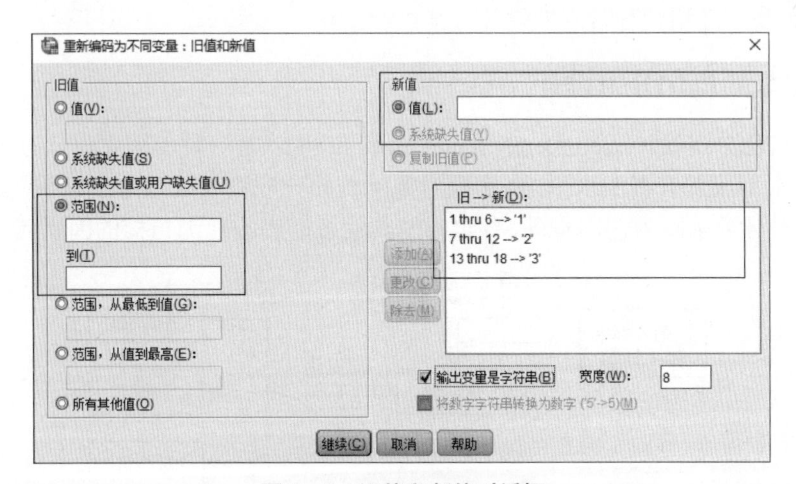

图 2-13 旧值和新值对话框

点击“确定”，生成得到的新变量如图 2-14 所示。

可以看出编号为 4，6，8，9，12，17 的患者被分配到第一组，编号为 7，10，13，14，15，18 的患者被分配到第二组，编号为 1，2，3，5，11，16 的患者被分配到第三组。

	ID	随机数	R随机	分组
1	1	.17	16	3
2	2	.30	14	3
3	3	.12	17	3
4	4	.97	1	1
5	5	.35	13	3
6	6	.82	4	1
7	7	.56	10	2
8	8	.73	5	1
9	9	.90	3	1
10	10	.41	11	2
11	11	.06	18	3
12	12	.68	6	1
13	13	.59	9	2
14	14	.64	8	2
15	15	.66	7	2
16	16	.19	15	3
17	17	.93	2	1
18	18	.36	12	2

图 2-14　SPSS 统计分析软件中完全随机设计编号分组结果

使用计算机进行随机化的条件是，要有能够产生随机数的程序，并且产生随机数时应该能够自定义种子数，因为在相同的程序中，如果使用的种子数相同，则产生的随机数序列也是相同的，因此计算机进行随机化的过程是可以重现的。

第五节　实验设计方案

统计学中可提供的实验设计方案有很多种，如完全随机设计、随机区组设计、配对设计、拉丁方设计、交叉设计、析因实验设计、裂区实验设计、正交设计、均匀设计、重复测量设计等，本节我们介绍两种常用的设计方案。

一、完全随机化分组设计

完全随机化分组设计（completely randomized design）是一种单因素设计方案，一个实验因素有两个水平或者有多个水平，将实验对象随机的分配到各处理水平组（图 2-15）。完全随机化分组设计要求除处理因素外，各组间的其他可能影响观测指标的因素应当保持一致。

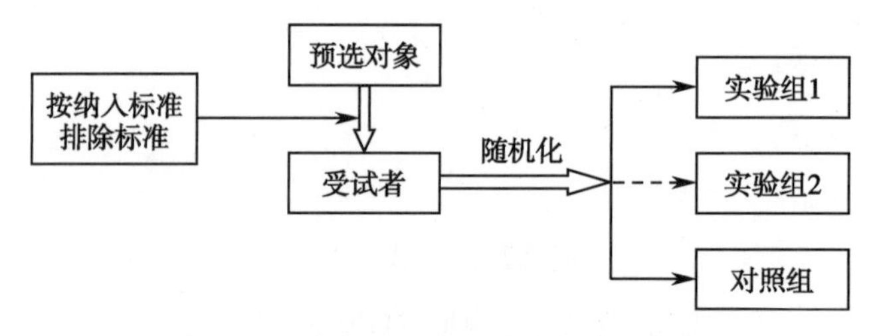

图 2-15　完全随机分组设计方案示意图

有时我们会先按照实验对象进行分层，然后再分别从每个层中随机抽取所需的样本，进行相同的处理。如比较不同疾病时某一指标的变化规律，此时尽管不是完全随机设计，但分析时仍然可以使用完全随机设计时的分析方法。可以看出完全随机化分组设计是一种简单、实用、应用非常广泛的设计。完全随机化分组设计的优点是设计简单、易于实施，出现缺失数据时仍可进行统计分析；但如果除了处理因素外，还有其他因素的影响时，完全随机化分组设计的结果会出现问题，使其不能正确地反映事物自身的变化规律。

二、区组化设计

区组化设计是一类采用局部控制的方法减少实验误差、提高实验效率的设计方法。经常使用的有随机区组设计、平衡不完全区组设计、裂区设计等。区组是由若干特征相似的实验对象组成，如同一窝的动物，批号相同的试剂，体重相近的受试者等。区组内随机化是指在每个区组内的处理顺序要随机排列。

随机区组设计（randomized block design）又称为配伍组设计，该设计属单因素的设计方案，它可以控制一组非处理因素。当处理因素的水平数 $k=2$ 时，即为配对设计（paired design）。随机区组设计首先要将各观察对象按一定条件组成若干个区组（配伍组），区组内各受试者的非处理因素基本保持一致，如同性别、年龄、职业、病情等。然后采用随机化方法分别对每个区组内的受试对象接受不同的处理水平。这样保证了各组内受试对象的可比，即减少组间误差，提高检验效率。随机区组设计中每个区组内的受试对象数量相同，并且等于实验处理因素的水平数。

例 2-2　为了研究酵解作用对血糖浓度的影响，研究者准备以 8 名健康人受试者为研究对象，从每一位受试者抽取 10ml 静脉血并制备成血滤液。将每一位受试者的血滤液等分成 4 份，并对每位受试者的 4 份血滤液进行编号。分别在 0、45、90、135 分钟时对其中一份血滤液测定其中血糖浓度。

在本例中使用的是随机区组设计，所要控制的非处理因素是不同受试对象的血糖浓度，每个人的四份血滤液可以作为一个区组，每份血滤液为实验对象；处理因素为放置时间，此处理因素共有 4 个处理水平；区组内随机化的目的是为了确定测定血糖的顺序。

1. CHISS 软件实现随机区组设计随机化分组　首先，将受试者及每位受试者的 4 份血滤液按顺序编号。然后点击“设计”按钮，此时在主菜单中出现“实验设计”的选项，点击“实验设计”→“设计方案”→“随机区组设计分组”，将会出现“随机区组设计分组”对话框，在检验样本总例数的位置填入 32，处理组数选择 4，随机数种子填入种子数，本例选 24680，如图 2-16。此时点击“确定”可将结果输出到结果编辑窗口，见表 2-2。

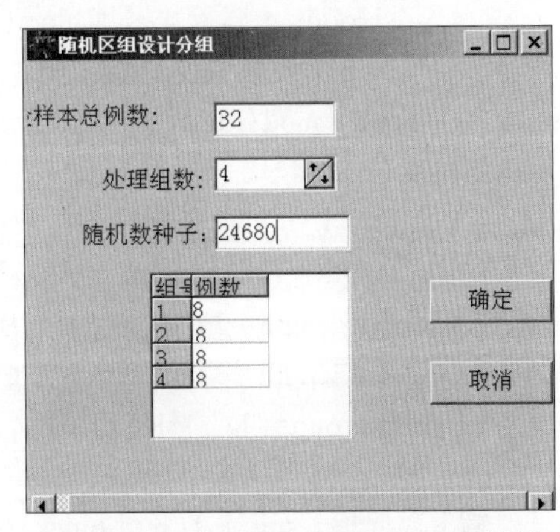

图 2-16　CHISS 软件中随机区组设计随机化分组的对话框

可以看出第 1 位受试者的第 1 份血滤液用于第 135 分钟的测试，第 1 位受试者的第 2 份血滤液用于第 45 分钟的测试，第 1 位受试者的第 3 份血滤液用于第 0 分钟的测试，第 1 位受试者的第 4 份血滤液用于第 90 分钟的测试。以此类推。

对于随机区组设计资料的统计分析，如果观测指标是计量资料，可用随机区组方差分析或 Friedman 秩和检验处理，属分类变量可用 χ^2 检验。

但是需要指出的是，使用随机区组设计的目

的是为了使各处理组之间的非处理因素具有可比性，而且随机化只是在每个区组内进行的，因此对区组因素的统计检验是意义不大的。

表 2-2　随机区组设计随机排列结果

区组	A 组	B 组	C 组	D 组
1	4	2	1	3
2	1	3	2	4
3	1	4	2	3
4	4	2	3	1
5	2	3	1	4
6	4	1	2	3
7	3	4	1	2
8	3	1	2	4

2. SAS 软件实现随机区组设计随机化分组　采用 proc plan 语句，对 8 个受试者，区组内通过随机数分配号码 1～4，输出至数据集 blood。

```
proc plan seed=24680;   /* 设置种子数 24680*/
    factors block=8 length=4;   /* 8 个区组，区组长度为 4，每个区组内分配号码 1～4*/
    output out=blood;   /* 输出至数据集 blood*/
run;
```

结果如图 2-17，block 代表受试者的编号，length 代表该受试者每份血滤液对应分配的号码。

The PLAN Procedure

Factor	Select	Levels	Order
block	8	8	Random
length	4	4	Random

block	length			
8	4	3	1	2
7	3	2	4	1
2	1	4	3	2
3	1	3	4	2
4	1	2	4	3
6	1	2	3	4
1	4	3	1	2
5	4	3	1	2

图 2-17　SAS 软件中随机区组设计分配号码

将上述数据集 blood 里的变量 block、length 读入数据集 result 中，生成变量 id 为血滤液的编号，变量 blood 为每个受试者中血滤液的编号，之后通过 length 的大小将血滤液分为四组，length 为 1 则分配到 A 组，length 为 2 则分配到 B 组，length 为 3 则分配到 C 组，length 为 4 则分配到 D 组。

```
data result; /* 建立数据集 result*/
    set blood; /* 读入数据集 blood*/
    id=_n_; /* 生成变量 id，"_n_" 指对应的观测数 */
    blood=mod(id, 4); /* 生成变量 blood，为每个受试者中
血滤液的编号 1～4*/
    if blood=0 then blood=4;
    if length=1 then group="A"; /*length 为 1，分配到 A 组 */
    else if length=2 then group="B"; /*length 为 2，分配到 B 组 */
    else if length=3 then group="C"; /*length 为 3，分配到 C 组 */
    else group="D"; /*length 为 4，分配到 D 组 */
run;
```

输出数据集 result 中的变量 block，blood 和 group，即为每个受试者血滤液的分组，前 10 个观测结果如图 2-18。

```
proc sort data=result;
    by block id;
run;
proc print data=result;
    var block blood group;
run;
```

可以看出第1位受试者的第1份血滤液用于第135分钟的测试，第1位受试者的第2份血滤液用于第90分钟的测试，第1位受试者的第3份血滤液用于第0分钟的测试，第1位受试者的第4份血滤液用于第45分钟的测试。以此类推。

Obs	block	blood	group
1	1	1	D
2	1	2	C
3	1	3	A
4	1	4	B
5	2	1	A
6	2	2	D
7	2	3	C
8	2	4	B
9	3	1	A
10	3	2	C

图2-18　SAS软件中随机区组设计编号分组结果

3. Stata软件实现随机区组设计随机化分组

```
* 设置观测值32个
set obs 32
* 生成变量id，"_n"表示产生与观测数相对应的id编号
gen id=_n
* 生成区组变量block，并以每4个观测作为一个单位，按顺序赋值
egen block=seq(), block(4)
* 设置随机数种子，固定值为24680
set seed 24680
* 生成随机数变量r，默认生成(0, 1)之间的随机数
gen r=uniform()
* 先对block进行排序，再对每个block下的r排序
sort block r
* 在每个block中，生成分组变量group，按顺序赋值
by block: gen group=group(4)
* 先对block进行排序，再对每个block下的group排序
sort block group
* 展示含有block id group变量的表格，如图2-19
list block id group
```

	block	id	group
1.	1	3	1
2.	1	1	2
3.	1	4	3
4.	1	2	4
5.	2	7	1
6.	2	5	2
7.	2	8	3
8.	2	6	4
9.	3	11	1
10.	3	12	2
11.	3	9	3
12.	3	10	4
13.	4	16	1
14.	4	14	2
15.	4	13	3
16.	4	15	4
17.	5	18	1
18.	5	19	2
19.	5	20	3
20.	5	17	4
21.	6	23	1
22.	6	21	2
23.	6	22	3
24.	6	24	4
25.	7	27	1
26.	7	26	2
27.	7	25	3
28.	7	28	4
29.	8	32	1
30.	8	29	2
31.	8	31	3
32.	8	30	4

图2-19　Stata软件中随机区组设计编号分组结果

4. SPSS软件实现随机区组设计随机化分组　首先，将受试者及每位受试者的4份血滤液按顺序编号，将1至20设置成序号，如图2-20所示。

第二，将血滤液按受试者进行区组，每个区组长度为4如图2-21所示。

选择菜单"数据"→"拆分文件"，点击"比较组"，分组依据选择"区组"，如图2-22所示。

点击"确定"，结果如图2-23所示。

	序号
1	1
2	2
3	3
4	4
5	5
6	6
7	7
8	8
9	9
10	10
11	11
12	12
13	13
14	14
15	15
16	16
17	17
18	18
19	19
20	20

图 2-20　血滤液序号

	序号	区组
1	1	1
2	2	2
3	3	3
4	4	4
5	5	5
6	6	6
7	7	7
8	8	8
9	9	1
10	10	2
11	11	3
12	12	4
13	13	5
14	14	6
15	15	7
16	16	8
17	17	1
18	18	2
19	19	3
20	20	4

图 2-21　血滤液区组

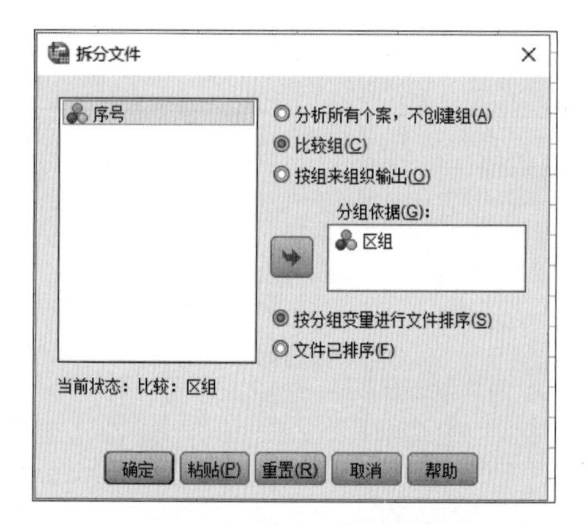

图 2-22　拆分文件对话框

	序号	区组
1	1	1
2	9	1
3	17	1
4	25	1
5	2	2
6	10	2
7	18	2
8	26	2
9	3	3
10	11	3
11	19	3
12	27	3
13	4	4
14	12	4
15	20	4
16	28	4
17	5	5
18	13	5
19	21	5
20	29	5

图 2-23　区组结果

第三，设置随机数种子，选择菜单“转换”→“随机数生成器”，将会出现“随机数生成器”对话框，在活动生成器初始化选项框中，勾选“设置起点”，选择“固定值”，输入种子数，本例选 24680，点击“确定”。如图 2-24 所示。

第四，生成随机数，选择菜单“转换”→计算变量，将目标变量命名为“随机数”，在函数组中选择“随机数”，函数和特殊变量选择“Rv.Uniform”双击，在数字表达式中范围选择 0 和 1，点击“确定”，对话框如图 2-25 所示。

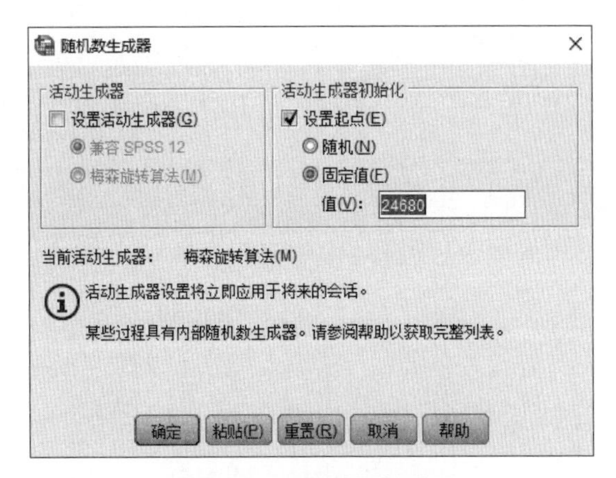

图 2-24　设置随机数种子

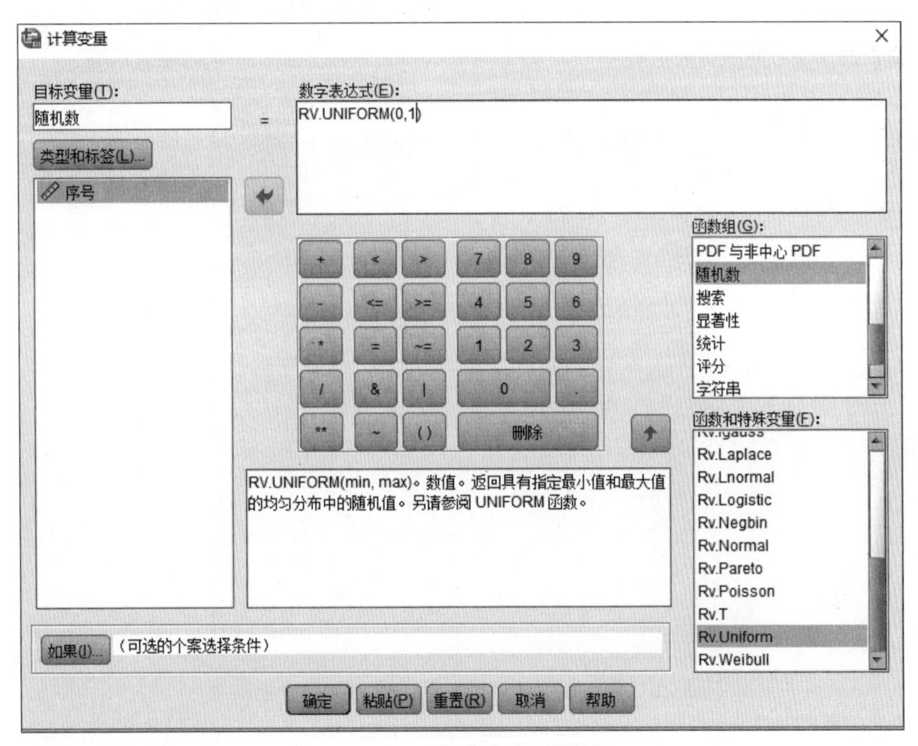

图 2-25　生成的随机数变量

生成得到随机变量如图 2-26 所示。

第五，数据编秩，选择菜单“转换”→“个案排秩”，将“随机数”变量作为排秩变量，将秩 1 赋予“最大值”，点击“确认”。个案排秩对话框如图 2-27 所示。

生成得到新变量“R 随机数”如图 2-28 所示。

可以看出第 1 位受试者的第 1 份血滤液用于第 135 分钟的测试，第 1 位受试者的第 2 份血滤液用于第 90 分钟的测试，第 1 位受试者的第 3 份血滤液用于第 0 分钟的测试，第 1 位受试者的第 4 份血滤液用于第 45 分钟的测试，以此类推。

	序号	区组	随机数
1	1	1	.34
2	9	1	.36
3	17	1	.51
4	25	1	.38
5	2	2	.18
6	10	2	.21
7	18	2	.00
8	26	2	.12
9	3	3	.65
10	11	3	.80
11	19	3	.67
12	27	3	.15
13	4	4	.88
14	12	4	.40
15	20	4	.70
16	28	4	.58
17	5	5	.85
18	13	5	.39
19	21	5	.46
20	29	5	.38

图 2-26　生成的随机数变量

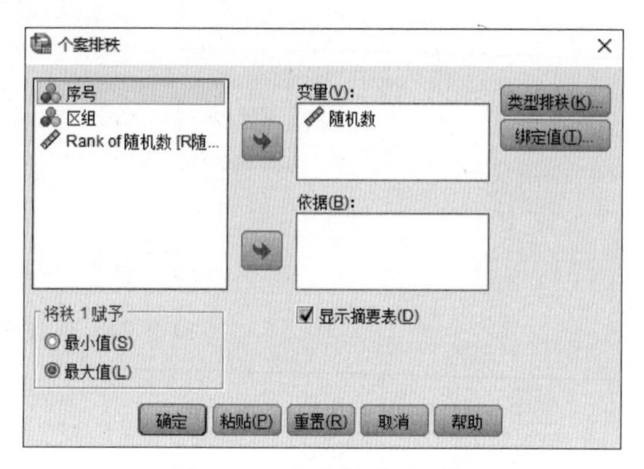

图 2-27　个案排秩对话框

	序号	区组	随机数	R随机
1	1	1	.34	4
2	9	1	.36	3
3	17	1	.51	1
4	25	1	.38	2
5	2	2	.18	2
6	10	2	.21	1
7	18	2	.00	4
8	26	2	.12	3
9	3	3	.65	3
10	11	3	.80	1
11	19	3	.67	2
12	27	3	.15	4
13	4	4	.88	1
14	12	4	.40	4
15	20	4	.70	2
16	28	4	.58	3
17	5	5	.85	1
18	13	5	.39	3
19	21	5	.46	2
20	29	5	.38	4

图 2-28　SPSS 软件中随机区组设计编号分组结果

（王洪源　童新元　赛晓勇）

统计学中特别强调，有缺陷的数据得不出明确的结论！

——皮尔逊（英国统计学家，1895—1980年）

第三章　数据管理与质量控制

数据（data）是指能被输入至计算机储存和处理的各种数字、字母、汉字、符号、图像、声音及其组合，数据是一种物理符号序列。数据有数据类型和数据值之分，不同类型的数据记录事物的性质是不一样的。数据不等于信息，信息是现实世界中事物的状态、运动方式和相互关系的表现形式，是自然界、人类社会和人类思维活动中普遍存在的一切物质和事物的属性；数据是科学研究结果的表现形式，是我们进行比较分析，寻找研究事物规律的基础；数据是反映客观的记录符号，信息则是潜在于数据中的意义；数据和信息是两个互相联系、互相依赖但又互相区别的概念。只有经过科学加工整理的数据才能称为信息。现代科学研究的过程管理，甚至比所得到的结果更为重要，数据的质量是科研工作的生命，没有严格的数据管理与质量控制，科学研究的真实性和科学性就会受到怀疑，得出错误和虚假的信息，甚至导致研究的失败，浪费国家的钱财。因此，数据管理与质量控制技术是科学研究中统计工作的一项十分重要工作。

在药物临床试验中，有两个必不可少的重要方面。其一，保护人类受试者的安全和权益；其二，保证实验数据及结果的科学性、准确性和可靠性。世界卫生组织WHO于1995年颁发了《药物临床试验质量管理规范》，即GCP（good clinical practice）指导原则，我国国家食品药品监督管理局（SFDA）于1999年9月正式颁发并开始实施我国的GCP。一项科学研究项目在申请立项时，就必须考虑到科研中的数据管理与质量控制技术及其实施步骤、负责管理人、执行人、监察人员、经费的预算等内容，并制定一份完整、严格、详细而又可以操作的数据管理与质量控制计划，使得整个科研中数据管理和质量控制过程有章可循、有据可依。

中国国家SFDA在《药品临床试验管理规范》第五十一条中明确规定，数据管理的目的在于把得自受试者的数据迅速、完整、无误地纳入报告，所有涉及数据管理的各种步骤均需记录在案，以便对数据质量及试验实施进行检查。用适当的标准操作规程保证数据库的保密性，应具有计算机数据库的维护和支持程序。开始试验前需设计可被计算机阅读与输入的临床报告表及相应的计算机程序。数据管理计划制定要综合考虑科研设计、数据分析等方面的问题。数据管理计划通常包括以下内容：

（1）研究的总体情况，如研究申请报告、研究方案等；

（2）研究进展时间安排表，如阶段、中期进展及调整计划等；

（3）数据记录方法，如制定调查表、观测记录表等；

（4）相关人员与职责，选定数据管理负责人、执行人、第三方监察人员；

（5）需要使用的资源，如计算机、网络、扫描仪等；

（6）数据库的选择，数据库的创建、数据库结构、变量名称和格式；

（7）数据的录入、核查、整理、数据锁定、移交和存档；

（8）数据的安全与保密措施。

此外，还包括其他需要特殊说明的问题，如网络数据、电子数据的传递与管理、数据管理的阶段报告等。数据管理计划将作为整个数据管理过程的指导性文件，其后所有过程均应按照其规定进行操作。数据管理计划还应该根据具体问题有一定的自我管理功能，如在创建一份数据管理计划时，定义其适用时间与范围以及进行更新的时间与方法等，以便在必要时及时对计划进行更新以适应研究的需要。

第一节　医学研究中数据管理

研究人员按照研究设计的具体要求，获得准确、完整、可靠的原始数据。如果获得的原始数据不够准确或不完整，会给资料的整理和分析工作带来很大的困难，再高级的统计方法和统计分析软件，也不能得到真实可靠的研究结果，甚至会得到完全错误的结论。根据不同研究目的和研究内容，数据的来源可以是住院或门诊患者、健康人、动物以及细胞等。

数据管理包括数据获取、数据整理和数据储存三个部分。

1. 数据获取　数据获取是数据管理的第一步，它是按照研究设计的要求，用较少的人力、物力、时间获取原始数据。数据的获取有直接观察法和采访法两种，直接观察法是由研究员对实验对象进行直接检查、测量、观察来获取得数据。取得的资料比较真实可信，能保证有较高的应答率。采访法是采用访问、信访、电话调查和开调查会来获取得数据。医学数据主要来源于三方面：

（1）*统计工作报表和报告卡*：由医疗卫生机构根据国家的卫生制度和相关规定逐级上报的统计报表和报告卡，如法定传染病报表、恶性肿瘤报告卡等，比较全面地记录了居民健康状况和医疗卫生机构的工作情况，内容较真实、可靠，但是也存在漏报、错报等现象。

（2）*常规保存的工作记录*：如医疗部门的门诊记录、住院病历、化验和检查报告单，卫生防疫部门的疫苗接种情况和经常性的卫生监测，计划生育部门和妇幼保健院的出生缺陷登记和孕产妇女健康记录，公安系统的出生登记和死亡登记，企事业单位职工的常规健康档案，保险部门的健康和疾病记录等。这部分资料和统计工作报表一样，往往比较容易获取，省时、省力，但是其真实性和可靠性更差，而且因为不是为专门研究所搜集，所以有时会给资料的整理和分析工作带来诸多不便。

（3）*专项调查和实验研究资料*：是指为了解决某个或某些医学科研问题而专门进行搜集的资料，比如为了解某地一般人群的帕金森病的患病情况而搜集的资料，由于目的明确，所以这些资料比统计工作报表和常规保存的工作记录真实、完整，有利于进一步的整理和分析，但是为了某项研究而专门进行资料的搜集，往往要耗费一定的人力、物力、财力和时间，实施起来比较困难。

2. 数据整理　数据整理就是根据研究的目的将原始数据进行汇集、排序、分组、合并，如产生亚组、中间变量、新的指标等工作，使分散的数据条理化，系统化。数据整理时要十分小心，不应在整理中出现错误，产生过失误差。数据管理主要是为资料的进一步分析做准备。数据管理主要包括以下内容：

（1）原始数据的人工检查、核对：在资料的搜集过程中，可能会出现漏项、记录差错等。将数据资料输入计算机前，应由调查员本人或专门人员进行仔细的检查、核对，以保证资料正确无误。

（2）输入计算机、建立数据库：数据资料经编码分类后，由录入人员将其输入计算机，建立数据库。可以直接在统计分析软件中建立数据库。

（3）对数据库资料进行计算机检查：可以利用数据库软件或统计分析软件对资料进行专业检查和逻辑关系检查，比如通过编写计算机程序，把身高低于1m的成年人、文化程度是文盲或小学的中学教师的资料找出来，查明是数据录入错误还是原始资料记录有误。

在进行人工检查或计算机检查发现有可疑数据时，不要盲目地更改，应该进行认真的核实，比如某位70多岁的农村老年人月收入是50万，要找到调查员和调查对象本人进行核实、确认，而不能凭自己的主观判断进行修改。

3. 数据储存　数据储存是将数据以适当的形式保存，如原始数据、调查表、数据记录表、病历的集中保存，电子数据以何种形式保存，如硬盘、U盘、光盘等，保存的适当的地方、备份数等，以备将来核对、查阅。同时，要考虑数据的安全性和保密工作。

第二节　数据库和数据库管理

数据库（database）顾名思义是存放着大量数据的仓库。但数据在仓库中不是杂乱无章地堆放，数据库是一种内部结构强、独立性高、对应关系明确、联系密切、有安全可靠性，并可供用户查询、检索、更新等操作的数据集合。数据库要实现对数据进行管理，如进行排序、检索、分组、计算、更新、维护、合并与分解等功能，这正是数据库与用文字处理软件编辑的数据文件的不同。

客观世界中存在着许多事物，每个事物具有若干方面的特征，同类事物形成一个群体，他们具有同样的特征集，每个事物具体的特征情况各不相同。例如，某校学生的情况，学生形成一个群体，学生都有相同的特征，如姓名、性别、成绩等。每个学生的姓名、性别、成绩等又不尽相同，我们可以建立一个学生成绩资料数据库。

数据管理的对象是数据，在医学研究中，我们可以获取到大量的数据，如病的各种生理、生化检验指标，病历，医院的各种报表等。大量的数据要转化为有用的信息，必须充分利用计算机数据库管理技术。数据管理技术就是把所获取的数据及时、完整、无误地进行有效的搜集、保存、加工、整理和保存。

数据库有一定的结构，怎样理解并表达数据间的联系，常用的有三类不同的数据库模型，即多对多的网状数据库模型、一对多的层次数据库模型和二维关系数据库模型。选择合适的计算机数据管理软件是保证数据质量的重要方面，目前最常用的数据库有以下几种：

（1）ORACLE：由美国Oracle公司开发，是最早商品化的关系型数据库系统，具有能存储大量数据、定义和操纵数据、并发控制、安全性控制、完整性控制、故障恢复与高级语言的接口等功能。支持各种分布功能，如支持Web数据库等。ORACLE使用PL/SQL语言执行各种操作。ORACLE 的最新版本是 ORACLE 19_C。网址：http://www.oracle.com.cn/。

（2）Microsoft SQL Server：1990 年由美国微软公司开发，特点是在 SQL Server 的平台基础上创建应用程序，功能强大，价格低；SQL Server 系统自身管理功能强大，不需要专门人员进行系统调校。最新版本是 Microsoft SQL Server2019，Microsoft SQL Server 的网址：http://www.Microsoft.com.。

（3）Access：美国 Microsoft 公司的 Microsoft office 组件之一，是 Windows 环境下流行的桌面型数据库管理系统，Access 提供了可视化的开发工具，无需编程就可完成大部分的数据管理任务。Access 除了可以和其他 Microsoft office 组件（如 Word，Excel 等）进行数据共享和交换，还可以通过 ODBC（Open Data Base Connection）与其他数据库进行数据共享和交换。最新版本是 Microsoft Access 2020，网址：http://www.microsoft.com./china/office/Access。

（4）EpiData：丹麦学者 Lauritsen JM 等人于 1999 年发起，是由软件 EpiInfo 6.0 精简而成，供数据输入和数据存档用的数据管理软件，可在 Windows10/Windows8/Windows7 环境下免费使用，目前为 3.1 版。编写这个程序的目的是教会普通用户如何将一张数据记录表“计算机化”，能快速建立数据录入程序，可满足数据的校验录入、双份比较，使得数据输入工作变得很容易，它的基本设计思想是帮助用户生成较好的原始数据供以后分析使用，暂不具有统计分析功能，因此建立的数据库可转变成 dBase、Excel 文件以及 SAS、SPSS 和 Stata 软件的数据格式。缺点是单用户程序，无网络版；记录数限制 20 万条左右；字段数限制在 999 行内写完。EpiData 软件网址：http://www.epidata.dk。

（5）Excel：Excel（电子表格）是 Microsoft 公司的 Microsoft office 组件之一，具有数据管理、图形制作、数据处理的多种功能，优点是简单易学，操作方便，易于和其他办公软件交换数据，所以对小样本的数据管理可以采用 Excel。

一项较大规模的医学科研工作，必须有专职的数据管理人员。在医学研究开始时就确定由专人担任数据管理人员。数据管理人员应该详细了解研究目的和研究计划，并参与表格设计的过程，为观测记录表格的数据能方便、准确地收集和录入计算机提供意见和帮助，既协助观测记录表格中有关项目的编码，也为以后的数据录入做准备。数据管理员的职责如下：①根据原始数据的大小及研究的要求选择适合的计算机数据库系统。②建立数据库，设立变量名（数据库中的字段名）并对变量值（观测值）进行编码。对每一变量制定合理的有效性规则。实验过程中，一些重要的项目是以文本形式记录的，如不良事件、伴随疾病、合并用药等，为了分析时归纳与总结的方便，常需要对这些部分进行分类与编码。目前，国际上有成熟的编码系统，国内目前已有部分编码词典的中文版本，但尚缺乏可以正确使用这些系统的专业人员。③调试数据库。④制作编码对照表字典及录入员手册。⑤负责组织培训录入员，将数据记录表上的数据录入计算机。⑥负责计算机数据的核查。⑦对数据库中数据的管理和提供统计用数据表。

对于新药临床试验，应事前设计好完备的观测记录表（CRF），每个试验中心应在完成观测后，填写 CRF，CRF 应一式三份，其中一份通过临床监察员及时送交数据管理员，以便建立相应的数据库，所有数据将采用计算机软件编制数据录入程序进行双份录入。在此期间，将疑问表通过临床监察员转交给研究者进行数据审核，研究者应尽快回答并返回。在盲态审核并认为所建立的数据库正确后，将由主要研究者、申办者、统计分析人员和药品监督管理人员对数据进行锁定。锁定后的数据文件不允许再作变动。数据库将交由统计分析人员按统计计划书要求进行统计分析。

目前，医学研究尚未全面实现信息化管理，电子数据、病例尚未能全部替代纸张病例，医学研究资料首先还是以纸张的形式被收集起来作为原始数据文件。数据管理的所有工作均应有书面材料为据，包括：数据管理计划、数据库确认、观测记录表交接、数据确认细节描述、疑问表交接、质控检查、数据审核与锁定均应有文书为据。因此对纸张数据资料科学合理的收集与管理是获取真实、可靠的医学研究的重要环节，也是研究结论的真实性与可靠性的重要保证，规范其收集与过程管理具有重要意义。

在医学研究过程中，从研究的立题开始就已经产生了研究用文件，包括医学科学文献和数据的引用等，文件也是非常重要的数据。根据国家《医学科学技术档案管理办法》第四条规定，研究者应该及时建立研究性文件的管理方法。一般情况下，医学研究档案包括以下几类：

（1）*项目或课题立题相关的研究性文件*：包括项目或课题研究的建议书、课题研究计划书、课题研究任务书、总体计划和年度计划、说明书、选题报告、工作方案。

（2）*与研究相关的交流与协作性文件*：包括领导部门的有关指示、专家的建议、国内或对外协作的协议书、科技合作报告及方案、合同、科技合作批准文件。

（3）*原始数据文件*：包括观察的各种原始记录和数据、校正的数据记录、经过整理的计算数据等。

（4）*与研究相关的成果性文件*：包括科研论文和专著原稿、研究工作报告和阶段性工作报告、年终总结报告、结题报告、成果鉴定书、推广使用报告、成果奖励文件、发明申请书、发明评议书、发明证书、奖励证明、研究项目的修订或撤销等文件。

第三节 数据库管理和操作

在数据库中，应用最广的是二维关系型数据库。关系型数据库是把各种联系方式都统一描述成一些由若干个行和若干个列组成的二维表格。每个表格称为一个关系，并有一个关系名识别。数据库的建立和管理是统计分析软件的基础，熟练地掌握数据库的操作是进行统计分析的前提，在对实际资料进行分析时，数据库操作技巧尤显重要。CHISS 软件的数据库为二维关系型数据库。

进入 CHISS 软件后，屏幕上出现的主窗口即为数据窗口。新建的数据表默认格式为 DBF 数据库，存放目录为 CHISS 软件目录下的 Data 子目录，可用”数据表另存”命令存为其他格式。扩展名为 DBF 时为 dBase 表，扩展名为 DB 时为 Paradox 表。

一、二维关系数据库建立

建立二维关系数据库时，把各种指标变量和数据描述成一个二维表，在水平方向的每一行为一个记录，在垂直方向的每一列代表对象的某个内容相同的属性（包括列名、类型和列长度等）。实际问题中，通常一行代表一个观测，一列代表一个变量。以后常称列为变量。

例 3-1 某校 12 名学生的成绩数据，试用 CHISS 软件建立数据库，如表 3-1 所示。

表 3-1 12 名学生的成绩数据资料

学号	班级	性别	统计 / 分	英语 / 分
20021	1	男	90	86
20022	2	女	95	90
20023	2	女	98	94
20024	3	男	78	80
20025	1	男	100	75
20026	3	女	80	80
20027	1	男	95	86
20028	2	女	90	90
20029	2	女	95	94
200210	3	男	88	80
200211	1	男	65	75
200212	3	女	82	80

学号、班级和统计、英语成绩是由数字组成，称为数值型列，统计、英语成绩列宽度为 3 位。性别由汉字男、女组成，称为字符型列，宽 2 位。在 CHISS 软件建立数据库时，必须先建立数据库结构。库结构是由变量列名、变量列个数、变量类型和长度组成。变量名是由若干个字符、字母、数字和汉字组成，长度不超过 30 个字符。缺省时以 X 开头。大小字为相同变量。类型有整数型、浮点型、数值型、字符型、日期型、逻辑型和自动增长型。缺省为浮点型，长度为自动长度，显示为 0。

1. CHISS 软件建立 点击“数据”→“文件”→“新建数据库表”。列数为“5”→应用于输入列名和类型，用光标双击类型可进行选择：

列名　类型
学号　F 浮点型
班级　F
性别　S 字符型
统计　F
英语　F
→“确认”。

输入数据，用上下左右箭头移动光标，产生数据库结构同上表一致，略。

2. SAS 软件建立数据库 SAS 软件中一般的变量命名规则为下划线与英文字母开头，由英文字母、数字、下划线组成，且总长度不超过 32 个英文字符长度。如果使用中文变量名，需要设置系统选项。

```
libname data "F:\SAS\data";  /* 建立逻辑库 data 的位置 /
options validvarname=any;  /* 设置系统选项，可以用中文命名变量 */
DATA data.grade;  /* 建立数据集 grade*/
INPUT 学号班级性别 $ 统计英语;  /* 输入变量名，"$" 表示性别为字符型变量 */
```

```
CARDS;
20021 1 男 90 86
20022 2 女 95 90
20023 2 女 98 94
20024 3 男 78 80
20025 1 男 100 75
20026 3 女 80 80
20027 1 男 95 86
20028 2 女 90 90
20029 2 女 95 94
200210 3 男 88 80
200211 1 男 65 75
200212 3 女 82 80
;
run;
```

3. Stata 软件建立数据库　打开 Stata 15.0，在 command 窗口命令依次输入下列代码（* 为注释内容）：

```
* 输入变量 id、class、sex、statistics 和 english，sex 为字符型宽度为 6，其余默认数值型
input id class str6 sex statistics English
* 依次输入每行变量的观测，每个观测之间空格隔开
20021 1 男 90 86
20022 2 女 95 90
20023 2 女 98 94
20024 3 男 78 80
20025 1 男 100 75
20026 3 女 80 80
20027 1 男 95 86
20028 2 女 90 90
20029 2 女 95 94
200210 3 男 88 80
200211 1 男 65 75
200212 3 女 82 80
* 结束输入
end
* 展示结果，如图 3-1 Stata 软件建立数据库
list
```

id	class	sex	statis~s	english
20021	1	男	90	86
20022	2	女	95	90
20023	2	女	98	94
20024	3	男	78	80
20025	1	男	100	75
20026	3	女	80	80
20027	1	男	95	86
20028	2	女	90	90
20029	2	女	95	94
200210	3	男	88	80
200211	1	男	65	75
200212	3	女	82	80

图 3-1　Stata 软件建立数据库

4. SPSS 软件建立数据库　首先，打开数据编辑器窗口，依次单击“文件”→“新建”→“数据”如图 3-2 所示。

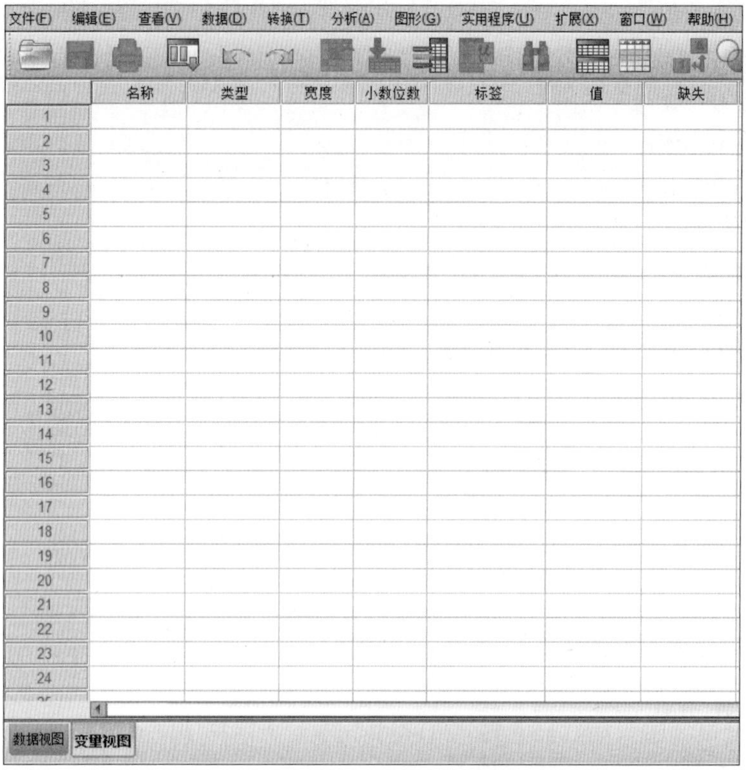

图 3-2　SPSS 软件数据编辑器窗口

第二，在变量视图窗口进行变量的编辑，第一个变量为“学号”：名称为“学号”，数据类型为“数值型(N)”，宽度为“6”，小数位数为“0”，值“无”，缺失“无”；第二个变量为“班级”：名称为“班级”，数据类型为“数值型(N)”，宽度为“1”，小数位数为“0”，值“无”，缺失“无”；第三个变量为“性别”：名称为“性别”，数据类型为“字符串”，宽度为“4”，小数位数为“0”，值“无”，缺失“无”；第四个变量为“统计”：名称为“统计”，数据类型为“数值型(N)”，宽度为“3”，小数位数为“0”，值“无”，缺失“无”；第五个变量为“英语”：数据类型为“数值型(N)”，宽度为“2”，小数位数为“0”，变量值“无”，缺失“无”，如图 3-3 所示。

文件(F) 编辑(E) 查看(V) 数据(D) 转换(T) 分析(A) 图形(G) 实用程序(U) 扩展(X) 窗口(W) 帮助(H)

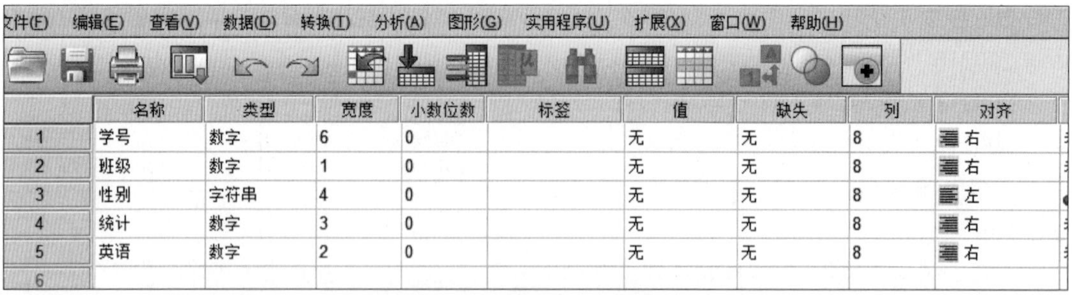

	名称	类型	宽度	小数位数	标签	值	缺失	列	对齐
1	学号	数字	6	0		无	无	8	右
2	班级	数字	1	0		无	无	8	右
3	性别	字符串	4	0		无	无	8	左
4	统计	数字	3	0		无	无	8	右
5	英语	数字	2	0		无	无	8	右
6									

图 3-3　数据库建立(变量视图)

第三，在数据视图窗口进行数据的编辑，将每一个学生的每一个变量的具体数值填入，如图 3-4 所示。

	学号	班级	性别	统计	英语	变量
1	20021	1	男	90	86	
2	20022	2	女	95	90	
3	20023	2	女	98	94	
4	20024	3	男	78	80	
5	20025	1	男	100	75	
6	20026	3	女	80	80	
7	20027	1	男	95	86	
8	20028	2	女	90	90	
9	20029	2	女	95	94	
10	200210	3	男	88	80	
11	200211	1	男	65	75	
12	200212	3	女	62	80	
13						
14						

图 3-4　数据库建立(数据视图)

二、数据库管理

(一)数据库保存

1. CHISS 软件进行数据库保存　建立完数据库后，应及时保存数据，以免丢失。步骤如下：点击“数据”→“文件”→“数据库另存”。给出文件夹和数据库文件名确定即保存。CHISS 软件的数据库名是由若干个字符、字母、数字和汉字组成，要求同 WINDOWS 对文件名的要求一样，长度不超过 30 个字符。

2. SAS 软件进行数据库保存　建立永久或临时逻辑库后，在其中输入数据，run 之后就保存了数据集，即例 3-1 中已将数据保存在逻辑库 data 中的数据集 grade 中。

3. Stata 软件进行数据库保存

```
* 保存数据库至 E 盘，文件名为 data1，默认为 dta 格式，替代之前数据
save E:\data1，replace
* 保存数据库至 E 盘，文件名为 data1，设置为 txt 格式
outsheet using E:\data1.txt
```

4. SPSS 软件进行数据库保存　数据库保存，单击“文件”→“保存”，弹出“将数据另存为”对话框，如图 3-5 所示，选择所要保存的文件指定文件名和保存类型，点击“保存”。

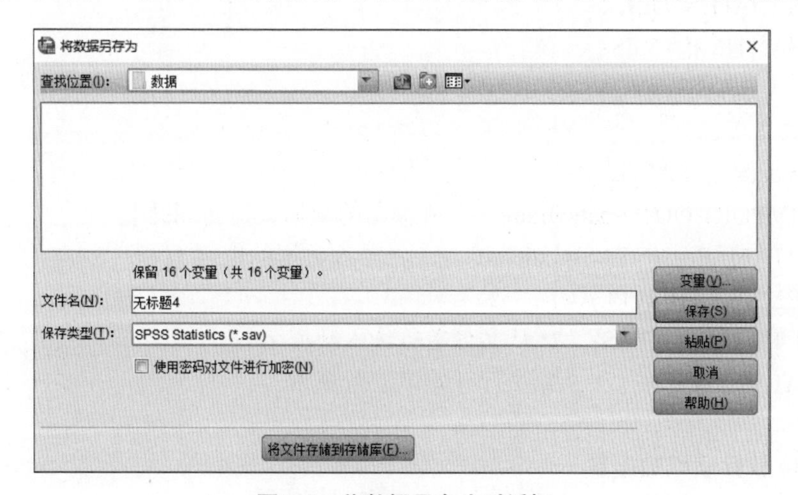

图 3-5　将数据另存为对话框

（二）打开数据库

1. 调用 CHISS 软件读取数据 对于已建立好的数据库，直接调用 CHISS 软件可读取 dBase、Excel、Oracle、Access、Paradox、Sybase 等格式的数据集，并且可以直接读取文本数据文件。

（1）打开 CHISS 数据库

方法一：点击“数据”→“文件”→打开“数据库表”，给出数据库表所在的文件夹和数据库文件名确定即打开。

方法二：用光标点击“数据模块”中的“文件夹”，双击数据库名即可打开。

（2）打开 Excel 电子表中数据：点击“数据”→“文件”→“读 Excel 数据”，给出 Excel 数据所在的文件夹和文件名确定即打开。

（3）读文本数据：点击“数据”→“文件”→“读文本格式的数据”，给出文本数据所在的文件夹和文件名确定即打开。

2. SAS 软件读取数据集

（1）打开 SAS 数据集

```
libname data "F:\SAS\data";
data data.grade;   /* 建立名为 grade 的数据集 */
    set data.grade;   /* 将之前的 grade 数据集内的数据读入 */
run;
```

（2）打开 Excel 数据

```
libname data "F:\SAS\data";
PROC IMPORT OUT=data.grade   /* 输出的数据集为 grade*/
    DATAFILE="F:\SAS\grade.xls"     /* 导入数据的位置 */
    DBMS=EXCEL REPLACE;
    RANGE="Sheet1$";
    GETNAMES=YES;   /* 从文件首行读入数据名 */
    MIXED=NO;
    SCANTEXT=YES;
    USEDATE=YES;
    SCANTIME=YES;
RUN;
```

（3）读文本数据

```
libname data "F:\SAS\data";
PROC IMPORT OUT=data.grade      /* 输出的数据集为 grade*/
    DATAFILE="F:\SAS\grade.txt"     /* 导入数据的位置 */
    DBMS=TAB REPLACE;
    GETNAMES=YES;   /* 从文件首行读入数据名 */
    DATAROW=2;   /* 从第 2 行开始读取数据 */
RUN;
```

3. Stata 软件读取数据集

```
* 打开 E 盘中名称为 data1 的 Dta 格式文件，清除此前数据
```

use E:\data1，clear

* 打开 E 盘中名称为 data1 的 xlt 文件

import excel using E:\data1.xlsx

* 打开 E 盘中名称为 data1 的 txt 文件

import delimited E:\data1.txt

4. SPSS 软件读取数据集

（1）打开 SPSS 数据文件：单击“文件”→“打开”→“数据”命令，弹出“打开数据”对话框，如图 3-6 所示。选择需要打开的数据文件名确定即打开。

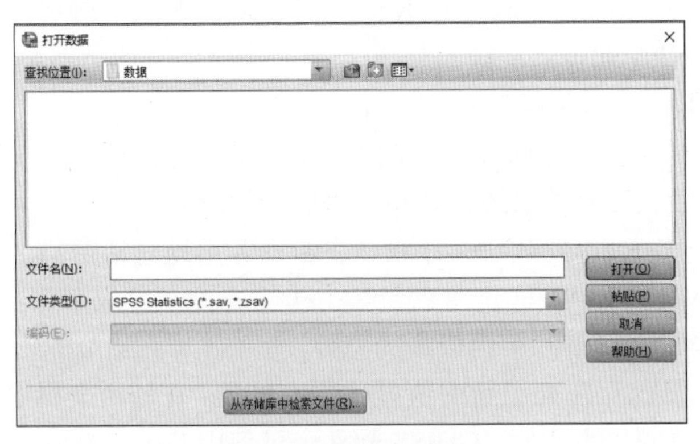

图 3-6 打开数据对话框

（2）打开 Excel 中的数据：单击“文件”→“打开”→“数据”命令，弹出如图 3-6 所示对话框，在文本类型中选择 Excel 文件，如图 3-7 所示。将相对应的 Excel 数据文件单击打开，弹出“读取 Excel 文件”对话框，如图 3-8 所示，给出 Excel 数据所在的文件夹和文件名确定即打开。

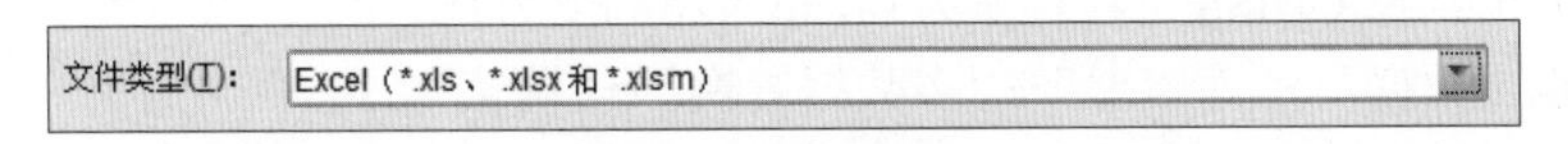

图 3-7 文件类型选择

（3）读文本数据：单击“文件”→“打开”→“数据”命令，弹出如图 3-6 所示的对话框，在文本类型中选择“文本格式”，将需要打开的文本数据打开。

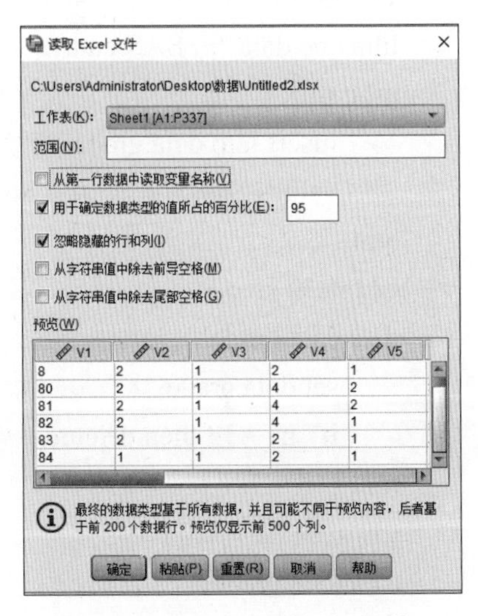

图 3-8 读取 Excel 文件对话框

（三）关闭数据库

1. CHISS 软件关闭数据库

方法一：点击“数据”→“文件”→“关闭数据库”。

方法二：打开一个新的数据库，即可关闭一个旧的数据库。

2. SAS 软件关闭数据库 SAS 软件中预览数据集后，可直接点击右上角的“×”关闭数据集。

3. Stata 软件关闭数据库 clear。

4. SPSS 软件关闭数据库 点击“文件”→“关闭”，即可关闭文件。

（四）数据库更新和维护

1. CHISS软件的数据库更新和维护

（1）增加新行：在实际问题中，我们常要增加新行。只须按键盘上的向下移动键（↓）即可。CHISS软件每次只增加一行，录入数据后再按向下移动键。注意用上下左右箭头移动光标，输入最后一个数据时，光标向上移一行，确认数据。

（2）删除行：在实际问题中，我们有时要删除一行无用的数据。可将光标移到所要删除的行。

方法：点击“数据”→“行编辑”→“删除所选行”

（3）增加空白新列：在实际问题中，我们有时要增加变量。例如，在学生成绩资料中，我们要增加一列求统计学和英语成绩的总分。

方法：点击“数据”→“列编辑”→“附加空白列”

（4）计算产生新列：在实际问题中，我们常要对数据进行处理，产生新的变量。例如，在学生成绩资料中，我们要直接求统计学和英语成绩的总分。

方法：点击“数据”→“列编辑”→“计算产生新列”，出现对话窗口。

在表达式中输入计算公式：总分=[统计学]+[英语]→“完成”

则产生每个同学的统计学和英语成绩的总分。

注意：如果新变量已存在则用新的值替代原有的值；在使用变量名时要用中括号将变量名括起来，用函数时则用小括号。CHISS软件中可使用的函数见后章节。

（5）删除列：在实际问题中，我们有时要删除变量。光标移到所要删除的列。

方法：点击“数据”→“列编辑”→“删除当前列”

（6）列变换：CHISS软件可以将多列数据变为一列，也可将一列数据变为多列。

方法：点击“数据”→“列编辑”→“多列拉一列”→“确认”。

（7）行与列互换：CHISS可将行变为列，也可将列变为行。

方法：“点击数据”→“库管理”→“多数据置换”→“确认”。

2. SAS软件的数据库更新和维护

（1）增加新行

```
libname data "F:\SAS\data";
proc sql;
     insert into data.grade   /* 对数据集 grade 中所有的变量增加新一行观测 */
     values（200213 1 " 女 " 86 82）;   /* 输入增加的一行数据 */
quit;
```

（2）删除行

```
data data.grade;
     set data.grade;
     if _n_ = 13 then delete;   /* 删除第 13 行观测数据 */
run;
```

（3）增加空白新列

```
data data.grade;
     set data.grade;
```

```
    newvar=.;   /* 生成新变量 newvar*/
run;
```

（4）计算产生新列

```
data data.grade;
    set data.grade;
    总分=统计+英语;  /* 计算统计和英语的总分，生成新变量“总分”*/
run;
```

（5）删除列

```
data data.grade;
    set data.grade;
    drop 总分;  /* 删除列“总分”*/
run;
```

（6）列变换

多列变一列：

```
proc transpose data=data.grade out=data.grade2(rename=(col1=成绩));  /* 输出至数据集 grade2*/
    var 统计英语;  /* 要被转置的变量 */
    by 学号班级性别;  /* 分组变量，不转置 */
run;
```

一列变多列：

```
proc transpose data=data.grade2 out=data.grade3(drop=_NAME_);  /* 输出至数据集 grade3*/
    var 成绩;  /* 要被转置的变量 */
    by 学号班级性别;  /* 分组变量 */
    id _NAME_;
run;
```

（7）行列互换

```
data data.grade;
    set data.grade;
    order=_n_;  /* 生成变量 order 为观测顺序 */
run;
proc transpose data=data.grade out=data.grade4;  /* 行列互换后输出至数据集 grade4*/
    id order;  /* 以 order 为行列互换后的变量名 */
run;
```

3. Stata 软件的数据库更新和维护

```
* 在原有数据集中增加第 13 行观测
set obs 13
* 删除新增的第 13 行
drop in 13
```

```
* 增加空白新列
gen var=.
* 计算 statistics 和 english 总分，产生新列 sum
gen sum=statistics+english
* 删除列 sum
drop sum
* 将多列数据变为一列，statistics 和 english 合并成一列
rename statistics grade1
rename english grade2
reshape long grade, i(id)j(subject)
* 将一列数据变为多列
reshape wide grade, i(id)j(subject)
* 行列互换，同时保留变量名
xpose, clear varname
```

4. SPSS 数据库的更新和维护

（1）增加新行：在数据视图窗口，将光标移到需要增加的行上，点击“选中”，右键选择“插入个案”。

（2）删除行：在数据视图窗口，将光标移到需要删除的行上，点击“选中”，右键选择“清除”。

（3）增加空白新列：在变量视图窗口，增加一个新的变量，按需要设置变量的名称、类型、宽度、小数位数、标签、值、缺失等。

（4）计算产生新列：打开“转换”→“计算变量”，对话变量对话框中，目标变量输入“总分”，数字表达式一栏中，依次选择“统计”“+”“英语”，如图 3-9 所示。

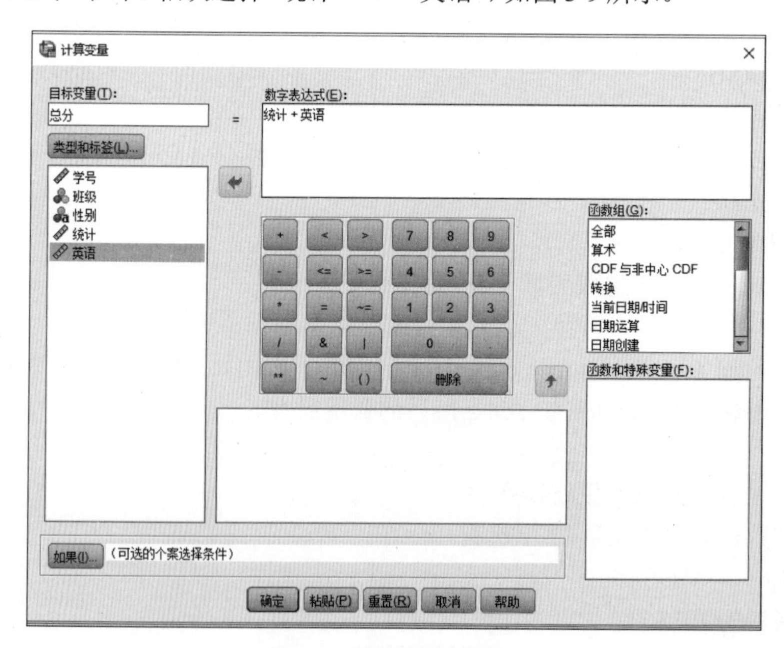

图 3-9 计算变量对话框

点击“确定”，则产生每个同学的统计学和英语成绩的总分。

（5）删除列：光标移到所要删除的列，右键点击“清除”。

（6）列变换

方法一：点击“数据”→“重构”，弹出“重构数据向导”对话框如图3-10（a），按照需求选择相应的选项，选择第1种功能，选择“将选定变量重构为个案”，单击“下一步”后出现向导的第2个界面，如图3-10（b）所示，选择“一个”，点击“下一步”，弹出“变量选择”界面，如图3-10（c）所示，个案组标识中选择“使用选定变量”，将“学号”填入变量中，在要转换的对话框中将默认的目标变量改为“成绩”，将“统计”和“英语”填入，点击“下一步”，之后向导界面按自己要求选择，选择“完成”。

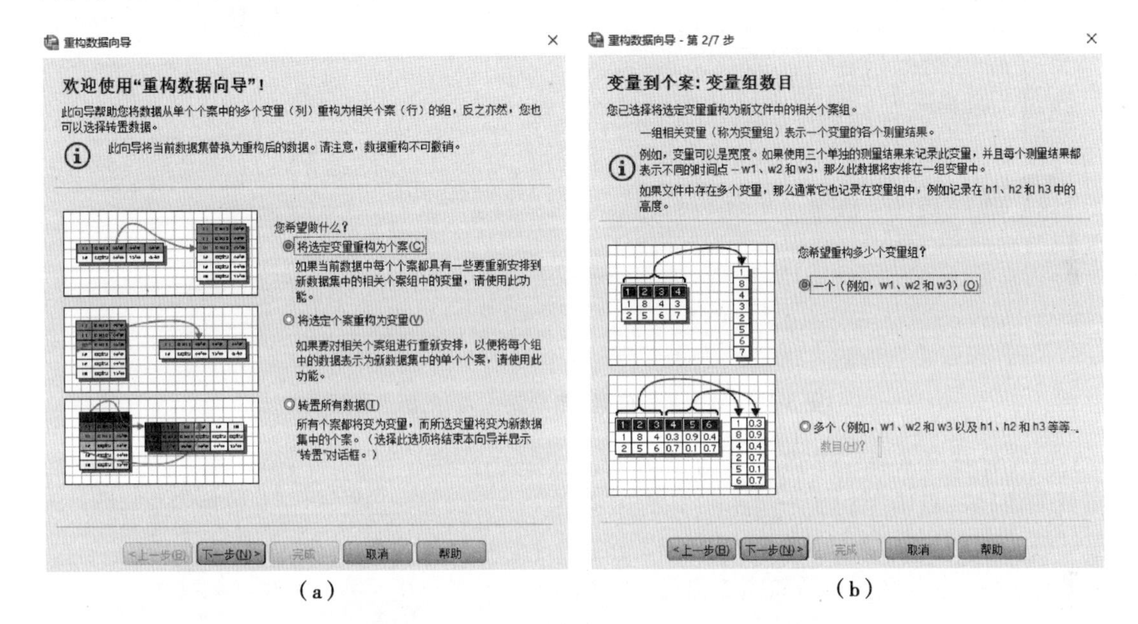

（a）　　（b）

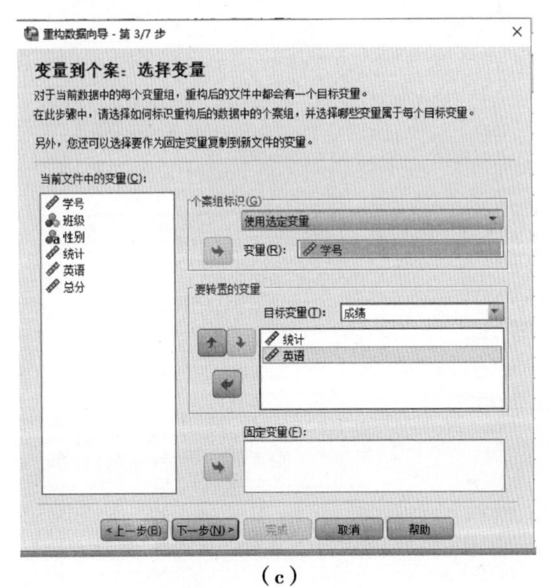

（c）

图3-10　数据重组向导（一列变多列）的三个界面

方法二：点击“数据”→“重构”，弹出“重构数据向导”对话框如图 3-11（a），按照需求选择相应的选项，例如选择第 2 种功能，选择“将选定个案重构为变量”，单击“下一步”后出现向导的第 2 个界面，如图 3-11（b）所示，将“学号变量”填入“标识变量”中，将“索引 1”填入“索引变量”中，点击“下一步”，向导会进入第 3 个界面，点击“完成”。

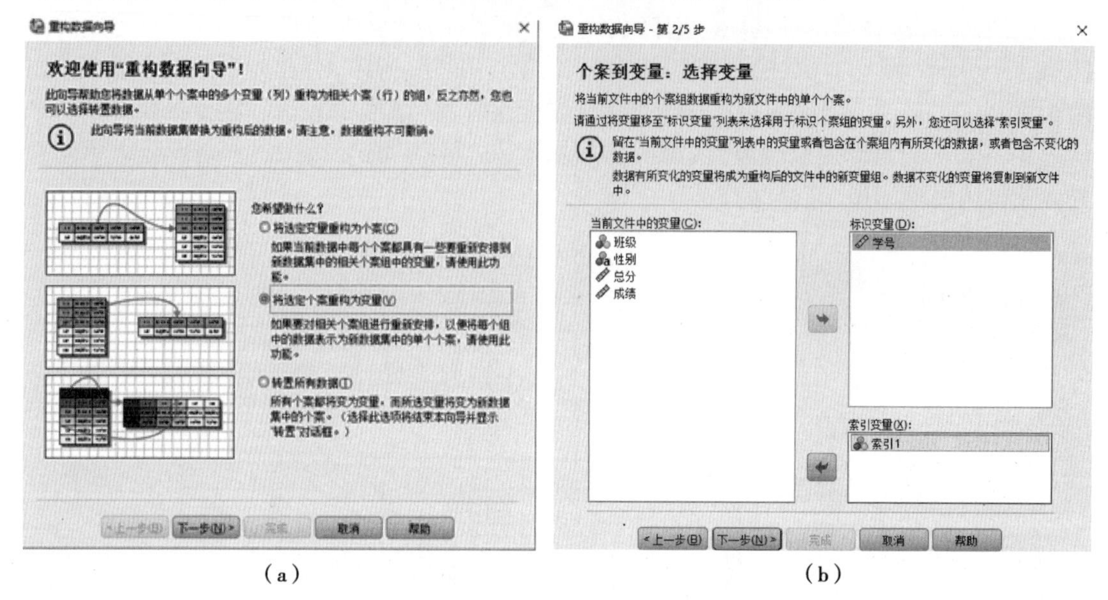

（a）　　　　　　　　　　　　（b）

图 3-11　数据重组向导(多列变一列)的两个界面

（7）行与列互换：SPSS 可将行变为列，也可将列变为行。点击“数据”→“转置”，弹出“转置”对话框，选择需要转置的变量，如图 3-12 所示。

点击“确定”，转置前后如图 3-13（a）（b）所示。

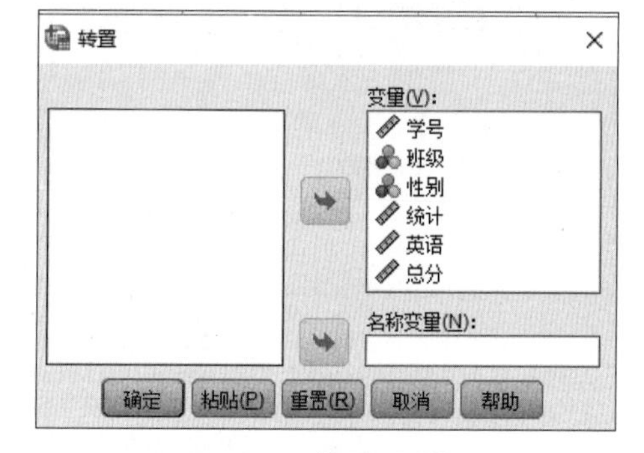

图 3-12　转置对话框

	学号	班级	性别	统计	英语	总分
1	20021	1	1	90	86	176
2	20022	2	2	95	90	185
3	20023	2	2	98	94	192
4	20024	3	1	78	80	158
5	20025	1	1	100	75	175
6	20026	3	2	80	80	160
7	20027	1	1	95	86	181
8	20028	2	2	90	90	180
9	20029	2	2	96	94	190
10	200210	3	1	88	80	168
11	200211	1	1	65	75	140
12	200212	3	2	82	80	162

（a）

	CASE_LBL	var001	var002	var003	var004
1	学号	20021	20022	20023	20024
2	班级	1	2	2	3
3	性别	1	2	2	1
4	统计	90	95	98	78
5	英语	86	90	94	80
6	总分	176	185	192	158

（b）

图 3-13　数据转置前后的数据文件示意

三、另两种数据表

（一）分组排列数据表

可以将每一组数据产生一列排放，显示出的数据表同统计教材一样，并进行分析。

例 3-2　某班学生本科与硕士时的统计学考试成绩，结果如表 3-2 所示。

表 3-2　统计学考试成绩表

学号	本科统计成绩 / 分	硕士统计成绩 / 分
1	95	90
2	85	86
3	80	78
4	75	70
5	60	65

注：建立数据表时，第一列为学号，第二为本科统计成绩的数据，第三列为硕士统计成绩的数据。

1. SAS 软件建立数据表

```
libname data "F:\SAS\data";
options validvarname=any;   /* 设置可以用中文命名变量 */
DATA data.statistics;   /* 建立数据集 statistics*/
    INPUT 学号本科统计成绩硕士统计成绩;   /* 输入变量名 */
    CARDS;
    1 95 90
    2 85 86
    3 80 78
    4 75 70
    5 60 65
    ;
run;
proc report data=data.statistics headline headskip;
    title " 表 3-2　统计学考试成绩表 ";
    column 学号本科统计成绩硕士统计成绩;
    define 学号 /display;
```

```
    define 本科统计成绩 /display;
    define 硕士统计成绩 /display;
run;
```

2. Stata 软件建立数据表

```
* 输入变量名和观测值
input id under graduate
1 95 90
2 85 86
3 80 78
4 75 70
5 60 65
end
list
* 输出表格至 word，如图 3-14
asdoc list, replace
```

Table: List of Variables

id	under	graduate
1	95	90
2	85	86
3	80	78
4	75	70
5	60	65

图 3-14　Stata 软件中建立数据表

3. SPSS 软件建立数据表　在变量视图窗口进行变量的编辑，第 1 个变量名称为“学号”，类型为“数字”，小数位数为“0”；第 2 个变量名称为“本科统计成绩”，类型为“数字”，小数位数为“0”；第 3 个变量名称为“硕士统计成绩”，类型为“数字”，小数位数为“0”；在数据变量窗口依次输入每一个变量的具体数字。

（二）统计量数据表

可以将经过统计整理后产生的统计量建立数据库，并进行进一步分析。

例 3-3　今采用某药治疗肺炎病患者 100 例，并选取另一药物作为对照，治疗肺炎病患者 40 例，数据如表 3-3 所示。

表 3-3　治疗肺炎疗效数据

组别	有效	无效
治疗组	60	40
对照	30	10

建立数据表时可将一列为有效的数据，另一列为无效的数据。

1. SAS 中建立数据库，并进行进一步分析

```
libname data "F:\SAS\data";
data data.drug;   /* 建立数据集 drug */
    input group effect count;
    cards;
    1 1 60
    1 0 40
    2 1 30
    2 0 10
    ;
```

```
run;
```

建立数据库格式如图 3-15。

```
data data.drug;
    set data.drug;
    label group=" 组别 " effect=" 效果 " count=" 数量 ";
/* 设置变量标签 */
run;
proc format;
    value group 1=" 治疗组 " 2=" 对照 ";    /* 设置变量数值标签 */
    value effect 1=" 有效 " 0=" 无效 ";
run;
proc freq data=data.drug;
    tables group*effect/NOCOL NOROW NOPERCENT
CHISQ out=t;   /* 不显示行列百分比，计算卡方，结果输
出至数据集 t*/
    weight count;   /* 使用变量"count"加权 */
    format group group.   /* 使用数值标签 */
        effect;
run;
```

Obs	group	effect	count
1	1	1	60
2	1	0	40
3	2	1	30
4	2	0	10

图 3-15　SAS 软件中建立肺炎病疗效数据的数据库

卡方检验结果如图 3-16：

FREQ 过程

频数

表 - group * effect			
	effect(效果)		
group(组别)	无效	有效	合计
治疗组	40	60	100
对照	10	30	40
合计	50	90	140

表"effect-group"的统计量

统计量	自由度	值	概率
卡方	1	2.8000	0.0943
似然比卡方检验	1	2.9027	0.0884
连续调整卡方	1	2.1848	0.1394
Mantel-Haenszel 卡方	1	2.7800	0.0954
Phi 系数		0.1414	
列联系数		0.1400	
Cramer V		0.1414	

Fisher 精确检验	
单元格 (1,1) 频数 (F)	40
左侧 Pr <= F	0.9711
右侧 Pr >= F	0.0681
表概率 (P)	0.0391
双侧 Pr <= P	0.1190

图 3-16　SAS 软件中肺炎病疗效数据的卡方检验结果

2. Stata 中建立数据库，并进行进一步分析

```
* 输入变量名和观测
input group treatment count
1 1 60
1 0 40
2 1 30
2 0 10
end
* 输出列联表，如图 3-17
tab group treatment[fweight=count]
```

group	treatment 0	1	Total
1	40	60	100
2	10	30	40
Total	50	90	140

图 3-17　Stata 软件中肺炎病疗效数据的卡方检验结果

3. SPSS 中建立数据库，并进行进一步分析　在变量视图窗口进行变量的编辑，第 1 个变量名称为"组别"，类型为"字符串"，宽度为"12"；第 2 个变量名称为"效果"，类型为"字符串"，宽度为"8"；第 3 个变量名称为"频数"，类型为"数字"，小数位数为"0"；在数据变量窗口依次输入每一个变量的具体内容，如图 3-18 所示。

点击"数据"→"个案加权"，弹出"加权个案"对话框，如图 3-19 所示，选择"加权个案"，放入本次需要加权的变量"频数"。

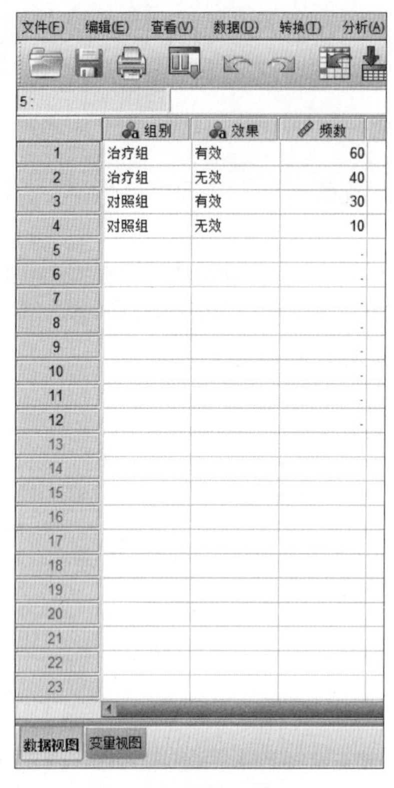

图 3-18　数据视图窗口

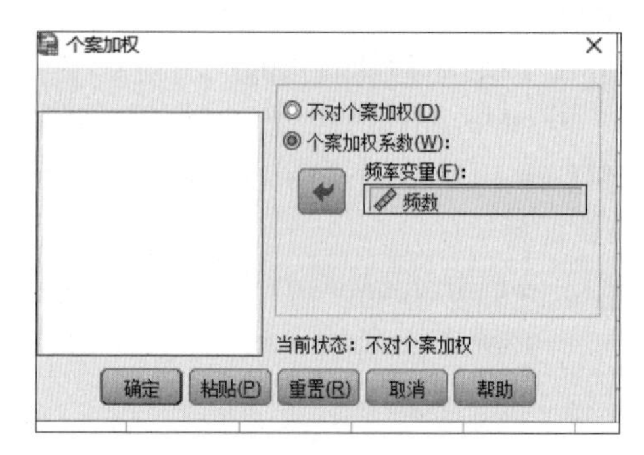

图 3-19　个案加权对话框

第四节　数据质量控制技术

质量控制（quality control）就是运用先进的科学技术和统计方法控制科学实验及其过程，使获得的结果符合事先设计的标准，同时实验数据真实可靠。质量控制包括两个阶段，即实验前条件控制和实验过程中状态监测。实验前条件控制是指在实验开始之前，要确保可能影响实验结果的各种实验条件符合要求，它是质量控制的基本要求，主要有四个方面：①受试者的入选标准和排除标准；②实验操作人员技术能力的合格要求；③仪器设备、实验材料和试剂等规格统一并合格；④良好的实验室操作和测量操作规范。实验过程中状态的控制是指在实验过程中，定期或随机地抽查样品，测量其观察数据，考查其真实性、准确性和可靠性，以及其变化是否超过允许的差异波动范围。要确保良好的实验数据质量，一方面对参加研究人员必须进行培训，使他们能够掌握并应用统一的诊断标准、测量方法和实验操作技术，使得不同操作者对同一个样品观察结果一致等，另一方面要明确规定对测量指标的要求，如数据的分布类型、变化范围、数据间的逻辑关系、数据的可靠性与稳定性。此外，还需要考虑是否存在偏倚、混杂因素、数据缺失等。

在医学研究中，要得到高质量的数据，必须在人力与物力上得到保证，整个研究涉及四方面的人员：临床研究人员、质量监察员、数据管理员和数据分析人员，不同的人员有各自的职责与分工。临床研究人员确保研究数据获取的真实性和准确性，质量监察员监控整个研究中的各个环节，记录研究过程中发生的各种情况，防止数据丢失、遗漏、失真等，质量监察员还要搜集、核对、传递数据，是研究者和数据管理员信息交流的桥梁。数据管理员负责将原始数据录入计算机中，并进行加工，整理成统计人员可以分析的数据。数据分析人员将得到的数据进行统计分析，得到科学的结果。

数据检查很重要，可以采用计算机技术和人工两种方式。在录入数据后，便可进行数据检查及确认，这一工作通常建立在详细分析观测记录表及录入指南的基础之上。首先，需建立有关细节的确认计划，然后编写相应的程序，得到需确认问题的清单，以此清单为基础，必要时结合原始记录的核查，整理产生关于数据的疑问表。疑问表将由临床监察员交研究者进行核查、确认或更正，然后仍由临床监察员返回给数据管理员，根据数据确认的结果对数据库进行修改与更新。此过程循环往复，直至所有疑问均得到明确的答复。

在先进的数据库软件平台上，以上过程还可得到简化，如将可预见的问题设计到录入程序中，这样在录入的同时即可产生疑问表，这种情况在网络背景下由研究者直接录入数据时具有更加明显的优势。当数据确认与数据库修正工作完成后，即基本排除了数据录入错误及逻辑错误。但正如前面所述，这些工作并不能完全保证数据的准确性，进行进一步的质控检查仍然很有必要。每个医学研究项目均应有专职监察员，负责核对数据收集数量和质量，及时补漏纠错，记录负责人和资料管理人员应积极配合监察员，共同对数据收集者的工作定期进行监督和检查。质控检查通常以书面形式，在预先设定的质量标准指导下进行。质控检查并不仅仅是数据管理部门的任务与责任，同样也有申办方的任务与责任。数据质量控制技术包括如下几个方面：

（1）*观念上重视实验质量*：主要负责人必须高度重视数据质量，树立过程质量管理的概念，制定严格的操作规程。同时，对科研课题验收也必须考查其实验质量问题。

（2）*人员培训与组织*：对于一项大型科研课题，应有专门负责的质量监查员、数据管理员、数据录入人员，并对他们进行相应的培训；在正式开始之前，要在小范围内做预实验，预实验的方式应与正式实验的方式相同，目的在于检验实验的实用性和可行性，并通过预实验反馈的信息作必要的修改。只有当预实验成功后，才能进行正式实验。研究的组织计划包括：组织领导、宣传动员、时间进度、人员培训、任务分工与联系、经费预算、质量控制方案以及宣传资料的准备等。

（3）*观察过程控制*：数据收集前要求对每个被观察对象建立观察时间表；明确观测记录表格的填写方式，在观察的同时进行；要求做到全部观察项目都获取数据；临床观测记录表数据全部收集后，应由数据管理人员对观测记录表格数据的一般情况、相关项目的一般逻辑关系和资料完整性进行检查。如有错漏，应及时与监察员或临床观察医生或数据收集者联系，返回修正或补填。

（4）*数据的核查*：对重要的指标要进行普查，其他数据进行抽样调查。临床观测记录表格数据的录入要遵守数据独立双份录入原则及修正原则，录入方式主要有二次录入、校对录入和自动扫描录入。然后存入数据库的过程，需采用特制的观测记录表格收集数据，表格填写也有一定的规定。

（5）*校对与质疑*：录入的数据应进行复查以了解全面的录入质量，尽量防止录入错误。双份独立录入，编写程序对数据库中的数据进行一致性检查，生成核查表，校对、修改直至两个库完全相同；利用专业知识对各变量的可能取值范围及他们之间的逻辑关系进行核查；做简单的描述性统计，分析变量的频数分布表、最大值、最小值、百分位数、茎叶图、盒形图等以发现异常值；列出存在问题的观测记录表格清单，如属于原始数据的问题应返回给临床医师或数据收集者进行查对；根据返回的核查表进行相应的修改，及时清理数据疑问。

（6）数据锁定与保存：在完成核查后，监察员应将填写完整、准确的观测记录表及时送交数据管理员。数据收集过程与数据整理及核查是互动的过程，应边收集、边整理、边核查、边录入，但目前多数医学研究无法做到真正的动态管理，大都在数据收集完毕后，再实现将纸张资料转为数字资料。数据管理工作体现在几个方面，一是纸张性资料的最后整理与核查，二是纸张性资料的编码和录入，三是录入计算机后数据的管理与核查，工作主要由监察员、数据管理员、录入员完成。在数据质控检查通过后，可基本确认数据准确可用，将在此基础上进行数据审核与锁定，这两项工作均直接为统计分析服务。数据审核的任务是对数据进行最后的检查，一方面确认数据管理的可靠性，另一方面，也是更重要的一方面，是对数据中存在的一些可能影响统计分析结果的数据作出决定。如临床试验中，判断哪些病例符合方案要求，进入符合方案（per-protocol，PP）数据集进行分析，哪些进入意向（intention to treat，ITT）数据集进行分析。数据审核通常需召开一次会议，由申办方研究负责人、主要研究者、负责研究项目的统计学家或统计学人员、数据管理员、临床监察员共同参加，所形成的结论也由以上人员共同负责。数据审核过程中，当然还有可能提出一些事先未考虑到的问题，要针对这些问题给出处理意见，如再次发出疑问表、进行约定或根据已有信息作出判断等。在数据审核会议上，还有另外一项重要的工作，就是讨论并最终确定统计分析计划。因为在此之前制定的统计分析计划中可能有部分内容不能被很好地实现，此时必须进行调整。当所有疑问均已解决、对数据的判断全部完成、统计分析计划也已签署后，数据即可锁定，锁定后的数据交统计分析者进行编程分析。原则上，锁定后的数据将不再更改，除非一些非常明确的证据表明数据中存在错误而且将明显影响分析结果。即使如此，锁定后的开锁也应遵循非常严格的认可程序，以防引入人为的偏差，这一点在盲法试验中更为重要。

第五节 数据质量的评价

科学实验中常见的数据质量问题有研究对象不符合入选标准；实验数据的缺失；未严格按照研究计划执行导致的偏差；数据出现不合逻辑的值和数据录入错误等。

数据收集过程中影响质量的原因有如下几个方面：

（1）未进行系统培训：对于一个较大规模的科学实验，参加单位和人员较多，观察样品较大，时间周期较长，不进行系统培训就开始进行实验，造成测量指标标准不统一，操作不规范。因此研究者在数据收集工作开始前和进行过程中均应不断地对研究人员进行培训，提高医学研究人员的水平，并及时处理出现的问题。

（2）记录不及时或错漏：观测所得的数据未能及时记录或没有记录，如患者的病情，医生未能记录，靠回忆填写造成了数据的偏差或混乱，甚至张冠李戴；观测记录表中的项目有缺漏或填写错误，观测记录表的页码缺失。

（3）记录的任意取舍：如去掉研究观察过程中疗效不佳的样品数据。

（4）样本的大量失访：由于某些原因造成病例失访，没有对失访样本的追踪记录，造成数据不全，将会给研究结论带来偏差，若超过25%则会造成实验的失败。

（5）数据收集人员不固定：在研究时间段内，资料的填写没有固定人员进行，交接不及时或水平不一致引起的数据不全或数据偏差。

（6）样本的依从性差：数据收集者不能及时记录数据，反复询问患者，会影响患者的依从性，患者敷衍会影响数据真实性。

（7）数据合并标准未统一：由于不同的地方采用的测量指标单位可不同，合并时未能统一造成数据的质量问题，如患者身高测量，有的地方用m做单位，有的地方用cm做单位。

评价影响质量的内容有如下几个方面：①数据记录表填写的一致性检验（分不同资料收集者对相同被观察者的一致性和相同资料收集者对不同被观察者的一致性），考察组织培训的效果，数据收集人员的技术水平，患者的依从性。②每份观测记录表完成后，其中应附有核查单，上面应体现核查员的纠错内容和数据收集者修改反馈的内容，原数据被改正后仍要保证能看清。需修改的内容不应涂改，如需更正，应将原数据划去，填上更正的数据，应由更正者签字并注明日期（只有研究者及其授权的人员可以修改数据记录）。观测记录表字迹的清晰整洁程度，不能辨认和修改程度。③录入员工作手册考察研究人员对数据记录收集程度，患者编号是否准确。④入组与排除标准符合程度。⑤资料交接记录单是否齐全。对于完成的观测记录表在研究者、监察员、数据管理员之间的传送应有专门的记录单，单上应有相应的签名。⑥数据人工核查记录和数据计算机核查记录。⑦变量编码工作过程的存档记录和数据编码字典是否完备。⑧对代表主要指标的关键变量需要进行100%的核查，即：将数据库中的关键变量以记录为单位输出，与原始记录、观测记录表及疑问表进行核对，在相当多的情况下要求关键变量100%正确。对非关键变量，通常不需进行100%核查，而是采用按一定比例抽样的方法进行部分数据抽查（一般总数字信息的20%），观察数据错误率，对非关键变量，通常允许一定的错误率，如0.5%或0.1%等。

数据质量评价的重点考查内容为入选标准；对照的选取；随机化方法；相关的名词定义与相关的标准；设计数据的记录格式；干扰因素的提前预防或处理；根据产生的新问题及时修正研究方案。

（罗艳侠　赛晓勇）

科学就是整理事实，以便从中得到普遍的规律和结论。

——达尔文（英国生物学家，1809—1882年）

第四章 统计描述

医学研究中，统计描述就是对所观测的原始数据进行归纳整理，计算相应的统计量（如均数，率，标准差等），描述数据的集中趋势与离散程度，刻画出数据的分布形态，并利用公式、统计表、统计图给予正确的表达。通过统计描述不仅可以对数据的概貌、分布、特征及变量间的关系进行了解，而且可发现数据中的异常现象。因此，统计描述在数据统计分析中是必不可少的。

第一节 频数分布与正态分布

一、频数分布表与频数分布图

频数分布表，又称频数表，是对样本量较大的资料进行统计描述的常用方法。通过频数表可以显示数据分布的范围与形态。使用CHISS软件可以方便地由原始数据编制出形如表4-1的频数分布表。

（一）频数分布表的编制

例4-1 某市随机抽取正常成年男子120名，其红细胞计数值（10^{12}/L）如下，试编制频数表并绘制频数直方图。

5.12	5.13	4.58	4.31	4.09	4.41	4.33	4.58	4.24	5.45	4.32	4.84
4.91	5.14	5.25	4.89	4.79	4.90	5.09	4.64	5.14	5.46	5.66	4.20
4.21	3.73	5.17	5.79	5.46	4.49	4.85	5.28	4.78	4.32	4.94	5.21
4.68	5.09	4.68	4.91	5.13	5.26	3.84	4.17	4.56	3.52	6.00	4.05
4.92	4.87	4.28	4.46	5.03	5.69	5.25	4.56	5.53	4.58	4.86	4.97
4.70	4.28	4.37	5.33	4.78	4.75	5.39	5.27	4.89	6.18	4.13	5.22
4.44	4.13	4.43	4.02	5.86	5.12	5.36	3.86	4.68	5.48	5.31	4.53
4.83	4.11	3.29	4.18	4.13	4.06	3.42	4.68	4.52	5.19	3.70	5.51
4.64	4.92	4.93	4.90	3.92	5.04	4.70	4.54	3.95	4.40	4.31	3.77
4.16	4.58	5.35	3.71	5.27	4.52	5.21	4.37	4.80	4.75	3.86	5.69

1. 制表步骤

（1）找出观察值中的最大值、最小值，求极差：本例中最小值为3.29，最大值为6.18，他们之间的差值称为极差，用R表示。$R=6.18-3.29=2.89$。

（2）确定组段、组距：根据样本含量的大小，确定“组段”数。编制频数表的目的是简化资料，显示数据的分布规律，组段数过多则过于繁琐，过少则难以反映出数据的分布特征，一般可设8～13个组段。

各组段的起点和终点分别称为组段的下限和上限。相邻两组段的下限之差称为组距。组距可以相等，也可以不等。实际应用时一般采用等距分组，较大样本时常用（极差/10）取整作为组距，以便于汇总和计算。本例极差的1/10为0.289，取整为0.3，即组距=0.3。

显然，第一组必须包含最小值，最后一组应包含最大值。常取接近但小于最小值的、较为整齐的数值作为第一组的下限。本例，最小值为3.29，故取3.20作为第一组段的下限。值得注意的是，在编制频数表时，各组段不包括该组段的上限值。

（3）列出频数表：统计各组段内的观察个体数即频数，将各组段及相应的频数列成表4-1的形式。

表4-1 某市120名正常成年男子红细胞计数的频数分布

红细胞计数组段（10^{12}/L）①	频数②
3.20～	2
3.50～	5
3.80～	10
4.10～	19
4.40～	22
4.70～	24
5.00～	21
5.30～	11
5.60～	4
5.90～	2

2. 用CHISS软件作频数表 此数据库已建立在文件夹中，文件名为：b4-1.dbf。

（1）进入数据模块：打开数据库。点击“数据”→“文件”→打开“数据库表”，找到文件名“b4-1.dbf”→“确认”。

（2）进入统计模块：进行统计计算。点击“统计”→“统计描述”→“频数表”。光标选中变量：红细胞计数。分组数为：10，第一组下限为：3.2，组距为：0.3。→“编制频数表”→“结果”→“完成”。

（3）进入结果模块：查看结果，点击“结果”，见表4-2及图4-1。

表4-2 红细胞计数频数表

组段	红细胞计数
3.20 ～	2
3.50 ～	5
3.80 ～	10
4.10 ～	19
4.40 ～	22
4.70 ～	24
5.00 ～	21
5.30 ～	11
5.60 ～	4
5.90 ～	2

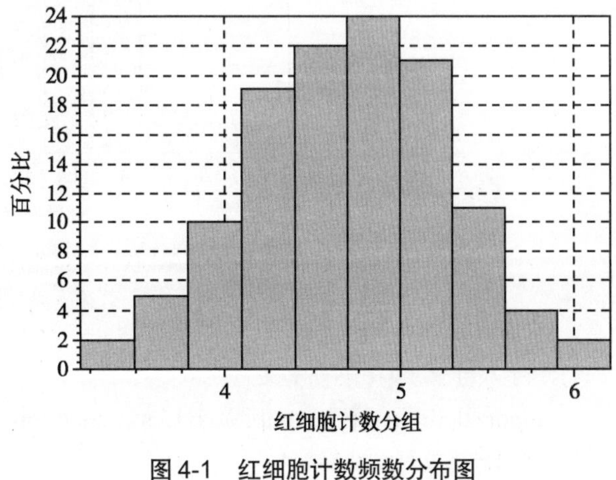

图4-1 红细胞计数频数分布图

3. SAS 软件制作频率表和频率图

```
libname data "F:\SAS\data";
data b4_1;
    set data.b4_1;
    group = floor((红细胞计数 - 3.20)/0.30) + 1;    /* 对“红细胞计数”分组，生成变量
group，组距为 0.30*/
run;
proc format;
    value groupcell 1 = "3.20-" 2 = "3.50-" 3 = "3.80-" 4 = "4.10-" 5 = "4.40-"
    6 = "4.70-" 7 = "5.00-" 8 = "5.30-" 9 = "5.60-" 10 = "5.90-";    /* 设置变量数值标签 */
run;
proc freq data = b4_1;
    tables group;    /* 分组变量 group 的频率表 */
    format group groupcell.;
run;
```

频率表如图 4-2：

FREQ 过程

group	频数	百分比	累积频数	累积百分比
3.20-	2	1.67	2	1.67
3.50-	5	4.17	7	5.83
3.80-	10	8.33	17	14.17
4.10-	19	15.83	36	30.00
4.40-	22	18.33	58	48.33
4.70-	24	20.00	82	68.33
5.00-	21	17.50	103	85.83
5.30-	11	9.17	114	95.00
5.60-	4	3.33	118	98.33
5.90-	2	1.67	120	100.00

图 4-2 SAS 软件中红细胞计数频数分布表

```
proc univariate data = b4_1;
    var 红细胞计数;
    HISTOGRAM 红细胞计数 / MIDPOINTS = 3.20 TO 6.20
BY 0.30; /* 绘制直方图 */
run;
```

频率分布直方图如图 4-3：

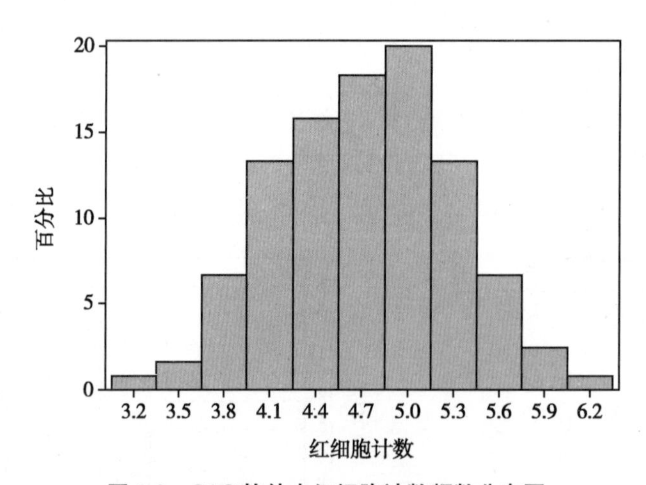

图 4-3 SAS 软件中红细胞计数频数分布图

4. Stata 软件制作频率表和频率图

```
* 导入样例 b4-1 的 csv 文件
import delimited E:\example\b4-1.csv, encoding(GBK) clear
* 制作频数表，如图 4-4
```

```
gen group=int((红细胞计数-3.2)/0.3)*0.3+3.2
tab group
* 绘制频数直方图，如图 4-5。
hist 红细胞计数
```

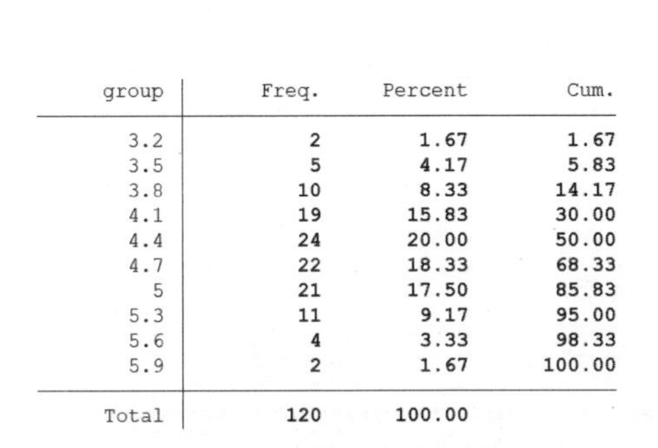

group	Freq.	Percent	Cum.
3.2	2	1.67	1.67
3.5	5	4.17	5.83
3.8	10	8.33	14.17
4.1	19	15.83	30.00
4.4	24	20.00	50.00
4.7	22	18.33	68.33
5	21	17.50	85.83
5.3	11	9.17	95.00
5.6	4	3.33	98.33
5.9	2	1.67	100.00
Total	120	100.00	

图 4-4 Stata 软件中红细胞计数频数分布表

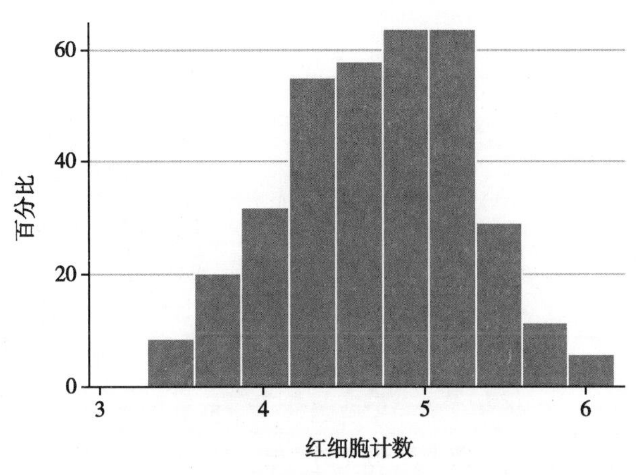

图 4-5 Stata 软件中红细胞计数频数分布图

5. SPSS 软件制作频数表 此数据库已建立在文件夹中，文件名为：b4-1.sav。

首先，打开文件，单击“文件”→“打开”→“数据”，找到文件名“b4-1.sav”，点击“打开”。第二，点击“转换”→“计算变量”，弹出“计算变量”对话框，如图 4-6 所示，目标变量设为“分组”，函数组选择“算数”，双击“TRUNC”，在数字表达式输入“TRUNC((红细胞计数-3.20)/ 0.3)+1”，点击“确定”。

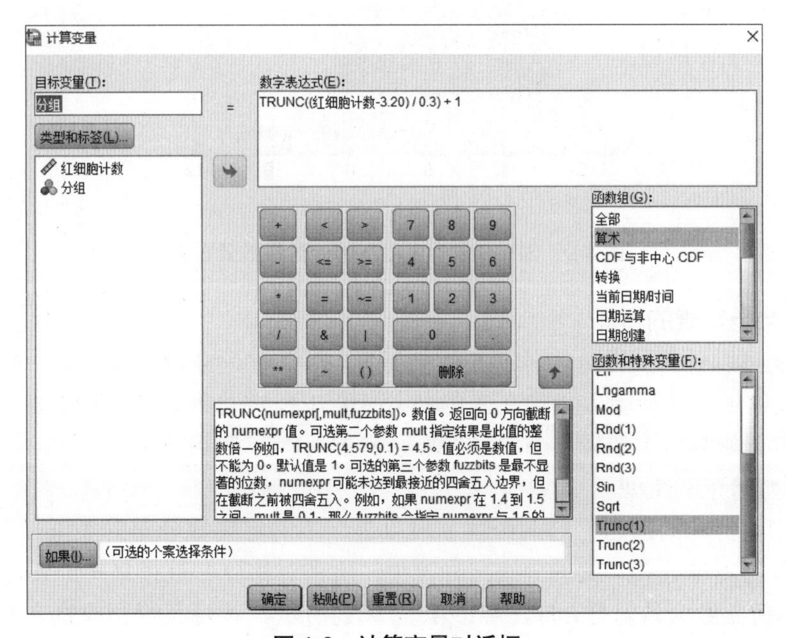

图 4-6 计算变量对话框

第三，点击“分析”→“描述统计”→“频率”，弹出“频率”对话框，如图 4-7 所示，将“分组”填入变量中，勾选“显示频率表”，点击“图表”，图表类型选择“直方图”，点击“继续”，选择“确定”。

频率分布表和频率分布图结果显示如图 4-8 及图 4-9 所示。

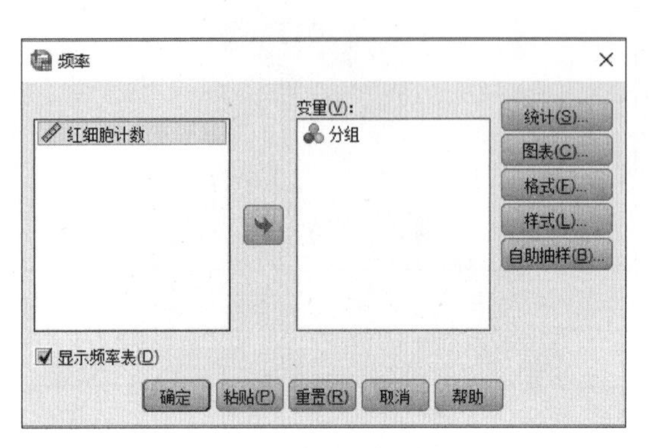

图 4-7　频率对话框

分组

		频率	百分比	有效百分比	累积百分比
有效	1	2	1.7	1.7	1.7
	2	5	4.2	4.2	5.8
	3	10	8.3	8.3	14.2
	4	19	15.8	15.8	30.0
	5	22	18.3	18.3	48.3
	6	24	20.0	20.0	68.3
	7	21	17.5	17.5	85.8
	8	11	9.2	9.2	95.0
	9	4	3.3	3.3	98.3
	10	2	1.7	1.7	100.0
	总计	120	100.0	100.0	

图 4-8　SPSS 软件中红细胞计数频数表

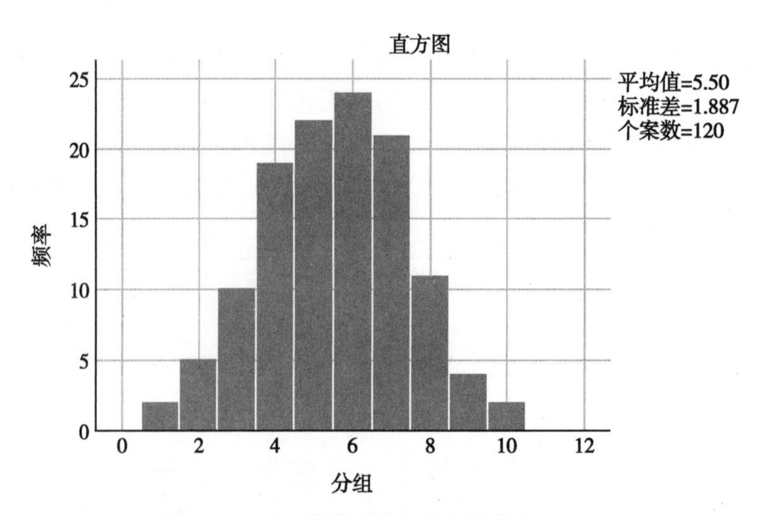

图 4-9　SPSS 软件中红细胞计数频数分布图

（二）频数分布表的特征

由频数表可以看出频数分布的两个重要特征，即集中趋势和离散趋势。由表 4-1 可以看出，正常成年男子红细胞多集中在 3.8～5.6（10^{12}/L），占总人数的 89.17%，为集中趋势。从中等红细胞计数到较大或较小方向，频数逐渐减少，为离散趋势。

（三）频数分布的类型

根据集中趋势和离散趋势这两个特征可以进一步确定频数分布的类型。总的来说，频数分布可以分为对称分布和偏态分布两种类型。所谓对称分布是指集中位置在频数分布的中间，左右两侧频数大致对称，如表 4-1 第①、②列所示。若将其绘制成直方图（图 4-1）则看得更清楚。所谓偏态分布是指集中趋势偏于一侧，频数分布左右不对称。如以儿童发病为主的传染病，患者的年龄分布，集中趋势偏向年龄小的一侧；而慢性病的患者年龄分布，集中趋势偏向年龄大的一侧。前者称为正偏态分布，后者称为负偏态分布。

统计分析描述时，应针对资料的不同分布类型选用适当的统计分析方法。

二、正态分布

（一）正态分布和标准正态分布的定义

正态分布是由法国数学家狄莫弗（A.de.Moivre，1667—1754 年）于 1733 年首先提出，至 19 世纪初，德国数学家高斯（C. F. Gauss，1777—1855 年）与法国数学家拉普拉斯（P. S. de Laplace，1749—1827 年）分别加以发展，正态分布又称高斯分布。许多实际问题中，指标取中等大小数值的概率大，取较小或较大数值的概率小，而且关于均值是对称的。如某地区成年男子的身高、体重、胸围、腿长等都服从正态分布规律。一般地，若影响某一数量指标的随机因素很多，而每个因素所起的作用不太大，则这个指标的取值近似服从正态分布。正态分布是一种重要的连续型分布，是许多统计方法的理论基础，是二项分布、Poisson 分布、t 分布、χ^2 分布、F 分布等在特定条件下的近似分布；另一方面，有一些重要分布（如 χ^2 分布、t 分布、F 分布及其非中心分布）是由正态分布派生出来的。

正态分布的概率密度函数，即正态分布曲线的方程为

$$f(x)=\frac{1}{\sqrt{2\pi}\sigma}e^{-\frac{(x-\mu)^2}{2\sigma^2}},-\infty<x<+\infty \tag{4-1}$$

式中 μ 为总体均数，σ 为总体标准差。当 μ 和 σ 已知时即可绘出正态分布曲线的图形。正态分布是以均数为中心，两侧对称的钟型分布，如图 4-10 所示。

如果进行变量变换，$u=\frac{X-\mu}{\sigma}$，则变量 $\mu=0$，$\sigma=1$，正态分布曲线的中心位置就由 μ 移到 0，正态分布即可转化为标准正态分布，如图 4-11。标准正态分布也称为 u 分布，u 称为标准正态变量或标准正态离差。标准正态分布的概率密度函数为：

$$\varphi(u)=\frac{1}{\sqrt{2\pi}}e^{-\frac{u^2}{2}},-\infty<u<+\infty \tag{4-2}$$

一般用 $N(\mu,\sigma^2)$ 表示均数为 μ，方差为 σ^2 的正态分布，标准正态分布可用 $N(0,1)$ 表示。

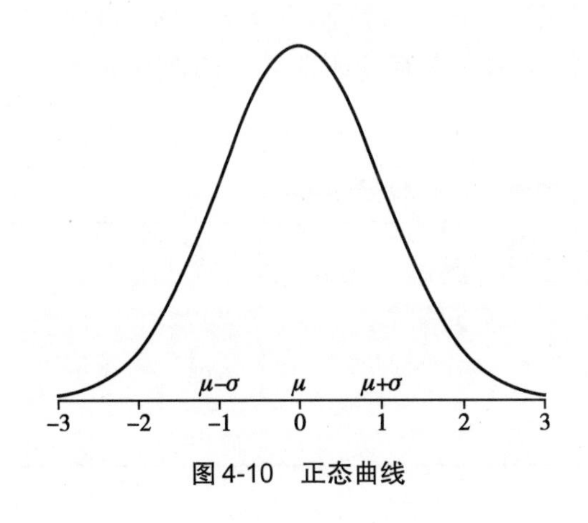

图 4-10 正态曲线

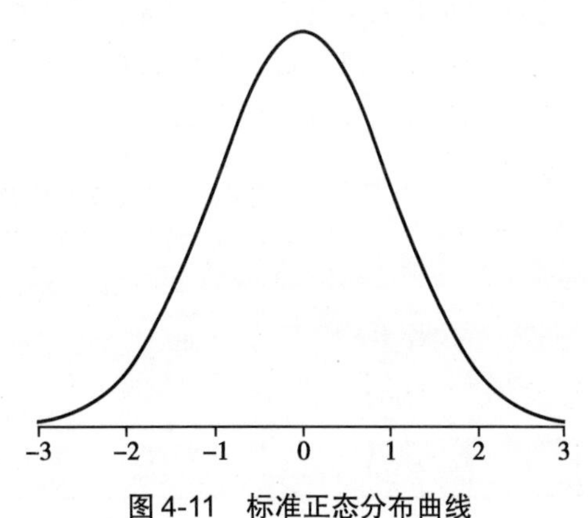

图 4-11 标准正态分布曲线

（二）正态分布的性质

1．正态分布曲线在横轴上方均数处（μ）达到最高；标准正态分布曲线在 $u=0$ 时，$\varphi(u)$ 达到最大值。

2．正态分布曲线以均数为中心，左右两侧对称。

3．正态分布曲线以横轴为其渐近线。

4．正态分布有两个参数，即均数 μ 和标准差 σ。μ 是位置参数，当 σ 恒定时，μ 越大，则曲线沿横轴越向右移动，μ 越小，则曲线沿横轴越向左移动；σ 是变异度参数，当 μ 恒定时，σ 越大，表示数据越分散，σ 越小，表示数据越密集。

5．正态分布曲线下的面积分布有一定的规律。可根据正态分布曲线下某个区间的面积，来估计变量值落在该区间的概率（概率分布），或估计该区间内的例数占总例数的百分数（频率分布）。正态分布曲线下区间的面积，可以通过对正态变量 X 的概率密度函数 $f(x)$ 的广义积分来求得，称为 X 的分布函数，以 $F(X)$ 表示，它反映了正态分布曲线下，自 $-\infty$ 到 X 的左侧累积面积。

$$F(X)=\frac{1}{\sigma\sqrt{2\pi}}\int_{-\infty}^{X}e^{-(x-\mu)^2/(2\sigma^2)}dX \tag{4-3}$$

正态分布曲线下横轴上的总面积为 100% 或 1。

当 μ、σ 和 X 已知时，经过变化 $u=\dfrac{X-\mu}{\sigma}$，公式（4-3）可以转化为：

$$\Phi(u)=\frac{1}{\sqrt{2\pi}}\int_{-\infty}^{u}e^{-\frac{u^2}{2}}du \tag{4-4}$$

公式（4-4）为标准正态变量 u 的概率分布函数，$\Phi(u)$ 反映了标准正态分布曲线下，自 $-\infty$ 到 u 的左侧累积面积。可求得 $\Phi(-1.65)=0.05$，$\Phi(-1.96)=0.025$，$\Phi(-2.58)=0.005$。

标准正态分布曲线下对称于 0 的区间其面积相等。例如，区间 $(-\infty, -u)$ 和区间 $(u, +\infty)$ 的面积相等，于是有等式 $\Phi(u)=1-\Phi(-u)$。

正态曲线下面积的计算公式为：$P(u_1<\mathrm{U}<u_2)=\Phi(u_2)-\Phi(u_1)$。例如：

$$P(-1.96<U<1.96)=[1-\Phi(-1.96)]-\Phi(-1.96)=(1-0.025\,0)-0.025\,0=0.95$$

表示标准正态分布曲线下 ±1.96 以外的双侧尾部面积为 0.05，即变量值落在 [−1.96, 1.96] 区间外的概率是 5%。1.96 称为双侧尾部面积为 0.05 的临界值，记为 $u_{0.05}$，$u_{0.05}=1.96$。

为了计算方便，统计学家已按公式编制成表，标准正态分布曲线下的面积如表 4-3 所示。

表 4-3　标准正态分布曲线下的面积与双侧临界值

双侧临界值 U_α	单侧尾部面积	双侧尾部面积
1.645	0.050	0.10
1.960	0.025	0.05
2.576	0.005	0.01

第二节 定量变量数据的统计描述

一、定量数据集中趋势的统计描述

平均数是一类描述定量数据的平均水平或集中趋势的统计指标。常用的平均数有算术均数、几何均数、中位数和百分位数以及众数等。

(一)算术均数

算术均数为所有测量值之和除以测量值的个数,简称均值或均数。总体的均数用希腊字母μ(读作"miu")表示,样本的均数用$\bar{x}$(读作"x ba")表示,适用于呈正态或近似正态分布的数据。其计算公式为

$$\bar{x}=\frac{X_1+X_2+\ldots+X_n}{n}$$

$$=\frac{\sum_{i=1}^{n}X_i}{n}=\frac{\sum_i X_i}{n}=\frac{\sum X}{n} \tag{4-5}$$

其中n为样本含量,$X_1, X_2, \cdots, X_n$为观察值。式(4-5)的分子可以简略地表示为$\sum_{i=1}^{n}X_i$,$\sum_i X_i$或$\sum X$。其中,大写的希腊字母Σ(读作"sigma")为数学中的求和符号。

(二)几何均数

几何均数是将n个观测值相乘再开n次方所得的根,记为G。适用于数据之间呈倍数关系或近似倍数关系,数据本身呈偏态分布,但取对数后,对数值呈对称分布。如抗体的滴度、平均效价、某些疾病的潜伏期等。其计算公式为

$$G=\sqrt[n]{X_1X_2\ldots X_n} \tag{4-6}$$

或

$$G=\log^{-1}\left(\frac{\sum\log X}{n}\right) \tag{4-7}$$

式(4-7)表示先求每个观察值的对数,计算其算术均数后,再求反对数。对数的底可适当选择。但是要注意对数与反对数的底相同。

例4-2 有5份滴度数据1∶10,1∶100,1∶1 000,1∶10 000,1∶100 000,求其平均滴度。

将滴度的倒数直接代入公式(4-7)得:

$$G=\log^{-1}\left(\frac{1+2+3+4+5}{5}\right)=\log^{-1}\left(\frac{15}{5}\right)=1\,000$$

故,5份滴度数据的几何均数为1∶1 000。

(三)中位数和百分位数

中位数是将一组观察值按从小到大的顺序排列,位于序列中间的数值,记为M。若数据呈明显的偏态分布,或者数据的分布不明时,用中位数反映一组定量数据的平均水平或集中趋势。对于样本资料,样本量n为奇数时,中位数可表示为

$$M = X^*_{\frac{n+1}{2}} \tag{4-8}$$

n 为偶数时，中位数可表示为

$$M = \frac{1}{2}(X^*_{\frac{n}{2}} + X^*_{\frac{n}{2}+1}) \tag{4-9}$$

其中X_i^*表示将 n 例数据按升序排列后的第 i 个数据。

将变量 X 的观测值由小到大排列，将位于 $P\%$ 的数值称为百分位数（percentile），记为 X_P。百分位数 X_P 表示在观察序列中，有 $P\%$ 的观察值小于它，$(1-P)\%$ 的观察值大于它。由此可见，中位数实际上是一种特殊的百分位数，即 50% 分位数。

对频数表资料，可通过百分位数法计算中位数。百分位数的计算公式为

$$X_p = L + \frac{i}{f_X}\left(\frac{X \bullet n}{100} - f_L\right) \tag{4-10}$$

其中 X_P 为百分位数，L 为欲求的百分位数所在组段的下限，i 为该组段的组距，f_X 为该组段的频数，n 为总频数，f_L 为该组段之前的累计频数。

（四）众数

一组观测值中出现次数最多的那个观测值，称为众数（mode）。

例 4-1 中，众数为 4.58 和 4.68，都出现了 4 次。

二、定量数据离散趋势的统计描述

同一总体中不同个体之间的差异称为变异（variation），亦称为数据的离散趋势。

例 4-3 今抽样两个班各 5 名同学的身高（cm），抽检结果分别为 A 班：169，168，170，171，172；B 班：170，180，165，175，160。

虽然两个班的 5 名同学平均身高都是 170cm，但是他们的状况不同。A 班 5 名同学身高数据散布小，B 班 5 名同学身高数据散布大。因此，为了比较全面地把握数据的分布特点，不仅需要了解数据的集中位置，而且需要了解数据的离散状况。描述数据离散程度的指标有很多，这里介绍常用的几种：极差、四分位数间距、方差、标准差及变异系数。

（一）极差

极差（range，R）亦称全距，是序列中最大值与最小值之差。R = 最大值 − 最小值。

计算例 4-3 中两组数据的极差：$R_A = 4$cm，$R_B = 40$cm。

极差越大，说明数据越分散。用极差反映数据的离散程度，方法简便明了，应用较为广泛。其缺点是：①只利用了数据中最大值与最小值的信息，未利用资料中其他数值所包含的信息，对资料信息利用率较低。②样本例数越多，抽到较大值与较小值的可能性也越大，因而样本极差也越大。故几个样本含量相差较大时，不宜比较其极差。③即使样本例数保持不变，极差的抽样误差也较大，即不够稳定。

（二）四分位数间距

四分位数间距 $Q = X_{75} - X_{25}$。因为理论上在总体中有四分之一的个体比 X_{25} 小，另有四分之一的个体比 X_{75} 大，所以 X_{25} 与 X_{75} 之间恰好包括总体中数值居中的 50% 个体。或者说，四分位数间距 Q 是总体中数值居中的 50% 个体散布的范围。同类资料比较，Q 越大意味着数据间变异越大。四分位数间距可以用于各种类型的连续型变量，尤其适用于描述偏

态分布资料的离散程度。但四分位数间距没有考虑每个数据值的大小，精确度不够。

（三）离均差平方和与方差

为克服极差和四分位数间距不能反映每个数据之间的离散情况的缺点，用离均差之和$\sum(X-\mu)$来反映变异的大小是很自然的考虑。但差值$(X-\mu)$有正有负。正负相抵使得总体上$\sum(X-\mu)=0$。而用$\sum|X-\mu|$反映离散趋势虽然不存在正负相抵的问题，但是在数学处理上比较困难。统计学家提出用离均差平方后求和的值来反映数据间的变异大小。

所有个体观测值与均数差值的平方之和称为离均差平方和（sum of squared deviations of observations from mean，SS）计算公式$SS=\sum(X-\mu)^2$。

离均差平方和越大，数据的离散度也越大，但参加计算的个体数量越多，离均差平方和往往也会越大。所以，对离均差平方和按例数取平均值称为方差，又称为均方差。其计算公式为：

$$\sigma^2=\frac{\sum(X-\mu)^2}{N} \tag{4-11}$$

上式中σ^2表示总体方差，μ为总体均数，N为总体中个体的总数。

在实际工作中，总体均值μ常常是未知的。N往往也很大，或者总体内的个体有无限多个。因此，式（4-11）也不适合应用。在抽样研究中，采用样本方差来估计总体方差。其计算公式为：

$$s^2=\frac{\sum(X-\bar{X})^2}{n-1} \tag{4-12}$$

其中s^2表示样本方差，$\bar{X}$为样本均数，n为样本含量。为何分母采用$n-1$呢，原因之一，分子用$\bar{X}$为样本均数代替总体均数μ后离均差平方和一定减小，统计学证明分母采用$n-1$后所得的样本方差s^2是总体方差σ^2的无偏估计。原因之二，样本方差s^2的自由度（degrees of freedom）为$n-1$。所谓自由度，顾名思义是能自由变动的程度，在直线上运动的物体只有一个自由度，平面上运动的物体有两个自由度，空间运动的物体有三个自由度。统计学中自由度是指一个统计量中可以自由变化的未知量个数。样本方差s^2分子由n个未知的离均差组成，但是，由于n个离均差和为零，故只有$n-1$个离均差自由可变，故样本方差s^2自由度为$n-1$。

方差相当于平均每例离均差平方变异的大小。方差既充分利用了资料中每一个数据的信息，又消除了样本例数的影响，因此在不同样本之间可相互比较其离散程度。同类资料比较时，方差越大意味着数据间离散程度越大，或者说变异越大。

（四）标准差

方差的单位是原度量单位的平方，不利于进一步统计处理，为此常用其算术平方根，即标准差描述数据分布的离散程度。标准差的量纲与原变量一致。与方差类似，标准差也只取正值。同类资料比较时，标准差越大意味着个体间变异越大。标准差适合用来表达对称分布的离散趋势。标准差（standard deviation，s）的计算公式为：

$$s=\sqrt{\frac{\sum(X-\bar{X})^2}{n-1}} \tag{4-13}$$

（五）变异系数

变异系数也称为离散系数，即标准差与算术均数之比，记为 CV。它描述了观察值的变异相对于其平均水平的大小，其计算公式为：

$$CV = \frac{s}{\bar{x}} \times 100\% \tag{4-14}$$

其中 s 为样本标准差，$\bar{x}$ 为样本均数。变异系数 CV 的意义是标准差（s）为均数的多少倍，因此没有单位，常被表示为百分数形式。

变异系数大意味着相对于均数而言的相对变异较大。变异系数主要用于量纲不同的变量间，或均数差别较大的变量间变异程度的比较。

三、定量数据的统计描述软件实现

（一）正态定量变量数据的统计描述

1. CHISS 软件对正态定量变量数据的统计描述 利用红细胞记数实例，文件名为：b4-1.dbf。

（1）进入数据模块：打开数据库。点击“数据”→“文件”→打开“数据库表”，找到文件名“b4-1.dbf”→“确认”。

（2）进入统计模块：进行统计计算。点击“统计”→ “统计描述”→“正态定量描述”，反应变量：红细胞计数。

（3）进入结果模块：查看结果，点击“结果”，见表 4-4。

表 4-4 正态资料描述性统计量

列变量	例数	均数	标准差	变异系数	最小值	最大值
红细胞计数	120	4.712	0.570	12.09	3.290	6.180

注：数据来自文件 b4-1.dbf。

2. SAS 软件对正态定量变量数据的统计描述

```
proc means data=data.b4_1 N MEAN STD CV MIN MAX;   /* 计算的统计量 */
    var 红细胞计数;   /* 需要分析的变量 */
run;
```

统计描述结果如图 4-12：

MEANS PROCEDURE

分析变量：红细胞计数					
N	均值	标准差	变异系数	最小值	最大值
120	4.7117500	0.5697761	12.0926642	3.2900000	6.1800000

图 4-12 SAS 软件中正态资料描述性统计量结果

3. Stata 软件中正态定量变量数据的统计描述

```
* 导入样例 b4-1 的 dta 文件
import delimited E:\example\b4-1.csv，encoding（GBK）clear
* 正态定量变量数据的统计描述，如图 4-13
su 红细胞计数
```

Variable	Obs	Mean	Std. Dev.	Min	Max
红细胞计数	120	4.71175	.5697761	3.29	6.18

图 4-13　Stata 软件中正态资料描述性统计量结果

4. SPSS 软件对正态定量变量数据的统计描述　首先，打开文件，单击“文件”→“打开”→“数据”，找到文件名“b4-1.sav”，点击“打开”。

第二，点击“分析”→“描述统计”→“描述”，弹出“描述”对话框，如图 4-14 所示，将“红细胞计数”填入变量中，勾选“将标准化值另存为变量”，点击“选项”，弹出“描述：选项”对话框，如图 4-15 所示，勾选“平均值”“总和”、离散对话框中的选项全部勾选。点击“继续”→“确定”。

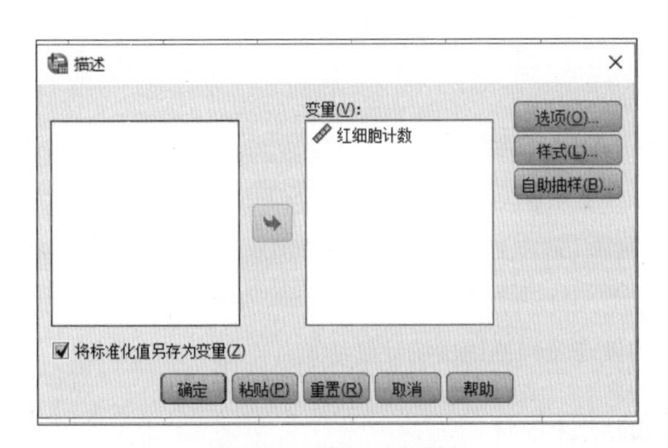

图 4-14　描述对话框

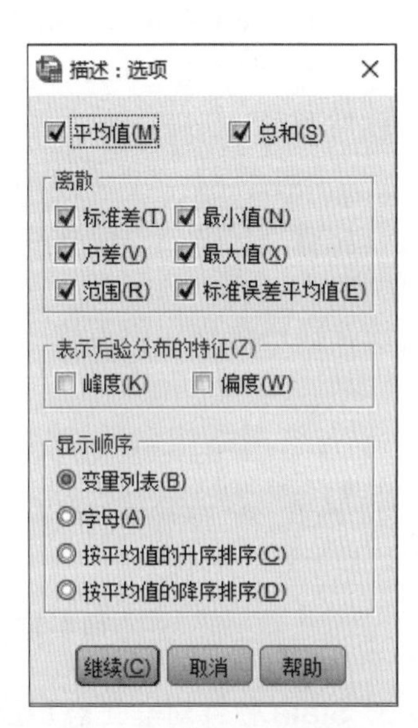

图 4-15　描述选项对话框

显示结果如图 4-16 所示。

描述统计

	N	范围	最小值	最大值	合计	均值		标准 偏差	方差
	统计	统计	统计	统计	统计	统计	标准 错误	统计	统计
红细胞计数	120	2.89	3.29	6.18	565.41	4.7117	.05201	.56978	.325
有效个案数（成列）	120								

图 4-16　SPSS 软件中正态资料描述性统计量结果

（二）非正态定量变量数据的统计描述

例 4-4　某市大气中 SO_2 的日平均浓度，试进行统计描述。

1. CHISS 软件对非正态定量变量数据的统计描述　此数据库已建立在文件夹中，文件名为：b4-2.dbf。

（1）进入数据模块：打开数据库。点击“数据”→“文件”→打开“数据库表”，找到文件名“b4-2.dbf”→“确认”。

（2）进入统计模块：进行统计计算。点击“统计”→“统计描述”→“非正态定量描述”。反应变量：f, X；频数变量：f

（3）进入结果模块：查看结果，点击“结果”。

（4）结果显示：见表4-5。

表4-5 偏态资料描述性统计量

列变量	例数	几何均数	最小值	P_5	P_{25}	P_{50}	P_{75}	P_{95}	最大值	四分位数间距
浓度	361	86.021	25.000	36.571	69.123	104.167	145.9	258.1	325.0	76.849

注：数据来自文件：b4-2.dbf。

2. SAS软件对非正态定量变量数据的统计描述

proc means data=data.b4_2 N MIN P5 P25 MEDIAN P75 P95 MAX QRANGE;　/* 计算的统计量 */

　　freq 天数;　/* 设置观测频数 */

　　var 浓度;　/* 需要分析的变量 */

run;

统计描述结果如图4-17：

MEANS PROCEDURE

分析变量：浓度								
N	最小值	第5个百分位数	第25个百分位数	中位数	第75个百分位数	第95个百分位数	最大值	四分位数极差
361	25.0000000	25.0000000	50.0000000	100.0000000	125.0000000	250.0000000	325.0000000	75.0000000

图4-17 SAS软件中偏态资料描述性统计量结果

3. Stata软件对非正态定量变量数据的统计描述

* 导入样例b4-2的dta文件

import delimited E:\example\b4-2.csv, encoding(GBK) clear

* 非正态定量变量数据的统计描述，如图4-18

su 浓度[fweight=天数], detail

4. SPSS软件对非正态定量变量数据的统计描述　此数据库已建立在文件夹中，文件名为：b4-2.sav。

首先，打开文件，单击“文件”→“打开”→“数据”，找到文件名“b4-2.sav”，点击“打开”。

第二，点击“数据”→“个案加权”，弹出“个案加权”对话框，如图4-19所示，选择“个案加权系数”，将“天数”填入到频率变量中，点击“确定”。

第三，点击“分析”→“描述统计”→“频率”，弹出“频率”对话框如图4-20所示，选择“显示频率表”，将“浓度”填入到变量中，点击统

```
                         浓度
-------------------------------------------------------------
      Percentiles      Smallest
 1%            25            25
 5%            25            50
10%            25            75       Obs                 361
25%            50           100       Sum of Wgt.         361

50%           100                     Mean           104.2244
                        Largest       Std. Dev.      65.20124
75%           125           250
90%           175           275       Variance       4251.202
95%           250           300       Skewness       1.288907
99%           325           325       Kurtosis       4.716246
```

图4-18 Stata软件中偏态资料描述性统计量结果

计，弹出“频率：统计”对话框，如图4-21所示，勾选“四分位数”“百分位数”，将百分位数“5”“25”“75”“95”分别填入，集中趋势中勾选“中位数”，离散中勾选“最大值”“最小值”，点击“继续”，选择“确定”。

显示结果如图4-22所示。

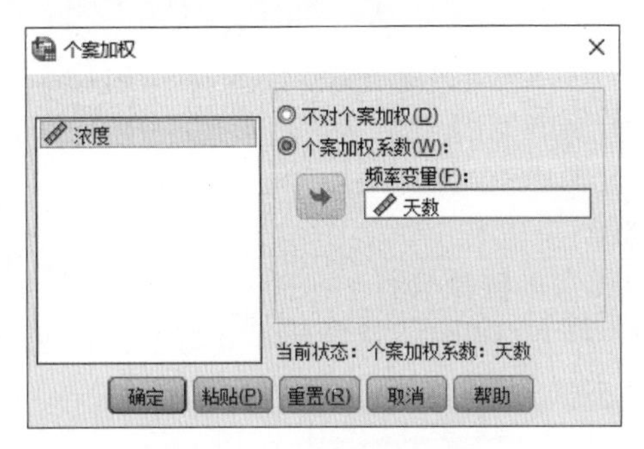

图4-19 个案加权对话框

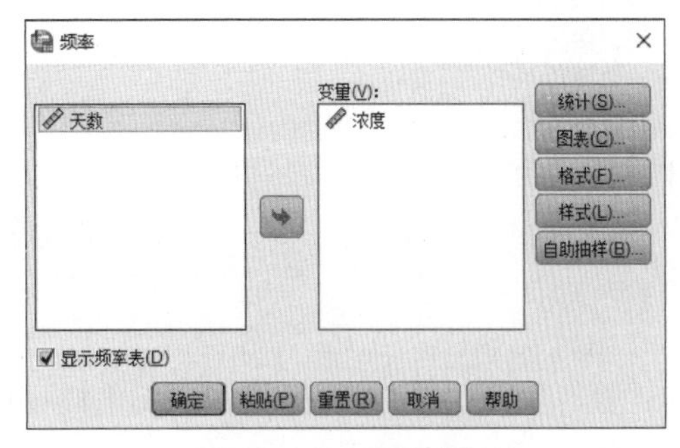

图4-20 频率对话框

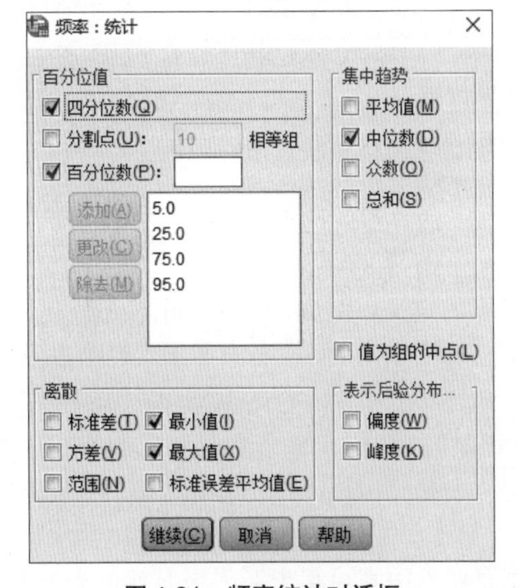

图4-21 频率统计对话框

统计

浓度

个案数	有效	361
	缺失	0
中位数		100.00
最小值		25
最大值		325
百分位数	5	25.00
	25	50.00
	50	100.00
	75	125.00
	95	250.00

图4-22 SPSS软件中偏态资料描述性统计量结果

第三节 定性数据的统计描述

定性数据又称分类数据、计数数据，表现为互不相容的属性或类别。计数资料的统计描述常用率、构成比、相对比等统计指标。这些指标都是通过两个指标之比来构造的，所以统称为相对数。

一、相对数

(一) 比

比(ratio)又称相对比，是两个相关指标A、B的比值。计算公式为：

$$比=\frac{A}{B} \tag{4-15}$$

式中A和B可以是两个同质的指标，如新生儿的性别比；也可以是两个不同质的指标，如前面提到的变异系数等。需要注意的是，A、B两者的比值必须有专业意义，不能任意地求两个数值之比值。

（二）构成比

构成比又称构成指标，说明某一事物内部各组成部分所占的比重。常用百分数表示，计算公式为：

$$构成比=\frac{某一组成部分的观察单位数}{同一事物各组成部分的观察单位数合计}\times 100\% \tag{4-16}$$

由公式(4-16)可见，计算构成比时，分子必然包括在分母中，其数值在0与1之间变动。如计算了每一个构成部分的构成比，则各构成比之合计为1。

（三）率

率又称频率指标，是一个具有时间概念的构成比，用于说明某一时点或某一较短时间内某现象发生的频率或强度。常用百分率(%)、千分率(‰)、万分率(1/万)、十万分率(1/10万)等表示。主要依据习惯用法或要求计算的率保留一、两位小数。其计算公式为：

$$率=\frac{某段时间内发生某现象的观察单位数}{该段时间开始时暴露的观察单位数}\times 100\%（或1\,000‰） \tag{4-17}$$

常用的率有治愈率、缓解率、复发率等。

由公式(4-17)可见，其分子也必是分母的一部分，故算得的比值也介于0与1之间。

医学中有很多率的指标，但其中有许多并不符合上述率的定义。

1. 真正意义上的率 一些指标完全符合上述率的定义。例如，某幼儿园儿童腮腺炎的发病率；中草药治疗一批乙型肝炎患者，其表面抗原转阴率；肝癌患者的5年生存率以及白血病患者的1年缓解率等。

上述指标均需观察一段时间后才能得出，在该段时间内，一部分观察对象的特征可能发生改变，是一动态过程，如患者从患病至被治愈。率是相应概率的估计值，其分子是分母的一部分，数值在0～1之间波动。

2. 名称为率，实质为构成比的指标 在横断面调查中常可得出某人群某病的患病率，是对该人群中该病患者比例的描述，是静态的。研究者只关心在调查时研究对象是否患病，而对于其调查前、调查后的状态并不关心。

其他类似的还有入院诊断符合率、艾滋病知识知晓率等。这些指标的特点也是分子是分母的一部分，数值也在0～1之间波动，也是相应概率的估计值。

3. 名称为率，实质为比的指标 常见有两种情况，一是：分子与分母不属于同一范畴计算所得率，如婴儿死亡率，等于当年死亡婴儿数与当年活产婴儿数之比。当年死亡的婴儿不一定是当年出生，而当年活产婴儿如果在1岁以内死亡也不一定在当年死亡。二是：分子可重复计算的“率”，如计算某年某地区感冒的发病率（新发病例数与年平均人口数之比），每个人在一段时间内可以是多个新病例。虽然可以说分子是分母的一部分，但一个人在一年中可能发生多次感冒，其年发病率可能大于1，因而也不符合上述率的定义。

二、用相对数时应注意的问题

（一）防止概念混淆

虽然上述三种相对数的定义有明确的区别，但是实践中不少指标的命名十分混乱。某些指标，实质上只是相对比，其名称却是××率；实践中，对于表现为相对数的统计指标，读者必须认真思考其定义，辨别其性质，切不可顾名思义。

（二）计算相对数时分母不宜过小

一般说来，当样本例数较多时，计算出来的相对数比较稳定，能够正确反映事物的真实情况。观察单位数较少时，偶然性较大，计算出来的结果可靠性差。如甲医院治疗某类患者 1 000 人，400 人有效；乙医院治疗同类患者 10 人，4 人有效。虽然两家医院的有效频率均可计算为 40%（或 0.4），但是多数人会依据经验作出这样的判断：甲医院疗效的实际水平与 40% 相差不会太大，而乙医院的疗效到底为多少则需进一步观察。在此情况下，直接报告原始数据更为可取。例如对乙医院，宜报告“治疗 10 例，4 例有效”。

（三）相对数间的比较要具备可比性：主要应注意以下几个方面

1. 观察的对象应同质，研究的方法（如检测手段、抽样方法）应相同，观察的时间最好一致等。

2. 被比较的总体是否具有可比性，在被比较的总体之间与研究指标有关的其他因素是否一致或接近。

（四）相对数的统计推断

在随机抽样的情况下，从样本估计值推断总体的相对数应当考虑抽样误差，因此原则上需要进行参数估计和假设检验。

三、用统计软件计算率或构成比

例 4-5 某校今年在校 4 320 名学生，试分析各年级的性别构成情况。

此数据库已建立在文件夹中，文件名为：b4-3.dbf。

1. CHISS 软件可以对分类资料进行统计描述，计算率或构成比

（1）进入数据模块：打开数据库。点击“数据”→“文件”→打开“数据库表”。找到文件名“b4-3.dbf”→“确认”。

（2）进入统计模块：进行统计计算。点击“统计”→“统计描述”→“分类指标的描述”。已选入因素：“年级”“性别”→“确认”，选择二维表。

（3）进入结果模块：查看结果，点击“结果”，见表 4-6。

表 4-6 分组求例数及构成比

年级	性别例数			性别构成比 %	
	0	1	小计	0	1
1	802	878	1 680	47.74	52.26
2	677	643	1 320	51.29	48.71
3	678	642	1 320	51.36	48.64
合计	2 157	2 163	4 320	49.93	50.07

注：数据来自文件：b4-3.dbf。其中，性别：0- 女性，1- 男性。

2. SAS 软件对分类资料进行统计描述，计算率或构成比

```
proc sort data=data.b4_3;
    by 年级;   /* 在分组描述之前，先根据年级排序 */
run;
proc freq data=data.b4_3;
    tables 性别;   /* 需要分析的变量 */
    by 年级;   /* 设置分组变量 */
run;
```

统计描述结果如图 4-23。

FREQ 过程

年级=1

性别	频数	百分比	累积频数	累积百分比
0	802	47.74	802	47.74
1	878	52.26	1680	100.00

SAS 系统

FREQ 过程

年级=2

性别	频数	百分比	累积频数	累积百分比
0	677	51.29	677	51.29
1	643	48.71	1320	100.00

SAS 系统

FREQ 过程

年级=3

性别	频数	百分比	累积频数	累积百分比
0	678	51.36	678	51.36
1	642	48.64	1320	100.00

图 4-23　SAS 软件中分类资料描述性统计量结果

3. Stata 对分类资料进行统计描述，计算率或构成比

```
* 导入样例 b4-3 的 csv 文件
import delimited E:\example\b4-3.csv, encoding (GBK) clear
* 分类变量年龄、性别的统计描述，如图 4-24
tab 年级性别
```

4. SPSS 软件对分类资料进行统计描述，计算率或构成比　此数据库已建立在文件夹中，文件名为“b4-3.sav”。

首先，打开文件，单击“文件”→“打开”→“数据”，找到文件名“b4-3.sav”，点击“打开”。

第二，点击“数据”→“拆分文件”，弹出“拆分文件”对话框，如图 4-25 所示，选择“比较组”，分组依据选择“年级”，选择“按分组变量进行文件排序”，点击“确定”。

年级	性别 0	性别 1	Total
1	802	878	1,680
2	677	643	1,320
3	678	642	1,320
Total	2,157	2,163	4,320

图 4-24　SAS 软件中分类资料描述性统计量结果

拆分文件

No1
学号
班级
性别
民族
年龄
身高
体重
数学
语文

分析所有个案，不创建组(A)
比较组(C)
按组来组织输出(O)
分组依据(G):
年级
按分组变量进行文件排序(S)
文件已排序(F)
当前状态：比较：年级
确定　粘贴(P)　重置(R)　取消　帮助

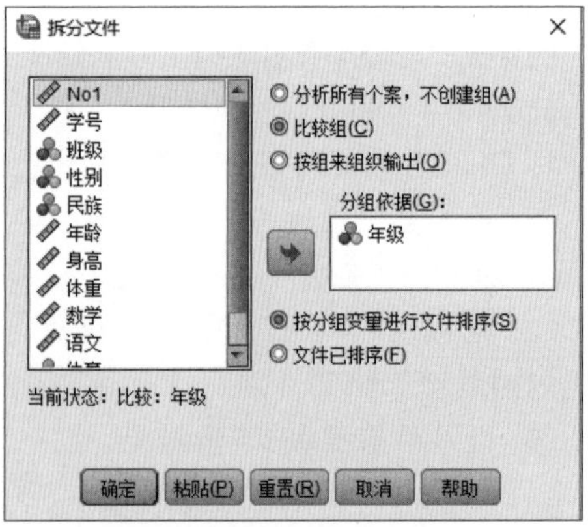

图 4-25　拆分文件对话框

第三，点击“分析”→“描述统计”→“频率”，弹出“频率”对话框，如图 4-26 所示，变量选择“性别”，勾选“显示频率表”点击“确定”。

显示结果如图 4-27 所示。

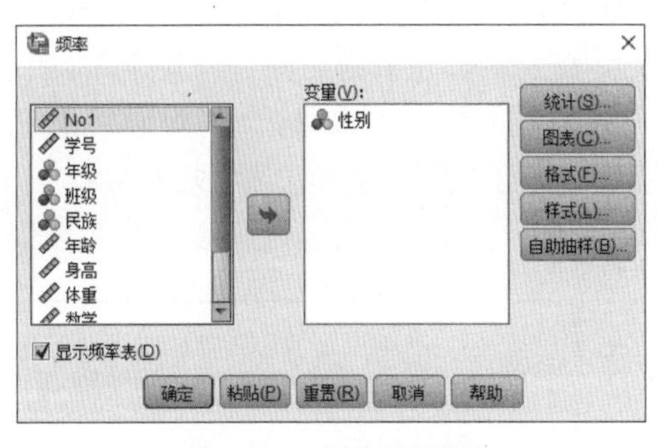

图 4-26　频率对话框

性别

年级			频率	百分比	有效百分比	累积百分比
1	有效	0	802	47.7	47.7	47.7
		1	878	52.3	52.3	100.0
		总计	1680	100.0	100.0	
2	有效	0	677	51.3	51.3	51.3
		1	643	48.7	48.7	100.0
		总计	1320	100.0	100.0	
3	有效	0	678	51.4	51.4	51.4
		1	642	48.6	48.6	100.0
		总计	1320	100.0	100.0	

图 4-27　SPSS 软件中分组求例数及构成比

第四节　常用统计表

统计表是用表格的形式表达统计数据，可以代替冗长的文字叙述，简洁明了，便于理解。本文仅限于介绍在医学领域用于统计描述的表格，不涉及收集原始数据的调查表、登记表等。

一、统计表的种类

统计表的结构如图 4-28 所示。只包括一个分组变量（药物），属于简单的统计表。这样的统计表只有三条线亦称三线表。需要时也可以在一个统计表中包含多于一个分组变量（例如按医院与药物分别分组），形成复合表，见表 4-7。

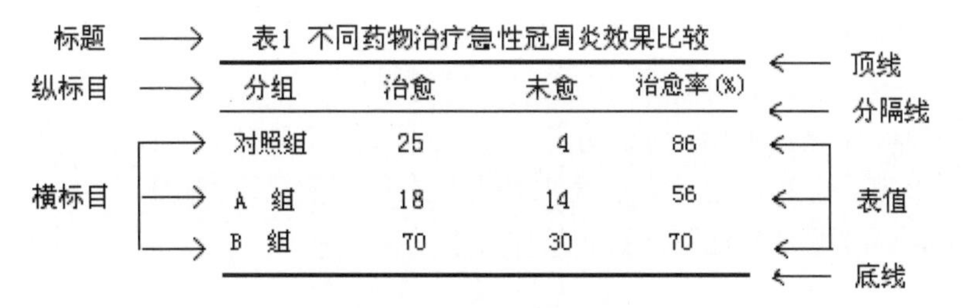

图 4-28　统计表的结构

表 4-7　A、B 两种药物在甲、乙两医院的疗效　（单位：例）

药物	甲医院			乙医院			总计
	有效	无效	合计	有效	无效	合计	
A	40	10	50	42	8	50	100
B	35	15	50	33	17	50	100
合计	75	25	100	75	25	100	200

二、列表结构和要求

1. 标题　概括地指明表的内容，必要时应注明资料产生的时间、地点。标题前应包括表格的编号。标题位于统计表的最上部。

2. 标目 分为纵标目与横标目。横标目又称主辞，列于表的左方，标示相应行的内容；纵标目又称宾辞，列于表的上方，标示相应列的内容；反映主要研究事物的标目宜安排在表的左侧，使得从左至右可以形成一句完整的叙述语句。例如，图4-28中表可读成“对照组治愈25例，未愈4例，治愈率为86%。”但是，如果宾辞很多时，亦可与主辞交换位置，见表4-8。

表4-8 运动与健康研究中基线的特征

指标	男		女	
	生存（n=20 000）	死亡（n=600）	生存（n=7 000）	死亡（n=90）
年龄/岁（SD）	42（10）	52（11）	42（11）	53（11）
体重/kg（SD）	24（4）	26（3）	23（5）	24（4）
收缩压/mmHg（SD）	121（14）	130（19）	112（15）	122（17）
吸烟/%	26	37	18	30
运动量/%				
低	20	42	19	45
中	42	39	41	34
高	38	19	41	21

3. 线条 除了表格的顶部、底部用较粗的横线外，纵标目下边以及合计上边用较细的横线。表格中不允许使用竖线、斜线。

4. 数值 表中的数字一律使用阿拉伯数字。同列数据应取相同的小数位。表内不应空格。不详的数据可用“……”填充。不存在的数据应以“－”号标明。零值应用“0”表示。表中数据为相对数时宜在纵标目中列出观察值总数，以便读者了解和评价。

5. 备注 一般不列入表内，表中可用“*”等符号标出，注在表下。

列表主要原则：重点突出、简单明了、主谓分明、层次清楚。一张表一般只包括一个中心内容，避免繁琐。上述对统计表的要求是国际上通用的。不同的医学期刊对统计表的要求略有不同，必要时可参考有关期刊的具体要求。

第五节 常用统计图

医学研究中所获得的资料常包括多个观察对象及多个观察指标，上节介绍的统计表与本节介绍的统计图是应用广泛的统计描述方法。通过统计表和统计图可以对数据进行概括、对比或做直观的表达。制作统计图表有两个基本要求：一是正确，二是简洁，以反映事物内在的规律和关联。

统计图是运用点的位置、线段的升降、直条的长短或面积的大小来表示事物某特征的数量大小或变化趋势。采用统计图描述数据简洁直观，一目了然。

一、统计图的结构与制图原则

1. 图形 根据资料的性质与分析目的选择恰当的图形。

2. 标题 统计图应拟简明扼要的标题，用于说明资料的内容、地点、时间。标题一般位于图的正下方。

3. 坐标轴 纵轴、横轴应有标目，标明尺度并注明单位。横轴的方向应自左至右；纵轴的方向应自下而上。表示量的数轴应标注合适的原点、尺度、单位；为美观考虑，统计图的轮廓以高∶宽＝5∶7为宜。

4. 图例 用不同线条或颜色表示不同事物时，应附图例说明，图例位于图形与标题之间。

二、常见统计图类型

（一）条图

条图用等宽直条的长度来表达参与比较的指标的大小，常用的有单式与复式条图。

例 4-6 我国五座名山主峰的海拔高度情况，见表4-9。

表 4-9 我国五座名山主峰的海拔高度情况

山名	海拔(m)
泰山	1 624
华山	1 997
黄山	1 873
庐山	1 500
峨眉山	3 099

（1）CHISS软件绘制单式条图：此数据库已建立在文件夹中，文件名为：b4-4.dbf。

1）进入数据模块：打开数据库。点击“数据”→“文件”→打开“数据库表”，找到文件名“b4-4.dbf”→“确认”。

2）进入图形模块：作单式条图。点击“图形”→“统计图”→“常用统计图”→“选图”→“增加”→“条图”→“确定”。“坐标”→“横轴”→选择“山名1”。“坐标”→“纵轴”→选择“海拔”。“X轴标识名→选择“山名”。“标数”→属性选择“值”→“3D”。

3）进入结果模块：查看结果，点击“结果”，见图4-29。

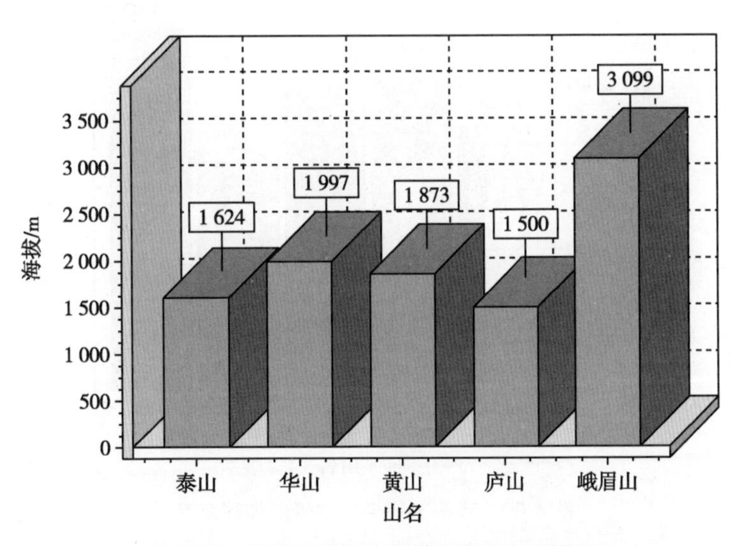

图 4-29 我国五座名山主峰的海拔高度情况

（2）SAS软件绘制单式条图

```
libname data "F:\SAS\data";
options validvarname=any;
```

```
axis1 label=(" 山名 ");   /* 设置坐标标签 */
proc format;
    value area 1=" 泰山 " 2=" 华山 " 3=" 黄山 " 4=" 庐山 " 5=" 峨眉山 ";   /* 设置变量数值标签 */
run;
proc gchart data=data.b4_4;
    vbar3d 山名号 /DISCRETE OUTSIDE=FREQ FREQ=海拔 maxis=axis1;   /*3D 垂直条形图 */
    format 山名号 area.;   /* 横坐标值采用标签 */
    title " 我国五座名山主峰的海拔高度 ";
run;
```

结果如图 4-30：

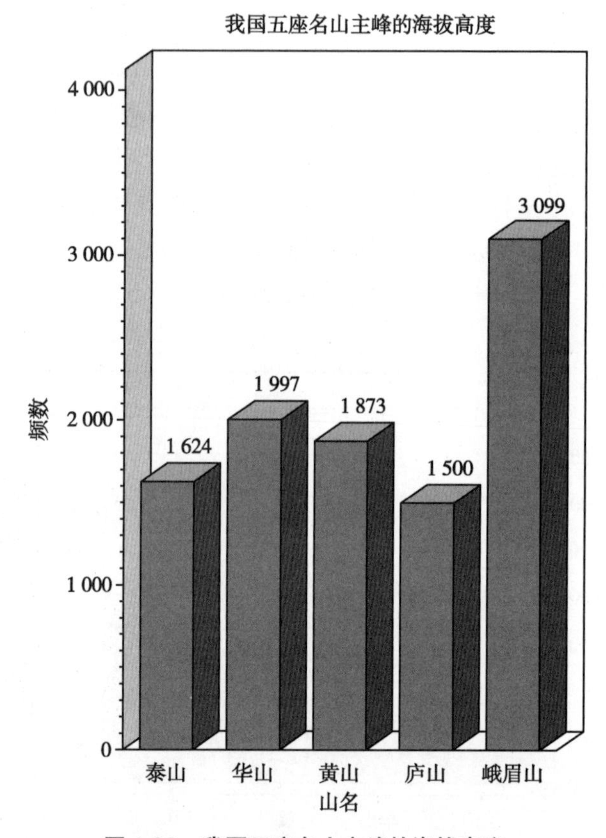

图 4-30 我国五座名山主峰的海拔高度

（3）Stata 软件绘制单式条图

```
* 导入样例 b4-4 的 csv 文件
import delimited E:\example\b4-4.csv，encoding（GBK）clear
* 绘制条图，设置坐标轴标题
graph bar 海拔，over（山名，sort（山名 1））///
```

```
ytitle(" 海拔(m)")///
subtitle(" 我国五座名山主峰的海拔高度")///
blabel(bar)
```

结果如图 4-31：

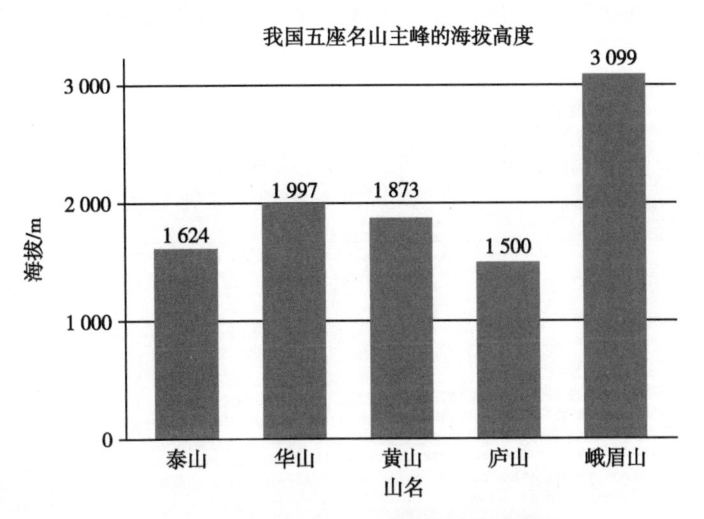

图 4-31 我国五座名山主峰的海拔高度情况

(4) SPSS 软件绘制单式条图：此数据库已建立在文件夹中，文件名为：b4-4.sav。

首先，打开文件，单击“文件”→“打开”→“数据”，找到文件名“b4-4.sav”，点击“打开”。

点击“图形”→“旧对话框”→“条形图”，弹出“条形图”对话框，如图 4-32 所示。选择“简单”，图表中的数据为选择“个案组摘要”。点击“定义”，弹出“定义简单条形图：个案组摘要”对话框，如图 4-33 所示，条形表示对话框中，选择“其他统计”，变量选择“海拔”，类别轴选择“山名”，点击“确定”。

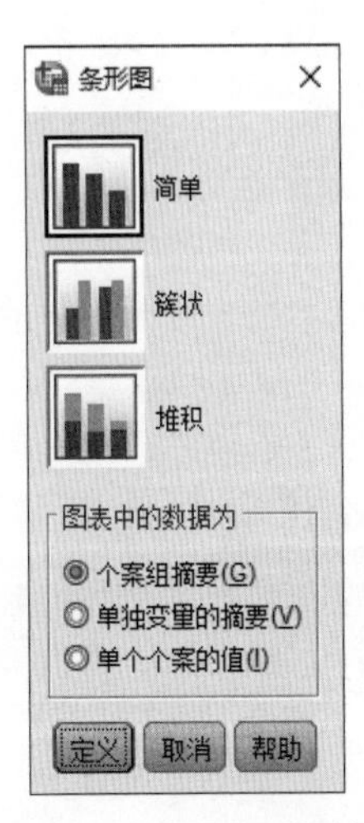

图 4-32 条形图对话框

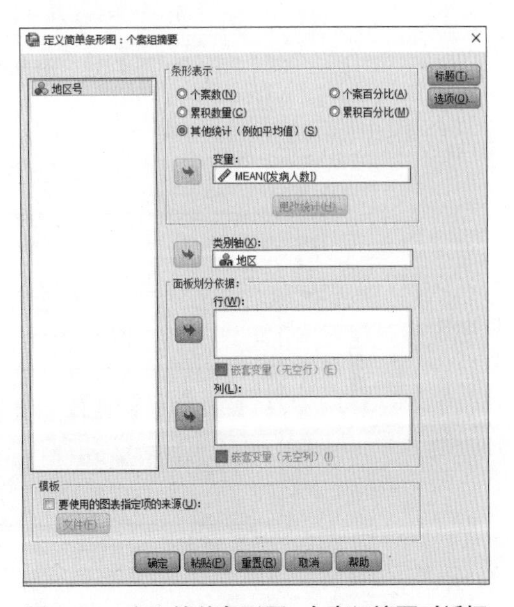

图 4-33 定义简单条形图：个案组摘要对话框

在输出界面中，双击“图形”进入图表编辑器，如图 4-34 所示，点击“编辑”→“选择 X 轴”，弹出“属性”对话框，在“类别”中的“顺序”里，可以更改横轴各个山名的顺序，完成后，点击“应用”，单击选择“平均值海拔”改为“海拔（单位：m）”，点击“选项”→“脚注”，输入脚注内容“我国五座名山主峰的海拔高度”，也可以右键选择“添加脚注”，输入脚注内容“我国五座名山主峰海拔高度”，右键点击“显示数据标签”。完成后关闭图表编辑器窗口。

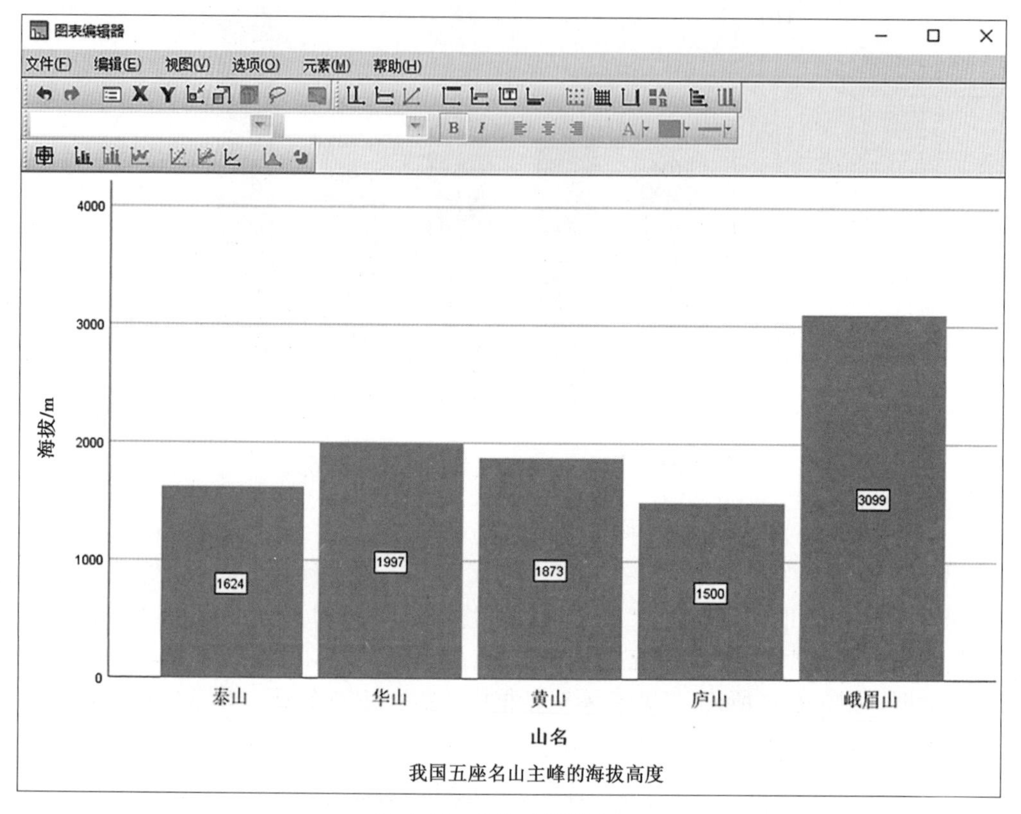

图 4-34 图表编辑器窗口

显示结果如图 4-35 所示。

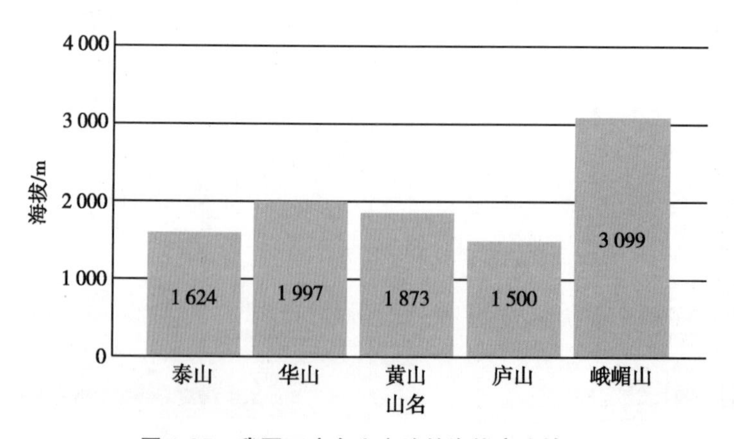

图 4-35 我国五座名山主峰的海拔高度情况

例 4-7 甲、乙两校职称情况资料，见表 4-10：

表 4-10 甲、乙两校职称情况

职称	甲校	乙校
初级	700	1 330
中级	600	800
高级	160	360

（1）CHISS 软件绘制复式条图：此数据库已建立在文件夹中，文件名为：b4-5.dbf。

1）进入数据模块：打开数据库。点击“数据”→“文件”→打开“数据库表”找到文件名“b4-5.dbf”→“确认”。

2）进入图形模块：作复式条图。点击“图形”→“统计图”→“常用统计图”→“选图”→“增加”→“条图”→“确定”。“坐标”→“横轴”→选择“职称号”。“坐标”→“纵轴”→选择“甲校”。“选图”→“增加”→“条图”→“确定”。“坐标”→“横轴”→选择“职称号”。“坐标”→“纵轴”→选择“乙校”，“X 轴标识名”→选择“职称”，“标数”→属性选择“值”→“3D”→“存图形”。

3）进入结果模块：查看结果，点击“结果”，见图 4-36。

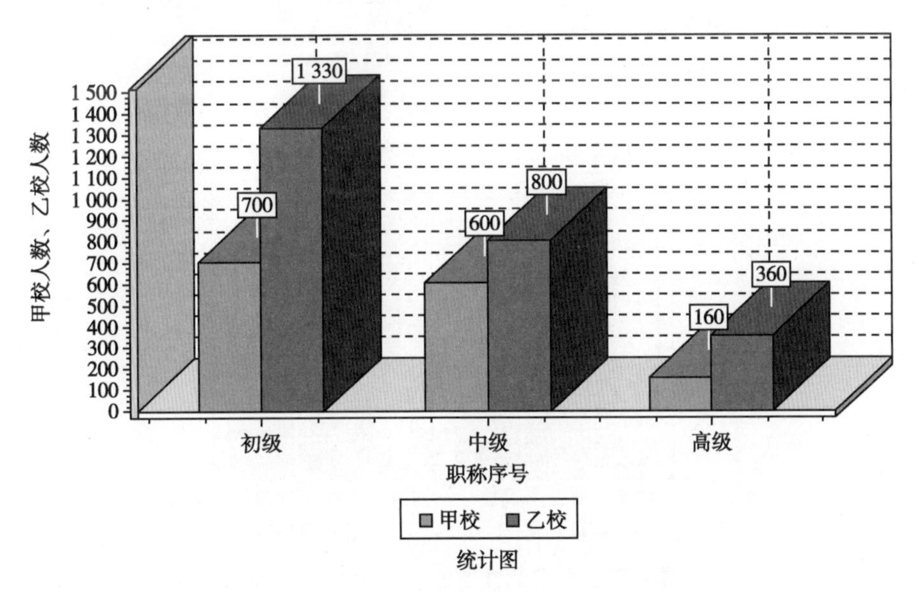

图 4-36 CHISS 软件中甲、乙两校职称情况

（2）SAS 软件绘制复式条图

```
libname data "F:\SAS\data";
options validvarname=any;
proc transpose data=data.b4_5 out=b4_5(rename=(col1=人数));
    var 甲校人数乙校人数;   /* 转置 */
    by 职称序号职称;
run;
```

```
data b4_5;
    set b4_5;
    label _NAME_ = " 学校 ";   /* 设置分组变量标签 */
run;
proc gchart data = b4_5;
    vbar3d 职称 /DISCRETE DESCENDING FREQ = 人数 group = _NAME_;   /* 依据
变量 _NAME_ 绘制分组条形图 */
    title " 甲、乙两校职称情况 ";
run;
```

结果如图 4-37：

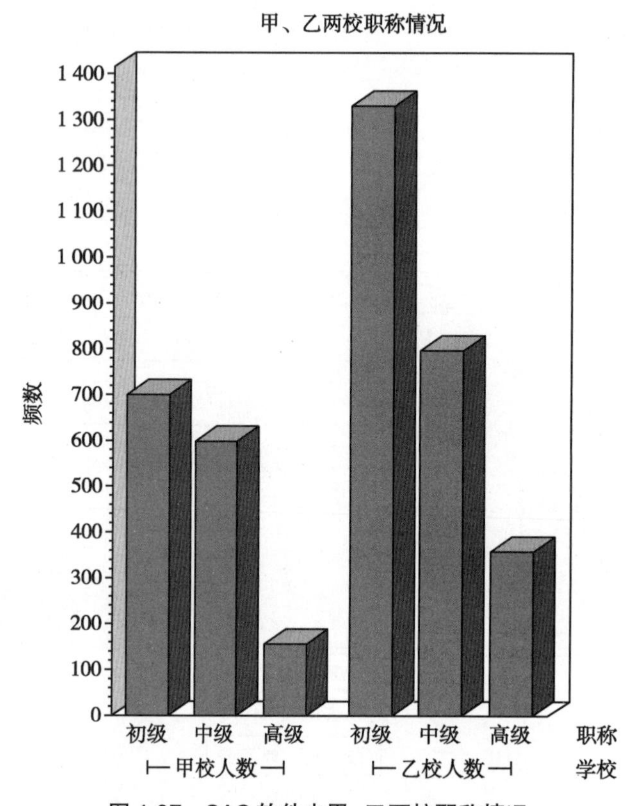

图 4-37 SAS 软件中甲、乙两校职称情况

（3）Stata 软件绘制复式条图

```
* 导入样例 b4-5 的 csv 文件
import delimited E:\example\b4-5.csv, encoding(GBK) clear
* 绘制条图，设置坐标轴标题，结果如图 4-38
graph bar 甲校人数乙校人数, over(职称, sort(职称序号)) ///
ytitle(" 甲校人数，乙校人数 ") ///
legend(label(1 " 甲校 ") label(2 " 乙校 ")) ///
blabel(bar)
```

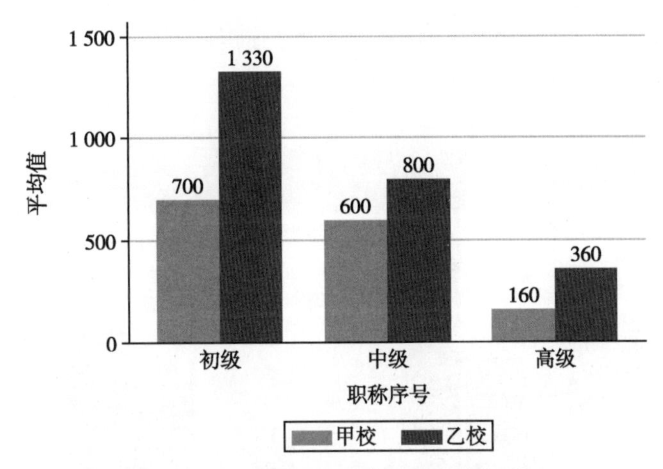

图 4-38 Stata 软件中甲、乙两校职称情况

（4）SPSS 软件绘制复式条形图：此数据库已建立在文件夹中，文件名为：b4-5.sav。

首先，打开文件，单击“文件”→“打开”→“数据”，找到文件名 b4-5.sav，点击“打开”。

第二，点击“图形”→“旧对话框”→“条形图”，弹出“条形图”对话框如图 4-39 所示，选择“簇状”，图表中的数据为选择“单独变量的摘要”，点击“定义”，弹出“定义簇状条形图：单独变量的摘要”对话框，如图 4-40 所示，在条形表示对话框中填入“甲校人数”“乙校人数”，在类别轴将“职称”填入，点击“确定”。

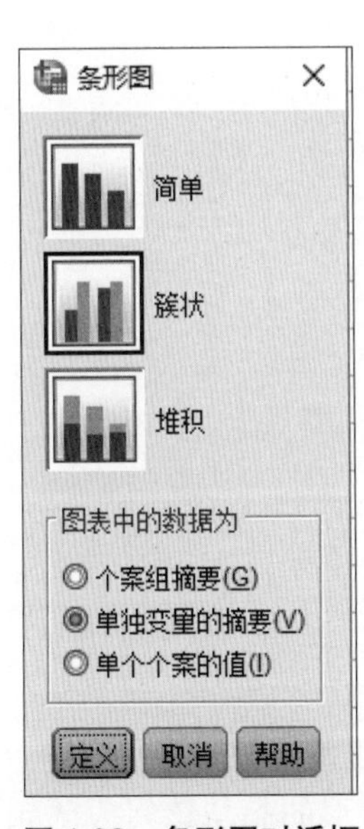

图 4-39 条形图对话框

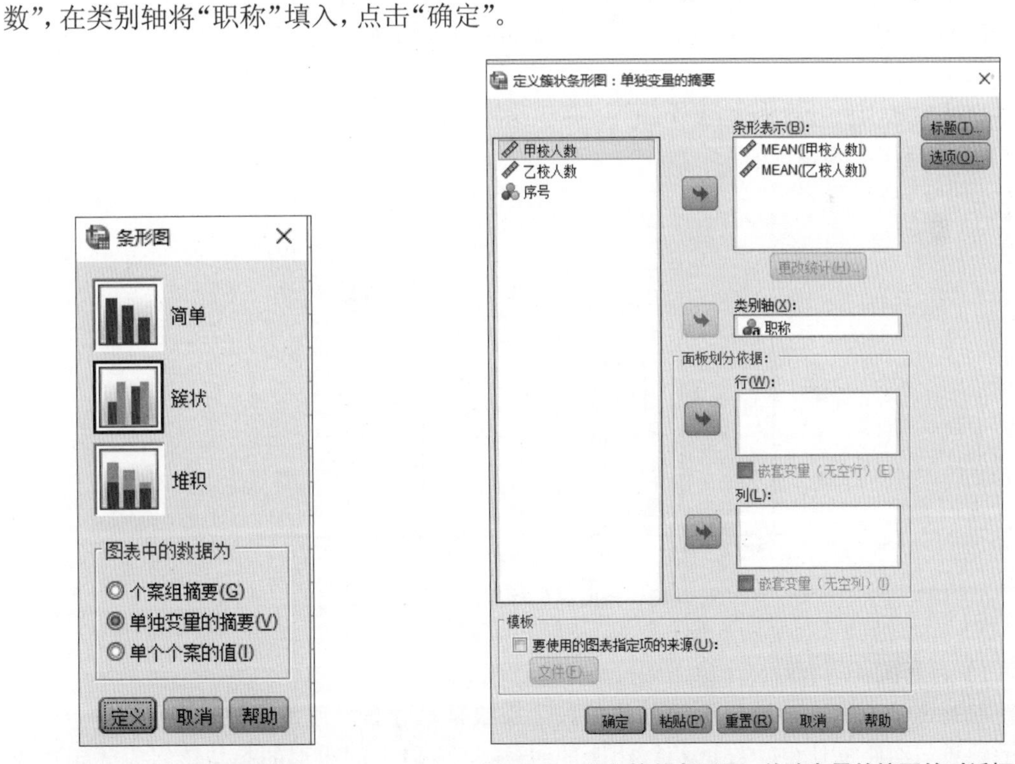

图 4-40 定义簇状条形图：单独变量的摘要的对话框

在输出界面中，双击“图形”进入图表编辑器，单击选择“职称”改为“职称序号”，单击选择“平均值”改为“甲校人数、乙校人数”，点击“选项”→“脚注”，输入脚注内容“统计图”，

右键点击“显示数据标签”。完成后关闭图表编辑器窗口。

显示结果如图4-41所示。

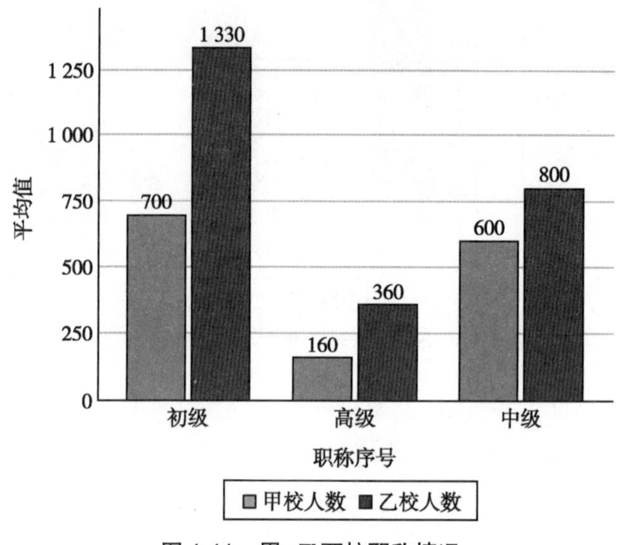

图4-41 甲、乙两校职称情况

条图的数值轴(常用纵轴)尺度必须从零点起标示,否则可能对指标间的大小关系形成误导。如图4-42,纵轴从2起始,给人以4∶1的印象,与实际比例2∶1不符。

各直条宜按某一个指标的大小排列,便于比较。需要分离的直条之间的间隔要安排适当,以求全图紧凑、协调、美观。

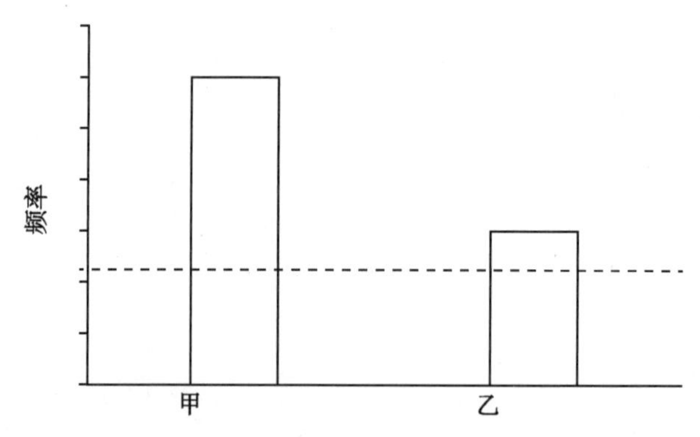

图4-42 条图纵坐标应从零点开始

(二)直方图

直方图用于表示连续性定量变量的频数分布或频率分布。通常用横轴表示变量,用纵轴表示频数与组距的比例。在取相等组距的时候,各组段上的矩形的高与该组段的频数成正比(图4-43)。

绘制直方图也应注意纵轴要从零点起标示。横轴一般以取相等组距为宜。如果需要取不相等的组距,应按公式“矩形高=组段频数/组距”来调整矩形的高度。

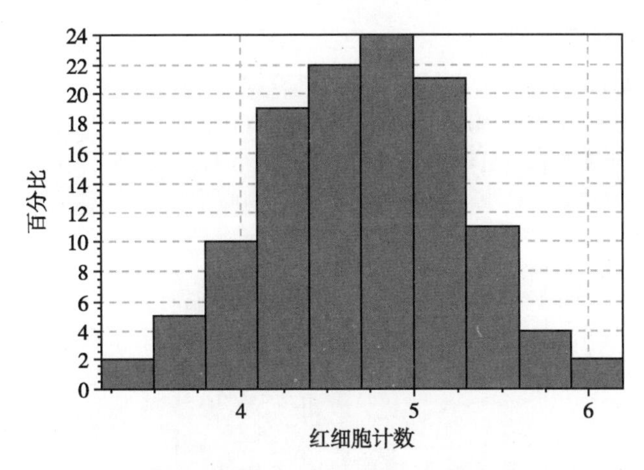

图 4-43 120 名正常成年男子红细胞计数

1. CHISS 软件绘制直方图 此数据库已建立在文件夹中，文件名为：b4-1.dbf。

（1）进入数据模块：打开数据库。点击“数据”→“文件”→打开“数据库表”，找到文件名“b4-1.dbf”→“确认”。

（2）进入统计模块：作直方图。点击“统计”→“统计描述”→“频数表”。光标选中变量“红细胞计数”，分组数为“10”、第一组下限为“3.2”、组距为“0.3”→“编制频数表”→“到结果”→“完成”。

（3）进入结果模块：查看结果，点击“结果”，见图 4-43。

2. SAS 软件绘制直方图

```
libname data "F:\SAS\data";
options validvarname=any;
proc univariate data=data.b4_1;
    var 红细胞计数;
    HISTOGRAM 红细胞计数 / MIDPOINTS=3.20 TO 6.20 BY 0.30; /* 绘制直方图 */
run;
```

结果见图 4-44。

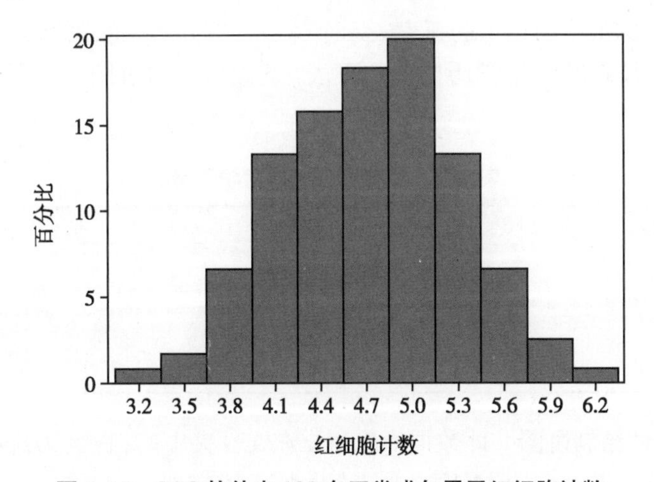

图 4-44 SAS 软件中 120 名正常成年男子红细胞计数

3. Stata 软件绘制直方图

```
* 导入样例 b4-1 的 csv 文件
import delimited E:\example\b4-1.csv, encoding(GBK) clear
* 绘制直方图，结果如图 4-45
hist 红细胞计数, freq
```

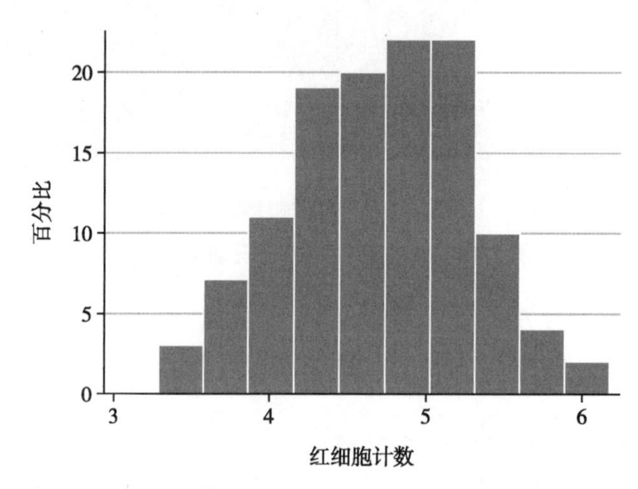

图 4-45　Stata 软件中 120 名正常成年男子红细胞计数

4. SPSS 软件绘制直方图　此数据库已建立在文件夹中，文件名为：b4-1.sav。

首先，打开文件，单击"文件"→"打开"→"数据"，找到文件名"b4-1sav"，点击"打开"。

第二，点击"转换"→"计算变量"，弹出"计算变量"对话框，如图 4-6 所示，目标变量设为"分组"，函数组选择"算数"，双击 TRUNC，在数字表达式输入"TRUNC（(红细胞计数－3.20)/ 0.3)＋1"，点击"确定"。

第三，点击"分析"→"描述统计"→"频率"，弹出"频率"对话框，如图 4-7 所示，将"分组"填入变量中，点击"图表"，图表类型选择"直方图"，点击"继续"，选择"确定"。

结果显示如图 4-9 所示。

（三）饼图

饼图是用同一圆形中的扇形的弧度表示全体中各部分所占的比重。

例 4-8　某学校在校学生学历情况如下表，试做适当的饼图说明医院学历的情况，见表 4-11。

表 4-11　某学校在校学生学历情况

学历	人数	构成比 /%
本科	6 400	73.68
硕士	1 770	20.38
博士	516	5.94

1. CHISS 软件绘制饼图　此数据库已建立在文件夹中，文件名为：b4-6.dbf。

（1）进入数据模块：打开数据库。点击"数据"→"文件"→打开"数据库表"，找到文件名“b4-6.dbf”→“确认”

（2）进入图形模块：作圆饼图。点击“图形”→“统计图”→“常用统计图”→“选图”→“增加”→“圆图”→“确定”。“坐标”→“横轴”→选择“学历号”。“坐标”→“纵轴”→选择“人数”。“X 轴标识名”→选择“学历”。“标数”→属性选择“标识+百分比”→“3D”。

（3）进入结果模块：查看结果，点击“结果”，见图4-46。

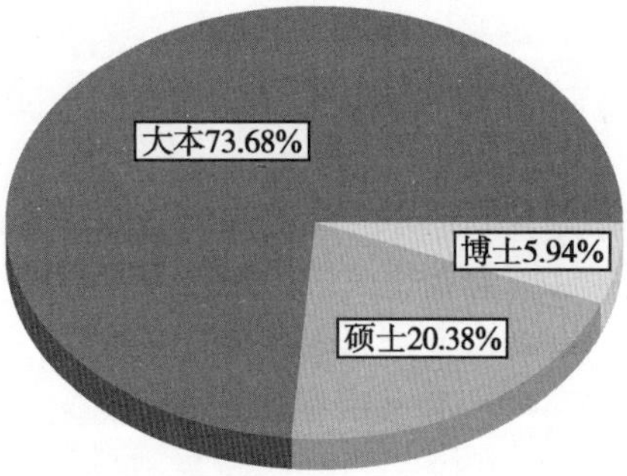

图 4-46 CHISS 软件中某学校在校学生学历构成比

2. SAS 软件绘制饼图

```
libname data "F:\SAS\data";
options validvarname=any;
proc gchart data=data.b4_6;
    pie3d 学历 /PERCENT=OUTSIDE FREQ=人数;   /* 绘制饼图，设置百分比标签 */
run;
```

结果如图 4-47：

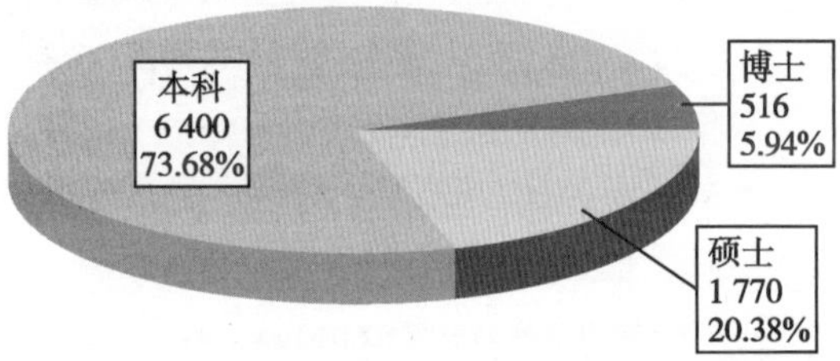

图 4-47 SAS 软件中某学校在校学生学历构成比

3. Stata 软件绘制饼图

```
* 导入样例 b4-7 的 csv 文件
import delimited E:\example\b4-6.csv, encoding(GBK) clear
* 绘制圆图，结果如图 4-48
graph pie 人数, over(学历) ///
plabel(_all percent, color(white))
```

4. SPSS 软件绘制饼图 此数据库已建立在文件夹中，文件名为：b4-6.sav。

首先，打开文件，单击“文件”→“打开”→“数据”，找到文件名“b4-6sav”，点击“打开”。

第二，点击“图形”→“旧对话框”→“饼图”，弹出“饼图”对话框如图 4-49 所示，选择“个案组摘要”，点击“定义”，弹出“定义饼图：个案组摘要”对话框，如图 4-50 所示，分区表示中选入“变量总和”，变量中填入“人数”，分区定义依据填入“学历”，点击“确定”。

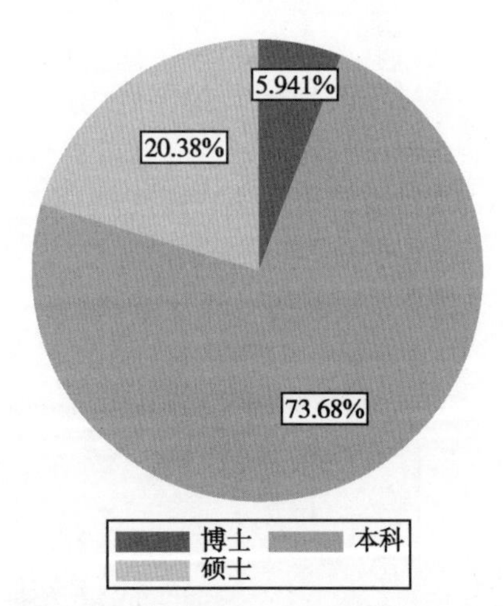

图 4-48 Stata 软件中某学校在校学生学历构成比

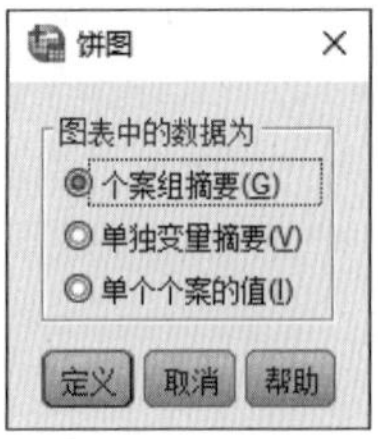

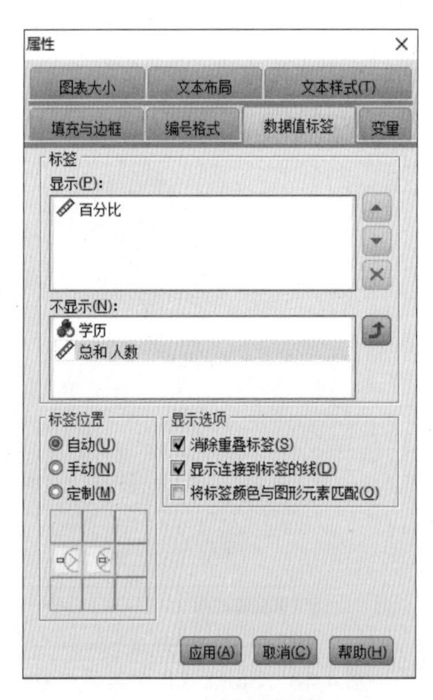

图 4-49 饼图对话框

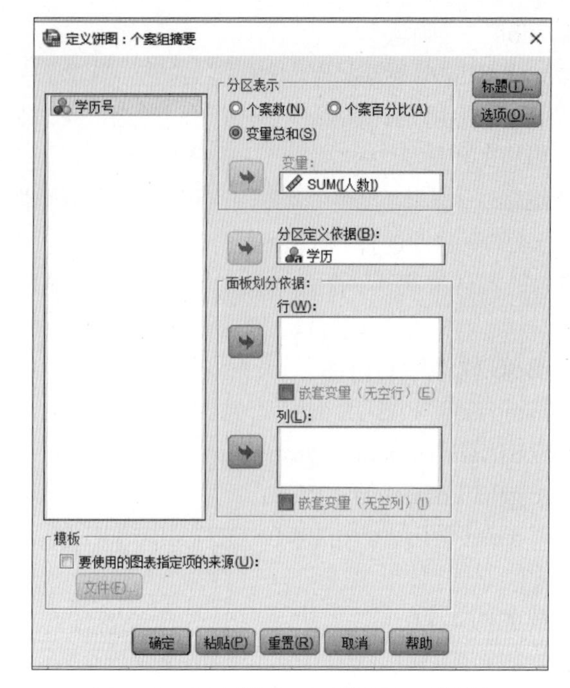

图 4-50 定义饼图：个案组摘要对话框

在输出界面中，双击"图形"进入图表编辑器，右键点击"显示数据标签"，弹出"属性"对话框，如图 4-51 所示，显示对话框选择"百分比"，点击"应用"。点击"选项"→"脚注"，输入脚注内容"统计图"。完成后关闭图表编辑器窗口。

显示结果如图 4-52 所示。

图 4-51 属性对话框

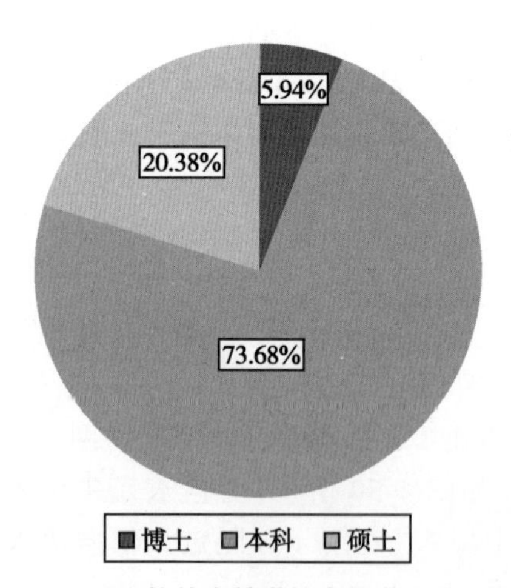

图 4-52 SPSS 软件中某学校在校学生学历构成比

(四)线图

线图在直角坐标系中用线段的升降表达一事物的量随另一事物的量变化的趋势,或某事物的量随时间变化的过程。普通线图的纵、横坐标均为算术尺度,且不一定从0开始。

图4-53是根据表4-12数据绘制的线图。注意在同一图形内不宜包括过多的折线。

表4-12 1975—1990年某地痢疾与百日咳死亡率

年度	痢疾/%	百日咳/%
1975	1.45	0.22
1980	0.82	0.05
1985	0.23	0.02
1990	0.14	0.01

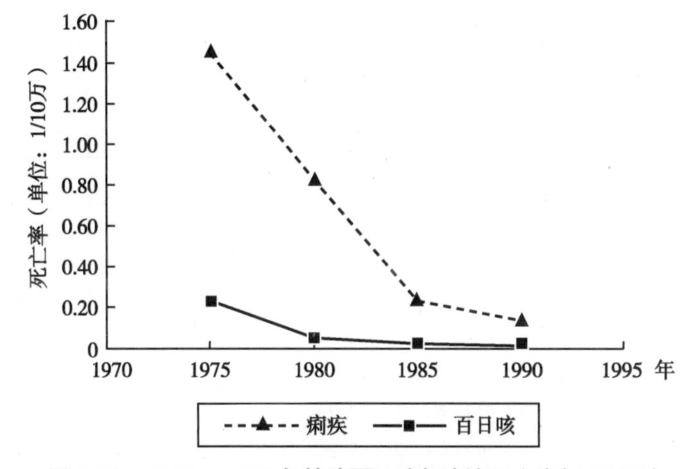

图4-53 1975—1990年某地百日咳与痢疾死亡率(1/10万)

例4-9 为讨论父子身高间的线性相关程度,南方某地在应届中学毕业生花名册中随机抽取20名男生,分别测量他们和他们的父亲的身高(cm),得样本资料,见表4-13,试作图分析。

表4-13 某地中学生及其父亲身高测量数据(cm)

编号	1	2	3	4	5	6	7	8	9	10
父高	150	153	155	158	161	164	165	167	168	169
子高	159	157	163	166	169	170	169	167	169	170
编号	11	12	13	14	15	16	17	18	19	20
父高	170	171	172	174	175	177	178	181	183	185
子高	173	170	170	176	178	174	173	178	176	180

1. CHISS软件绘制线图 此数据库已建立在文件夹中,文件名为:b4-7.dbf。

(1)进入数据模块:打开数据库。点击"数据"→"文件"→打开"数据库表",找到文件名"b4-7.dbf"→"确认"

(2)进入图形模块:作线图。点击"图形"→"统计图"→"常用统计图"→"选图"→"增加"→"线图"→"确定"。"坐标"→"横轴"→选择"父高","坐标"→"纵轴"→选择"子高"。

（3）进入结果模块：查看结果，点击“结果”，见图 4-54。

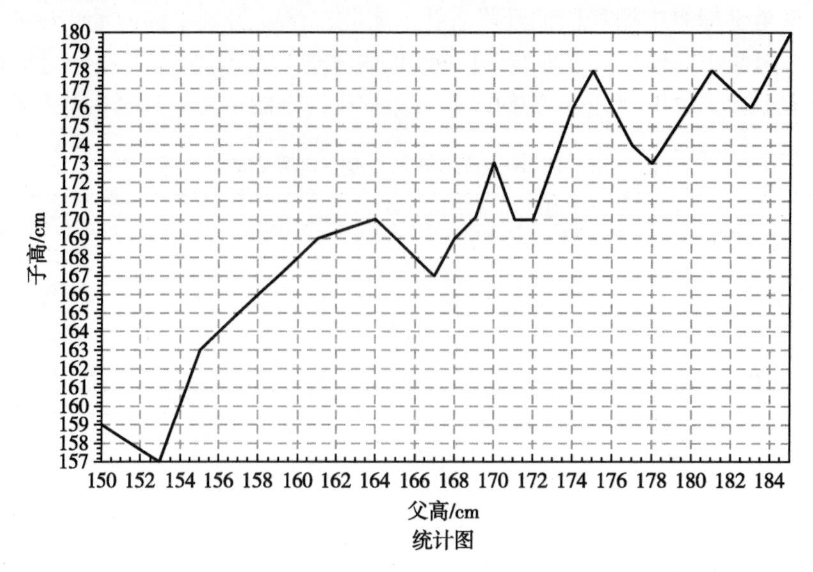

图 4-54 CHISS 软件中某地中学生及其父亲身高线图

2. SAS 软件绘制线图

```
libname data "F:\SAS\data";
options validvarname=any;
proc gplot data=data.b4_7;
    symbol i=join v=none;   /* 设置连接方式和图形符号 */
    plot 子高*父高;   /* 设置横纵坐标变量 */
run;
```

结果如图 4-55：

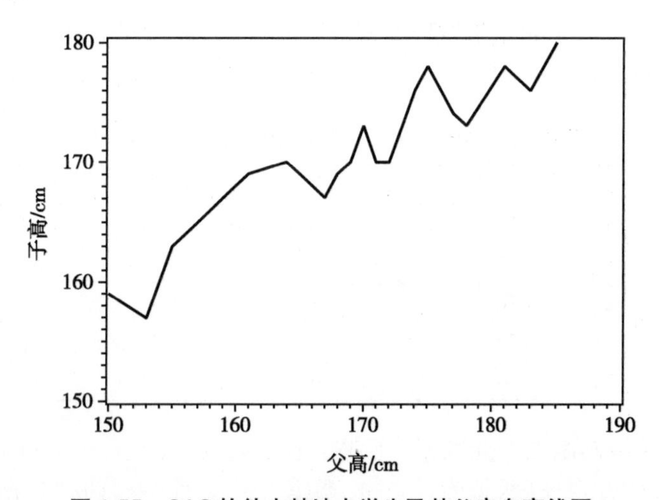

图 4-55 SAS 软件中某地中学生及其父亲身高线图

3. Stata 软件绘制线图

```
* 导入样例 b4-7 的 csv 文件
```

```
import delimited E:\example\b4-7.csv, encoding (GBK) clear
* 绘制线图，结果如图 4-56
line 子高父高
```

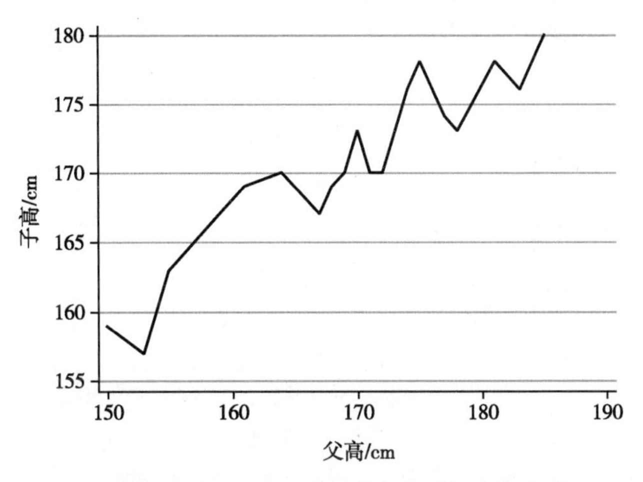

图 4-56 Stata 软件中某地中学生及其父亲身高线图

4. SPSS 软件绘制线图 此数据库已建立在文件夹中，文件名为：b4-7.sav。

首先，打开文件，单击“文件”→“打开”→“数据”，找到文件名“b4-7sav”，点击“打开”。

第二，点击“图形”→“旧对话框”→“折线图”，弹出“折线图”对话框，如图 4-57 所示，选择“简单”，图表中的数据为“个案组摘要”，点击“定义”，弹出“定义简单折线图：个案组摘要”对话框，如图 4-58 所示，折线表示选择“其他统计”，变量中填入“子高”，类别轴中填“父高”，点击“确定”。

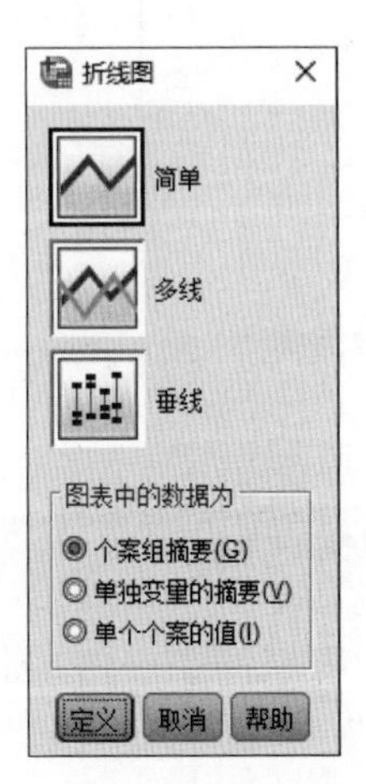

图 4-57 折线图对话框

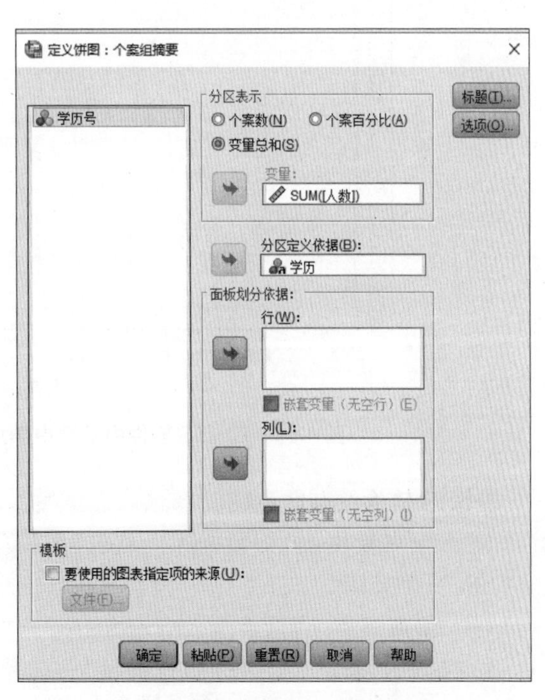

图 4-58 定义简单折线图：个案组摘要对话框

在输出界面中，双击“图形”进入图表编辑器，单击选择“平均值子高”改为“子高”，点击“选项”→“脚注”，输入脚注内容“统计图”。完成后关闭图表编辑器窗口。

显示结果如图 4-59 所示。

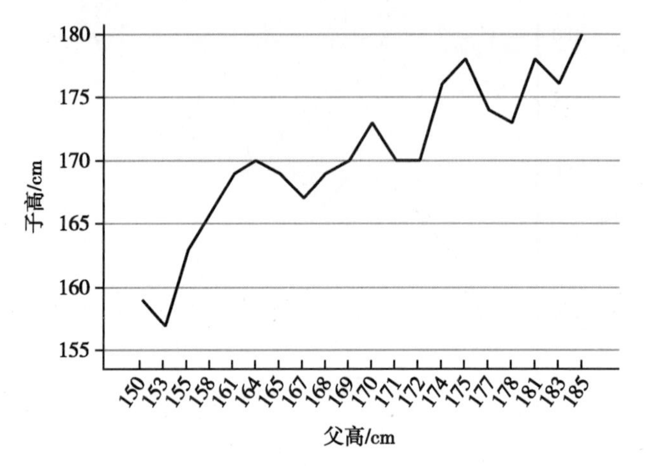

图 4-59 某地中学生及其父亲身高线图

（五）散点图

散点图用点的密集程度和趋势反映两个或多个变量之间的关系。图 4-60 是根据例 4-9 的数据绘制的散点图。

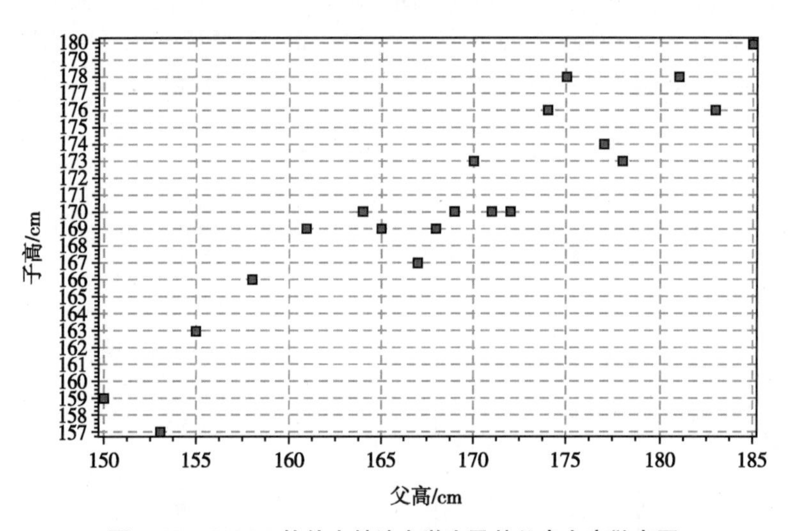

图 4-60 CHISS 软件中某地中学生及其父亲身高散点图

1. CHISS 软件绘制散点图

（1）进入数据模块：打开数据库。点击“数据”→“文件”→打开“数据库表”，找到文件名“b4-7.dbf”→“确认”

（2）进入图形模块：作散点图。点击“图形”→“统计图”→“常用统计图”→“选图”→“增加”→“散点图”→“确定”。“坐标”→“横轴”→选择“父高”，“坐标”→“纵轴”→选择“子高”。

（3）进入结果模块：查看结果，点击“结果”，见图 4-60。

2. SAS 软件绘制散点图

```
libname data "F:\SAS\data";
options validvarname=any;
proc gchart data=data.b4_7;
    symbol i=none v=square;    /* 设置连接方式和图形符号 */
    plot 子高 * 父高;    /* 设置横纵坐标变量 */
run;
```

结果如图 4-61。

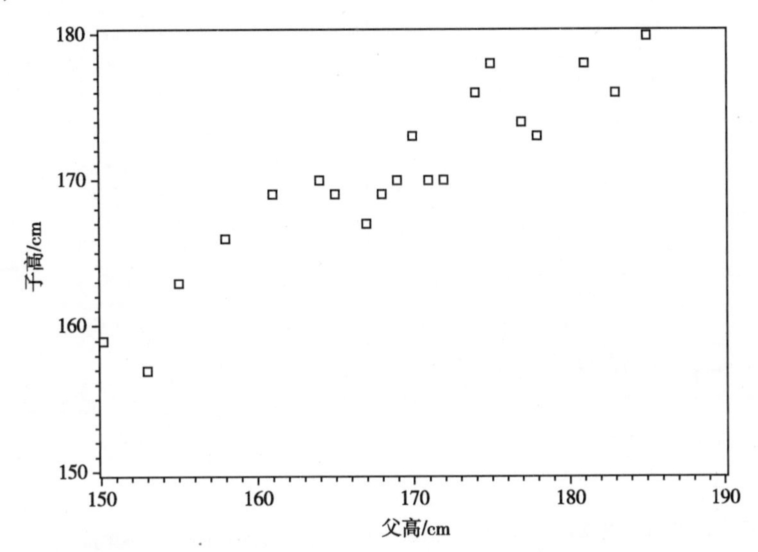

图 4-61　SAS 软件中某地中学生及其父亲身高散点图

3. Stata 软件绘制散点图

```
* 导入样例 b4-7 的 csv 文件
import delimited E:\example\b4-7.csv, encoding(GBK) clear
* 绘制散点图，结果如图 4-62
scatter 父高子高
```

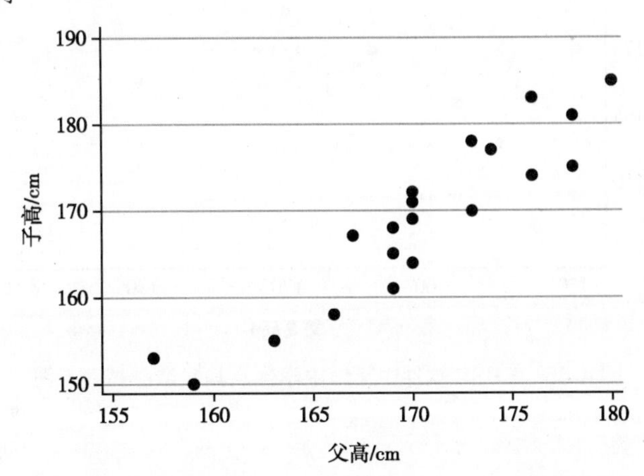

图 4-62　Stata 软件中某地中学生及其父亲身高散点图

4. SPSS 软件绘制散点图 此数据库已建立在文件夹中，文件名为：b4-7.sav。

首先，打开文件，单击“文件”→“打开”→“数据”，找到文件名“b4-7sav”，点击“打开”。

第二，点击“图形”→“旧对话框”→“散点图 / 点图”，弹出“散点图 / 点图”对话框，如图 4-63 所示，选择“简单散点图”，点击“定义”，弹出“简单散点图”对话框，如图 4-64 所示，Y 轴填入“子高”，X 轴填“父高”，点击“确定”。

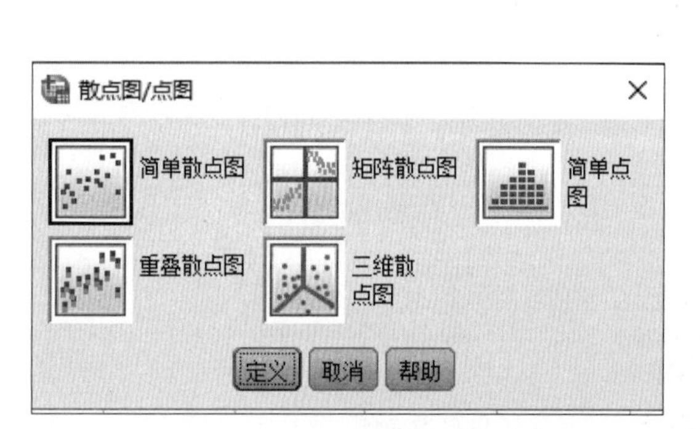

图 4-63 散点图 / 点图对话框

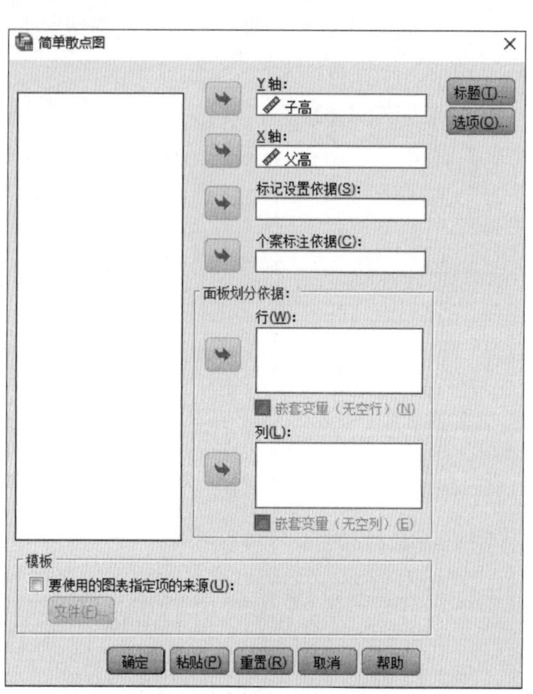

图 4-64 简单散点图对话框

显示结果如图 4-65 所示。

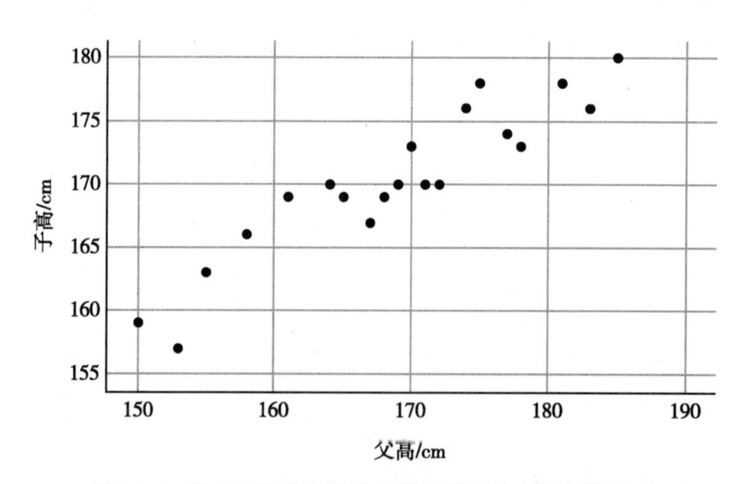

图 4-65 SPSS 软件中某地中学生及其父亲身高散点图

（六）误差图

误差图是在条图或线图的基础上，在图中附上标准差或标准误的范围，从而估计其离散程度。

例 4-10 甲、乙、丙三个城市人均收入见表 4-14，试作图（条图加误差）表示。

表 4-14 三城市人均收入

城市	月均收入 / 元	标准差 / 元
甲	1 983	516
乙	2 929	323
丙	1 771	505

1. CHISS 软件绘制误差图 此数据库已建立在文件夹中，文件名为：b4-8.dbf。

（1）进入数据模块：打开数据库。点击“数据”→“文件”→打开“数据库表”，找到文件名“b4-8.dbf”→“确认”。

（2）进入图形模块：作误差条图。点击“图形”→“统计图”→“常用统计图”→“选图”→“增加”→“误差条图”→“确定”。“坐标”→“横轴”→选择“编码”，“坐标”→“纵轴”→选择“月均收入”，“X 轴标识名”→选择“城市”，“标准差”→选择“标准差”→“3D”。

（3）进入结果模块：查看结果，点击“结果”，见图 4-66。

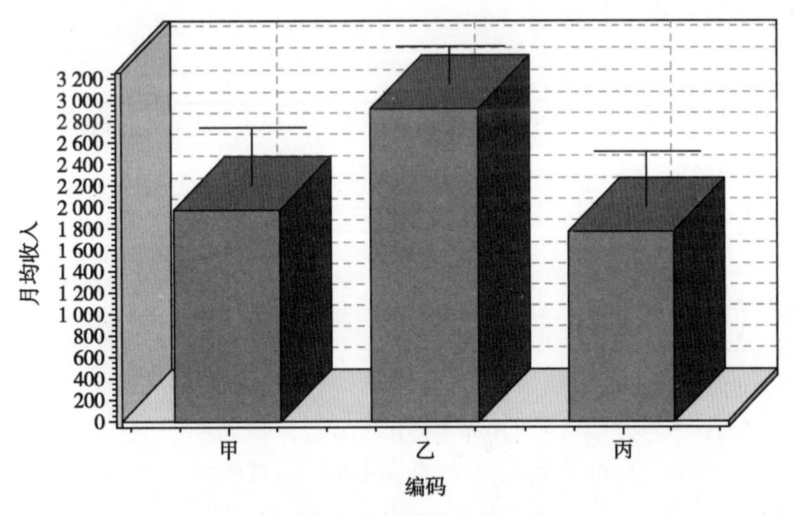

图 4-66 CHISS 软件中三城市人均收入

2. SAS 软件绘制误差图

```
data b4_8;
    set data.b4_8;
    high=月均收入+标准差;
    low=月均收入-标准差;
run;
proc format;
    value city 1="甲"2="乙"3="丙";    /* 设置变量数值标签 */
run;
```

```
proc sgplot data=b4_8 noautolegend;
    format 编码 city.;
    series  x=编码 y=月均收入;
    highlow x=编码 high=high low=low/highcap=serif lowcap=serif;   /* 误差线 */
    xaxis type=linear integer values=(1 to 3 by 1) label=" 城市 ";
    yaxis type=linear integer values=(0 to 4 000 by 500) label=" 平均收入 ";
run;
```

结果如图 4-67：

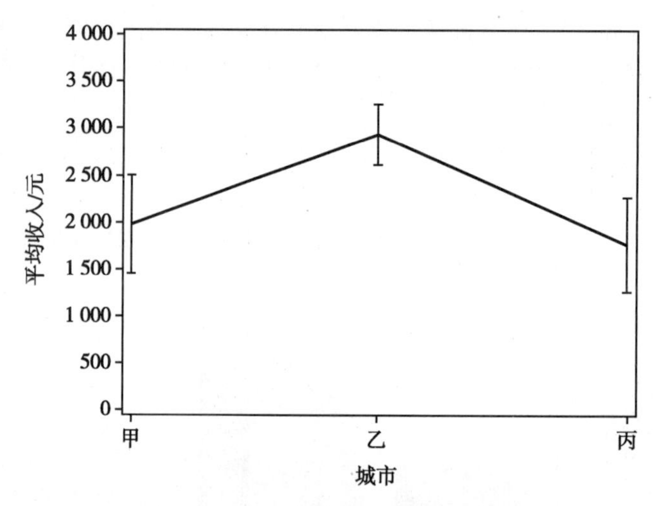

图 4-67 SAS 软件中三城市人均收入

```
* 方法一
libname data "F:\SAS\data";
options validvarname=any;
proc sgplot data=data.b4_8;
vbar 城市 /response=月均收入 group=标准差;
vbar 城市 /response=标准差 group=标准差 BARWIDTH=0.65 transparency=0.1;
yaxis label=' 月均收入 '     grid values=(0 to 3 200 by 200);
xaxis discreteorder=data;
title " 三城市人均收入 ";
run;
```

结果如图 4-68：

```
* 方法二
axis1 order=(" 甲 " " 乙 " " 丙 ");   /* 设置坐标值的顺序 */
proc gchart data=data.b4_8;
label 标准差=' 对照图形颜色标准差分别是 ';
vbar3d 城市 /DISCRETE sumvar=月均收入 sum subgroup=标准差 maxis=axis1;
title " 三城市人均收入 ";
run;
```

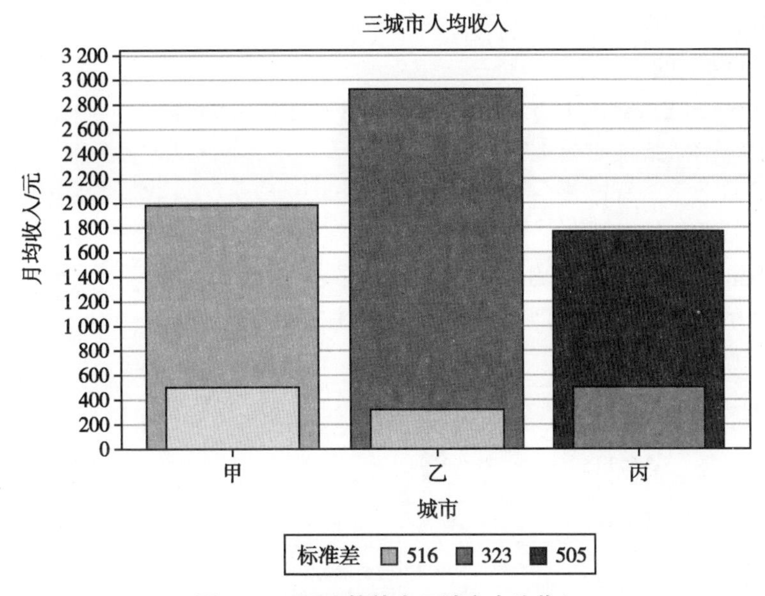

图 4-68　SAS 软件中三城市人均收入

结果如图 4-69：

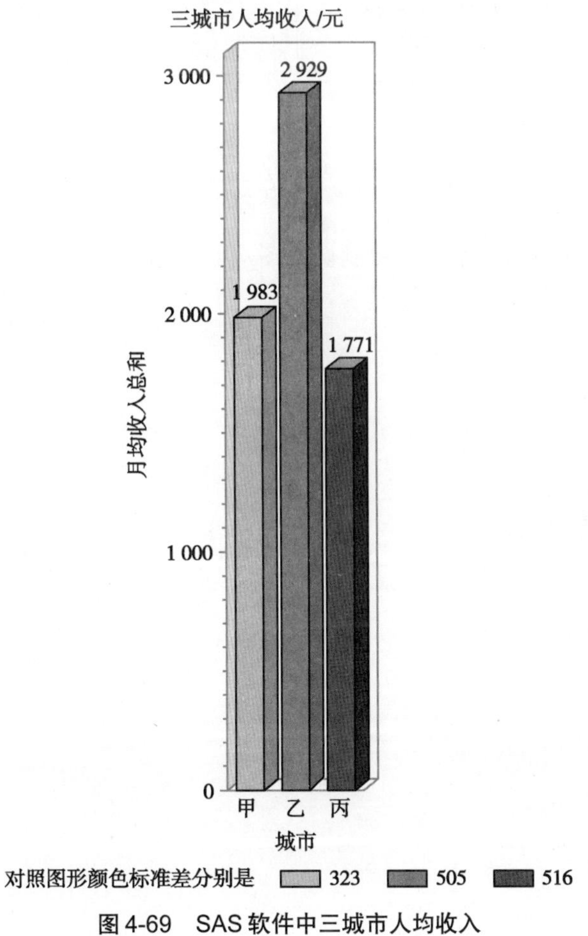

图 4-69　SAS 软件中三城市人均收入

3．Stata 软件绘制误差图

```
* 导入样例 b4-8 的 csv 文件
import delimited E:\example\b4-8.csv，encoding（GBK）clear
* 绘制误差条图，结果如图 4-70
gen e1 = 月均收入 + 标准差
gen e2 = 月均收入 - 标准差
twoway（bar 月均收入编码，barw（0.65））（rcap e1 e2 编码），///
xlabel（1 " 甲 " 2 " 乙 " 3 " 丙 "）///
legend（off）///
ytitle（" 月均收入 "）
```

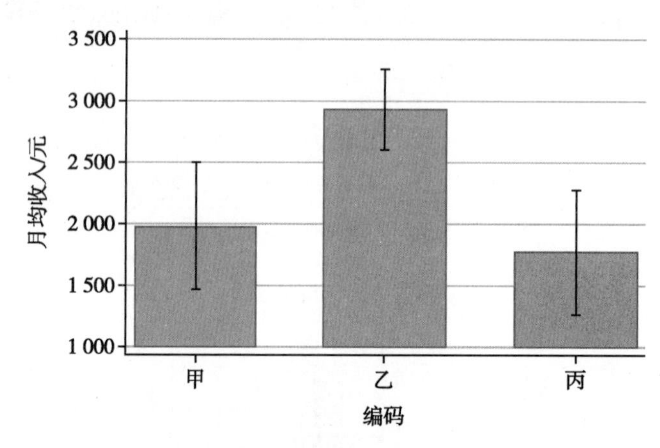

图 4-70 Stata 软件中三城市人均收入

4．SPSS 软件能够根据原始数据绘制误差图，但无法根据已知的标准差绘制误差图。

（赛晓勇 童新元）

统计学是对令人困惑费解的问题做出数字设想的艺术。

——David Freedman(美国，当代统计学家)

第五章　参数估计与假设检验

研究总体与从总体中抽取的样本之间的关系是统计学的中心内容。对这种关系的研究可从两方面着手，一是从总体到样本，这就是研究抽样分布的问题，亦即抽样与抽样误差问题；二是从样本到总体，这就是统计推断问题，它包括两大部分：参数估计和假设检验。

参数估计分为两种情况：一类是总体的分布已知，而它的某些参数未知时，要求出总体的分布函数。另一类是在实际问题中，事先并不知道总体服从什么分布，我们只想要对其有关的数字特征，如对均值、方差等作出估计。上述两类问题都是根据样本估计总体参数，称为参数估计。它通常有两种方法：点估计和区间估计。

假设检验就是对关于总体分布的一些数字特征或分布函数所作的假设进行检验，以判断其正确性。假设检验也分为两类：一类是对总体分布的一些数字特征进行推断，称为参数假设检验；另一类是要求根据样本所提供的信息对关于分布函数的假设进行检验，此时只检验分布，而不对参数做检验，这称作非参数假设检验。非参数检验将在其他章进行讨论，本章着重讨论参数假设检验。

第一节　抽样与抽样误差

抽样是从总体中获得样本，并通过样本信息推断总体。抽样必须遵循随机化原则，有抽样就必然有抽样误差，由随机抽样造成的样本统计量与总体参数的差异，称为抽样误差。抽样误差由个体变异和抽样所致，因个体变异普遍存在，所以抽样误差是不可避免的，但可以通过增大样本含量来减小抽样误差，抽样误差的大小用标准误来衡量。

一、基本概念

为何要进行抽样研究？抽样研究对于无限总体来讲，是唯一可行的方法；对有限总体也可节省人力和材料，增加研究工作的可行性。抽样研究的目的是希望通过样本提供的信息来推断总体特征。为了能正确利用样本去推断总体，并能正确地理解统计推断的结论，须对样本的抽样分布有所了解。

严格地说，任何实验结果都具有误差，误差自始至终存在于一切科学实验的过程之中。抽样误差是指由于样本的随机性而产生的误差。由于总体中的个体存在差异，在抽样过程中，即使从同一总体中随机抽取含量相等的若干样本，各样本统计量(如样本均数或率)相互间也会有所不同，这些样本间的差异同时反映了由样本算得的统计量与相应总体参数的差异。这种由于随机抽样而造成的样本指标与总体指标的差异，在统计上称为抽样误差。例如，由抽样而造成样本均数与总体均数之差称为均数的抽样误差。

二、抽样分布

我们知道，由总体中随机地抽取若干个体组成样本，即使每次抽取的样本含量相等，其统计量（如$\bar{x}$、S）也将随样本的不同而有所不同，因而样本统计量也是随机变量，也有其概率分布。我们把统计量的概率分布称为抽样分布。这里仅讲述样本均数的抽样分布。

（一）样本均数抽样分布

设有一个总体，总体均数为μ，方差为σ^2，总体中的变量记为x，将此总体称为原始总体。现从这个总体中随机抽取含量为n的样本，样本均数记为$\bar{x}$。可以设想，我们可以从原总体中，抽出很多甚至无穷多个含量为n的样本。由这些样本算得的均数有大有小，不尽相同，与原总体均数μ相比往往表现出不同程度的差异。这种差异是由随机抽样造成的，称为抽样误差。显然，样本均数$\bar{x}$也是一个随机变量，其概率分布叫做样本均数的抽样分布，见图5-1。

已经证明，变量x与变量$\bar{x}$的概率分布之间有下面两条性质：

1．若随机变量x服从正态分布$N(\mu, \sigma^2)$，$x_1, x_2, \cdots, x_n$是由X总体得来的随机样本，则统计量$\bar{x}=\Sigma x/n$的概率分布服从正态分布$N(\mu, \sigma^2/n)$。

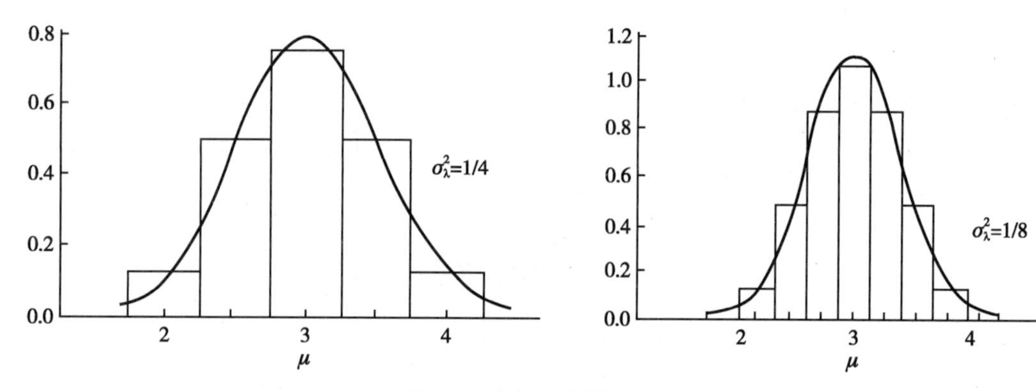

图5-1　均数$\bar{x}$的抽样分布

2．若随机变量x服从均数是μ，方差是σ^2的非正态分布；$x_1, x_2, \cdots, x_n$是由此总体得来的随机样本，则当样本n相当大时，统计量$\bar{x}=\Sigma x/n$的概率分布，逼近正态分布$N(\mu, \sigma^2/n)$，这就是中心极限定理。

上述两个性质保证了样本均数的抽样分布服从或者逼近正态分布。

中心极限定理告诉我们：不论x变量是连续型还是离散型，也无论x服从何种分布，一般只要$n>30$，$\bar{x}$的分布就近似于正态分布了，这就是为什么正态分布较之其他分布应用更为广泛的原因。

（二）t分布

由样本均数抽样分布的性质知道，若$x \sim N(\mu, \sigma^2)$，则$\bar{x} \sim N(\mu, \sigma^2/n)$。将随机变量$\bar{x}$标准化得$u=(\bar{x}-\mu)/\sigma_{\bar{x}}$，则$u \sim N(0, 1)$。当总体标准差$\sigma$未知时，以样本标准差$S$代替$\sigma$所得到的统计量$(\bar{x}-\mu)/S_{\bar{x}}$记为$t$。在计算$S_{\bar{x}}$时，由于采用$S$来代替σ，使得$t$变量不再服从标准正

态分布，而是服从 t 分布（t-distribution）。

1. t 分布的定义 如果随机变量 X，Y 相互独立，且 $X \sim N(0, 1)$，$Y \sim \chi^2(df)$，则称随机变量。

$$t = \frac{X}{\sqrt{Y/df}} \tag{5-1}$$

服从自由度为 df（或采用 ν）的 t 分布（t-distribution），记为 $t \sim t(df)$，其中 t 的取值范围是（$-\infty$，$+\infty$）。

t 分布是 W.S.Gosset 于 1908 年用笔名 Student 在一篇论文中发表的，所以也称为“学生氏 t 分布”。

2. t 分布的两条重要性质

（1）如果从总体均数为 μ，标准差为 σ 的正态总体中，随机抽取一个样本含量为 n 的样本，算出样本均数为 $\bar{x}$，标准误为 $s_{\bar{x}} = S/\sqrt{n}$，则按式（5-2）计算的统计量 t 服从自由度为 $df=n-1$ 的 t 分布，即

$$t = \frac{\bar{x} - \mu}{s_{\bar{x}}} = \frac{\bar{x} - \mu}{s / \sqrt{n}} \sim t(n-1) \tag{5-2}$$

（2）如果从相互独立的总体均数分别为 μ_1、μ_2，而标准差都为 σ 的两个正态总体中，随机抽取样本含量分别为 n_1、n_2 的两个样本，算出样本均数和标准差分别为 $\bar{x}_1$ 和 s_1、$\bar{x}_2$ 和 s_2，则按式（5-3）计算的统计量服从自由度为 $df=n_1+n_2-2$ 的 t 分布，即

$$t = \frac{\bar{x}_1 - \bar{x}_2}{s_{\bar{x}_1 - \bar{x}_2}} \sim t(n_1 + n_2 - 2) \tag{5-3}$$

式中 $s_{\bar{x}_1 - \bar{x}_2}$ 为 $\bar{x}_1$ 和 $\bar{x}_2$ 的合并标准误，计算式为

$$s_{\bar{x}_1 - \bar{x}_2} = \sqrt{\frac{(n_1 - 1)s_1^2 + (n_2 - 1)s_2^2}{n_1 + n_2 - 2}\left(\frac{1}{n_1} + \frac{1}{n_2}\right)} \tag{5-4}$$

3. t 分布曲线特点

（1）t 分布受自由度的制约，每一个自由度都有一条 t 分布曲线。

（2）t 分布曲线以纵轴为对称轴，左右对称，且在 $t=0$ 时，分布函数取得最大值。

（3）与标准正态分布曲线相比，t 分布曲线顶部略低，两尾部稍高而平。df 越小这种趋势越明显。df 越大，t 分布越趋近于标准正态分布。当 $n>30$ 时，t 分布与标准正态分布的区别很小；$n>100$ 时，t 分布基本与标准正态分布相同；$n \to \infty$ 时，t 分布与标准正态分布完全一致。

t 分布曲线特征（图 5-2）：

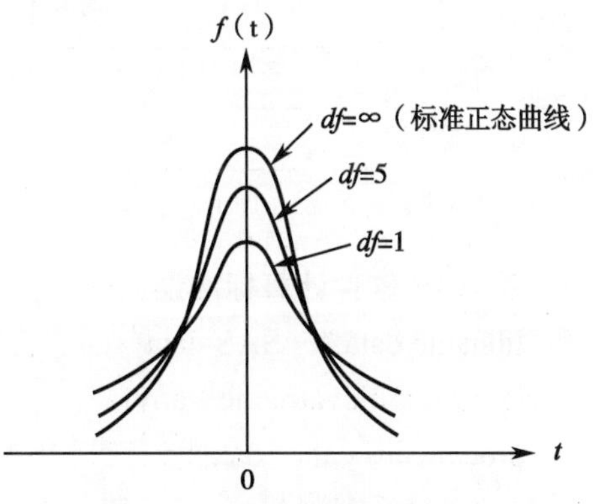

图 5-2 不同自由度的 t 分布曲线

4. t 值的分布规律 对于不同自由度下 t 分布的两尾概率及其对应的临界 t 值，当 df 一定时，概率 P 越大，t 的绝对值越小；概率 P 越小，t 的绝对值越大。当概率 P 一定时，随着 df 的增加，临界 t 值在减小，当 $df=\infty$ 时，临界 t 值与标准正态分布的临界 u 值相等。

例如，当 $df=10$ 时，两尾概率等于 0.05 的临界 t 值为 $t_{0.05(10)}=2.228$，其意义是：$P(-\infty<t<-2.228)=P(2.228<t<+\infty)=0.025$；$P(-\infty<t<-2.228)+P(2.228<t<+\infty)=0.05$，表示出现比 −2.228 小的 t 值和比 2.228 大的 t 值可能性为 5%。

三、标准误

由样本平均数$\bar{x}$构成的总体称为样本均数的抽样总体，其均数和标准差分别记为$\mu_{\bar{x}}$和$\sigma_{\bar{x}}$。$\sigma_{\bar{x}}$是样本均数抽样总体的标准差，称为标准误差，简称标准误（standard error），它表示均数抽样误差的大小。

标准误计算方法为：$\sigma_{\bar{x}}=\sigma/\sqrt{n}$，标准误大，说明各样本均数$\bar{x}$间差异程度大，样本均数的精确性低。反之，$\sigma_{\bar{x}}$小，说明$\bar{x}$间的差异程度小，样本均数的精确性高。$\sigma_{\bar{x}}$的大小与原总体的标准差 σ 成正比，与样本含量 n 的平方根成反比。从某特定总体抽样，由于 σ 是一个固定常数，所以只有增大样本含量才能降低样本平均数$\bar{x}$的抽样误差。

在实际工作中，总体标准差 σ 往往是未知的，因而无法求得$\sigma_{\bar{x}}$。此时，可用样本标准差 S 估计 σ，即以$S/\sqrt{n}$估计$\sigma_{\bar{x}}$，一般记$S/\sqrt{n}$为$S_{\bar{x}}$，称作样本标准误或均数标准误。样本标准误 $S_{\bar{x}}$是平均数抽样误差的估计值。若样本中各观测值为 $x_1, x_2, \cdots, x_n$，则

$$S_{\bar{x}}=\frac{S}{\sqrt{n}}=\sqrt{\frac{\sum(x-\bar{x})^2}{n(n-1)}}=\sqrt{\frac{\sum x^2-(\sum x)^2/n}{n(n-1)}} \quad (5\text{-}5)$$

例 5-1 对某地 36 名成年男子进行红细胞数的抽样调查，$\bar{x}=5.2\times10^{12}/\text{L}$，$s=0.171\times10^{12}/\text{L}$，求其标准误。

解：按公式（5-5）$S_{\bar{x}}=\frac{S}{\sqrt{n}}=\frac{0.171\times10^{12}}{\sqrt{36}}=0.028\times10^{12}/\text{L}$。

1. CHISS 软件计算标准误

（1）进入数据模块。点击“数据”→“文件”→打开“数据库表”，找到文件名“b5-1.dbf”数据库→“确认”。

（2）进入统计模块进行统计计算。点击“统计”→“统计描述”→“正态定量描述”。反应变量“红细胞数”→“标准误”→“确认”。

（3）进入结果模块：查看结果，点击“结果”，如表 5-1 所示。

表 5-1 正态资料描述性统计量

列变量	例数	均数	标准差	标准误
红细胞计数	36	5.200	0.171	0.028

注：数据来自文件：b5-1.DBF。

2. SAS 软件计算标准误

```
libname data "F:\SAS\data";
options validvarname=any;
proc means data=data.b5_1 N MEAN STD STDERR;    /* 计算的统计量 */
    var 红细胞数;   /* 需要分析的变量 */
run;
```

结果如图 5-3：

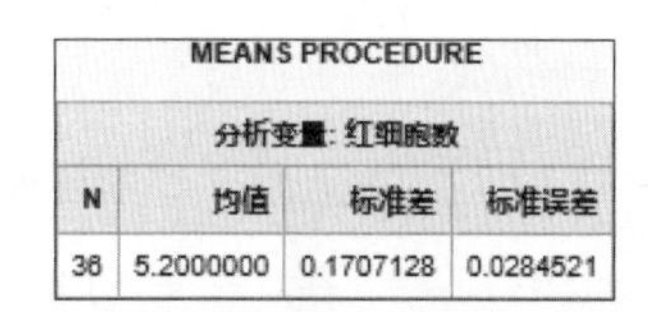

MEANS PROCEDURE			
分析变量：红细胞数			
N	均值	标准差	标准误差
36	5.2000000	0.1707128	0.0284521

图 5-3　SAS 软件中标准误的计算结果

3. **Stata 软件计算标准误**

* 导入样例 b5-1 的 csv 文件

import delimited E:\example\b5-1.csv，encoding（GBK）clear

* 计算红细胞计数的算术平均数，标准差和标准误，结果如图 5-4

tabstat 红细胞计数，stats（count mean sd semean）

variable	N	mean	sd	se(mean)
红细胞计数	36	5.2	.1707128	.0284521

图 5-4　Stata 软件中标准误的计算结果

4. **SPSS 软件计算标准误**　此数据库已建立在文件夹中，文件名为：b5-1.sav。

首先，打开文件，单击“文件”→“打开”→“数据”，找到文件名“b5-1.sav”，点击“打开”。

第二，点击“分析”→“比较平均值”→“平均值”，如图 5-5 所示，弹出“平均值”对话框，如图 5-6 所示，在因变量列表中填入“红细胞数”，点击“选项”，弹出“平均值：选项”对话框，如图 5-7 所示，在单元格统计对话框中填入“个案数”“平均值”“标准差”“平均值标准误差”，点击“继续”，点击“确定”。

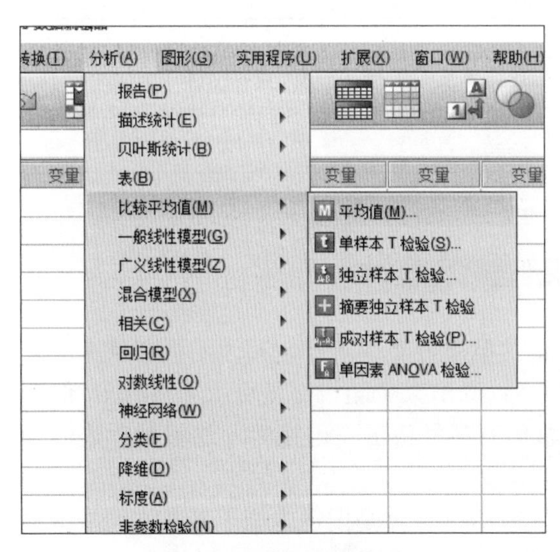

图 5-5　数据编辑器窗口

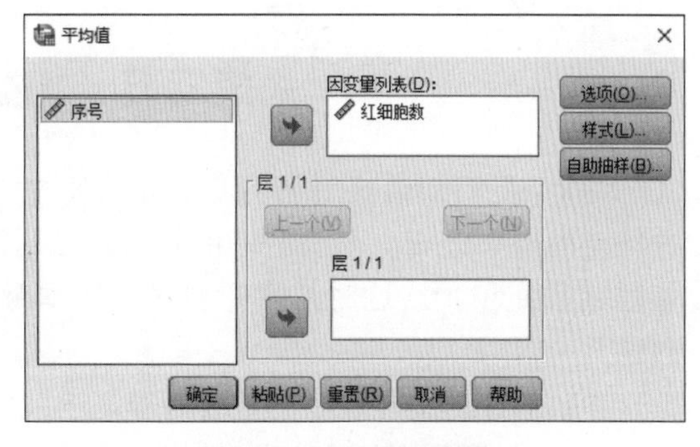

图 5-6　平均值对话框

结果，显示如图 5-8 所示。

应当注意，样本标准差与样本标准误是既有联系又有区别的两个统计量，式(5-5)已表明了二者的联系。二者的区别在于：样本标准差 S 是反映样本中各观测值 $x_1, x_2, \cdots, x_n$ 变异程度大小的一个指标，它的大小说明了$\bar{x}$对该样本代表性的强弱。样本标准误是样本均数$\bar{x}_1, \bar{x}_2, \cdots, \bar{x}_k$的标准差，它是$\bar{x}$抽样误差的估计值，其大小说明了样本间变异程度的大小及$\bar{x}$精确性的高低。标准差与标准误区别，见表 5-2。

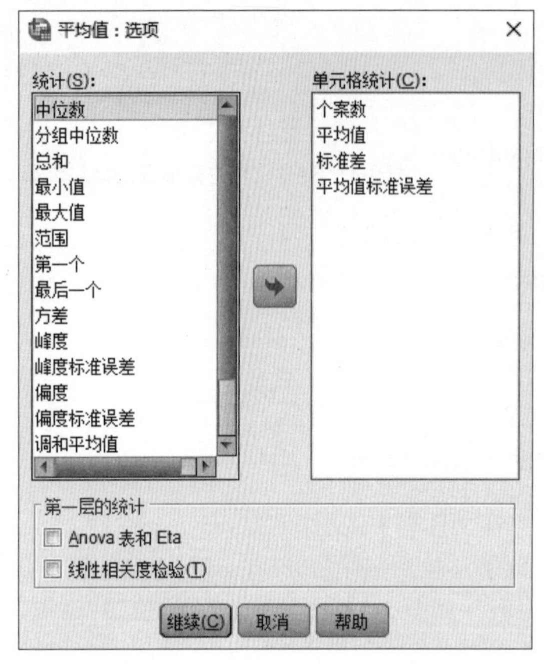

图 5-7　平均值：选项对话框

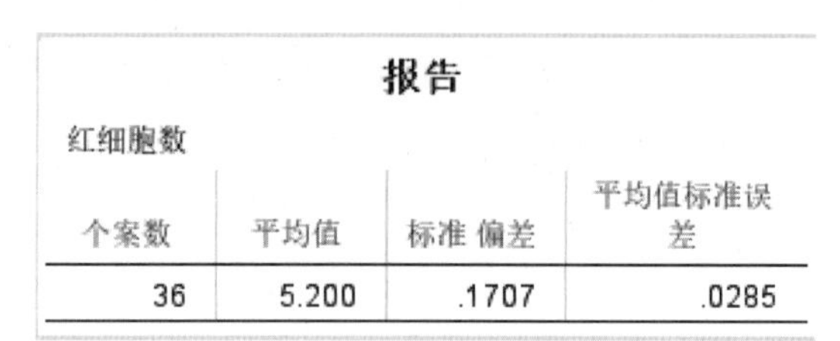

报告

红细胞数

个案数	平均值	标准 偏差	平均值标准误差
36	5.200	.1707	.0285

图 5-8　正态资料描述性统计量

表 5-2　标准差与标准误区别

指标	标准差	标准误
意义	描述观察值的变异程度，即离散趋势	描述样本均数的变异程度，说明抽样误差的大小
用途	描述资料的频数分布状况，可用于制定医学参考值范围	用于总体均数的区间估计和两个均数之间的假设检验等

第二节　均数的参数估计

通常，我们知道某个随机变量服从某种特定的概率分布或者假定某个随机变量服从某种特定的概率分布，但是却不知道分布的参数。如，知道某个随机变量服从正态分布，但不知道参数 μ 和 σ^2。这时常常需要根据样本对总体的某种特征作出推断。这就是参数估计问题。

参数估计是统计推断的重要内容之一。所谓参数估计就是用样本统计量来估计总体参数，有点估计和区间估计之分，本节主要介绍总体均数 μ 的参数估计。

一、点估计

将样本统计量直接作为总体相应参数的估计值叫点估计（point estimation）。如常用样本均数$\bar{x}$估计总体均数 μ 这个参数。

例 5-2　今随机抽取某厂生产的 10 个产品，测得其重量得数据如下（单位：g）：

1 050，1 100，1 080，1 120，1 200，1 250，1 040，1 130，1 300，1 200

问该产品的平均重量是多少？

解：计算出$\bar{x}$=1 147g，以此作为总体均数μ的估计值。

1. CHISS软件的正态分布资料描述性统计量

（1）进入数据模块：点击“数据”→“文件”→打开“数据库表”，找到文件名为“b5-2.dbf”的数据库→“确认”。

（2）进入统计模块进行统计计算：点击“统计”→“统计描述”→“正态定量描述”，反应变量：重量→“确认”。

（3）进入结果模块查看结果：点击“结果”，见表5-3。

表5-3 正态分布资料描述性统计量

列变量	例数	均数	标准差	标准误	变异系数
重量	10	1 147.000	87.057	27.530	7.59

注：数据来自文件：b5-2.DBF。

上面方法也叫矩法，常用的点估计还有最大似然估计法等，这里不作介绍。点估计比较直观，但不够理想，它只给出了未知参数估计值的大小，没有考虑实验误差的影响，也没有指出估计的可靠程度，而这些在实验研究中是不可忽视的。

2. SAS软件的正态分布资料描述性统计量

```
libname data "F:\SAS\data";
options validvarname=any;
proc means data=data.b5_2 N MEAN STD STDERR CV;   /* 计算的统计量 */
    var 寿命（单位：小时）；  /* 需要分析的变量 */
run;
```

结果如图5-9：

MEANS PROCEDURE

分析变量：寿命（单位：小时）				
N	均值	标准差	标准误差	变异系数
10	1147.00	87.0568141	27.5297819	7.5899576

图5-9 SAS软件中正态资料描述性统计量

3. Stata软件的正态资料描述性统计量

```
*example 5-2
* 导入样例b5-2的csv文件
import delimited E:\example\b5-2.csv, encoding(GBK) clear
* 计算寿命单位小时的算术平均数，结果如图5-10
su 寿命单位小时
```

Variable	Obs	Mean	Std. Dev.	Min	Max
寿命单位小时	10	1147	87.05681	1040	1300

图5-10 SAS软件中正态资料描述性统计量

4. SPSS软件的正态分布资料描述性统计量 此数据库已建立在文件夹中，文件名为：b5-2.sav。

首先，打开文件，单击“文件”→“打开”→“数据”，找到文件名“b5-2.sav”，点击“打开”。

第二，点击“分析”→“比较平均值”→“平均值”，弹出“平均值”对话框，在因变量列表中填入“寿命”，点击“选项”，弹出“平均值：选项”对话框，在单元格统计对话框中填入“个案数”“平均值”“标准差”“平均值标准误差”，点击“继续”，点击“确定”。

结果显示如图 5-11 所示。

SPSS 不能直接用菜单的方式求变异系数，用描述性统计标准差除以均值算出。

报告

寿命（单位：小时）

个案数	平均值	标准 偏差	平均值标准误差
10	1147.00	87.057	27.530

图 5-11　SPSS 软件中正态资料描述性统计量

二、区间估计

（一）基本概念

点估计的特点是给出了一个具体估计值，实践中还希望给出一个范围，使这个范围能够按足够大的给定的概率（$1-\alpha$）包含被估计参数，这个范围通常用区间形式给出，称作参数的可信区间或置信区间（confidence interval，*CI*）。这种用区间去估计总体参数的方法称为区间估计法。

被预先给定的概率（$1-\alpha$）被称为可信度或置信度（confidence level），通常可信度（置信度）取 95% 或 99%，总体均数 95% 或 99% 可信区间的涵义为由样本均数确定的总体均数所在范围包含总体均数的可能性为 95% 或 99%。若无特殊说明，一般取双侧 95%。

可信区间的确切含义是有（$1-\alpha$）的可能性认为计算出的可信区间包含总体参数。

（二）总体均数 μ 的可信区间计算

由于样本随机性，使从样本中求出的估计量，不等于被估计的总体参数。退一步讲，即便偶然样本统计量值正好等于我们所估计的总体参数，因为我们并不知道总体参数的真值为多少，所以很难验证这种相等。

人们在得到点估计值的同时，自然希望知道样本统计量值与所估计的总体参数值到底相差多少？这就引出了区间估计问题，即希望对所估计的总体参数的取值估计出一个范围，并希望知道所估计的总体参数落入这个范围的可靠程度。即

$$P\{\mu_1 \leqslant \mu \leqslant \mu_2\}=1-\alpha \tag{5-6}$$

其中$[\mu_1, \mu_2]$是可信区间；μ_2、μ_1 是可信区间的上下限；$1-\alpha$ 是可信度（或称置信度）；α 是估计不准的概率，即区间估计不准的概率，通常取 $\alpha=0.05$ 或 0.01。

由式（5-6）可知，要想求出被估计量的可信区间，①必须找到一个含有被估计参数的合适统计量；②知道其概率分布。由于本节主要介绍正态分布总体均数可信区间的计算，即只要考虑总体标准差 σ 是否已知、样本量大小和统计量是否符合正态分布或者 t 分布就可以。下面具体说明对于给定可信度，求均数可信区间的方法。

1. 条件　大样本（$n>50$），总体分布不限。

（1）若 σ^2 已知，根据中心极限定理，有$\bar{x}\sim N(\mu, \frac{\sigma^2}{n})$。把$\bar{x}$标准化，得到统计量 $U=\frac{\bar{x}-\mu}{\sigma/\sqrt{n}}$，$U\sim N(0, 1)$。当给定 α，有

$$P\{|U| \leqslant u_{\alpha/2}\}=P\{|\frac{\bar{x}-\mu}{\sigma/\sqrt{n}}| \leqslant u_{\alpha/2}\}=1-\alpha$$

所以 μ 的可信区间是

$$[\bar{x}-u_{\alpha/2}\frac{\sigma}{\sqrt{n}},\bar{x}+u_{\alpha/2}\frac{\sigma}{\sqrt{n}}]。（以\bar{x}为中心，以 u_{\alpha/2}\frac{\sigma}{\sqrt{n}}为半径）\quad (5\text{-}7)$$

（2）若 σ^2 未知，可用 S^2 代替 σ^2。大样本条件下，仍近似有$\bar{x}\sim N(\mu,\frac{S^2}{n})$，所以选用统计量 $U=\frac{\bar{x}-\mu}{S/\sqrt{n}}$。计算公式与 σ^2 已知情形相仿，可信区间是

$$[\bar{x}-u_{\alpha/2}\frac{s}{\sqrt{n}},\bar{x}+u_{\alpha/2}\frac{s}{\sqrt{n}}]\quad (5\text{-}8)$$

例 5-3　从 4 000 名大学生身高值中随机抽取 110 个身高值，得$\bar{x}=169.73\text{cm}$，$S^2=22.48\text{cm}^2$。试估计 400 名大学生平均身高的可信区间（$1-\alpha=0.95$）。

解：因 $n=110$ 是大样本，$\bar{x}$近似服从正态分布。根据式（5-8），

$$\bar{x}\pm u_{\alpha/2}\frac{S}{\sqrt{n}}=169.73\pm 1.96\times\frac{\sqrt{22.48}}{\sqrt{110}}=169.727\pm 0.886=168.83，170.62$$

可知，400 名大学生平均身高的 95% 可信区间是（168.83cm，170.62cm）。

（1）CHISS 软件计算可信区间

1）进入数据模块：点击“数据”→“文件”→打开“数据库表”，找到文件名为“b5-3.dbf”的数据库→“确认”。

2）进入统计模块进行统计计算：点击“统计”→“统计描述”→“正态定量描述”，反应变量：大学生身高→“95CL”→“确认”。

3）进入结果模块查看结果：点击“结果”，见表 5-4。

表 5-4　正态分布资料描述性统计量

列变量	例数	均数	标准差	95% 可信区间
大学生身高	110	169.727	4.741	168.83～170.62

注：数据来自文件：b5-3.DBF。

（2）SAS 软件计算可信区间

```
libname data "F:\SAS\data";
options validvarname=any;
proc means data=data.b5_3 N MEAN STD CLM;    /* 计算的统计量 */
    var 大学生身高(厘米);    /* 需要分析的变量 */
run;
```

结果如图 5-12：

MEANS PROCEDURE

分析变量：大学生身高（厘米）				
N	均值	标准差	均值95%置信下限	均值95%置信上限
110	169.7272727	4.7413254	168.8312894	170.6232561

图 5-12　SAS 软件中可信区间估计结果

（3）Stata 软件计算可信区间

```
* 导入样例 b5-3 的 csv 文件
import delimited E:\example\b5-3.csv, encoding(GBK) clear
* 计算大学生平均身高的可信区间，结果如图 5-13
ci means 大学生身高厘米, level(95)
```

Variable	Obs	Mean	Std. Err.	[95% Conf. Interval]	
大学生身~米	110	169.7273	.4520677	168.8313	170.6233

图 5-13　Stata 软件中可信区间估计结果

（4）SPSS 软件计算可信区间：此数据库已建立在文件夹中，文件名为：b5-3.sav。

首先，打开文件，单击“文件”→“打开”→“数据”，找到文件名“b5-3.sav”，点击“打开”。

第二，点击“分析”→“描述统计”→“探索”，如图 5-14 所示，弹出“探索”对话框，如图 5-15 所示，在因变量列表中填入“大学生身高”，点击“统计”，弹出“探索：统计”对话框，如图 5-16 所示，选择“描述”，平均值的置信区间为“95%”，点击“继续”，点击“确定”。

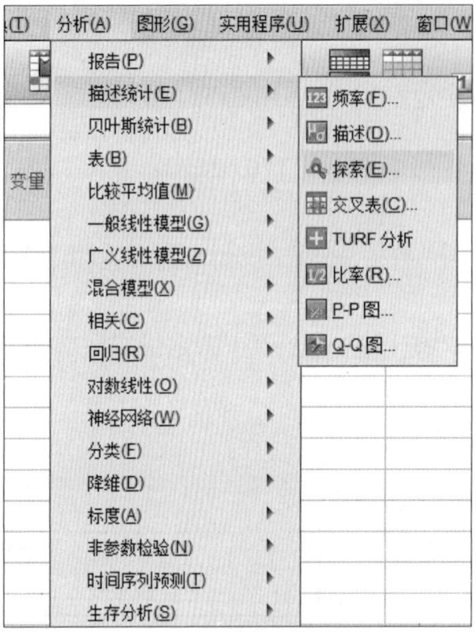

分析(A)
图形(G)
实用程序(U)
扩展(X)
窗口(W
报告(P)
描述统计(E)
贝叶斯统计(B)
表(B)
比较平均值(M)
一般线性模型(G)
广义线性模型(Z)
混合模型(X)
相关(C)
回归(R)
对数线性(O)
神经网络(W)
分类(F)
降维(D)
标度(A)
非参数检验(N)
时间序列预测(T)
生存分析(S)
频率(F)...
描述(D)...
探索(E)...
交叉表(C)...
TURF 分析
比率(R)...
P-P 图...
Q-Q 图...
变量

图 5-14　数据编辑器窗口

探索
序号
因变量列表(D):
大学生身高（厘米）
因子列表(F):
个案标注依据(C):
统计(S)...
图(T)...
选项(O)...
自助抽样(B)...
输出
两者(B)
统计(A)
图(L)
确定
粘贴(P)
重置(R)
取消
帮助

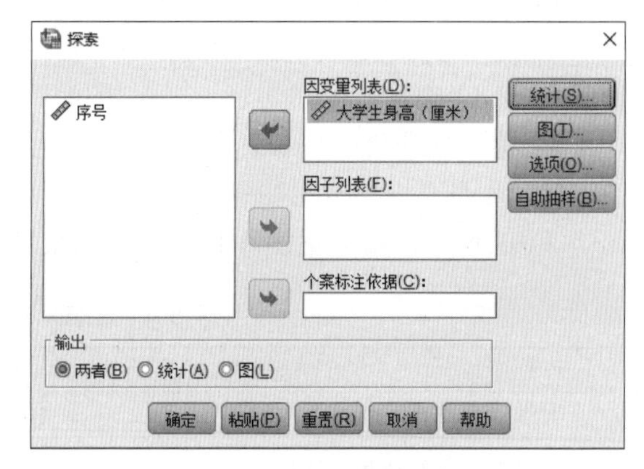

图 5-15　探索对话框

结果显示如图 5-17 所示。

2. 条件　正态分布、小样本，若 σ 已知，可采用公式（5-7）计算，若 σ 未知，选用统计量 $t=\dfrac{\overline{x}-\mu}{s/\sqrt{n}}\sim t(n-1)$。给定 α 后，有

$$P\{|t|\leqslant t_{\alpha/2,(n-1)}\}=P\{|\frac{\overline{x}-\mu}{S/\sqrt{n}}|\leqslant t_{\alpha/2,}(n-1)\}=1-\alpha$$

探索：统计
描述(D)
平均值的置信区间(C):
95
%
M-估计量
离群值(O)
百分位数(P)
继续(C)
取消
帮助

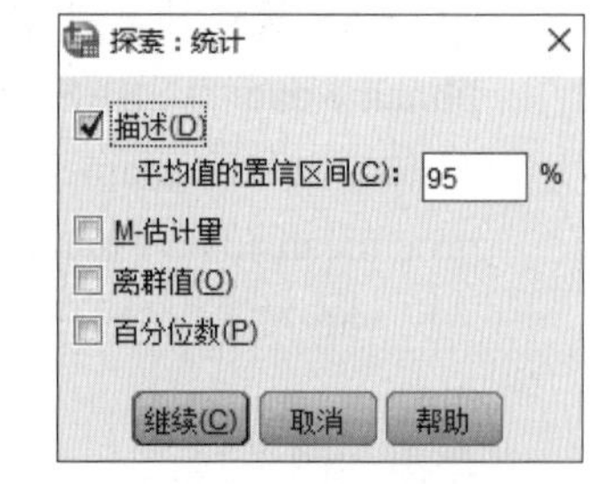

图 5-16　探索：统计对话框

可信区间为：

$$[\overline{x}-t_{\alpha/2,(n-1)}\frac{S}{\sqrt{n}},\ \overline{x}+t_{\alpha/2,(n-1)}\frac{S}{\sqrt{n}}] \tag{5-9}$$

注意：t 分布的自由度是（$n-1$），因公式中用到 $\overline{x}$，从而损失一个自由度。

例 5-4　（方差已知类型）今随机抽取某厂生产的 10 个产品，测得其重量得数据如下：1 050，1 100，1 080，1 120，1 200，1 250，1 040，1 130，1 300，1 200（单位：g）。

已知产品重量从正态分布，方差为 8，假定 α = 0.05，试估计平均重量的可信区间（$1-\alpha=0.95$）。

个案处理摘要

	个案					
	有效		缺失		总计	
	个案数	百分比	个案数	百分比	个案数	百分比
大学生身高（厘米）	110	100.0%	0	0.0%	110	100.0%

描述

			统计	标准 错误
大学生身高（厘米）	平均值		169.727	.4521
	平均值的 95% 置信区间	下限	168.831	
		上限	170.623	
	5% 剪除后平均值		169.643	
	中位数		169.900	
	方差		22.480	
	标准 偏差		4.7413	
	最小值		158.2	
	最大值		182.5	
	全距		24.3	
	四分位距		6.4	
	偏度		.155	.230
	峰度		-.025	.457

图 5-17 SPSS 软件中可信区间估计结果

解：计算得$\overline{x}=1\ 147$，已知$\sigma=8$，应用σ已知条件下的公式(5-7)求可信区间。当$\alpha=0.05$时，$u_{\alpha/2}=u_{0.975}=1.96$，$n=10$，代入公式：

$$\overline{x}\pm u_{\alpha/2}\ \frac{\sigma}{\sqrt{n}}=1\ 147\pm1.96\frac{\sqrt{8}}{\sqrt{10}}=1\ 084.72,1\ 209.28$$

可知，该产品平均重量的95%可信区间是(1 084.72g，1 209.28g)。

(1) CHISS 软件计算可信区间

1) 进入数据模块：点击“数据”→“文件”→打开“数据库表”，找到文件名为“b5-4.dbf”的数据库→“确认”。

2) 进入统计模块进行统计计算：点击“统计”→“统计描述”→“正态定量描述”，反应变量：重量→“95%*CI*”→“确认”。

3) 进入结果模块查看结果：点击“结果”，见表 5-5。

表 5-5 正态分布资料描述性统计量

列变量	例数	均数	标准差	95% 可信区间
重量	10	1 147.000	87.057	1 084.72～1 209.28

注：数据来自文件：b5-4.DBF。

(2) SAS 软件计算可信区间

```
libname data "F:\SAS\data";
options validvarname=any;
proc means data=data.b5_4 N MEAN STD CLM;    /* 计算的统计量 */
```

```
    var 寿命(单位:小时);    /* 需要分析的变量 */
run;
```

结果如图 5-18

MEANS PROCEDURE				
分析变量: 寿命(单位:小时)				
N	均值	标准差	均值95%置信下限	均值95%置信上限
10	1147.00	87.0568141	1084.72	1209.28

图 5-18 SAS 软件中可信区间估计结果

(3) Stata 计算可信区间

```
* 导入样例 b5-4 的 csv 文件
import delimited E:\example\b5-4.csv, encoding(GBK) clear
* 计算寿命单位小时的可信区间,结果如图 5-19
ci means 寿命单位小时, level(95)
```

Variable	Obs	Mean	Std. Err.	[95% Conf.	Interval]
寿命单位小时	10	1147	27.52978	1084.723	1209.277

图 5-19 Stata 软件中可信区间估计结果

(4) SPSS 计算可信区间:首先,打开文件,单击"文件"→"打开"→"数据",找到文件名"b5-4.sav",点击"打开"。

第二,点击"分析"→"描述统计"→"探索",如图 5-15 所示,弹出"探索"对话框,在因变量列表中填入"寿命",点击"统计",弹出"探索:统计"对话框,如图 5-16 所示,选择"描述",平均值的置信区间为"95%",点击"继续",点击"确定"。

结果显示如图 5-20 所示。

个案处理摘要

	个案					
	有效		缺失		总计	
	个案数	百分比	个案数	百分比	个案数	百分比
寿命(单位小时)	10	100.0%	0	0.0%	10	100.0%

描述

			统计	标准 错误
寿命(单位小时)	平均值		1147.00	27.530
	平均值的 95% 置信区间	下限	1084.72	
		上限	1209.28	
	5% 剪除后平均值		1144.44	
	中位数		1125.00	
	方差		7578.889	
	标准 偏差		87.057	
	最小值		1040	
	最大值		1300	
	全距		260	
	四分位距		140	
	偏度		.506	.687
	峰度		-.838	1.334

图 5-20 SPSS 软件中可信区间估计结果

例 5-5　(方差未知类型)从某药厂某药的药片生产线上，随机抽取 5 片作为样本，测得每片重量(g)为 23.0，23.5，23.5，25.0，24.5。过去资料表明，每片药重量呈正态分布，当可信度为 0.95 时，求生产线上每片药平均重量的可信区间。

解：因 $n=5$ 小样本，净重 $X \sim N(\mu, \sigma^2)$，σ^2 未知。故应用小样本公式(5-9)，

$$\bar{x}=\frac{23.0+23.5+23.5+25.0+24.5}{5}=23.9$$

$$S^2=0.822^2$$

$$t_{\alpha,\,n-1}=t_{0.05/2,\,4}=2.776$$

$$\bar{x} \pm t_{0.975,\,(5-1)}\frac{S}{\sqrt{n}}=23.9 \pm 2.776 \times \frac{0.822}{\sqrt{5}}=23.9 \pm 1.02=22.88,\ 24.92$$

可知，平均重量的置信区间是(22.88g，24.92g)。

(1) CHISS 软件计算可信区间

1) 进入数据模块：点击“数据”→“文件”→打开“数据库表”，找到文件名为“b5-5.dbf”的数据库→“确认”。

2) 进入统计模块进行统计计算：点击“统计”→“统计描述”→“正态定量描述”，反应变量：药片重量→“95CL”→“确认”。

3) 进入结果模块查看结果：点击“结果”，见表 5-6。

表 5-6　正态分布资料描述性统计量

列变量	例数	均数	标准差	95% 可信区间
药片重量	5	23.900	0.822	22.88～24.92

注：数据来自文件：b5-5.DBF。

(2) SAS 软件计算可信区间：结果如图 5-21 所示。

```
libname data "F:\SAS\data";
options validvarname=any;
proc means data=data.b5_5 N MEAN STD CLM;    /* 计算的统计量 */
    var 药片重量;   /* 需要分析的变量 */
run;
```

MEANS PROCEDURE

分析变量：药片重量				
N	均值	标准差	均值95% 置信下限	均值95% 置信上限
5	23.9000000	0.8215838	22.8798689	24.9201311

图 5-21　SAS 软件中可信区间估计结果

(3) Stata 软件计算可信区间

```
* 导入样例 b5-5 的 csv 文件
import delimited E:\example\b5-5.csv, encoding(GBK) clear
* 计算药片重量的可信区间，结果如图 5-22 所示
ci means 药片重量, level(95)
```

Variable	Obs	Mean	Std. Err.	[95% Conf.	Interval]
药片重量	5	23.9	.3674235	22.87987	24.92013

图 5-22　Stata 软件中可信区间估计结果

(4) SPSS软件计算可信区间：此数据库已建立在文件夹中，文件名为：b5-5sav。

首先，打开文件，单击“文件”→“打开”→“数据”，找到文件名“b5-5sav”，点击“打开”。

第二，点击“分析”→“描述统计”→“探索”，如图5-15所示，弹出“探索”对话框，在因变量列表中填入“药片重量”，点击“统计”，弹出“探索：统计”对话框，如图5-16所示，选择“描述”，平均值的置信区间为“95%”，点击“继续”，点击“确定”。

结果显示如图5-23所示。

个案处理摘要

	个案					
	有效		缺失		总计	
	个案数	百分比	个案数	百分比	个案数	百分比
药片重量	5	100.0%	0	0.0%	5	100.0%

描述

			统计	标准 错误
药片重量	平均值		23.900	.3674
	平均值的95% 置信区间	下限	22.880	
		上限	24.920	
	5% 剪除后平均值		23.889	
	中位数		23.500	
	方差		.675	
	标准 偏差		.8216	
	最小值		23.0	
	最大值		25.0	
	全距		2.0	
	四分位距		1.5	
	偏度		.518	.913
	峰度		-1.687	2.000

图5-23 SPSS软件中可信区间估计结果

(三) 衡量区间估计优劣的两要素

衡量区间估计优劣的两要素是可信度和精度。正态总体均数μ的可信区间，当σ已知时，公式$[\bar{x}-u_{1-\alpha/2}\frac{\sigma}{\sqrt{n}}, \bar{x}+u_{1-\alpha/2}\frac{\sigma}{\sqrt{n}}]$是一个以$\bar{x}$为中心、以$u_{1-\alpha/2}\frac{\sigma}{\sqrt{n}}$为半径的区间。

通过$u_{1-\alpha/2}\frac{\sigma}{\sqrt{n}}$可知，当可信度$(1-\alpha)$增大，$u_{\alpha/2}$增大，区间长度增大(精度降低)。当样本容量$n$增大，$u_{1-\alpha/2}\frac{\sigma}{\sqrt{n}}$缩小，区间长度缩小(精度提高)，可见追求可信度和精度是矛盾的。可信度增大(减小)，精度降低(提高)。通常做法是，在控制一定的可信度条件下，用加大样本量n的办法提高精度。由于n的加大会直接导致人力、物力、财力的支出加大，所以实际工作中只取满足精度的那个尽可能小的样本容量即可。称可信区间半径$h=u_{1-\alpha/2}\frac{\sigma}{\sqrt{n}}$为允许

误差限，在精度 h 已知条件下，样本容量的最低允许值为

$$n=\frac{(u_{1-\alpha/2}\sigma)^2}{h^2} \tag{5-10}$$

当 σ 未知时，常用以往资料中的标准差代替 σ，若没有以往资料则抽样求 S^2 去代替 σ^2 值。

（四）置信区间意义

以总体均数的95%可信区间为例，说明可信区间的意义。总体均数95%可信区间的意义是，用这样的范围估计总体均数，平均说来每100次有95次是正确的。5%是小概率，因此，在实际应用中就认为总体均数在算得的区间内，这种估计方法会冒5%犯错误的风险。

括号“( )”为开区间的符号，严格说，计量资料的可信区间不包括区间的两个端点值，分类资料的可信区间包括区间的两个端点值。

例 5-6　某医学实验室准备用某种新出生幼鼠做动物实验，测得10只新生幼鼠的初生体重分别为1.5、1.2、1.3、1.4、1.8、0.9、1.0、1.1、1.6、1.2(g)，求该品种鼠幼鼠初生体重总体平均数 μ 的置信区间（置信度0.95）。

经计算得 $\bar{x}=1.3$，$S_{\bar{x}}=0.08$，由 $df=n-1=10-1=9$，查 t 值表得 $t_{0.05(9)}=2.262$，$t_{0.01(9)}=3.250$，因此，

$$95\%\text{可信区间下限为}\bar{x}-t_{0.05(df)}S_{\bar{x}}=1.3-0.18=1.12$$

$$95\%\text{可信区间上限为}\bar{x}+t_{0.05(df)}S_{\bar{x}}=1.3+0.18=1.48$$

所以该品种鼠的幼鼠初生体重总体平均数 μ 的95%可信区间为(1.12，1.48)。

(1) CHISS软件计算可信区间

1) 进入数据模块：点击“数据”→“文件”→打开“数据库表”，找到文件名为“b5-6.dbf”的数据库→“确认”。

2) 进入统计模块进行统计计算：点击“统计”→“统计描述”→“正态定量描述”，反应变量：初生体重→“95CL”“99CL”→“确认”。

3) 进入结果模块查看结果：点击“结果”，结果见表5-7。

表5-7　正态分布资料描述性统计量

列变量	例数	均数	标准差	95%可信区间	99%可信区间
初生体重	10	1.300	0.279	1.10～1.50	1.01～1.59

注：数据来自文件：b5-6.DBF。

(2) SAS软件计算可信区间

```
libname data "F:\SAS\data";
options validvarname=any;
proc means data=data.b5_6 N MEAN STD CLM;
    output out=p N=N MEAN=MEAN STD=STD STDERR=STDERR LCLM=LCLM95
UCLM=UCLM95;  /* 输出至数据集 p*/
    var 初生体重;  /* 需要分析的变量 */
run;
```

```
data p;
    set p;
    cvar="初生体重";
    t=tinv(0.995,9)-tinv(0.5,9);    /* 计算对应的t值 */
    LCLM99=MEAN-t*STDERR;    /* 计算99%可信区间 */
    UCLM99=MEAN+t*STDERR;
    label cvar="列变量" N="例数" MEAN="均数" STD="标准差" LCLM95="95置信区间下限" UCLM95="95置信区间上限" LCLM99="99置信区间下限" UCLM99="99置信区间上限";
run;
proc print data=p label;
    var cvar N MEAN STD LCLM95 UCLM95 LCLM99 UCLM99;
run;
```

结果如图5-24。

Obs	列变量	例数	均数	标准差	95置信区间下限	95置信区间上限	99置信区间下限	99置信区间上限
1	初生体重	10	1.3	0.2788866755	1.1004964907	1.4995035093	1.01339	1.58661

图5-24 SAS软件中可信区间估计结果

(3) Stata计算可信区间

```
*example 5-6
* 导入样例b5-6的csv文件
import delimited E:\example\b5-6.csv, encoding(GBK) clear
* 计算幼鼠初生体重的可信区间,结果如图5-25
ci means 初生体重, level(95)
ci means 初生体重, level(99)
```

```
    Variable |        Obs        Mean    Std. Err.       [95% Conf. Interval]
-------------+---------------------------------------------------------------
    初生体重 |         10         1.3    .0881917        1.100496    1.499504

. ci means 初生体重, level(99)

    Variable |        Obs        Mean    Std. Err.       [99% Conf. Interval]
-------------+---------------------------------------------------------------
    初生体重 |         10         1.3    .0881917        1.013391    1.586609
```

图5-25 Stata软件中可信区间估计结果

(4) SPSS计算可信区间:此数据库已建立在文件夹中,文件名为:b5-6sav。

首先,打开文件,单击"文件"→"打开"→"数据",找到文件名b5-6sav,点击"打开"。

第二,点击"分析"→"描述统计"→"探索",如图5-15所示,弹出"探索"对话框,在因变量列表中填入"出生体重",点击"统计",弹出"探索:统计"对话框,如图5-16所示,选择"描述",平均值的置信区间为"95%",点击"继续",点击"确定"。

结果显示如图5-26所示。

个案处理摘要

	个案					
	有效		缺失		总计	
	个案数	百分比	个案数	百分比	个案数	百分比
出生体重	10	100.0%	0	0.0%	10	100.0%

描述

			统计	标准 错误
出生体重	平均值		1.300	.0882
	平均值的 95% 置信区间	下限	1.100	
		上限	1.500	
	5% 剪除后平均值		1.294	
	中位数		1.250	
	方差		.078	
	标准 偏差		.2789	
	最小值		.9	
	最大值		1.8	
	全距		.9	
	四分位距		.4	
	偏度		.384	.687
	峰度		-.450	1.334

图 5-26　SPSS 软件中 95% 可信区间估计结果

第三，点击“分析”→“描述统计”→“探索”，如图 5-15 所示，弹出“探索”对话框，在因变量列表中填入“出生体重”，点击“统计”，弹出“探索：统计”对话框，如图 5-16 所示，选择“描述”，平均值的置信区间为“99%”，点击“继续”，点击“确定”。

结果显示如图 5-27 所示。

	个案					
	有效		缺失		总计	
	个案数	百分比	个案数	百分比	个案数	百分比
出生体重	10	100.0%	0	0.0%	10	100.0%

描述

			统计	标准 错误
出生体重	平均值		1.300	.0882
	平均值的 99% 置信区间	下限	1.013	
		上限	1.587	
	5% 剪除后平均值		1.294	
	中位数		1.250	
	方差		.078	
	标准 偏差		.2789	
	最小值		.9	
	最大值		1.8	
	全距		.9	
	四分位距		.4	
	偏度		.384	.687
	峰度		-.450	1.334

图 5-27　SPSS 软件中 99% 可信区间估计结果

（五）可信区间与容许区间的比较

总体均数的置信区间与容许区间（参考值范围）在概念及计算上极易混淆，特作如下比较，如表 5-8 所示。

表 5-8　容许区间与可信区间比较

	容许区间（或参考值范围）的估计	总体均数的可信区间
意义	总体中绝大多数个体观察值可能出现的范围	按概率（$1-\alpha$）估计总体均数所在的可能范围
概念	就同质总体所有个体值而言（样本含量相当大时）	就总体均数而言
条件	正态分布或近似正态分布资料，各组 $n>100$	正态分布资料，对样本大小没有要求
公式含义	$\mu\pm1.96\sigma$，对同质总体中个体值的估计范围	$\bar{x}\pm t_{0.05/2(df)}\cdot s_{\bar{x}}$，对总体均数的估计范围
	它表示同质总体中有 95% 的个体值落在该范围内	做 100 次估计，平均有 95 次正确
	大样本 $\bar{x}$、s 为 μ、σ 估计值	区间的可信度（$1-\alpha$）
	容许区间 $\bar{x}\pm1.96s$	n 足够大，总体均数 95% 可信区间 $\bar{x}\pm1.96s_{\bar{x}}$
应用	供判断观察对象某项指标正常与否时参考	估计未知参数所在范围

第三节　假设检验的基本原理

前面讲了样本均数抽样分布的问题。抽样研究的目的是用样本信息来推断总体特征。但是由于样本均数包含抽样误差，用包含抽样误差的样本均数来推断总体均数，其结论并不是绝对正确的。因而要对样本均数进行统计假设检验。

假设检验又叫显著性检验（test of significance），是统计学中一个很重要的内容。假设检验的方法很多，常用的有 t 检验、F 检验和 χ^2 检验等。尽管这些检验方法的用途及使用条件不同，但其检验的基本原理是相同的。本节以两个平均数的差异检验来阐明假设检验的基本原理。

一、假设检验的基本思想

两个总体间的差异如何比较？一种方法是研究整个总体，即由总体中的所有个体数据计算出总体参数进行比较。这种研究整个总体的方法是很准确的，但常常是不可能进行的，因为总体往往是无限总体，或者是包含个体很多的有限总体。因此，不得不采用另一种方法，即研究样本，通过样本研究其所代表的总体。

由两样本均数 $\bar{x}_1$ 和 $\bar{x}_2$ 的差异来推断总体平均数 μ_1、μ_2 相同与否，不能仅依据样本均数表面上的差异直接得出结论，其根本原因在于抽样误差（实验误差）的不可避免性。对于接受不同处理的两个样本来说，有 $\bar{x}_1=\mu_1+\bar{\varepsilon}_1$，$\bar{x}_2=\mu_2+\bar{\varepsilon}_2$。这说明两个样本均数之差（$\bar{x}_1-\bar{x}_2$）也包括了两部分：一部分是两个总体均数的差（$\mu_1-\mu_2$），叫做实验的处理效应（treatment effect）；另一部分是抽样误差（实验误差）（$\bar{\varepsilon}_1-\bar{\varepsilon}_2$）。因此，仅凭（$\bar{x}_1-\bar{x}_2$）就对总体均数 μ_1、μ_2 是否相同下结论是不可靠的。只有通过假设检验才能从（$\bar{x}_1-\bar{x}_2$）中提取结论。对（$\bar{x}_1-\bar{x}_2$）进行假设检验就是要分析：实验的表面效应（$\bar{x}_1-\bar{x}_2$）主要是由处理效应（$\mu_1-\mu_2$）引起的，还是主要由抽样误差（实验误差）所造成。虽然处理效应（$\mu_1-\mu_2$）未知，但实验的表面效应（$\bar{x}_1-\bar{x}_2$）是可以计算的，借助统计方法可以对实验误差作出估计。所以，可从实验的表面效应（$\bar{x}_1-\bar{x}_2$）与抽样误差（实验误差）（$\bar{\varepsilon}_1-\bar{\varepsilon}_2$）的权衡比较中，间接地推断处理效应是否存在，这就是假设检验的基本思想。

假设检验应用的是小概率反证法思想。所谓小概率思想是指小概率事件（如 $P<0.05$）在一次实验中基本上不会发生。反证法思想是先提出检验假设（无效假设 H_0），再用适当的统计方法给出判断假设不成立时所冒的风险大小，如果此风险足够小（$P<0.05$），则认为假设不成立，若此风险大（$P>0.05$），则还不能认为假设不成立。

二、假设检验基本步骤

（一）对实验样本所在的总体作假设

假设两总体均数相等，即假设 $\mu_1=\mu_2$ 或 $\mu_1-\mu_2=0$，其意义是实验的表面效应是由于抽样误差引起，处理无效，这种假设称为原假设（又称无效假设）（null hypothesis），记作 H_0（样本与总体或样本与样本间的差异是由抽样误差引起）。原假设是被检验的假设，通过检验我们需要做决定，是拒绝原假设，还是不拒绝原假设。提出 H_0: $\mu_1=\mu_2$ 或 $\mu_1-\mu_2=0$ 的同时，相应地还要提出对应假设，称为备择假设（alternative hypothesis），记作 H_1（样本与总体或样本与样本间存在本质差异）。备择假设是异于原假设，且在原假设被拒绝时可能采用的统计假设。

原假设和备择假设必须由题意来决定。在一般情况下总是把检验的目的作为备择假设，这样可以有充分的把握拒绝原假设。

（二）选择显著水平，确定样本的统计量和分布

在假设检验中，显著水平 α 表示出现当原假设为真而我们却拒绝原假设，接受备择假设的错误概率不超过 α。

假设检验时选用的显著水平，除 $\alpha=0.05$ 外，也可选 $\alpha=0.10$ 或 $\alpha=0.01$ 等。到底选哪种显著水平，应根据实验的要求或实验结论的重要性而定。如果实验中难以控制的因素较多，实验误差可能较大，则显著水平可选低些，即 α 值取大些。反之，如实验耗费较大，对精确度的要求较高，不容许反复，或者实验结论的应用事关重大，则所选显著水平应高些，即 α 值应该小些。显著水平 α 对假设检验的结论是有直接影响的，所以它应在实验开始前即确定下来。一般预先设定的检验水准为 0.05。

在原假设 H_0: $\mu_1=\mu_2$ 成立的前提下，选择合适的统计量，研究实验所得统计量（$\bar{x}_1-\bar{x}_2$）的抽样分布，计算 P 值。

（三）根据“小概率事件实际不可能性原理”下推断结论

若随机事件的概率很小，例如小于 0.05，称之为小概率事件。在统计学上，把小概率事件看成是在一次实验中实际上不可能发生的事件，称为小概率事件实际不可能原理。根据这一原理，当拒绝 H_0 所冒的风险 P 值小于 0.05 时，可以认为在一次实验中拒绝 H_0 时犯错误是不可能的，因而否定原先所作的无效假设 H_0: $\mu_1=\mu_2$，接受备择假设 H_1: $\mu_1\neq\mu_2$，即认为实验的处理效应是存在的。当 P 值大于 0.05 时，则说明拒绝无效假设 H_0: $\mu_1=\mu_2$ 所冒的风险大，因而也就不能接受备择假设 H_1: $\mu_1\neq\mu_2$。

例 5-7　某药厂长期生产某种丸药，规定标准为每丸重 9g。本月开始使用一台新购置的联合制丸机。根据经验知道其方差为 0.25，现抽取 100 丸药，称得丸重均数为 9.1，标准

差为 0.158，问制丸机工作是否正常？

解：由已知 $\mu_0=9$，$\overline{x}=9.1$，$\sigma=0.25$，$n=100$，$S=0.158$，确定 $\alpha=0.05$

（1）建立假设，确定检验标准

H_0: $\mu=\mu_0=9$（原假设）

H_1: $\mu\neq\mu_0=9$（备择假设）

（2）计算统计量

$$u=\frac{\overline{x}-\mu_0}{\sigma/\sqrt{n}}=2，查表知\ u_{0.05/2}=1.96，u>u_{0.05/2}$$

（3）做出结论：所以拒绝假设 H_0，接受备择假设 H_1，即制丸机工作不正常。

1. CHISS 软件的假设检验 本例题可以用 2 种方法解。

（1）使用原始数据

1）进入数据模块：点击“数据”→“文件”→打开“数据库表”，找到文件名为“b5-7.dbf”的数据库→“确认”。

2）进入统计模块进行统计计算：点击“统计”→“统计推断”→“*t* 检验”→“用原始数据 *t* 检验”，反应变量：丸重→“确认”。单组比较时的总体均数（9.0）→ OK（确认）。

3）进入结果模块查看结果：点击“结果”，见表 5-9。

表 5-9 *t* 检验

组别	*t* 值	*df*	*P* 值	差数	均值标准误	95% 可信区间
丸重（9）	6.318	99	0.000 0	0.100	0.016	0.07～0.13

注：数据来自文件：b5-7.DBF，单组检验。

（2）使用数据的均数和标准差

1）进入数据模块：点击“数据”→“文件”→打开“数据库表”，找到文件名为“b5-8.dbf”的数据库→“确认”。

2）进入统计模块进行统计计算：点击“统计”→“统计推断”→“*t* 检验”→“用均数 *t* 检验”，反应变量：总体均数、样本均数→“确认”

3）进入结果模块查看结果：点击“结果”，结果见表 5-10。

表 5-10 成组 *t* 检验

组别	*t* 值	*DF*	*P* 值	均值	标准误	95% 可信区间
样本总体	6.329	99	0.000 0	0.100	0.016	0.07～0.13

注：数据来自：b5-8.DBF

综上，假设检验，从提出无效假设与备择假设，到根据“小概率事件实际不可能性原理”来否定或接受无效假设，这一过程实际上是应用所谓“概率性质的反证法”对实验样本所属总体所作的无效假设的统计推断。

2. SAS 软件的假设检验

```
libname data "F:\SAS\data";
options validvarname=any;
```

```
proc ttest data=data.b5_7 h0=9;   /* 单样本 t 检验 */
    var 丸重;   /* 需要分析的变量 */
run;
```

结果如图 5-28：

TTEST 过程

变量: 丸重

N	均值	标准差	标准误差	最小值	最大值
100	9.1000	0.1583	0.0158	8.8000	9.5000

均值	95% 置信限均值		标准差	95% 置信限标准差	
9.1000	9.0686	9.1314	0.1583	0.1390	0.1839

自由度	t 值	Pr > |t|
99	6.32	<.0001

图 5-28　SAS 软件中 t 检验结果

3. Stata 软件的假设检验

```
* 导入样例 b5-7 的 csv 文件
import delimited E:\example\b5-7.csv, encoding(GBK) clear
* 单样本 t 检验统计推断，结果如图 5-29
ttest 丸重=9.0
```

```
One-sample t test
------------------------------------------------------------------------------
Variable |     Obs        Mean    Std. Err.   Std. Dev.   [95% Conf. Interval]
---------+--------------------------------------------------------------------
    丸重 |     100         9.1    .0158274    .1582736    9.068595    9.131405
------------------------------------------------------------------------------
    mean = mean(丸重)                                             t =   6.3182
Ho: mean = 9.0                                   degrees of freedom =       99

    Ha: mean < 9.0              Ha: mean != 9.0               Ha: mean > 9.0
 Pr(T < t) = 1.0000        Pr(|T| > |t|) = 0.0000          Pr(T > t) = 0.0000
```

图 5-29　Stata 软件中 t 检验结果

4. SPSS 软件的假设检验　此数据库已建立在文件夹中，文件名为：b5-7sav。

首先，打开文件，单击“文件”→“打开”→“数据”，找到文件名“b5-7sav”，点击“打开”。

第二，点击“分析”→“比较平均值”→“单样本 T 检验”，如图 5-30 所示，弹出“单样本 T 检验”对话框，如图 5-31 所示，检验变量中填入“丸重”，检验值为“9”，点击“选项”，弹出“单样本 T 检验：选项”对话框如图 5-32 所示，置信区间百分比为“95%”，点击“继续”，点击“确定”。

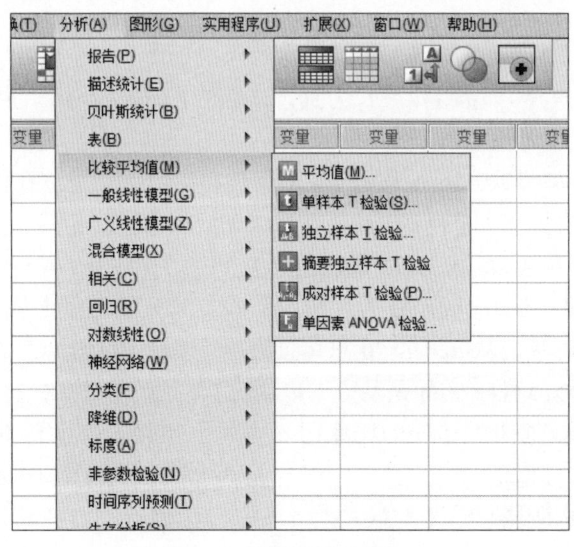

图 5-30　数据编辑器窗口

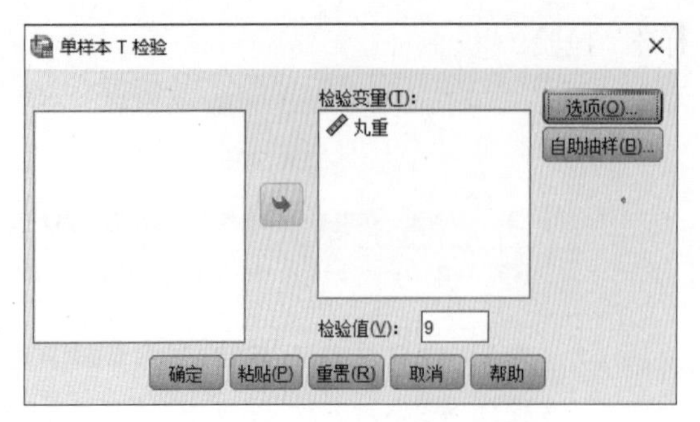

图 5-31　单样本 T 检验对话框

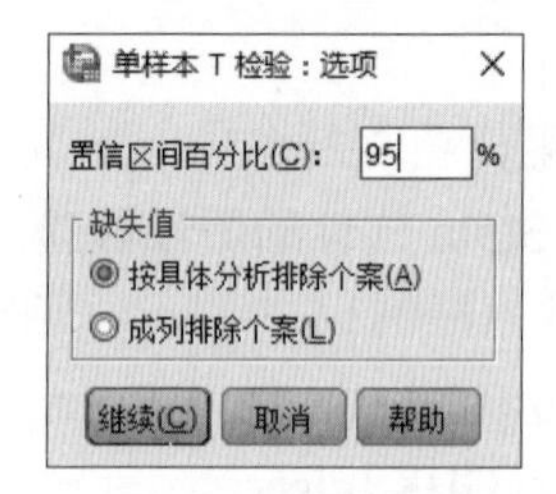

图 5-32　单样本 T 检验：选项对话框

结果显示如图 5-33 所示。

单样本统计

	个案数	平均值	标准 偏差	标准 误差平均值
丸重	100	9.100	.1583	.0158

单样本检验

	检验值 = 9					
					差值 95% 置信区间	
	t	自由度	Sig.（双尾）	平均值差值	下限	上限
丸重	6.318	99	.000	.1000	.069	.131

图 5-33　SPSS 软件中 t 检验结果

三、假设检验的两种类型错误

由于显著性检验是根据“小概率事件实际不可能性原理”来决定是否拒绝无效假设的，所以不论是拒绝还是不拒绝无效假设，都没有 100% 的把握。也就是说，在检验无效假设 H_0 时可能犯两类错误。

第一类错误（或Ⅰ型错误）：是原假设 H_0 为真而被拒绝，又称弃真。Ⅰ型错误，就是把非真实差异错判为真实差异，即 H_0: $\mu_1=\mu_2$ 为真，却接受了 H_1: $\mu_1\neq\mu_2$。犯Ⅰ型错误的概率不会超过 α。

第二类错误（或Ⅱ型错误）：是原假设 H_0 不真但被”接受”，又称存伪。Ⅱ型错误，就是把真实差异错判为非真实差异，即 H_1: $\mu_1\neq\mu_2$ 为真，却未能否定 H_0: $\mu_1=\mu_2$。

Ⅱ型错误发生的原因可以用图 5-34 来说明。图中左边曲线是 H_0: $\mu_1=\mu_2$ 为真时，$(\overline{x}_1-\overline{x}_2)$ 的分布密度曲线；右边曲线是 H_1: $\mu_1\neq\mu_2$ 为真时，$(\overline{x}_1-\overline{x}_2)$ 的分布密度曲线（$\mu_1>\mu_2$），它们构成的抽样分布相叠加。有时我们从 $\mu_1-\mu_2\neq0$ 总体抽取一个 $(\overline{x}_1-\overline{x}_2)$ 恰恰在 H_0 成立时的接受域内（如图中横线阴影部分），这样，实际是从 $\mu_1-\mu_2\neq0$ 总体抽的样本，经显著性检验却不能否定 H_0，因而犯了Ⅱ型错误。犯Ⅱ型错误的概率用 β 表示。错误概率 β 值的大小较难确切估计，它只有与特定的 H_1 结合起来才有意义。一般与显著水平 α、原总体的标准差 σ、样本含量 n、以及相互比较的两样本所属总体平均数之差 $\mu_1-\mu_2$ 等因素有关。在其他因素确定时，α 值越小，β 值越大；反之，α 值越大，β 值越小；样本含量 n 及 $\mu_1-\mu_2$ 越大，σ 越小，β 值越小。

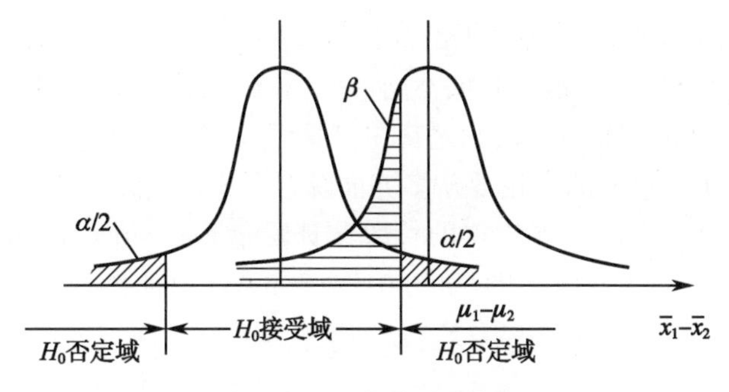

图 5-34 两类错误示意图

由于β值的大小与α值的大小有关，所以在选用检验的显著水平时应考虑到犯Ⅰ、Ⅱ型错误所产生后果严重性的大小，还应考虑到实验的难易及实验结果的重要程度。若一个实验耗费大，可靠性要求高，不允许反复，那么α值应取小些；当一个实验结论的使用事关重大，容易产生严重后果，如药物的毒性实验，α值亦应取小些。对于一些条件不易控制、误差较大的实验，可将α值放宽到0.1，甚至放宽到0.25。

在控制第一类错误α较小时，为了减小犯Ⅱ型错误的概率，可适当增大样本含量。因为增大样本含量可使$(\bar{x}_1-\bar{x}_2)$分布的方差$\sigma^2(1/n_1+1/n_2)$变小，使图5-3左右两曲线变得比较“高”“瘦”，叠加部分减少，即β值变小。我们的愿望是α值不越过某个给定值，比如$\alpha=0.05$或0.01的前提下，β值越小越好。因为在具体问题中$\mu_1-\mu_2$和σ相对不变，所以β值的大小主要取决于样本含量的大小。

图5-34中的$1-\beta$称为检验功效或检验力（power of test），也叫把握度。其意义是当两总体确有差别（即H_1成立）时，按α水平能发现它们有差别的能力。例如$1-\beta=0.9$，意味着若两总体确有差别，则理论上平均100次抽样比较中有90次能得出有差别的结论。

两类错误的关系可归纳如下（表5-11）：

表 5-11 两类错误的关系

客观实际	否定H_0	“接受”H_0
H_0成立（为真）	Ⅰ型错误（α）	推断正确（$1-\alpha$）
H_0不成立（为假）	推断正确（$1-\beta$）	Ⅱ型错误（β）

四、假设检验应注意的问题

1. 为了保证实验结果的可靠及正确，要有严密合理的实验或抽样设计，保证各样本是从相应同质总体中随机抽取的。且处理间要有可比性，即除比较的处理外，其他影响因素应尽可能控制相同或基本相近。否则，任何假设检验的方法都不能保证结果的正确。

2. 选用的假设检验方法应符合其应用条件。由于研究变量的类型、问题的性质、条件、实验设计方法、样本大小等的不同，所用的假设检验方法也不同，因而在选用检验方法时，应认真考虑其适用条件，不能滥用。

3. 合理建立统计假设，正确计算检验统计量。

4. 结论不能绝对化。经过假设检验最终是否否定无效假设，是由被研究事物有无本质差异、实验误差的大小及选用显著水平的高低决定的。同样一种实验，实验本身差异程度不同，样本含量大小不同，显著水平高低不同，统计推断结论可能不同。否定 H_0 时可能犯Ⅰ型错误，“接受” H_0 时可能犯Ⅱ型错误。尤其在 P 接近 α 时，下结论应慎重，有时应重复实验来证明。总之，具有实用意义的结论要从多方面综合考虑，不能单纯依靠统计结论。

5. 报告结论时应列出由样本算得的检验统计量值（如 t 值），注明是单侧检验还是双侧检验，并写出 P 值的确切值或范围，如 $0.01 < P < 0.05$，以便读者结合有关资料进行对比分析。

（尹立群　王泓午　赛晓勇）

进行完科研实验后再找统计学家分析数据，如同患者死后再找医生进行尸体解剖，医生会告诉患者死的原因是什么。同样，统计学家会告诉你科研失败的原因是什么。

——Ronald A. Fisher（英国统计学家，1890—1962 年）

第六章　定量数据的 t 检验

从某一总体中随机抽取的样本，所得的样本均数与该总体均数往往不同，从同一总体随机抽得两个样本，这两个样本均数也会因存在抽样误差而不相等。两个样本均数出现差别的原因有两种：第一种可能性是总体均数不同，故样本均数有差别；第二种可能性是总体均数相同，差别仅仅是由于抽样误差造成的。这就需要通过统计学检验来判断属于哪一种可能情况。一般做法是先计算统计量 t，然后根据相应的概率 P 值，作出专业结论。

1908 年，英国统计学家高赛特（W.S.Gosset，1876—1937 年）以笔名"Student"发表了著名的 t 分布，由此创导的假设检验法，称为 t 检验，亦称 Student t 检验。t 检验就是统计量为 t 的假设检验。当样本含量 n 较小时，若观察值 x 符合正态分布，则用 t 检验，当样本含量 n 较大时，样本均数符合正态分布，可用 u 检验。当 x 为未知分布时应采用秩和检验。

t 检验是处理定量资料常用的一种统计分析方法，主要用于以下三种情况：①样本均数与总体均数比较；②配对定量资料的比较；③两小样本均数的比较。

t 检验的应用条件是：①当样本含量 n 较小时（$n<50$），要求样本来自正态总体；②两小样本均数比较时要求两总体方差齐性（即总体方差相等，即$\sigma_1{}^2=\sigma_2{}^2$）。

下面通过几个实例，说明不同设计下均数差别比较时 t 检验的计算方法。

第一节　样本均数与总体均数比较

样本均数与总体均数比较的 t 检验实际上是推断该样本来自的总体均数 μ 与已知的某一总体均数 μ_0（常为理论值或标准值）有无差别。t 检验的计算公式

$$t=\frac{\overline{X}-\mu_0}{s_{\overline{x}}}=\frac{\overline{X}-\mu_0}{s/\sqrt{n}} \tag{6-1}$$

$$df=n-1$$

例 6-1　已知某地婴儿出生体重均数为 3.3kg，今随机测得 15 名难产儿体重（kg）为 3.2，3.6，3.3，3.1，3.2，3.4，3.9，3.3，3.6，3.5，3.1，3.2，3.4，3.0，3.5，该样本均数 3.35kg，标准差 0.239kg，问是否该地难产儿出生体重与一般婴儿出生体重不同？

上述两个均数不等既可能是抽样误差所致，也可能是环境差异的影响，为此，可用 t 检验进行判断，检验过程如下：

1. 建立假设，确定检验水准

H_0: $\mu=\mu_0$，即难产儿出生体重总体均数与一般婴儿出生体重总体均数相等

H_1: $\mu\neq\mu_0$，即难产儿出生体重总体均数与一般婴儿出生体重总体均数不等

$\alpha=0.05$（双侧）

2. 计算统计量

$$t=\frac{\overline{X}-\mu_0}{s_{\overline{x}}}=\frac{\overline{X}-\mu_0}{s/\sqrt{n}}$$

$$=\frac{3.35-3.3}{0.239/\sqrt{15}}=0.866$$

3. 确定概率 *P* 值　可以进行统计决策，方法有两种：

（1）查表法：若计算得到的 $t>t_{\alpha,n-1}$，则 $P<\alpha$，在 α 水平下，拒绝 H_0，接受 H_1，认为各组的效应差别有统计学意义；若计算得到的 $t<t_{\alpha,n-1}$，则 $P\geqslant\alpha$，在 α 水平下，不拒绝 H_0，不能认为各组差别有统计学意义。

本题中，自由度 $df=n-1=14$，查 t 值表得 $t_{0.05,14}=2.145$，$t=0.866<2.145$，$P>0.05$，按检验水准 $\alpha=0.05$，不拒绝 H_0，认为差别无统计学意义，故尚不能认为难产儿平均出生体重与一般婴儿的出生体重不同。

（2）直接法：计算机软件直接求出 P 值，通过 P 值与显著性水平 α 的比较，直接进行统计决策。若 $P<\alpha$，在 α 水平下，拒绝 H_0，接受 H_1，认为各组的效应差别有统计学意义；若 $P\geqslant\alpha$，在 α 水平下，不拒绝 H_0，尚不能认为各组差别有统计学意义。

4. CHISS 软件实现样本均数与总体均数比较

（1）进入数据模块：此数据库已建立，文件名为“b6-1.DBF”。打开数据库表：点击“数据”→“文件”→打开“数据库表”，打开文件名“b6-1.DBF”→“确认”。

（2）进入统计模块：进行统计分析，点击“统计”→“统计推断”→“检验”→“用原始数据检验”→反应变量：出生体重→“确认”→总体均数：3.3 →“确认”。

（3）进入结果模块：查看结果，如表 6-1 所示。

表 6-1　样本均数与总体均数比较 *t* 检验的 CHISS 输出结果

组别	*t* 值	*df*	*P* 值	差数均值	标准误	95% 可信区间
出生体重(3.3)	0.866	14	0.401 3	0.053	0.062	−0.08～0.19

结论：$P>0.05$，认为难产儿平均出生体重与一般婴儿的出生体重差别无统计学意义。

5. SAS 软件实现样本均数与总体均数比较

```
proc ttest data=data.b6_1 h0=3.3;    /* 单样本 t 检验 */
    var 难产儿体重;    /* 需要分析的变量 */
run;
```

结果如图 6-1：

结论：$P>0.05$，认为难产儿平均出生体重与一般婴儿的出生体重差别无统计学意义。

TTEST 过程

变量: 难产儿体重

N	均值	标准差	标准误差	最小值	最大值
15	3.3533	0.2386	0.0616	3.0000	3.9000

均值	95% 置信限均值		标准差	95% 置信限标准差	
3.3533	3.2212	3.4855	0.2386	0.1747	0.3764

自由度	t 值	Pr > |t|
14	0.87	0.4013

图 6-1　样本均数与总体均数比较 *t* 检验的 SAS 输出结果

6. Stata 软件实现样本均数与总体均数比较

```
* 导入样例 b6-1 的 csv 文件
import delimited E:\example/b6-1.csv, encoding(GBK) clear
* 单样本 t 检验统计推断，结果如图 6-2
ttest 难产儿体重==3.3, level(95)
```

```
One-sample t test

Variable |  Obs     Mean     Std. Err.   Std. Dev.   [95% Conf. Interval]
难产~重   |   15   3.353333   .0616184    .238647    3.221175    3.485492

    mean = mean(难产儿体重)                               t =   0.8655
Ho: mean = 3.3                           degrees of freedom =       14

   Ha: mean < 3.3            Ha: mean != 3.3            Ha: mean > 3.3
 Pr(T < t) = 0.7993     Pr(|T| > |t|) = 0.4013      Pr(T > t) = 0.2007
```

图 6-2 样本均数与总体均数比较 t 检验的 Stata 输出结果

7. SPSS 软件实现样本均数与总体均数比较 此数据库已建立在文件夹中，文件名为：b6-1sav。

首先，打开文件，单击“文件”→“打开”→“数据”，找到文件名“b6-1sav”，点击“打开”。

第二，点击“分析”→“比较平均值”→“单样本 T 检验”，弹出单样本 T 检验对话框，检验变量中填入“难产儿体重”，检验值为“3.3”，点击“选项”，弹出单样本 T 检验：选项对话框，置信区间百分比为“95%”，点击“继续”，点击“确定”。

结果显示如图 6-3 所示。

单样本统计

	个案数	平均值	标准 偏差	标准 误差平均值
难产儿体重	15	3.353	.2386	.0616

单样本检验

	检验值 = 3.3					
					差值 95% 置信区间	
	t	自由度	Sig.（双尾）	平均值差值	下限	上限
难产儿体重	.866	14	.401	.0533	-.079	.185

图 6-3 样本均数与总体均数比较 t 检验的 SPSS 输出结果

结论：$P>0.05$，认为难产儿平均出生体重与一般婴儿的出生体重差别无统计学意义。

第二节 配对设计的比较

配对设计是一种比较特殊的设计方式，能够很好地控制非实验因素对结果的影响，有自身配对和非自身配对之分。在医学科学研究中的配对设计主要适用于以下情况：①配对的两个受试对象分别接受两种不同处理之后的数据；②同一样品用两种方法（或仪器等）检验的结果；③同一受试对象两个部位的数据。配对设计资料的 t 检验实际上是用配对差值与总体均数“0”进行比较，即推断差数的总体均数是否为“0”。t 检验公式为：

$$t=\frac{\bar{d}-0}{s_{\bar{d}}}=\frac{\bar{d}}{s_d/\sqrt{n}} \tag{6-2}$$

$$df=n-1$$

式中$\bar{d}$为差值的均数，s_d 为差值的标准差，n 为对子数，$s_{\bar{d}}$为差值的标准误。

例 6-2　分别用两种测量肺活量的仪器测得 12 名妇女的最大呼气率（L/min），资料见表 6-2，问两种方法的检测结果有无差别？

表 6-2　两种方法检测 12 名妇女最大呼气率结果 /L·min⁻¹

被检测号 (1)	甲法 (2)	乙法 (3)	d (4)=(2)-(3)	d^2 (5)
1	525	490	35	1 225
2	415	397	18	324
3	508	512	−4	16
4	444	401	43	1 849
5	500	470	30	900
6	460	415	45	2 025
7	390	431	−41	1 681
8	432	429	3	9
9	420	420	0	0
10	227	275	−48	2 304
11	268	165	103	10 609
12	443	421	22	484
合计			206	21 426

（1）建立假设，确定检验水准

H_0：$\mu_d=0$，即两仪器检测结果相同

H_1：$\mu_d\neq 0$，即两仪器检测结果不同

$\alpha=0.05$（双侧）

（2）计算检验统计量

$$\bar{d}=\sum d/n=206/12=17.17(L/\min)$$

$$s_d=\sqrt{\frac{\sum d^2-(\sum d)^2/n}{n-1}}=\sqrt{\frac{21\,426-206^2/12}{12-1}}=40.33(L/\min)$$

$$t=\frac{\bar{d}-0}{s_{\bar{d}}}=\frac{\bar{d}}{s_d/\sqrt{n}}=\frac{17.17}{40.33/\sqrt{12}}=1.475$$

（3）确定概率 P 值，作出结论。本题中，自由度 $df=n-1=12-1=11$，$t_{0.05,11}=2.201$，$t=1.475<2.201$，$P>0.05$，按检验水准 $\alpha=0.05$，不拒绝 H_0，尚不能认为两种仪器检查的结果不同。

1. CHISS 软件进行配对设计的比较

（1）进入数据模块：此数据库已建立，文件名为“b6-2.DBF”。点击“数据”→“文件”→

打开“数据库表”，打开文件名“b6-2.DBF”→“确认”。

（2）进入统计模块：进行统计分析，点击“统计”→“统计推断”→“检验”→“用原始数据检验”→反应变量：甲法、乙法→“确认”。“配对设计”→“确认”。

（3）进入结果模块：查看结果，见表 6-3。

表 6-3　配对设计 *t* 检验的 CHISS 输出结果

组别	*t* 值	*df*	*P* 值	差数均值	标准误	95% 可信区间
甲，乙	1.475	11	0.168 4	17.167	11.642	−8.46～42.79

结论：$P>0.05$，认为两种仪器检查的结果差别无统计学意义。

2. SAS 软件进行配对设计的比较

```
proc ttest data=data.b6_2;   /* 配对样本 t 检验 */
    paired 甲法 * 乙法;   /* 配对变量 */
run;
```

结果如图 6-4。

结论：$P>0.05$，认为两种仪器检查的结果差别无统计学意义。

TTEST 过程

差分：甲法 - 乙法

N	均值	标准差	标准误差	最小值	最大值
12	17.1667	40.3278	11.6416	-48.0000	103.0

均值	95% 置信限均值		标准差	95% 置信限标准差	
17.1667	-8.4564	42.7897	40.3278	28.5680	68.4717

自由度	t 值	Pr > |t|
11	1.47	0.1684

图 6-4　配对设计 *t* 检验的 SAS 输出结果

3. Stata 软件进行配对设计的比较

```
* 导入样例 b6-2 的 csv 文件
import delimited E:\example/b6-2.csv, encoding (GBK) clear
* 配对 t 检验统计推断，结果如图 6-5
ttest 甲法==乙法, level(95)
```

```
Paired t test

Variable |  Obs      Mean    Std. Err.   Std. Dev.   [95% Conf. Interval]
---------+-----------------------------------------------------------------
    甲法 |   12  419.3333    26.00855    90.09624    362.0889    476.5778
    乙法 |   12  402.1667    27.41594    94.97161    341.8246    462.5087
---------+-----------------------------------------------------------------
    diff |   12  17.16667    11.64164    40.32782    -8.45641    42.78974
---------------------------------------------------------------------------
     mean(diff) = mean(甲法 - 乙法)                          t =   1.4746
 Ho: mean(diff) = 0                           degrees of freedom =       11

 Ha: mean(diff) < 0          Ha: mean(diff) != 0           Ha: mean(diff) > 0
 Pr(T < t) = 0.9158      Pr(|T| > |t|) = 0.1684          Pr(T > t) = 0.0842
```

图 6-5　配对设计 *t* 检验的 Stata 输出结果

4. SPSS 软件进行配对设计的比较　此数据库已建立在文件夹中，文件名为：b6-2sav。首先，打开文件，单击“文件”→“打开”→“数据”，找到文件名 b6-2sav，点击“打开”。

第二，点击“分析”→“比较平均值”→“成对样本 T 检验”，如图 6-6 所示，弹出成对样本 *t* 检验对话框，如图 6-7 所示，在配对变量对话框中填入“甲法”“乙法”，点击“选项”，弹出成对样本 *t* 检验：选项对话框，如图 6-8 所示，可信区间百分比为“95%”，点击“继续”，点击“确定”。

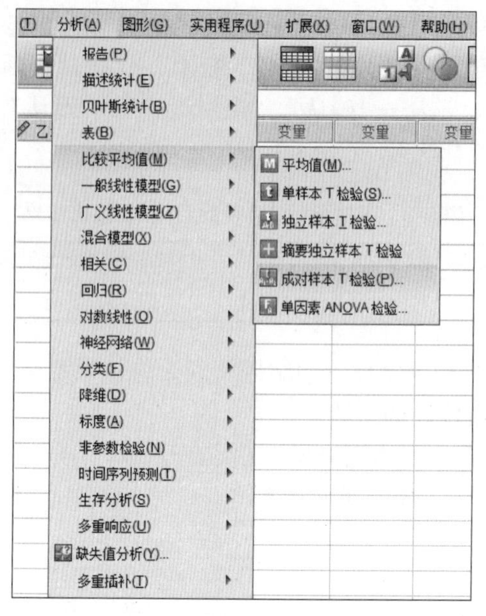

图 6-6　数据编辑器窗口

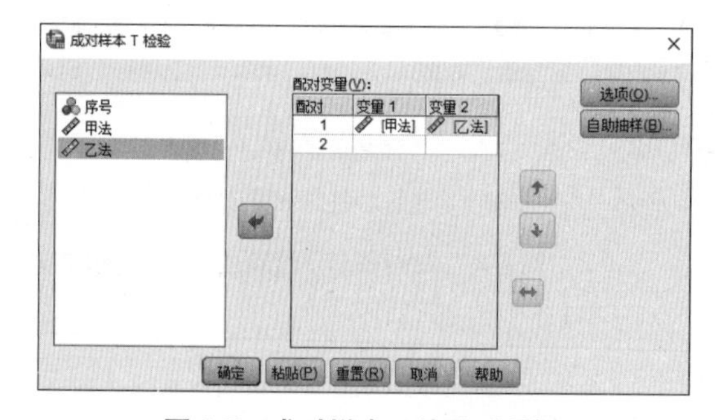

图 6-7　成对样本 T 检验对话框

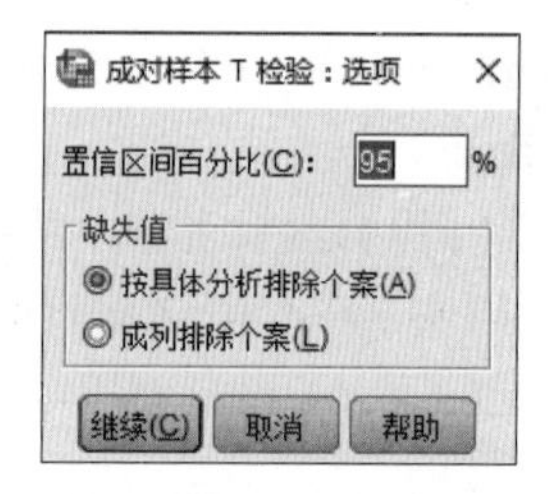

图 6-8　成对样本 T 检验：选项对话框

结果显示如图 6-9 所示。

配对样本检验

	配对差值					t	自由度	Sig.（双尾）
	平均值	标准 偏差	标准 误差平均值	差值 95% 置信区间 下限	上限			
配对 1　甲法 - 乙法	17.167	40.328	11.642	-8.456	42.790	1.475	11	.168

图 6-9　配对设计 t 检验的 SPSS 输出结果

结论：$P>0.05$，认为两种仪器检查的结果差别无统计学意义。

第三节　成组设计两样本均数的比较

成组设计两样本均数比较适用于完全随机设计的两样本均数的比较，其目的是推断两个样本分别代表的总体均数 μ_1 与 μ_2 是否相等。根据样本含量 n 的大小，分为 u 检验与 t 检验。

一、t 检验

两样本含量 n_1、n_2 较小（$n<50$）。

t 检验的公式：

$$t=\frac{\bar{x}_1-\bar{x}_2}{s_{\bar{x}_1-\bar{x}_2}}=\frac{\bar{x}_1-\bar{x}_2}{\sqrt{s_c^2(\frac{1}{n_1}+\frac{1}{n_2})}} \tag{6-3}$$

$$s_c^2=\frac{(n_1-1)s_1^2+(n_2-1)s_2^2}{n_1+n_2-2} \tag{6-4}$$

$$df=n_1+n_2-2$$

式中 $s_{\bar{x}_1-\bar{x}_2}$ 为两样本均数之差的标准误；s_c^2 为两样本的合并方差。

例 6-3　某医师要观察两种药物对原发性高血压的疗效，将诊断为Ⅱ期高血压的 20 名患者随机分为 2 组，一组用卡托普利治疗，另一组用尼莫地平治疗，三个月后观察舒张压下降的幅度（mmHg），结果如下，试比较两药的降压效果。

卡托普利组（X_1）：12　17　13　8　4　10　9　12　10　7

尼莫地平组（X_2）：11　8　12　13　9　10　8　0　7　16

（1）建立假设，确定检验水准

H_0：$\mu_1=\mu_2$；两种药物的降压效果相同

H_1：$\mu_1\neq\mu_2$；两种药物的降压效果不同

$\alpha=0.05$（双侧）

（2）计算检验统计量

本例 $n_1=10$，$\bar{x}_1=10.20$，$s_1=3.58$；$n_2=10$，$\bar{x}_2=9.40$，$s_2=4.27$

$$s_c^2=\frac{(10-1)\times3.58^2+(10-1)\times4.27^2}{10+10-2}=15.52$$

$$s_{\bar{x}_1-\bar{x}_2}=\sqrt{15.52(\frac{1}{10}+\frac{1}{10})}=1.762$$

$$t=\frac{10.20-9.40}{1.762}=0.454$$

$$df=10+10-2=18$$

（3）确定概率 P 值，作推断结论：查 t 界值表，得 $t_{0.05,18}=2.101$，$p>0.05$，按 $\alpha=0.05$ 水准，不拒绝 H_0，两降压药降压效果差别无统计学意义，故尚不能认为两降压药降压效果有差别。

1. CHISS 软件操作步骤

（1）进入数据模块：此数据库已建立，文件名为“b6-3.DBF”，打开数据库表。点击“数据”→“文件”→打开“数据库表”。打开文件名“b6-3.DBF”→“确认”。

（2）进入统计模块：进行统计分析。点击“统计”→“统计推断”→“检验”→“用原始数据检验”→反应变量：卡托普利组、尼莫地平组→“确认”。

（3）进入结果模块：查看结果，见表 6-4。

表 6-4 成组设计 t 检验的 CHISS 输出结果

组别	t 值	df	P 值	差数均值	标准误	95% 可信区间
尼莫地平组与卡托普利组	0.454	18	0.655 6	0.800	1.764	−2.91～4.51

注：成组检验。

结论：$P>0.05$，认为两降压药降压效果差别无统计学意义。

2. SAS 成组设计两样本均数的比较

```
proc transpose data=data.b6_3 out=b6_3(rename=(col1=降压));
    var 卡托普利组尼莫地平组;   /* 转置 */
    by 序号;
run;
proc ttest data=b6_3;   /* 成组样本 t 检验 */
    class _NAME_;   /* 指定分组变量 */
    var 降压;   /* 分析的变量 */
run;
```

结果如图 6-10。

TTEST 过程

变量: 降压

NAME	N	均值	标准差	标准误差	最小值	最大值
卡托普利组	10	10.2000	3.5839	1.1333	4.0000	17.0000
尼莫地平组	10	9.4000	4.2740	1.3515	0	16.0000
差 (1-2)		0.8000	3.9441	1.7638		

NAME	方法	均值	95% 置信限均值		标准差	95% 置信限标准差	
卡托普利组		10.2000	7.6362	12.7638	3.5839	2.4651	6.5428
尼莫地平组		9.4000	6.3426	12.4574	4.2740	2.9398	7.8026
差 (1-2)	汇总	0.8000	-2.9057	4.5057	3.9441	2.9802	5.8326
差 (1-2)	Satterthwaite	0.8000	-2.9138	4.5138			

方法	方差	自由度	t 值	Pr > |t|
汇总	等于	18	0.45	0.6556
Satterthwaite	不等于	17.469	0.45	0.6557

方差等价

方法	分子自由度	分母自由度	F 值	Pr > F
折叠的 F	9	9	1.42	0.6083

图 6-10 成组设计 t 检验的 SAS 输出结果

结论：$P>0.05$，认为两降压药降压效果差别无统计学意义。

3. Stata 成组设计两样本均数的比较

```
* 导入样例 b6-3 的 csv 文件
import delimited E:\example/b6-3.csv, encoding(GBK) clear
```

```
* 成组 t 检验统计推断，结果如图 6-11
ttest 卡托普利组==尼莫地平组，unpaired
```

```
Two-sample t test with equal variances

Variable |   Obs      Mean    Std. Err.   Std. Dev.   [95% Conf. Interval]
---------+------------------------------------------------------------------
  卡托~组 |    10      10.2    1.133333    3.583915    7.636222    12.76378
  尼莫~组 |    10       9.4    1.351542    4.273952    6.342599     12.4574
---------+------------------------------------------------------------------
combined |    20       9.8    .8632863    3.860733    7.993121    11.60688
---------+------------------------------------------------------------------
    diff |              .8    1.763834               -2.905678    4.505678
----------------------------------------------------------------------------
    diff = mean(卡托普利组) - mean(尼莫地平组)                 t =   0.4536
Ho: diff = 0                                     degrees of freedom =       18

    Ha: diff < 0                 Ha: diff != 0                 Ha: diff > 0
 Pr(T < t) = 0.6722         Pr(|T| > |t|) = 0.6556          Pr(T > t) = 0.3278
```

图 6-11　成组设计 t 检验的 Stata 输出结果

4. SPSS 成组设计两样本均数的比较　此数据库已建立在文件夹中，文件名为：b6-3sav。

首先，打开文件，单击“文件”→“打开”→“数据”，找到文件名 b6-3sav，点击“打开”。

第二，点击“数据”→“重构”，弹出重构数据向导对话框，选择“将选定变量重构为个案”，点击“下一步”，变量组数目选为“一个”，点击“下一步”，弹出选择变量对话框，如图 6-12 所示，将目标变量改为“治疗效果”，将“卡托普利组”和“尼莫地平组”填入，点击“下一步”，创建索引变量选为“一个”，点击“下一步”，创建一个索引变量，索引值类型选择“连续数字”，点击“完成”。

第三，点击“分析”→“比较平均值”→“独立样本 T 检验”，如图 6-13 所示，弹出独立样本 T 检验对话框，如图 6-14 所示，检验变量选择“治疗效果”，分组变量选择“索引 1”，点击“定义组”，弹出定义组对话框，如图 6-15 所示，组 1 填入“1”，组 2 填入“2”，点击“继续”，点击“确定”。

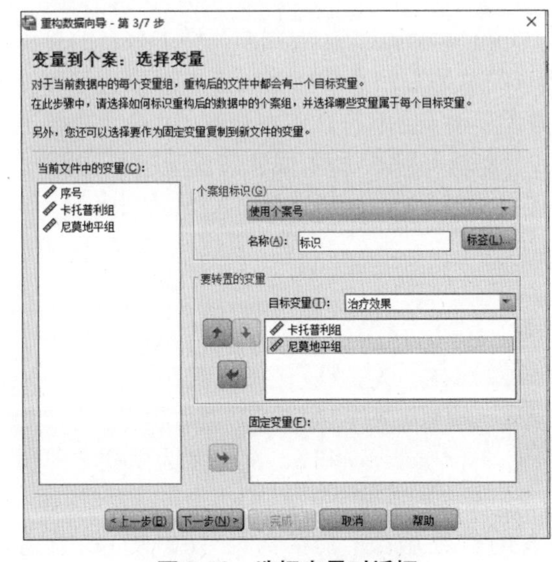

图 6-12　选择变量对话框

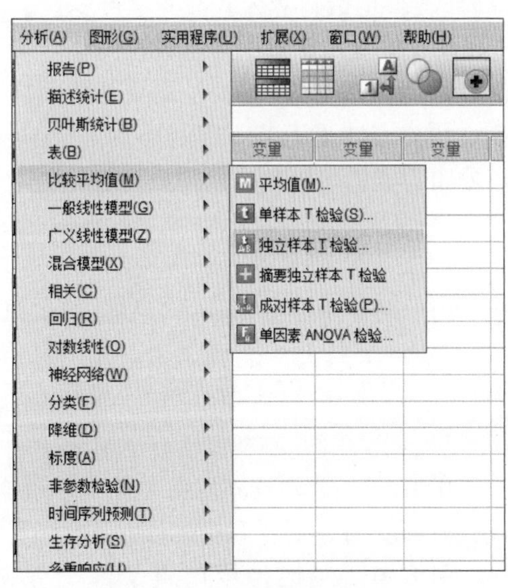

图 6-13　数据编辑器窗口

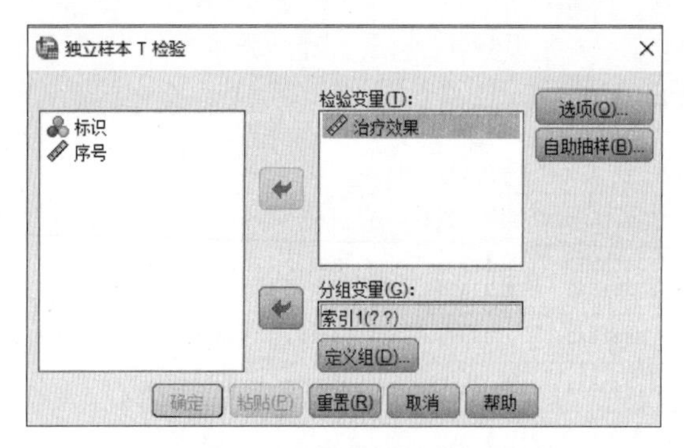

图 6-14　独立样本 T 检验对话框

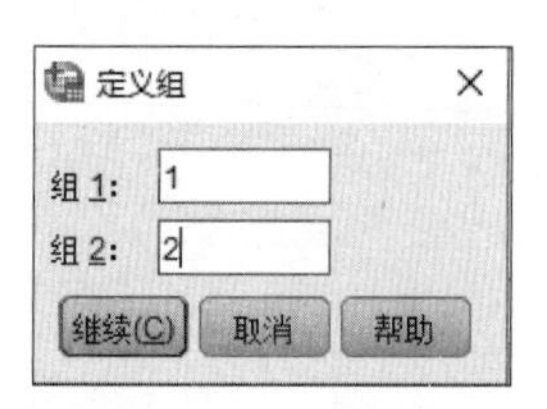

图 6-15　定义组对话框

结果显示如图 6-16 所示。

组统计

	索引1	个案数	平均值	标准 偏差	标准 误差平均值
治疗效果	1	10	10.20	3.584	1.133
	2	10	9.40	4.274	1.352

独立样本检验

		莱文方差等同性检验		平均值等同性 t 检验						
									差值 95% 置信区间	
		F	显著性	t	自由度	Sig.（双尾）	平均值差值	标准误差差值	下限	上限
治疗效果	假定等方差	.097	.759	.454	18	.656	.800	1.764	-2.906	4.506
	不假定等方差			.454	17.469	.656	.800	1.764	-2.914	4.514

图 6-16　成组设计 t 检验的 SPSS 输出结果

结论：$P>0.05$，认为两降压药降压效果差别无统计学意义。

应注意的是当样本含量 n 较大时（如大于 100 时）可用 u 检验代替 t 检验，此时 u 值的计算公式较 t 值的计算公式要简单得多。

5. t 检验注意事项　在进行两小样本均数比较的 t 检验之前，要判断两样本来自的总体是否符合正态分布。同时，还要判断两样本代表的总体方差是否相等。正态性检验和方差齐性检验方法见下节。若两样本来自的总体方差不齐，也不符合正态分布，对符合对数正态分布的资料可用其几何均数进行 t 检验，对其他资料可用 t' 检验或秩和检验进行分析。

二、u 检验

用于两样本含量 n_1、n_2 均足够大（$n>100$）。

$$u=\frac{\overline{x}_1-\overline{x}_2}{s_{\overline{x}_1-\overline{x}_2}}=\frac{\overline{x}_1-\overline{x}_2}{\sqrt{s_{\overline{x}_1}^2+s_{\overline{x}_2}^2}}=\frac{\overline{x}_1-\overline{x}_2}{\sqrt{\dfrac{s_1^2}{n_1}+\dfrac{s_2^2}{n_2}}} \tag{6-5}$$

式中，$s_{\overline{x}_1-\overline{x}_2}$为两样本均数之差的标准误；$\overline{x}_1$、$\overline{x}_2$，$s_1$、$s_2$，$n_1$、$n_2$，和 $S_{\overline{x}_1}$，$S_{\overline{x}_2}$分别为两样本的均数、标准差、样本含量和标准误。

例 6-4　某地抽样调查了部分健康成人的红细胞数，其中男性 360 人，均数为 $4.66\times10^{12}/L$，标准差为 $0.57\times10^{12}/L$；女性 255 人，均数为 $4.18\times10^{12}/L$，标准差为 $0.29\times10^{12}/L$，

试问该地男、女红细胞数的均数有无差别？

（1）建立假设，确定检验水准

H_0: $\mu_1=\mu_2$

H_1: $\mu_1\neq\mu_2$

$\alpha=0.05$

（2）计算检验统计量

令$\overline{x}_1=4.66\times10^{12}/\text{L}$，$s_1=0.57\times10^{12}/\text{L}$；$\overline{x}_2=4.18\times10^{12}/\text{L}$，$s_2=0.29\times10^{12}/\text{L}$

$$u=\frac{\overline{x}_1-\overline{x}_2}{\sqrt{\frac{s_1^2}{n_1}+\frac{s_2^2}{n_2}}}=\frac{4.66-4.18}{\sqrt{\frac{0.57^2}{360}+\frac{0.29^2}{255}}}=12.314>1.96$$

（3）确定概率 P 值，作推断结论：$P<0.05$，按 $\alpha=0.05$ 水准拒绝 H_0，接受 H_1，可认为该地男、女红细胞数的均数不同，男性高于女性。

1. CHISS 软件进行成组设计两样本均数的比较

（1）进入数据模块：此数据库已建立，文件名为“b6-4.DBF”，打开数据库表。点击“数据→“文件”→打开“数据库表”，打开文件名为“b6-4.DBF”→“确认”。

（2）进入统计模块：进行统计分析。点击“统计”→“统计推断”→“检验”→“用均数 t 检验”→反应变量：男性组、女性组→“确认”。

（3）进入结果模块：查看结果，见表 6-5。

表 6-5　成组设计 t 检验的 CHISS 输出结果

组别	t 值	df	P 值	均值	标准误	95% 可信区间
男性组与女性组	12.360	613	0.000 0	0.482	0.039	0.40～0.56

结论：$P<0.05$，可认为该地男、女红细胞数的均数不同，男性高于女性。

2. SAS 软件进行成组设计两样本均数的比较

```
data b6_4;
    input sex $ _STAT_ $ 红细胞数;   /* 输入两组的人数、均数和标准差 */
    cards;
    x1 N 360
    x1 MEAN 4.66
    x1 STD 0.57
    x2 N 255
    x2 MEAN 4.18
    x2 STD 0.26
    ;
run;
proc ttest data=b6_4;   /* 成组样本 t 检验 */
    class sex;   /* 指定分组变量 */
    var 红细胞数;   /* 分析的变量 */
run;
```

结果如图 6-17。

TTEST 过程

变量: 红细胞数

sex	N	均值	标准差	标准误差	最小值	最大值
x1	360	4.6600	0.5700	0.0300	.	.
x2	255	4.1800	0.2600	0.0163	.	.
差 (1-2)		0.4800	0.4672	0.0382		

sex	方法	均值	95% 置信限均值		标准差	95% 置信限标准差	
x1		4.6600	4.6009	4.7191	0.5700	0.5312	0.6150
x2		4.1800	4.1479	4.2121	0.2600	0.2392	0.2848
差 (1-2)	汇总	0.4800	0.4049	0.5551	0.4672	0.4425	0.4949
差 (1-2)	Satterthwaite	0.4800	0.4129	0.5471			

方法	方差	自由度	t 值	Pr > |t|
汇总	等于	613	12.55	<.0001
Satterthwaite	不等于	535.57	14.05	<.0001

方差等价				
方法	分子自由度	分母自由度	F 值	Pr > F
折叠的 F	359	254	4.81	<.0001

图 6-17　成组设计 t 检验的 SAS 输出结果

结论：$P<0.05$，可认为该地男、女红细胞数的均数不同，男性高于女性。

3. Stata 软件进行成组设计两样本均数的比较

* 导入样例 b6-4 的 csv 文件

import delimited E:\example/b6-4.csv，encoding（GBK）clear

* 成组设计直接 t 检验统计推断，结果如图 6-18

ttesti 360 4.66 0.57 255 4.18 0.26

```
Two-sample t test with equal variances
------------------------------------------------------------------------------
         |     Obs        Mean    Std. Err.   Std. Dev.   [95% Conf. Interval]
---------+--------------------------------------------------------------------
       x |     360        4.66    .0300416         .57     4.60092     4.71908
       y |     255        4.18    .0162818         .26    4.147935    4.212065
---------+--------------------------------------------------------------------
combined |     615    4.460976    .0211053    .5233955    4.419528    4.502423
---------+--------------------------------------------------------------------
    diff |                 .48     .038241                 .4049007    .5550993
------------------------------------------------------------------------------
    diff = mean(x) - mean(y)                                      t =  12.5520
Ho: diff = 0                                     degrees of freedom =      613

    Ha: diff < 0                 Ha: diff != 0                 Ha: diff > 0
 Pr(T < t) = 1.0000         Pr(|T| > |t|) = 0.0000          Pr(T > t) = 0.0000
```

图 6-18　成组设计 t 检验的 Stata 输出结果

4. SPSS 无法实现已知均数和标准差的成组设计两样本均数的比较。

第四节 正态性检验

在统计学中，正态分布是十分重要的一个分布，很多统计方法只适用于正态分布资料，如采用均数和标准差描述资料的分布特征、用正态分布法确定参考值范围、t 检验、F 检验等。因此，在应用这些方法前，常要判定资料是否服从正态分布，或样本是否来自正态总体，这就是正态性检验。检验的方法分为两种：①对偏度系数和峰度系数各用一个指标来评定，其中以矩法（又称动差法）效率最高；②仅用一个指标来综合判定，有 W、D 检验方法，适用于样本含量少于 100 的资料。D 检验方法不论样本含量多少均适用。下面只介绍矩法，其他方法读者可参考相关书籍。

一、偏度和峰度

在第四章第一节已经了解了对称分布与偏态分布的概念。这里进一步介绍描述分布形态的统计量：偏度与峰度。

（一）偏度

偏度指分布不对称的程度和方向，用偏度系数衡量，样本偏度系数用 g_1 表示，总体偏度系数用 γ_1 表示。

样本偏度系数按照式（6-6）计算。

$$SKEW=\frac{n}{(n-1)(n-2)}\sum_{i=1}^{n}\left(\frac{x_i-\overline{x}}{s}\right)^3 \tag{6-6}$$

其中 n 为样本含量，$\overline{x}$为样本均数；s 为样本标准差。理论上总体偏度系数为 0 时，分布是对称的；取正值时，分布为负偏态；取负值时分布为正偏态。

（二）峰度

峰度指分布与正态曲线相比的冒尖程度或扁平程度，用峰度系数衡量，样本峰度系数用 g_2 表示，总体峰度系数用 γ_2 表示。

样本峰度系数按照式（6-7）计算。

$$KURT=\frac{n(n+1)}{(n-1)(n-2)(n-3)}\sum_{i=1}^{n}\left(\frac{x_i-\overline{x}}{s}\right)^4-\frac{3(n-1)^2}{(n-2)(n-3)} \tag{6-7}$$

其中 n 为样本含量，$\overline{x}$为样本均数；s 为样本标准差。理论上，正态分布的总体峰度系数为 0；取负值时，其分布较正态分布的峰平阔；取正值时，其分布较正态分布的峰尖峭。

虽然式（6-6）与式（6-7）分别涉及 3 次幂与 4 次幂的计算，但是只要利用计算机软件就可以方便地得到结果。

二、统计检验

矩法是分别对分布偏度与峰度做检验。

（一）偏度的检验假设

H_0: $\gamma_1=0$（总体偏度系数 γ_1 为 0，即分布对称）

H_1: $\gamma_1\neq0$（总体偏度系数 γ_1 不为 0，即分布不对称）

统计量为

$$Z_{SKEW}=\frac{SKEW}{\sigma_{SKEW}} \tag{6-8}$$

其中 $SKEW$ 为偏度系数，其标准误为

$$\sigma_{SKEW}=\sqrt{\frac{6n(n-1)}{(n-2)(n+1)(n+3)}} \tag{6-9}$$

当 H_0 成立时，Z_{SKEW} 服从正态分布 N（0，1）。如果根据样本算得的 Z_{SKEW} 值偏大，有理由拒绝 H_0，认为总体分布不对称。

（二）峰度的检验假设

H_0：$\gamma_2=0$（总体峰度系数 γ_2 为 0，即分布为正态峰）

H_1：$\gamma_2\neq 0$（总体峰度系数 γ_2 不为 0，即分布不是正态峰）

检验峰度的统计量为

$$Z_{KURT}=\frac{KURT}{\sigma_{KURT}} \tag{6-10}$$

其中 $KURT$ 为峰度系数，其标准误为

$$\sigma_{KURT}=\sqrt{\frac{24n(n-1)^2}{(n-3)(n-2)(n+3)(n+5)}} \tag{6-11}$$

当 H_0 成立时，Z_{KURT} 服从正态分布 N（0，1）。如果根据样本算得的 Z_{KURT} 值偏大，有理由拒绝 H_0，认为总体分布不是正态峰。

如果上述两个检验结论均不拒绝相应的无效假设，可以认为总体服从正态分布。

（三）应用举例

一组资料正态性检验

例 6-5　对例 4-1 随机抽取的 120 名正常成年男子红细胞计数资料，进行正态检验。

（1）CHISS 软件实现：此数据库已建立在文件夹中，文件名为：b4-1.dbf。

1）进入数据模块：打开数据库。点击“数据”→“文件”→打开“数据库表”。找到文件名“b4-1.dbf”→“确认”。

2）进入统计模块：进行统计计算。点击“统计”→“统计描述”→“正态性检验”。反应变量：红细胞计数→确认。

3）进入结果模块：查看结果，点击“结果”，见表 6-6。

表 6-6　正态性检验的 CHISS 输出结果 - 动差（矩）法

列变量	偏度	系数标准	t 值	P 值	峰度系数	标准误	t 值	P 值	结论
红细胞	−0.041	0.221	−0.184	0.854	−0.265	0.438	−0.604	0.546	正态

结论：红细胞计数是正态分布。

（2）SAS 正态性检验

```
proc univariate data=data.b4_1 normal;
var 红细胞计数;
run;
```

结果如图 6-19。

正态性检验				
检验	统计量		p 值	
Shapiro-Wilk	W	0.995838	Pr < W	0.9798
Kolmogorov-Smirnov	D	0.046609	Pr > D	>0.1500
Cramer-von Mises	W-Sq	0.029934	Pr > W-Sq	>0.2500
Anderson-Darling	A-Sq	0.179961	Pr > A-Sq	>0.2500

图 6-19　正态性检验的 SAS 输出结果

结论：红细胞计数是正态分布。

（3）Stata 正态性检验

```
* 导入样例 b4-10 的 csv 文件
import delimited E:\example/b4-1.csv，encoding（GBK）clear
* 对一组资料进行一般描述
su 红细胞计数
* 动差（矩）法看偏度和峰度，检验正态性，结果如图 6-20
sktest 红细胞计数
```

Variable	Obs	Mean	Std. Dev.	Min	Max
红细胞计数	120	4.71175	.5697761	3.29	6.18

Skewness/Kurtosis tests for Normality

Variable	Obs	Pr(Skewness)	Pr(Kurtosis)	joint adj chi2(2)	joint Prob>chi2
红细胞计数	120	0.8499	0.5909	0.32	0.8501

图 6-20　正态性检验的 Stata 输出结果

（4）SPSS 正态性检验：此数据库已建立在文件夹中，文件名为：b4-1sav。

首先，打开文件，单击“文件”→“打开”→“数据”，找到文件名“b4-1sav”，点击“打开”。

第二，点击“分析”→“描述统计”→“探索”，如图 6-21 所示，弹出“探索”对话框，在因变量列表中选入“红细胞计数”，点击“图”，弹出“探索：图”对话框，如图 6-22 所示，勾选“含检验的正态图”，点击“继续”，点击“确定”。

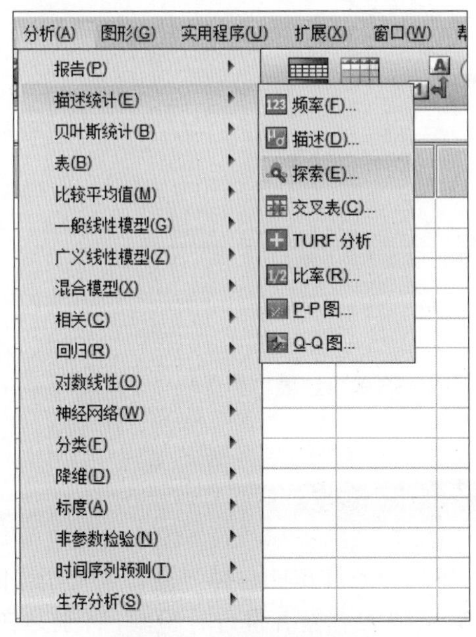

图 6-21　数据编辑器窗口

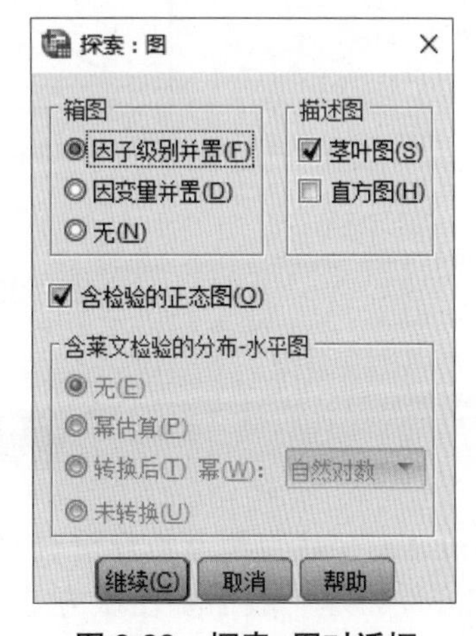

图 6-22　探索：图对话框

结果显示如图 6-23（a）（b）所示。

描述

			统计	标准 错误
红细胞计数	平均值		4.7117	.05201
	平均值的 95% 置信区间	下限	4.6088	
		上限	4.8147	
	5% 剪除后平均值		4.7114	
	中位数		4.7250	
	方差		.325	
	标准 偏差		.56978	
	最小值		3.29	
	最大值		6.18	
	全距		2.89	
	四分位距		.83	
	偏度		-.041	.221
	峰度		-.265	.438

正态性检验

	柯尔莫戈洛夫-斯米诺夫[a]			夏皮洛-威尔克		
	统计	自由度	显著性	统计	自由度	显著性
红细胞计数	.047	120	.200*	.996	120	.980

*. 这是真显著性的下限。

a. 里利氏显著性修正

（a）

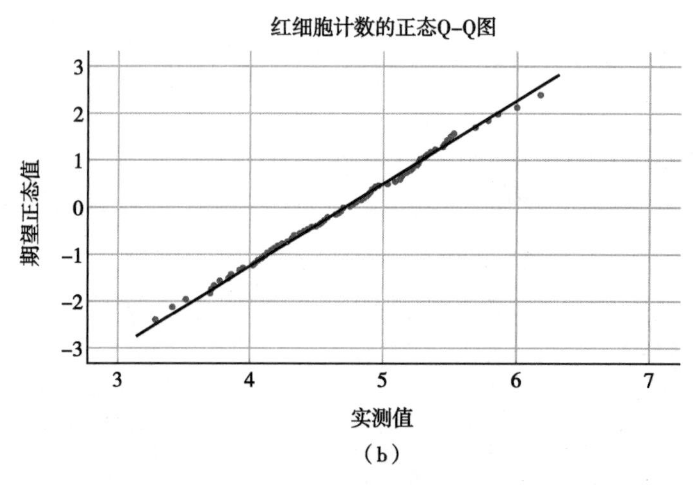

（b）

图 6-23　正态性检验的 SPSS 输出结果

第五节　方差齐性检验

在进行 t 检验和方差分析时，要求所对比的各组即各样本的总体方差必须是相等的，即方差齐性。这一般需要在做方差分析之前，先对资料的方差齐性进行检验，特别是在样本方差相差悬殊时，应注意这个问题。方差齐性检验有 Bartlett 检验法和 Levene 检验法。本节介绍Bartlett检验法。

设在g个正态总体中，分别独立地随机抽取g个样本，记各样本均数为$\overline{x_i}$，样本方差为s_i^2(i=1，2，…，g)。假设检验为：

H_0: $\sigma_1^2=\sigma_2^2=\cdots=\sigma_g^2=\sigma^2$

H_1: 各总体方差不全相等

$\alpha=0.10$

在H_0成立的条件下，Bartlett建立统计量：

$$\chi^2=\frac{\sum_i[(n_i-1)\ln\frac{S_C^2}{S_i^2}]}{1+\frac{\sum_i(n_i-1)^{-1}-(N-k)^{-1}}{3(k-1)}}\quad \nu=k-1 \tag{6-12}$$

$$S_c^2=\sum_{i=1}^{g}(n_i-1)S_i^2/\sum_{i=1}^{g}(n_i-1) \tag{6-13}$$

按$\alpha=0.10$水准，查χ^2界值表得$\chi^2_{0.10(g-1)}$，若$\chi^2<\chi^2_{0.10(g-1)}$，则$P>0.10$。按$\alpha=0.10$水准，不拒绝$H_0$；反之，若$\chi^2\geqslant\chi^2_{0.10(g-1)}$，则$P\leqslant0.10$。拒绝$H_0$，接受$H_1$。

如果有充分理由认为实验结果不满足方差分析的假定，则需用非参数方法对实验结果做统计分析。

例6-6 某医院研究乳酸脱氢同工酶（LDH）测定在心肌梗死的诊断价值时，曾比较了10例心肌梗死患者与10例健康人LDH-Ⅰ型测定值(%)的差别，结果如下。试问LDH-Ⅰ型测定值(%)在两组间方差是否相同？

心肌梗死患者：23.2 45.0 45.0 40.0 35.0 44.1 42.0 52.5 50.0 58.0

健康人：　　20.0 31.0 30.5 23.1 24.2 38.0 35.5 37.8 39.0 31.0

1. CHISS软件采用Bartlett进行方差齐性检验 此数据库已建立在文件夹中，文件名为：b4-9.dbf。

(1) 进入数据模块：打开数据库。点击“数据”→“文件”→打开“数据库表”。找到文件名“b4-9.dbf”→“确认”。

(2) 进入统计模块：进行统计计算。点击“统计”→“统计描述”→“方差齐性检验”→已选入分组因素：g，反应变量：y→“确认”。

(3) 进入结果模块：查看结果，点击“结果”，见表6-7。

表6-7 方差齐性检验的CHISS输出结果

列变量	g	例数	均数	标准差
y	1	10	43.480	9.645
	2	10	31.010	6.744

Bartlett方差齐性检验，卡方=1.068 4，自由度=1，P=0.301 3。

结论：P=0.301 3两组满足方差齐性。

2. SAS软件采用Bartlett进行方差齐性检验

```
proc glm data=data.b4_9;
```

```
class g;
model y=g;
means g/hovtest=bartlett;    /*Bartlett 方法检验方差齐性 */
run;
```

结果如图 6-24。

结论：$P=0.301\,3$，两组满足方差齐性。

GLM 过程

"y"的 Bartlett 方差齐性检验			
源	自由度	卡方	Pr > 卡方
g	1	1.0684	0.3013

图 6-24　方差齐性检验的 SAS 输出结果

3. Stata 软件采用 Bartlett 进行方差齐性检验

```
* 导入样例 b4-11 的 csv 文件
import delimited E:\example/b4-9.csv，encoding (GBK) clear
* 对两组资料进行方差齐性检验，结果如图 6-25
sdtest y，by (g)
```

```
Variance ratio test
------------------------------------------------------------------------------
   Group |     Obs        Mean    Std. Err.   Std. Dev.   [95% Conf. Interval]
---------+--------------------------------------------------------------------
       1 |      10       43.48    3.049947     9.64478    36.58054    50.37946
       2 |      10       31.01    2.132784    6.744454    26.18531    35.83469
---------+--------------------------------------------------------------------
combined |      20      37.245    2.307932    10.32139    32.41444    42.07556
------------------------------------------------------------------------------
    ratio = sd(1) / sd(2)                                         f =   2.0450
Ho: ratio = 1                                    degrees of freedom =     9, 9

    Ha: ratio < 1               Ha: ratio != 1                 Ha: ratio > 1
  Pr(F < f) = 0.8493         2*Pr(F > f) = 0.3015           Pr(F > f) = 0.1507
```

图 6-25　方差齐性检验的 Stata 输出结果

4. SPSS 软件采用 Bartlett 进行方差齐性检验　此数据库已建立在文件夹中，文件名为：b4-9sav。

首先，打开文件，单击"文件"→"打开"→"数据"，找到文件名"b4-9sav"，点击"打开"。

第二，点击"分析"→"比较平均值"→"单因素 ANOVA 检验"，如图 6-26 所示，弹出"单因素 ANOVA 检验"对话框，如图 6-27 所示，因变量列表选入"y"，因子选入"g"，点击"选项"，弹出"单因素 ANOVA 检验：选项"对话框，如图 6-28 所示，统计对话框中选择"描述""方差齐性检验"，点击"继续"，点击"确定"。

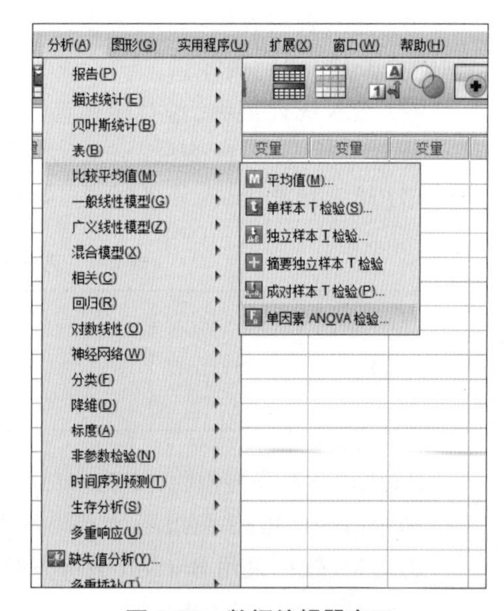

图 6-26　数据编辑器窗口

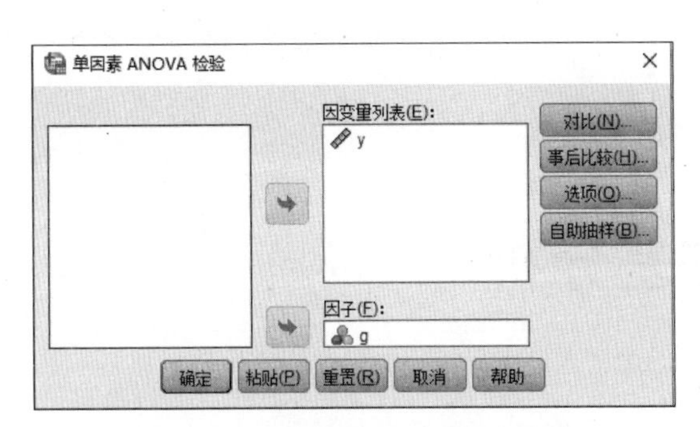

图 6-27　单因素 ANOVA 检验对话框

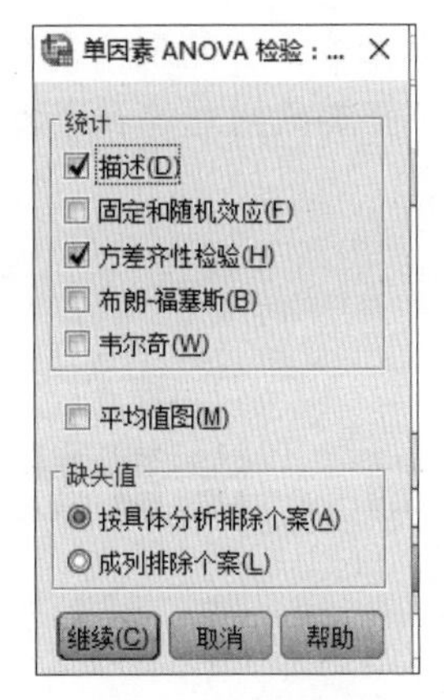

图 6-28　单因素 ANOVA 检验：选项对话框

结果显示如图 6-29 所示。

方差齐性检验

		莱文统计	自由度 1	自由度 2	显著性
y	基于平均值	.388	1	18	.541
	基于中位数	.310	1	18	.584
	基于中位数并具有调整后自由度	.310	1	14.303	.586
	基于剪除后平均值	.335	1	18	.570

ANOVA

y

	平方和	自由度	均方	F	显著性
组间	777.504	1	777.504	11.227	.004
组内	1246.585	18	69.255		
总计	2024.090	19			

图 6-29　方差齐性检验的 SPSS 输出结果

（赵铁牛　王泓午　赛晓勇）

在表面上看上去是发生着偶然性的地方，其实这种偶然性本身总是服从于内部隐藏着的规律性。全部的问题就在于发现这种规律。

——恩格斯（德国思想家，1820—1895年）

第七章　定量数据的方差分析

单个因素的两个样本均数比较可用 t 检验或 u 检验，当有两个以上样本均数比较时，若多次重复采用两组的 t 检验或 u 检验，会增大假阳性错误的概率，如果有 G 个分组，单次 t 检验假阳性错误的概率为 α，则重复 $k=G(G-1)/2$ 次两两 t 检验时，假阳性错误的概率为 $1-(1-\alpha)^k$。例如，若单次 t 检验假阳性错误的概率为 0.05，实验因素有 4 个分组，进行 6 次两两重复的 t 检验时，其假阳性错误的概率为 $1-(1-0.05)^6=0.26$。实验因素有 5 个分组，进行 10 次两两重复的 t 检验时，其假阳性错误的概率为 $1-(1-0.05)^{10}=0.40$。

方差分析（analysis of variance）简称“ANOVA”，它是由英国著名统计学家 R.A. Fisher 提出，故也称 F 检验。它可以用于分析两个及两个以上样本均数的差异，由此判断这些样本究竟是否来自具有同一均值的总体。同时，方差分析也可以分析多个因素的单独作用及其交互作用。

第一节　方差分析的基本思想

方差分析亦称变异度分析，其思想是根据资料的设计类型，即变异的不同来源，将全部观察值的总变异（离均差平方和和自由度）分解为两个或多个部分，除随机误差外，其余每个部分的变异可由某个因素的作用加以解释，通过比较不同来源变异，借助 F 分布作出统计推断，从而了解该因素对效应指标有无影响。简单来讲，即对总变异进行分析，看总变异是由哪些部分组成的，这些部分间的关系如何。

1. 方差分析的条件

（1）各样本是相互独立的随机样本。

（2）各样本来自正态分布总体。

（3）各总体方差相等，即方差齐性。

2. 方差分析的应用范围

（1）单因素：完全随机设计、随机区组设计、拉丁方设计、交叉设计。

（2）多因素：析因设计、裂区设计、正交设计。

第二节　完全随机设计的方差分析

一、基本概念

完全随机设计方案只安排一种实验因素，该因素有两个或两个以上的水平，亦称分组数，将实验对象随机分配到各个处理组。各组例数可以相同，也可以不同，相同时为平衡设计，此时设计效率最高；不同时为非平衡设计，效率稍逊。该设计比较简单，故广泛应用于新药临床试验研究和动物实验研究中。完全随机设计方案的目的是比较多个组间的实验效应有无差异。完全随机设计的实验结果数据格式如表7-1。

表7-1　完全随机设计的实验结果

处理组	实验结果(x_{ij})				例数(n_i)	$\bar{X}_i$	S_i^2
1	X_{11}	X_{12}	…	X_{1n1}	n_1	$\bar{X}_1$	S_1^2
2	X_{21}	X_{22}	…	X_{2n2}	n_2	$\bar{X}_2$	S_2^2
G	X_{G1}	X_{G2}	…	X_{GnG}	n_G	$\bar{X}_G$	S_G^2
总计					N	$\bar{X}$	S_C^2

二、变异的分解及计算方法

设实验因素有 G 个组，设 n_i 为第 i 个组的例数，总例数为$\sum n_i=N$。x_{ij} 表示第 i 个组第 j 个观测值，$i=1, 2, \cdots, G, j=1, 2, \cdots, n_i$。第 i 个组的均数与方差分别用$\bar{X}_i$和S_i^2表示，全部实验结果的总均数用$\bar{x}$表示。

（一）实验效应总变异

每个观测值 x_{ij} 大小各不相同，每个观测值与总均数$\bar{x}$的离均差平方和称为总变异（total variation）。

总离均差平方和：

$$SS_{总}=\sum_{i=1}^{G}\sum_{j=1}^{n_i}(X_{ij}-\bar{X})^2 \tag{7-1}$$

总的自由度：$df_{总}=N-1$

总方差：$MS_{总}=\dfrac{SS_{总}}{df_{总}}$，它反映了各组效应及随机误差的影响。

（二）实验效应组间的变异

每个组的样本均数$\bar{X}_i$大小各不相同，它们与总均数$\bar{x}$的离均差平方和称为组间变异（variation between group）。

组间离均差平方和：$SS_{组间}=\sum_{i=1}^{G}n_i(\bar{X}_i-\bar{X})^2$　　(7-2)

组间的自由度：$df_{组间}=G-1$

组间均方（方差）：$MS_{组间}=\dfrac{SS_{组间}}{df_{组间}}$，它反映各组的效应及随机误差效应的影响。

（三）实验效应组内的变异

各个组内的观测值 x_{ij} 大小各不相同，它们与其样本均数$\bar{X}_i$的离均差平方和称为组内变异（variation within group）。

组内离均差平方和：$SS_W = \sum_{i=1}^{G}\sum_{j=1}^{n_i}(X_{ij} - \bar{X}_i)^2 = \sum_{i=1}^{G}(n_i - 1)S_i^2$　　(7-3)

组内的自由度：$df_{组内} = N - G$

组内均方（方差）：$MS_{组内} = \frac{SS_{组内}}{df_{组内}}$，它反映各组内随机误差效应的影响。

（四）两个公式

$$SS_{总} = SS_{组间} + SS_{组内}$$

$$df_{总} = df_{组间} + df_{组内}$$

（五）*F*值的构造

组间均方 $MS_{组间}$越大反映各组间的效应差别越大，组内均方 $MS_{组内}$越大反映随机误差效应越大，将两者之比称为 *F* 值，即：

$$F = \frac{MS_{组间}}{MS_{组内}} \tag{7-4}$$

若各组效应没有差别，这时 $MS_{组间}$和 $MS_{组内}$都是由随机误差的造成，$MS_{组间}$与 $MS_{组内}$相差不大，*F* 值也应接近于 1；若各组的效应确有不同，则 $MS_{组间}$将明显大于 $MS_{组内}$，*F* 值也明显大于 1。当 *F* 大于界值 F_α 时，我们可以认为在 α 水平下，各组均数间差别有统计学意义。

（六）*F*检验与决策

在显著水平 α 下，我们进行如下假设

H_0: $\mu_1 = \mu_2 = \cdots = \mu_G$

H_1: μ_i 不相等或不全相等

F 值服从分子自由度 v_1=G－1，分母自由度 $v_2 = N - G$ 的 *F* 分布。

F 分布图形如图 7-1：

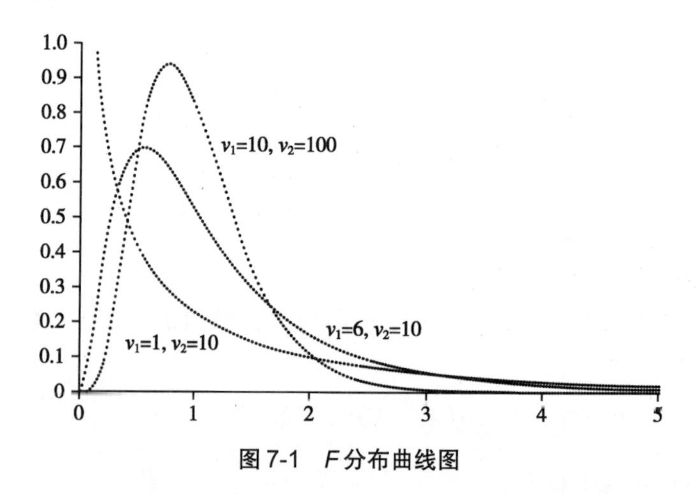

图 7-1　*F* 分布曲线图

当自由度 v_1, v_2 固定后，*F* 分布曲线下，右侧尾部面积为指定值 α 时，横轴上相应的界值 *F* 记作$F_{\alpha(v_1,v_2)}$，就是 *F* 分布曲线的分位数，此值可通过计算求得或在 *F* 界值表上查到。

如：$\nu_1=2$，$\nu_2=10$时，$F_{0.05(2,10)}=4.10$。

F分布曲线和F分布的分位数具有以下的性质（表7-2）：

（1）F分布曲线的形状受到分子和分母两个自由度的影响，当固定一个自由度，改变另一个自由度时，可以得到一簇曲线。

（2）当$\nu_1=1$时，F分布的分位数和t分布的分位数的关系如下：

$$F_{\alpha(1,\nu)}=t^2_{\alpha,\nu}$$

如$F_{0.05(1,5)}=6.61=t^2_{0.05,5}=(2.571)^2$。

（3）当$\nu_2=\infty$时，F分布的分位数和χ^2分布的分位数的关系如下：

$$F_{\alpha(\nu,\infty)}=\frac{\chi^2_{\alpha,\nu}}{\nu}$$

表7-2 完全随机设计方差分析表

变异来源	离均差平方和SS	自由度	均方MS	F值	P值
总变异	$SS_{总}$	N-1			
组间	$SS_{组间}$	G-1	$MS_{组间}$	F	P
组内（误差）	$SS_{组内}$	N-G	$MS_{组内}$		

求出F值后，可以进行统计决策，方法有两种。

（1）查表法：若计算得到的$F\geqslant F_{\alpha(\nu_1,\nu_2)}$，则$P<\alpha$，在$\alpha$水平下，拒绝$H_0$，接受$H_1$，认为各组的效应差别有统计学意义；若计算得到的$F<F_{\alpha(\nu_1,\nu_2)}$，则$P\geqslant\alpha$，在$\alpha$水平下，不拒绝$H_0$，不能认为各组差别有统计学意义。

（2）直接法：计算机软件直接求出P值，通过P值与显著性水平α的比较，直接进行统计决策。若$P<\alpha$，在α水平下，拒绝H_0，接受H_1，认为各组的效应差别有统计学意义；若$P\geqslant\alpha$，在α水平下，不拒绝H_0，不能认为各组差别有统计学意义。

例7-1 研究四组不同摄入方式下人的血浆游离吗啡水平，将19名受试者随机分为四组，分别采用四种摄入方式，测得其血浆游离吗啡水平如表7-3。试分析四组不同摄入方式下人的血浆游离吗啡水平是否相同。

表7-3 四组不同摄入方式人的血浆游离吗啡水平（单位：nmol/L）

序号	静脉点滴	肌内注射	皮下注射	口服
1	12	12	9	11
2	10	16	7	8
3	10	15	6	7
4	9	10	10	10
5	9		7	
6	14			

方差分析的过程和步骤：

（1）建立假设、确定显著性水准

H_0：4组患者血浆游离吗啡水平的总体均数相等$\mu_1=\mu_2=\mu_3=\mu_4$

H_1: 4组患者血浆游离吗啡水平的总体均数全不相等或不全相等

α=0.05

（2）计算总变异，组间变异，组内变异，F值及P值。得到方差分析表7-4。

表7-4　四组不同摄入方式人的血浆游离吗啡水平方差分析表

变异来源	*SS*	*df*	*MS*	*F*	*P*
组间变异	72.906	3	24.302	5.797	0.008
误差	62.883	15	4.192		
总变异	135.789	18			

（3）统计结论：$P=0.008<0.05$，拒绝H_0，认为四组不同摄入方式下人的血浆游离吗啡水平差别有统计学意义。

（4）专业结论：四组不同摄入方式人的血浆游离吗啡水平是不相同的。

1. CHISS软件实现方差分析

（1）进入数据模块此数据库已建立，文件名为：b7-1.DBF。打开数据库表。点击“数据”→“文件”→打开“数据库表”，打开文件名“b7-1.DBF”→“确认”。

（2）进入统计模块进行统计计算。点击“统计”→“统计推断”→“F检验”→“用原始数据F检验”，反应变量：静脉点滴、肌内注射皮下注射口服→“确认”。

（3）进入结果模块：查看结果，见表7-4。

2. SAS软件实现方差分析

```
data b7_1;
    set data.b7_1;
    序号=_n_;
run;
proc transpose data=b7_1 out=b7_1(rename=(col1=吗啡));
    var 静脉点滴肌内注射皮下注射口服;    /* 转置 */
    by 序号;
run;
data b7_1;
    set b7_1;
    if 吗啡=. then delete;
run;
procanova data=b7_1;    /* 方差分析 */
    class _NAME_;
    model 吗啡=_NAME_;
run;
```

结果如图7-2。

ANOVA 过程

因变量：吗啡

源	自由度	平方和	均方	F值	Pr > F
模型	3	72.9061404	24.3020468	5.80	0.0077
误差	15	62.8833333	4.1922222		
校正合计	18	135.7894737			

R方	变异系数	均方根误差	吗啡 均值
0.536906	20.26164	2.047492	10.10526

源	自由度	Anova 平方和	均方	F值	Pr > F
NAME	3	72.90614035	24.30204678	5.80	0.0077

图7-2　四组不同摄入方式人的血浆游离吗啡水平方差分析表

3. Stata软件实现方差分析

```
* 导入样例b7-1的csv文件
import delimited E:\example/b7-1.csv, encoding(GBK) clear
```

```
* 整理数据，将宽型数据整理为长型数据
gen i = _n
rename 静脉点滴 g1
rename 肌内注射 g2
rename 皮下注射 g3
rename 口服 g4
label var g1 " 静脉注射 "
label var g2 " 肌内注射 "
label var g3 " 皮下注射 "
label var g4 " 口服 "
label var i " 序号 "
reshape long g, i(i)j(j)
* 对数据进行单因素方差分析，结果如图 7-3
oneway g j, tabulate
```

j	Summary of g Mean	Std. Dev.	Freq.
1	10.666667	1.9663842	6
2	13.25	2.7537853	4
3	7.8	1.6431677	5
4	9	1.8257419	4
Total	10.105263	2.7466088	19

Analysis of Variance

Source	SS	df	MS	F	Prob > F
Between groups	72.9061404	3	24.3020468	5.80	0.0077
Within groups	62.8833333	15	4.19222222		
Total	135.789474	18	7.54385965		

Bartlett's test for equal variances: chi2(3) = 0.9615 Prob>chi2 = 0.811

图 7-3　Stata 统计软件中四组不同摄入方式人的血浆游离吗啡水平方差分析表

4. SPSS 软件实现方差分析　此数据库已建立在文件夹中，文件名为：b7-1sav。

首先，打开文件，单击“文件”→“打开”→“数据”，找到文件名 b7-1sav，点击“打开”。

第二，点击“数据”→“重构”，弹出重构数据向导对话框，选择“将选定变量重构为个案”，点击“下一步”，变量组数目选择“一个”，点击“下一步”，选择变量对话框中，目标变量设为“吗啡水平”，将当前文件中的变量均选入到目标变量中，如图 7-4 所示，点击“下一步”，创建索引变量选择“一个”，点击“下一步”，点击“完成”。

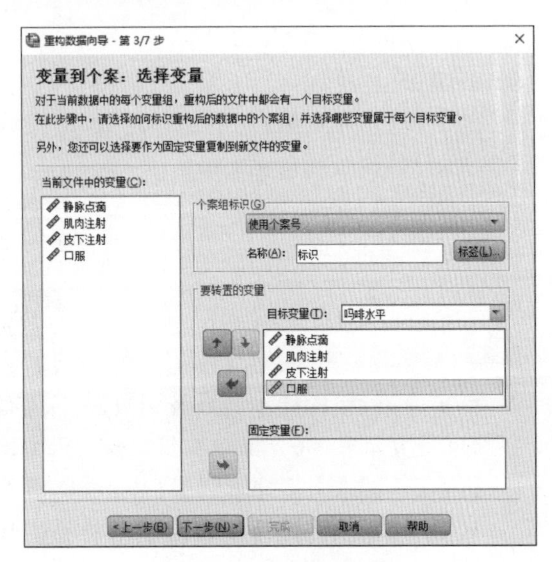

图 7-4　选择变量对话框

第三，点击“分析”→“比较平均值”→“单因素 ANOVA 检验”，弹出“单因素 ANOVA”检验对话框，因变量列表选入“吗啡水平”，因子选入“索引”，点击“确定”。

结果显示如图 7-5 所示。

ANOVA

吗啡水平

	平方和	自由度	均方	F	显著性
组间	72.906	3	24.302	5.797	.008
组内	62.883	15	4.192		
总计	135.789	18			

图 7-5　SPSS 统计软件中四组不同摄入方式人的血浆游离吗啡水平方差分析结果

第三节　组间的多重比较

当方差分析结果为多组间差异具有统计学意义时，只能说明多个样本所代表的总体均数不完全相同，如果需要分析哪些组间是不相同的，则要进一步分析。统计学中称多个均数间的两两比较为多重比较（multiple comparison），根据实验设计目的不同有不同的多重比较的方法。若只想比较多组中一对或几对在专业上有特殊意义的均数之间差别有无统计意义可采用 LSD-*t* 检验法，亦称最小显著差异（least significant difference）*t* 检验。若只想比较多个组与一个对照组均数有无差别采用 Dunnett-*t* 检验法。若想进行多个组两两之间的全面比较，可采用 SNK-*q* 检验法。本节介绍 SNK-*q* 检验法。

SNK（Student-Newman-Keuls）检验，亦称 *q* 检验，检验统计量为 *q* 值。当方差分析结果为多组间差异具有统计学意义时，再用 SNK-*q* 检验进行多重比较。在利用 SNK-*q* 检验进行多重比较之前，须先将要比较的各组均数从小到大依次排列，*q* 检验的检验步骤为：

（1）建立假设、确定检验水准 α。

H_0: $\mu_i=\mu_j$

H_1: $\mu_i\neq\mu_j$

$\alpha=0.05$

其中，以 μ_i 表示第 *i* 组的总体均数，μ_j 表示第 *j* 组的总体均数。

（2）计算检验统计量 *q* 值。

$$q=\frac{\left|\overline{x}_i-\overline{x}_j\right|}{S_{\overline{x}_i-\overline{x}_j}} \tag{7-5}$$

其中

$$S_{\overline{x}_i-\overline{x}_j}=\sqrt{\frac{MS_{误差}}{2}\left(\frac{1}{n_i}+\frac{1}{n_j}\right)} \tag{7-6}$$

x_i, n_i 为第 i 组的样本均数及例数，$\overline{x}_j$, n_j 为第 j 组的样本均数及例数。

（3）查 *q* 值表，将 *q* 值与界值比较，下结论。

例 7-2　试进一步分析例 7-1 中，哪些摄入方式人的血浆游离吗啡水平是不相同的。

1. CHISS 软件进行多重比较　采用 CHISS 软件进行方差分析时，可以自动进行多组间的两两比较，结果见表 7-5。

表 7-5 四个样本均数两两比较的 q 检验结果

组别	组数	q 值	$q_{0.05}$ 界值	$q_{0.01}$ 界值	P 值
肌内注射，静脉注射	2	2.76	3.01	4.17	$P>0.05$
肌内注射，口服	3	4.15	3.67	4.83	$P\leqslant 0.05$
肌内注射，皮下注射	4	5.61	4.08	5.25	$P\leqslant 0.01$
静脉注射，口服	2	1.78	3.01	4.17	$P>0.05$
静脉注射，皮下注射	3	3.27	3.67	4.83	$P>0.05$
口服，皮下注射	2	1.24	3.01	4.17	$P>0.05$

结论：四种用药方式的差异有统计学意义。肌内注射与口服、肌内注射与皮下注射的血浆吗啡游离水平有差别。

2. SAS 软件进行多重比较

```
procanova data=b7_1;   /* 方差分析 */
    class _NAME_;
    model 吗啡=_NAME_;
    means _NAME_/SNK;   /* 多重比较 */
run;
```

结果如图 7-6。

ANOVA 过程

Student-Newman-Keuls Test for 吗啡

Note: This test controls the Type I experimentwise error rate under the complete null hypothesis but not under partial null hypotheses.

Alpha	0.05
Error Degrees of Freedom	15
Error Mean Square	4.192222
Harmonic Mean of Cell Sizes	4.615385

Note: Cell sizes are not equal.

Number of Means	2	3	4
Critical Range	2.872819	3.500933	3.8845354

具有相同字母的均值稍有不同.

SNK 分组		均值	N	_NAME_
	A	13.250	4	肌肉注射
	A			
B	A	10.667	6	静脉点滴
B				
B		9.000	4	口服
B				
B		7.800	5	皮下注射

图 7-6 四个样本均数两两比较的 SAS 软件结果

结论：四种用药方式的差异有统计学意义。肌内注射与口服、肌内注射与皮下注射的血浆吗啡游离水平有差别。

3. Stata 软件进行多重比较

```
* 导入样例 b7-1 的 csv 文件
import delimited E:\example/b7-1.csv, encoding(GBK) clear
* 整理数据，将宽型数据整理为长型数据
gen i=_n
rename 静脉点滴 g1
rename 肌内注射 g2
rename 皮下注射 g3
rename 口服 g4
label var g1 "静脉注射"
label var g2 "肌内注射"
label var g3 "皮下注射"
label var g4 "口服"
label var i "序号"
reshape long g, i(i) j(j)
* 对数据进行单因素方差和两两比较，结果如图 7-7
oneway g j, bonferroni
```

```
                        Analysis of Variance
    Source              SS         df      MS            F     Prob > F
------------------------------------------------------------------------
Between groups      72.9061404      3   24.3020468      5.80     0.0077
 Within groups      62.8833333     15   4.19222222
------------------------------------------------------------------------
    Total           135.789474     18   7.54385965

Bartlett's test for equal variances:  chi2(3) =   0.9615  Prob>chi2 = 0.811

                          Comparison of g by j
                              (Bonferroni)
Row Mean-|
Col Mean |          1          2          3
---------+---------------------------------
       2 |    2.58333
         |      0.417
         |
       3 |   -2.86667      -5.45
         |      0.212      0.007
         |
       4 |   -1.66667      -4.25        1.2
         |      1.000      0.061      1.000
```

图 7-7 四个样本均数两两比较的 Stata 软件结果

4. SPSS 软件进行多重比较 此数据库已建立在文件夹中，文件名为：b7-1sav。

首先，打开文件，单击“文件”→“打开”→“数据”，找到文件名 b7-1sav，点击“打开”。

第二，点击“数据”→“重构”，弹出“重构数据向导”对话框，选择“将选定变量重构为个案”，点击“下一步”，变量组数目选择“一个”，点击“下一步”，在“选择变量”对话框中，目标变量设为“吗啡水平”，将当前文件中的变量均选入到目标变量中，如图 7-4 所示，点击“下一步”，创建索引变量选择“一个”，点击“下一步”，点击“完成”。

第三，点击“分析”→“比较平均值”→“单因素 ANOVA 检验”，弹出“单因素 ANOVA 检验”对话框，因变量列表选入“吗啡水平”，因子选入“索引”，点击“事后比较”，弹出“单因素 ANOVA 检验：事后多重比较”对话框，如图 7-8 所示，假定等方差选择“S-N-K”，不假定等方差选择“塔姆黑尼 T2”，显著性水平填入“0.05”，点击“继续”，点击“确定”。

结果显示如图 7-9 所示。

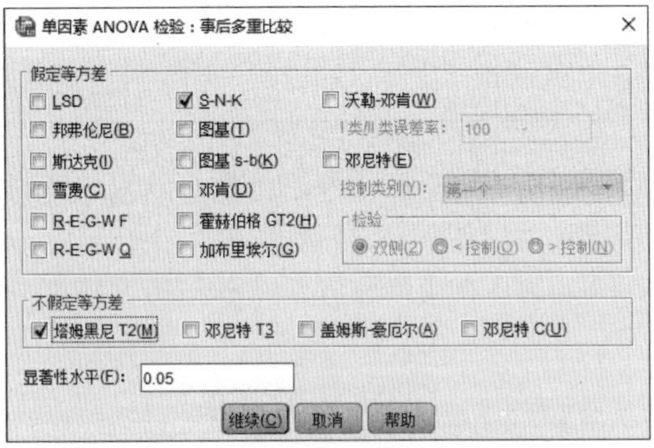

图 7-8　事后多重比较对话框

频数

	索引1	个案数	Alpha 的子集 = 0.05 1	2
S-N-K^{a,b}	3	5	7.80	
	4	4	9.00	
	1	6	10.67	10.67
	2	4		13.25
	显著性		.118	.075

将显示齐性子集中各个组的平均值。

a. 使用调和平均值样本大小 = 4.615。

b. 组大小不相等。使用了组大小的调和平均值。无法保证 I 类误差级别。

图 7-9　四个样本均数两两比较的 SPSS 软件结果

第四节　随机区组设计的方差分析

随机区组设计（randomized block design）又称配伍组设计。事先将全部受试对象按某种或某些特性分为若干个区组，使每个区组内的观察对象的水平尽可能相近。随机区组设计可减少个体间差异对研究结果的影响，比成组设计更容易检验出处理因素间的差别，提高了研究效率。随机区组设计的优点是每个区组内的 k 个实验对象（单位）有较好的同质性，比完全随机设计更容易发现处理组间的差别。随机区组设计实验数据排列格式见表 7-6。

表 7-6　随机区组设计的试验数据排列格式

	处理 1	处理 2	…	处理 k	例数	$\bar{X}_i$	S_i^2
区组 1	X_{11}	X_{12}	…	X_{1k}	k	$\bar{X}_1$	S_1^2
区组 2	X_{21}	X_{22}	…	X_{2k}	k	$\bar{X}_2$	S_2^2
…	…	…	…	…	…	…	…
区组 b	X_{b1}	X_{b2}	…	X_{bk}	k	$\bar{X}_{b\cdot}$	$S_{b\cdot}^2$
例数	b	b	…	b			
$\bar{X}_{\cdot i}$	$\bar{X}_{\cdot 1}$	$\bar{X}_{\cdot 2}$	…	$\bar{X}_{\cdot k}$			
$S_{\cdot i}^2$	$S_{\cdot 1}^2$	$S_{\cdot 2}^2$	…	$S_{\cdot k}^2$			

总变异的分解：根据变异来源，可以将随机区组设计数据总的变异和总的自由度进行分解。离均差平方和 $SS_{总}$ 可分解为 $SS_{处理}$、$SS_{单位}$ 和 $SS_{误差}$ 三部分，且 $SS_{总}=SS_{处理}+SS_{单位}+SS_{误差}$。总的自由度 $\nu_{总}$ 可分解为 $\nu_{处理}$、$\nu_{单位}$ 和 $\nu_{误差}$ 三部分，且 $\nu_{总}=\nu_{处理}+\nu_{单位}+\nu_{误差}$。

表 7-7　随机区组设计的方差分析计算表

变异来源	离均差平方和 SS	自由度 ν	均方 MS	F 值	P 值
总变异	$SS_{总}$	$\nu_{总}=N-1$			
处理组间	$SS_{处理}$	$\nu_{处理}=k-1$	$MS_{处理}=\frac{SS_{处理}}{\nu_{处理}}$	$F_{处理}=\frac{MS_{处理}}{MS_{误差}}$	$P_{处理}$
单位组间	$SS_{单位}$	$\nu_{单位}=b-1$	$MS_{单位}=\frac{SS_{单位}}{\nu_{单位}}$	$F_{区组}=\frac{MS_{区组}}{MS_{误差}}$	$P_{区组}$
误差	$SS_{误差}$	$\nu_{误差}=N-k-n+1$	$MS_{误差}=\frac{SS_{误差}}{\nu_{误差}}$		

例 7-3　对小白鼠喂以 A、B、C 三种不同的营养素，了解不同营养素的增重效果。以窝别作为区组特征，以消除遗传因素对体重增长的影响。现将同系同体重的 24 只小白鼠分为 8 个区组，每组 3 只。3 周后测量增重结果，见表 7-8。问 3 种不同营养素喂养后所增体重有无差别？

表 7-8　三种不同的营养素的增重效果(单位：g)

区组	A 营养素	B 营养素	C 营养素
1	50.10	58.20	64.50
2	47.80	48.50	62.40
3	53.10	53.80	58.60
4	63.50	64.20	72.50
5	71.20	68.40	79.30
6	41.40	45.70	38.40
7	61.90	53.00	51.20
8	42.20	39.80	46.20

方差分析的步骤：

(1) 建立假设、确定检验水准 α：

H_0：不同营养素小白鼠增重相等，$\mu_1=\mu_2=\mu_3$

H_1：不同营养素小白鼠增重不等或不全相等

(2) 计算统计量 F 值：计算各离差平方和 SS，自由度 ν，均方 MS 和 F 值，列方差分析表，填入离差平方和并计算相应的自由度 ν、均方 MS 和 F 值。

1. CHISS 软件进行随机区组设计的方差分析

(1) 进入数据模块此数据库已建立，文件名为：b7-2.DBF。打开数据库表。点击“数据”→“文件”→打开“数据库表”，打开文件名“b7-2.DBF”→“确认”。

(2) 进入统计模块进行统计计算。点击“统计”→“统计推断”→“F 检验”→“用原始数据 F 检验”，反应变量：A 营养素，B 营养素，C 营养素→“配对 / 配伍设计”→“确认”。

(3) 进入结果模块查看结果：点击“结果”，见表 7-9。

结果：8 个区组的小白鼠体重增量差别有统计意义，不同营养素对小白鼠的增重影响无统计意义。

表 7-9　方差分析结果表

变异来源	*SS*	自由度	*MS*	*F*	*P*
总变异	2 861.836	23			
处理组间	144.92	2	72.46	2.98	0.084
配伍组间	2 376.38	7	339.48	13.96	0.000
误差	340.54	14	24.32		

2. SAS 软件进行随机区组设计的方差分析

```
proc transpose data=data.b7_2 out=b7_2(rename=(col1=增重));
    var A 营养素　B 营养素　C 营养素;　/* 转置 */
    by 区组;
run;
procanova data=data.7_2;　/* 方差分析 */
    class _NAME_ 区组;　/* 处理因素和配伍因素 */
    model 增重=_NAME_ 区组;
run;
```

结果如图 7-10。

结果：8 个区组的小白鼠体重增量差别有统计意义，不同营养素对小白鼠的增重影响无统计意义。

ANOVA 过程

因变量: 增重

源	自由度	平方和	均方	F 值	Pr > F
模型	9	2521.293750	280.143750	11.52	<.0001
误差	14	340.542500	24.324464		
校正合计	23	2861.836250			

R 方	变异系数	均方根误差	增重 均值
0.881006	8.860514	4.931984	55.66250

源	自由度	Anova 平方和	均方	F 值	Pr > F
NAME	2	144.917500	72.458750	2.98	0.0836
区组	7	2376.376250	339.482321	13.96	<.0001

图 7-10　方差分析的 SAS 结果

3. Stata 软件进行随机区组设计的方差分析

```
* 导入样例 b7-2 的 csv 文件
import delimited E:\example/b7-2.csv, encoding(GBK) clear
* 整理数据，将款型数据整理为长型数据
rename a 营养素 nutrition1
rename b 营养素 nutrition2
rename c 营养素 nutrition3
label var nutrition1 "a 营养素 "
label var nutrition2 "b 营养素 "
label var nutrition3 "c 营养素 "
reshape long nutrition, i(区组) j(type)
* 对数据进行两因素方差分析，如图 7-11
anova nutrition 区组 type
```

4. SPSS 软件进行随机区组设计的方差分析　此数据库已建立在文件夹中，文件名为：b7-2sav。

首先，打开文件，单击“文件”→“打开”→“数据”，找到文件名“b7-1sav”，点击“打开”。

```
                         Number of obs =         24    R-squared     =  0.8810
                         Root MSE      =    4.93198    Adj R-squared =  0.8045

                  Source | Partial SS         df         MS        F    Prob>F
              -----------+----------------------------------------------------
                   Model |  2521.2937          9   280.14374     11.52  0.0000
                         |
                    区组 |  2376.3761          7    339.4823     13.96  0.0000
                    type |  144.91756          2   72.458779      2.98  0.0836
                         |
                Residual |  340.54257         14   24.324469
              -----------+----------------------------------------------------
                   Total |  2861.8362         23   124.42766
```

图 7-11　方差分析的 Stata 结果

第二，点击“数据”→“重构”，弹出“重构数据向导”对话框，选择“将选定变量重构为个案”，点击“下一步”，变量组数目选择“一个”，点击“下一步”，选择变量对话框中，目标变量设为“增重效果”，将当前文件中的变量均选入到目标变量中，点击“下一步”，创建索引变量选择“一个”，点击“下一步”，点击“完成”。

第三，点击“分析”→“一般线性模型”→“单变量”，如图 7-12 所示，弹出单变量对话框，如图 7-13 所示，因变量选入“增重效果”，固定因子选入“索引 1”，随机因子选入“区组”，点击“模型”，弹出模型对话框，如图 7-14 所示，指定模型选为“构建项”，构建项类型选择“交互”，模型中选入“索引 1”“区组”，勾选“在模型中包括截距”点击“继续”，点击“选项”，弹出选项对话框，如图 7-15 所示，显示中选择“齐性检验”，显著性水平设为“.05”，点击“继续”，点击“确定”。

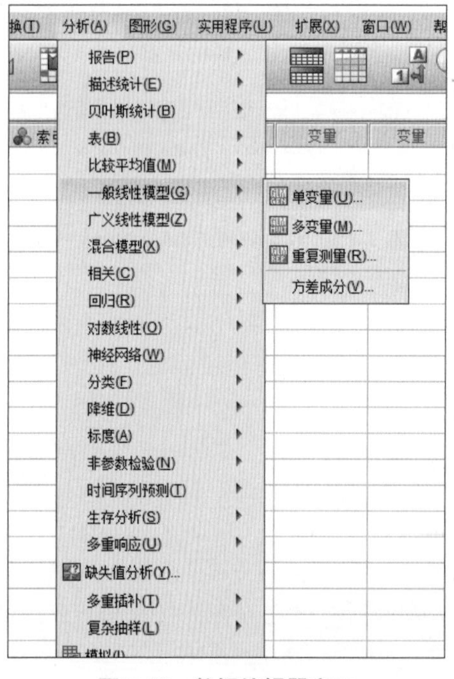

图 7-12　数据编辑器窗口

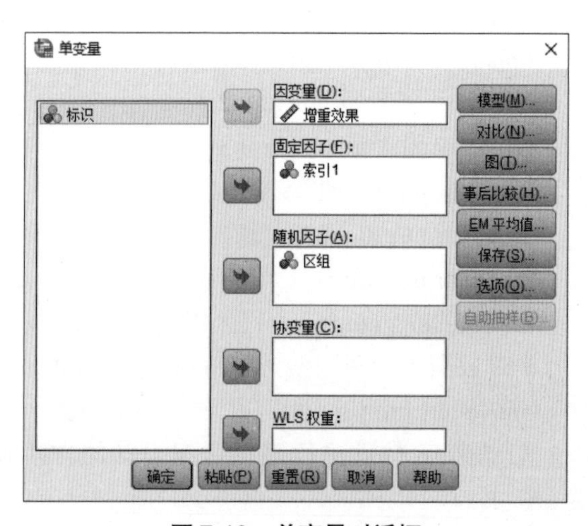

图 7-13　单变量对话框

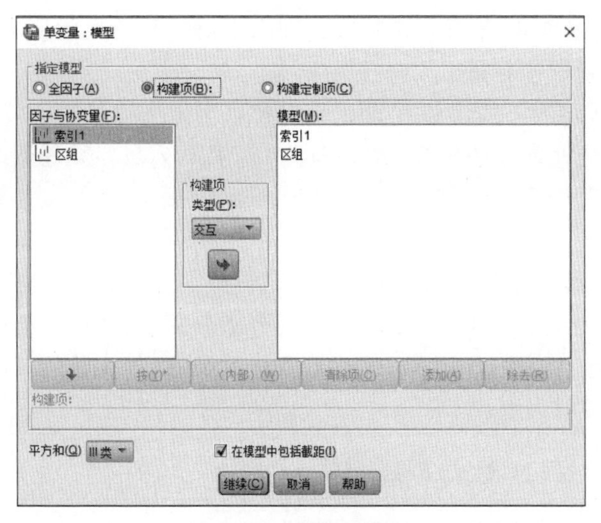

图 7-14　模型对话框

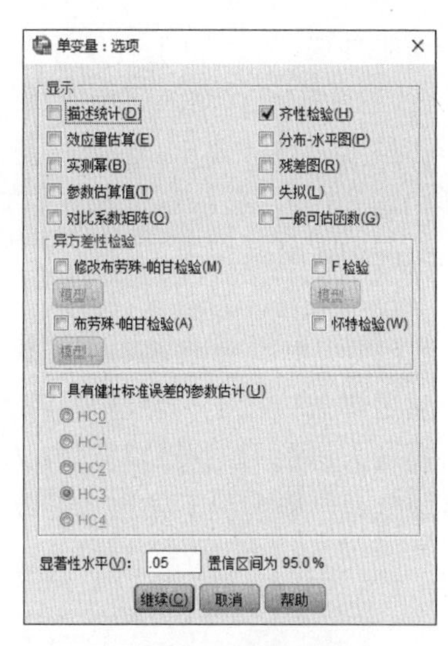

图 7-15　选项对话框

结果显示如图 7-16 所示。

主体间效应检验

因变量：增重效果

源		III 类平方和	自由度	均方	F	显著性
截距	假设	74359.534	1	74359.534	219.038	.000
	误差	2376.376	7	339.482[a]		
索引1	假设	144.918	2	72.459	2.979	.084
	误差	340.542	14	24.324[b]		
区组	假设	2376.376	7	339.482	13.956	.000
	误差	340.542	14	24.324[b]		

a. MS(区组)

b. MS(错误)

图 7-16　方差分析的 SPSS 结果

第五节　拉丁方设计的方差分析

拉丁方设计（Latin square design）是用 t 个拉丁字母排成 t 行 t 列的方阵，使每行每列中每个字母都只出现一次，这样的方阵叫 t 阶拉丁方或 $t \times t$ 拉丁方。下面分别是 3×3 拉丁方和 4×4 拉丁方。

A	B	C
B	C	A
C	A	B

A	B	C	D
B	C	D	A
C	D	A	B
D	A	B	C

用拉丁字母安排处理因素，行和列安排控制因素，这样的实验称为拉丁方实验。拉丁方设计与配伍组设计相比较，配伍组设计从一个方面（行、即区组）来控制非处理因素对实

验结果的影响，而拉丁方设计则是从行和列两方面来控制非处理因素对实验结果的影响。因此，拉丁方设计是配伍组设计思想的进一步扩展。

拉丁方设计要求：①必须是三因素同水平的实验。设计时将拉丁字母安排处理因素，行和列安排控制因素，并使行数、列数与处理数都相等，即处理数 = 行数 = 列数。②任两个因素间均无交互作用。③各行、列、处理组间的方差齐。

拉丁方设计方法与步骤：

（1）根据处理因素的水平数随机选择一个基本型的拉丁方（一个拉丁方的第一行与第一列字母是按拉丁字母顺序排列的）。处理的水平数不能太多，也不能太少，太多行及列区组都过大，局部控制难以做到；太少误差自由度[$\upsilon_{误差}=(t-1)(t-2)$]太小，而使实验的灵敏度降低。一般情况下处理水平数在 5～8 时为宜；

表 7-10　$t\times t$ 拉丁方设计的方差分析表

方差来源	*DF*	*SS*	*MS*	*F* 值	*P* 值
处理组间	$t-1$	$SS_{组间}$	$MS_{组间}=\dfrac{SS_1}{t-1}$	$F_{组间}=MS_{组间}/MS_E$	$P_{组间}$
行间	$t-1$	$SS_{行间}$	$MS_{行间}=\dfrac{SS_2}{t-1}$	$F_{行间}=MS_{行间}/MS_E$	$P_{行间}$
列间	$t-1$	$SS_{列间}$	$MS_{列间}=\dfrac{SS_3}{t-1}$	$F_{列间}=MS_{列间}/MS_E$	$P_{列间}$
误差	$(t-1)(t-2)$	$SS_{误差}$	$MS_{误差}=\dfrac{SS_E}{(t-1)(t-2)}$		
总计	t^2-1	$SS_{总}$			

（2）对基本型拉丁方加以随机化。随机化时必须整行（或列）进行交换，不能将行或列拆散；

（3）随机决定各字母所代表的处理；

（4）按以上设计安排实验，并进行实验观察，根据观察值进行统计分析（表 7-10）。

例 7-4　比较注射五种不同剂量的甲状腺素对豚鼠甲状腺重量影响的实验。

观察指标：甲状腺重量（mg）

因素：种系　甲、乙、丙、丁、戊（每个种系各 5 只）

　　　体重　Ⅰ、Ⅱ、Ⅲ、Ⅳ、Ⅴ

　　　剂量　A、B、C、D、E

若任两因素间无交互作用，其实验结果如表 7-11 所示。问注射不同剂量的甲状腺素后豚鼠甲状腺体的重量是否相同？

表 7-11　注射不同剂量的甲状腺素后豚鼠甲状腺体的重量 /mg

种系	体重				
	Ⅰ	Ⅱ	Ⅲ	Ⅳ	Ⅴ
甲	B81	D68	C51	A41	E68
乙	D92	A56	E99	C70	B52
丙	A73	C67	B63	E76	D79
丁	E82	B63	A57	D75	C66
戊	C65	E85	D77	B49	A46

1. CHISS 软件进行拉丁方设计的方差分析

（1）进入数据模块：此数据库已建立，文件名为：b7-3.DBF。打开数据库表。点击“数据”→“文件”→打开“数据库表”，打开文件名“b7-3.DBF”→“确认”。

（2）进入统计模块，进行统计计算：点击“统计”→“统计推断”→“*F* 检验”→“用原始数据 F 检验”→已选入分组因素：种系、体重、剂量，反应变量：y →“确认”。

（3）进入结果模块，查看结果：点击“结果”，见表 7-12。

表 7-12　拉丁方设计方差分析表

方差来源	自由度	平方和	均方	*F* 值	*P* 值
总变异	24	4 982.960 0			
剂量	4	2 690.960 0	672.740 0	9.049 5	0.001 3
种系	4	491.760 0	122.940 0	1.653 8	0.224 8
体重	4	908.160 0	227.040 0	3.054 1	0.059 6
误差	12	892.080 0	74.340 0		

结论：注射甲状腺素的剂量间差别有统计学意义，但种系和体重间差别无统计学意义。

2. SAS 软件进行拉丁方设计的方差分析

```
procanova data=data.b7_3;   /* 方差分析 */
    class 种系体重剂量;   /* 处理因素 */
    model 甲状腺重=种系体重剂量;
run;
```

结果如图 7-17。

ANOVA 过程

因变量：甲状腺重

源	自由度	平方和	均方	F 值	Pr > F
模型	12	4090.880000	340.906667	4.59	0.0067
误差	12	892.080000	74.340000		
校正合计	24	4982.960000			

R 方	变异系数	均方根误差	甲状腺重 均值
0.820974	12.67205	8.622065	68.04000

源	自由度	Anova 平方和	均方	F 值	Pr > F
种系	4	491.760000	122.940000	1.65	0.2248
体重	4	908.160000	227.040000	3.05	0.0596
剂量	4	2690.960000	672.740000	9.05	0.0013

图 7-17　拉丁方设计方差分析的 SAS 软件结果

结论：注射甲状腺素的剂量间差别有统计学意义，但种系和体重间差别无统计学意义。

3. Stata 软件进行拉丁方设计的方差分析

```
* 导入样例 b7-3 的 csv 文件
import delimited E:\example/b7-3.csv, encoding(GBK) clear
* 整理数据，将字符型数据改为字节型数据以便分析
replace 剂量="1" if 剂量=="A"
replace 剂量="2" if 剂量=="B"
replace 剂量="3" if 剂量=="C"
replace 剂量="4" if 剂量=="D"
replace 剂量="5" if 剂量=="E"
replace 种系="1" if 种系==" 甲 "
replace 种系="2" if 种系==" 乙 "
replace 种系="3" if 种系==" 丙 "
replace 种系="4" if 种系==" 丁 "
```

```
replace 种系="5" if 种系==" 戊 "
destring 剂量种系, replace
* 对数据进行多因素方差分析，结果如图 7-18
anova 甲状腺重剂量体重 c. 种系
```

```
                 Number of obs =         25    R-squared     =  0.7867
                 Root MSE      =    8.41808    Adj R-squared =  0.6587

       Source | Partial SS         df         MS           F    Prob>F
   -----------+----------------------------------------------------------
        Model |       3920          9   435.55556       6.15    0.0011
              |
         剂量 |    2690.96          4      672.74       9.49    0.0005
         种系 |     491.76          4      122.94       1.73    0.1947
         体重 |     737.28          1      737.28      10.40    0.0057
              |
     Residual |    1062.96         15      70.864
   -----------+----------------------------------------------------------
        Total |    4982.96         24   207.62333
```

图 7-18 拉丁方设计方差分析的 Stata 软件结果

4. SPSS 软件进行拉丁方设计的方差分析 此数据库已建立在文件夹中，文件名为：b7-3sav。

首先，打开文件，单击“文件”→“打开”→“数据”，找到文件名 b7-3sav，点击“打开”。

第二，点击“分析”→“一般线性模型”→“单变量”，如图 7-12 所示，弹出“单变量”对话框，因变量选入“甲状腺重”，固定因子选入“剂量”“体重”“种系”，点击“模型”，弹出模型对话框，指定模型选为“构建项”，构建项类型选择“主效应”，模型中选入“剂量”“体重”“种系”，勾选“在模型中包括截距”点击“继续”，点击“选项”，弹出选项对话框，显示中选择“齐性检验”，显著性水平设为“.05”，点击“继续”，点击“确定”。

结果显示如图 7-19 所示。

主体间效应检验

因变量：甲状腺重

源	III 类平方和	自由度	均方	F	显著性
修正模型	4090.880[a]	12	340.907	4.586	.007
截距	115736.040	1	115736.040	1556.847	.000
剂量	2690.960	4	672.740	9.050	.001
体重	908.160	4	227.040	3.054	.060
种系	491.760	4	122.940	1.654	.225
误差	892.080	12	74.340		
总计	120719.000	25			
修正后总计	4982.960	24			

a. R 方 = .821（调整后 R 方 = .642）

图 7-19 拉丁方设计方差分析的 SPSS 软件结果

第六节 二阶段交叉设计的方差分析

一、基本概念

二阶段交叉设计实验的显著特征是将实验时间划分为两个实验阶段，同一受试者在不同实验阶段先后接受两种处理，不同组别的受试者处理的顺序不同。虽然交叉实验的处理是单因素，但影响实验结果的因素除了非人为控制的受试者个体差异外，还有处理顺序和实验阶段两个因素。所以，交叉实验实际上是一个实验因素和两个重要的非实验因素的多因素实验，A 因素为处理，B 因素为处理顺序，C 因素为实验阶段。由于 B 因素的作用包含在两组受试者组与组之间的差别中，交叉实验重点分析的是 A 因素各个水平的差别和 C 因素各个阶段的差别，并且假定 A、B、C 三个因素间不存在交互效应。

由于交叉实验处理间的差别是在受试者内进行比较，允许受试者之间有较大的个体差异，特别适用于不易控制个体差异的临床试验。一个较为严格的限制条件是，前一个实验阶段的处理效应不能传递到下一个实验阶段，即各处理终止后没有残留效应，或各处理的残留效应相等。为保证这一点，每两个阶段之间均设一个停药或停止处理的阶段，等待残留效应的消失，通常称此为清洗阶段。医学临床研究中，交叉设计多用于止痛、镇静、降血压、抗风湿等缓解症状的药物或治疗方法间的疗效比较。

二、实验设计方法

设有 a1、a2 两种处理，有Ⅰ、Ⅱ个实验阶段，将 n 个受试者随机等分成两组（$n=2N$），一组第Ⅰ阶段给 a1 处理，第Ⅱ阶段给 a2 处理；另一组第Ⅰ阶段给 a2 处理，第Ⅱ阶段给 a1 处理。

在实验设计一节中，介绍了交叉设计的基本结构如下（表 7-13）：

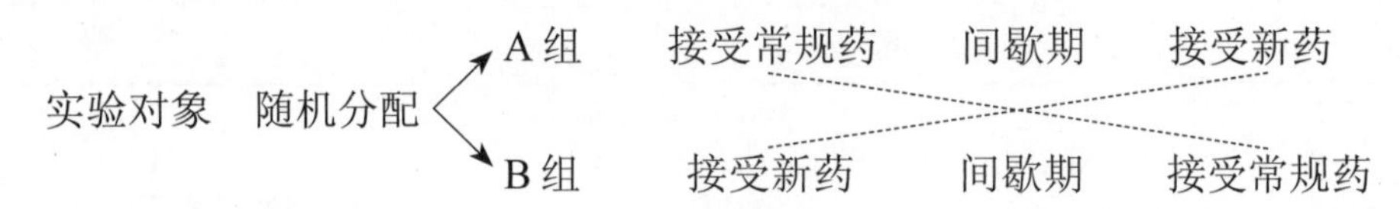

广义地说，如果比较 G 种处理，相应将实验时间分成 G 个阶段，每个受试者在不同实验阶段分别接受这 G 种处理；不同实验组受试者接受 G 种处理的顺序不同。

优点：由于是自身前后比较，不受个体变异影响。每种处理在每种顺序都有，可比性好。

缺点：限于慢性病的对症治疗，有时停药的间歇期不能为患者接受。

表 7-13 二阶段交叉的方差分析表

变异来源	SS 离均差平方和	DF 自由度	MS 均方	F 值	P 值
总变异（T）	$SS_{总}$	$2N-1$	$MS_{总}$		
处理组间（B）	SS_B	1	MS_B	MS_B/MS_E	P_B
阶段间（S）	SS_S	1	MS_S	MS_S/MS_E	P_S
受试者间（P）	SS_P	$N-1$	MS_P	MS_P/MS_E	P_P
误差（E）	SS_E	$N-2$	MS_E		

例 7-5　胰岛素生物检定的实验，实验者应用交叉设计以消除由于不同实验日期可能引起的偏差。表内数据为应用胰岛素后兔的血糖下降百分率，*S* 与 *T* 分别代表标准品与检品。实验用 6 只家兔，第一次实验是将 3 只用作标准品检定，3 只用作检品检定；第二次实验是将上次检定标准品的家兔用来检定检品，将上次检定检品的家兔用来检定标准品。问应用胰岛素后兔的血糖下降百分率标准品和检品结果是否相同？从表 7-14 中可以看到第二次实验的观察值要比第一次高，这个偏倚可由应用交叉设计后，在合计中被抵消。

表 7-14　胰岛素生物检定的交叉设计

兔号	1	2	3	4	5	6
第一次实验	S(52.2)	T(37.0)	S(29.3)	T(44.6)	S(35.8)	T(41.7)
第二次实验	T(39.1)	S(49.6)	T(53.1)	S(40.6)	T(48.6)	S(41.8)

1. CHISS 软件进行二阶段交叉设计的方差分析

(1) 进入数据模块：此数据库已建立，文件名为：b7-4.DBF。打开数据库表。点击“数据”→“文件”→打开“数据库表”，打开文件名“b7-4.DBF”→“确认”。

(2) 进入统计模块，进行统计计算：点击“统计”→“统计推断”→“线性模型”→“实验设计资料模型”→选入分组因素：兔号、阶段、检品，反应变量：血糖下降百分率→“确认”。

(3) 进入结果模块，查看结果：点击“结果”，见表 7-15。

表 7-15　胰岛素生物检定的实验方差分析表(指标＝血糖下降百分率)

方差来源	自由度	平方和	均方	*F* 值	*P* 值
总变异	11	563.196 7			
兔号	5	24.866 7	4.973 3	0.045 9	0.997 7
阶段	1	86.403 3	86.403 3	0.796 9	0.422 5
检品	1	18.253 3	18.253 3	0.168 4	0.702 6
误差	4	433.673 3	108.418 3		

结果：不同检品和不同阶段之间的差别均无统计学意义。

2. SAS 软件进行二阶段交叉设计的方差分析

```
procanova data=data.b7_4;    /* 方差分析 */
    class 兔号 阶段 检品;    /* 处理因素 */
    model 血糖降低百分率=兔号 阶段 检品;
run;
```

结果如图 7-20。

结果：不同检品和不同阶段之间的差别均无统计学意义。

ANOVA 过程

因变量：血糖降低百分率

源	自由度	平方和	均方	F 值	Pr > F
模型	7	129.5233333	18.5033333	0.17	0.9784
误差	4	433.6733333	108.4183333		
校正合计	11	563.1966667			

R 方	变异系数	均方根误差	血糖降低百分率 均值
0.229979	24.33754	10.41241	42.78333

源	自由度	Anova 平方和	均方	F 值	Pr > F
兔号	5	24.86666667	4.97333333	0.05	0.9977
阶段	1	86.40333333	86.40333333	0.80	0.4225
检品	1	18.25333333	18.25333333	0.17	0.7026

图 7-20　二阶段交叉设计方差分析的 SAS 软件结果

3. Stata 软件进行二阶段交叉设计的方差分析

```
*example 7-5
* 导入样例 b7-4 的 csv 文件
```

```
import delimited E:\example/b7-4.csv, encoding (GBK) clear
* 整理数据，将字符型数据改为字节型数据
replace 检品 = "1" if 检品 == "S"
replace 检品 = "2" if 检品 == "T"
destring 检品, replace
* 对数据进行方差分析，结果如图 7-21
anova 血糖降低百分率 兔号 阶段 检品
```

```
                         Number of obs =         12    R-squared     =  0.2300
                         Root MSE      =    10.4124    Adj R-squared = -1.1176

                  Source | Partial SS         df         MS        F    Prob>F
              -----------+----------------------------------------------------
                   Model |   129.5233          7    18.503329     0.17  0.9784
                         |
                    兔号 |  24.866672          5    4.9733344     0.05  0.9977
                    阶段 |  86.403296          1    86.403296     0.80  0.4225
                    检品 |  18.253331          1    18.253331     0.17  0.7026
                         |
                Residual |  433.67335          4    108.41834
              -----------+----------------------------------------------------
                   Total |  563.19665         11    51.199696
```

图 7-21 二阶段交叉设计方差分析的 Stata 软件结果

4. SPSS 软件进行二阶段交叉设计的方差分析 此数据库已建立在文件夹中，文件名为：b7-4sav。

首先，打开文件，单击“文件”→“打开”→“数据”，找到文件名“b7-4sav”，点击“打开”。

第二，点击“分析”→“一般线性模型”→“单变量”，如图 7-12 所示，弹出“单变量”对话框，因变量选入“血糖降低百分率”，固定因子选入“阶段”“兔号”“检品”，点击“模型”，弹出“模型”对话框，指定模型选为“设定”，构建项类型选择“主效应”，模型中选入“阶段”“兔号”“检品”，勾选“在模型中包括截距”点击“继续”，点击“选项”，弹出选项对话框，显著性水平设为“.05”，点击“继续”，点击“确定”。

结果显示如图 7-22 所示。

主体间效应的检验

因变量：血糖降低百分率

源	III 型平方和	df	均方	F	Sig.
校正模型	129.523[a]	7	18.503	.171	.978
截距	21964.963	1	21964.963	202.595	.000
阶段	86.403	1	86.403	.797	.422
兔号	24.867	5	4.973	.046	.998
检品	18.253	1	18.253	.168	.703
误差	433.673	4	108.418		
总计	22528.160	12			
校正的总计	563.197	11			

a. R 方 = .230（调整 R 方 = -1.118）

图 7-22 二阶段交叉设计方差分析的 SPSS 软件结果

（李 戈 王泓午 赛晓勇）

只有有耐心圆满完成简单工作的人，才能够胜任解决复杂困难的问题。

——席勒（德国剧作家，1759—1805 年）

第八章 多因素方差分析

第一节 析因设计及其方差分析

析因设计（factorial design）是一种多因素多水平交叉分组进行全面实验的设计方法。它可以研究两个或两个以上因素多个水平的效应。在析因设计中，研究因素的所有可能的水平组合都能被研究到，例如 3 个因素同时进行实验，每个因素取两个水平，实验的总组合数为 $2^3=8$；如果水平为 3，则有 $3^3=27$ 种组合数。每一种组合均要进行实验。所以析因设计可以分析观测指标与研究因素间的复杂关系，包括各因素间的交互作用。

如果在一次实验中，当一个因素的水平间的效应差随其他因素的水平不同而变化时，因素之间就存在交互作用（interaction），它表明各处理因素间的实验效应是不独立的。

析因实验可以分析多种交互作用，两个因素间的交互作用称为一级交互作用，三个因素间的交互作用称为二级交互作用，依此类推，乃至更高级的交互作用。例如观察三个处理（A、B、C）因素的效应，其一级交互作用有：A×B，A×C 与 B×C，二级交互作用为 A×B×C。当析因实验设计因素与水平过多时，使交互作用分析内容繁多，而且带来专业解释的困难。

析因实验区别于单因素设计的显著特征是：G 个处理由两个或两个以上因素组合而成，每个因素至少有两个水平。以营养实验为例，设 A 因素为食物的蛋白质含量，B 因素为脂肪含量，每个因素均有两个水平，则共有 $G=4$ 个处理组，称为 2^2 析因实验，其中底数 2 表示有两个因素，上标 2 表示每个因素有两个水平数。

如果采用完全随机设计，将 N 个实验单位随机等分为四组，分别接受处理 a_1b_1，a_2b_1，a_1b_2，a_2b_2。检验四组总体均数的差别可用上一章介绍的完全随机设计方差分析的方法，并可进一步分析处理的单独效应、主效应和交互作用。

（1）单独效应：单独效应是指其他因素的水平固定时，同一因素不同水平间的差别。

（2）主效应：主效应指某一因素各水平的平均差别。

（3）交互效应：当某因素的各个单独效应随另一因素水平的变化而变化，且相互间的差别超出随机波动范围时，则称这两个因素间存在交互效应。

析因设计显然比单因素设计能提供更多的实验信息，尤其是能反映各因素各水平组合后的协同作用和拮抗作用，在医学上可用于筛选最佳治疗方案、药物配方、实验条件等研究。缺点是当因素个数较多时（如三个因素以上），所需实验单位和处理数剧增。当因素较多时，提倡采用正交设计先做初步筛选。下面以两因素析因设计为例，介绍析因设计的方差分析。将总变异分解成各因素的主效应、交互效应和误差效应，得析因设计的方差表（表 8-1）。

表 8-1　两因素析因设计的方差分析表

变异来源	*SS* 离均差平方和	自由度	均方	*F* 值	*P* 值
A	SS_A	$a-1$	MS_A	MS_A/MS_{ERR}	P_A
B	SS_B	$b-1$	MS_B	MS_B/MS_{ERR}	P_B
A*B	SS_{AB}	$(a-1)(b-1)$	MS_{AB}	MS_{AB}/MS_{ERR}	P_{A*B}
Error	SS_{ERR}	$n-ab+1$	MS_{ERR}		
Total	SS_{total}	$n-1$			

其中 a 是 A 因素的水平数，b 是 B 因素的水平数，*n* 是实验的样本量。

例 8-1　为观察 A、B 两种药物对缺铁性贫血的治疗效果，随机选择 12 名缺铁性贫血患者进行临床观察，A、B 两种药物均设低剂量组和高剂量组，采用两因素两水平的析因设计，服药 4 周后观察外周血红细胞数量的变化，结果见表 8-2。

表 8-2　两种药物治疗缺铁性贫血四周后外周血红细胞数量的改善值 /100 万个·mm^{-3}

A 药低剂量组		A 药高剂量组	
B 药低剂量组	B 药高剂量组	B 药低剂量组	B 药高剂量组
0.8	0.9	1.3	2.1
0.9	1.1	1.2	2.2
0.7	1.0	1.1	2.0

1. CHISS 软件实现析因设计的方差分析

（1）进入数据模块：此数据库已建立，文件名为：b8-1.DBF。打开数据库表。点击“数据”→“文件”→“打开数据库表”，打开文件名“b8-1.DBF”→“确认”。

（2）进入统计模块，进行统计计算：点击“统计”→“统计推断”→“线性模型”→“实验设计资料模型”→选入分组因素：A×B，反应变量：y→“确认”。

（3）进入结果模块，查看结果，见表 8-3。

表 8-3　两种药物治疗缺铁性贫血的析因设计方差分析表

方差来源	自由度	平方和	均方	*F* 值	*P* 值
总变异	11	3.042 5			
A	1	1.687 5	1.687 5	168.750 0	<0.000 1
B	1	0.907 5	0.907 5	90.750 0	<0.000 1
A×B	1	0.367 5	0.367 5	36.750 0	0.000 3
误差	8	0.080 0	0.010 0		

结果：甲药、乙药及两种药物的交互作用均有统计学意义。

2. SAS 软件实现析因设计的方差分析

```
proc anova data=data.b8_1;    /* 方差分析 */
    class A 剂量 B 剂量;
```

model 改善=A 剂量 B 剂量 A 剂量 *B 剂量；　/* 方差分析模型，剂量 A 和 B 以及 AB 的交互作用 */

run；

结果如图 8-1。

ANOVA 过程

因变量：改善

源	自由度	平方和	均方	F 值	Pr > F
模型	3	2.96250000	0.98750000	98.75	<.0001
误差	8	0.08000000	0.01000000		
校正合计	11	3.04250000			

R 方	变异系数	均方根误差	改善 均值
0.973706	7.843137	0.100000	1.275000

源	自由度	Anova 平方和	均方	F 值	Pr > F
A剂量	1	1.68750000	1.68750000	168.75	<.0001
B剂量	1	0.90750000	0.90750000	90.75	<.0001
A剂量*B剂量	1	0.36750000	0.36750000	36.75	0.0003

图 8-1　两种药物治疗缺铁性贫血的析因设计方差分析的 SAS 软件结果

结果：甲药、乙药及两种药物的交互作用均有统计学意义。

3. Stata 软件实现析因设计的方差分析

```
* 导入样例 b8-1 的 csv 文件
import delimited E:\example/b8-1.csv，encoding（GBK）clear
* 整理数据
replace a 剂量="1" if a 剂量=="L"
replace a 剂量="2" if a 剂量=="H"
replace b 剂量="1" if b 剂量=="L"
replace b 剂量="2" if b 剂量=="H"
destring a 剂量 b 剂量，replace
* 对数据进行两因素方差分析，考虑交互影响，结果如图 8-2
anova 改善 a 剂量 b 剂量 a 剂量 #b 剂量
```

Number of obs = 12　R-squared = 0.9737

Root MSE = .1　Adj R-squared = 0.9638

Source	Partial SS	df	MS	F	Prob>F
Model	2.9624999	3	.98749998	98.75	0.0000
a剂量	1.6875	1	1.6875	168.75	0.0000
b剂量	.90749997	1	.90749997	90.75	0.0000
a剂量#b剂量	.36749997	1	.36749997	36.75	0.0003
Residual	.08	8	.01		
Total	3.0424999	11	.2765909		

图 8-2　两种药物治疗缺铁性贫血的析因设计方差分析的 Stata 软件结果

4. SPSS 软件实现析因设计的方差分析　此数据库已建立在文件夹中，文件名为：b8-1sav。

首先，打开文件，单击“文件”→“打开”→“数据”，找到文件名“b8-1sav”，点击“打开”。

第二，点击“分析”→“一般线性模型”→“单变量”，弹出“单变量”对话框，因变量选入“改善”，固定因子选入“A 剂量”“B 剂量”，点击“模型”，弹出模型对话框，指定模型选为“全因子”，点击“继续”，点击“确定”。

结果显示如图 8-3 所示。

主体间效应检验

因变量：改善

源	III 类平方和	自由度	均方	F	显著性
修正模型	2.962[a]	3	.987	98.750	.000
截距	19.508	1	19.508	1950.750	.000
A剂量	1.688	1	1.688	168.750	.000
B剂量	.908	1	.908	90.750	.000
A剂量 * B剂量	.368	1	.368	36.750	.000
误差	.080	8	.010		
总计	22.550	12			
修正后总计	3.042	11			

a. R 方 = .974（调整后 R 方 = .964）

图 8-3　两种药物治疗缺铁性贫血的析因设计方差分析的 SPSS 软件结果

当析因设计要求的实验次数太多时，一个非常自然的想法就是从析因设计的水平组合中，选择一部分有代表性水平组合进行实验。因此就出现了分式析因设计（fractional factorial design），但是对于实验设计知识较少的实际工作者来说，选择适当的分式析因设计还是比较困难的。

析因实验设计的优点主要是：①同时观察多个因素的效应，提高了实验效率；②能够分析各因素间的交互作用；③容许一个因素在其他各因素的几个水平上来估计其效应，所得结论在实验条件的范围内是有效的。

析因设计是全面设计，它要求每个因素的不同水平都要进行组合，因此对剖析因素与效应之间的关系比较透彻，当因素数目和水平数都不太大，且效应与因素之间的关系比较复杂时，常常被推荐使用。但是当研究因素较多，且每个因素的水平数也较多时，析因设计要求的实验可能太多，以至到了无法承受的地步。例如有 6 个因素，每个因素都有 3 个水平，析因设计至少需要做 $3^6=729$ 次实验，如果每个因素的水平数增加到 5 个，则析因设计至少需要做 $5^6=15\,625$ 次实验，这是不能承受的。

第二节　正交设计及其方差分析

当析因设计要求的实验次数太多时，一个非常自然的想法就是从析因设计的水平组合中，选择一部分有代表性水平组合进行实验。正交实验设计（orthogonal experimental design）是研究多因素多水平的一种设计方法，它是根据正交性从全面实验中挑选出部分有代表性的点进行实验，这些有代表性的点具备了“均匀分散，齐整可比”的特点，正交实验设计是一种高效率、快速、经济的实验设计方法。日本著名的统计学家田口玄一将正交实验选择的水平组合列成表格，称为正交表。例如作一个三因素三水平的实验，按全面实验要求，须进行 $3^3=27$ 种组合的实验，且尚未考虑每一组合的重复数。若用 $L_9(3)^3$ 正交表安排实验，只需作 9 次，按 $L_{18}(3)^7$ 正交表只需进行 18 次实验，这显然大大减少了工作量，因而正交实验设计在很多领域的研究中已经得到广泛应用。

（一）正交表

正交表是一整套规则的设计表格，用 $L_n(t^c)$ 表示。L 为正交表的代号，n 为实验的次数，t 为水平数，C 为列数，也就是可能安排最多的因素个数。例如 $L_9(3^4)$，（表 8-4），它表示需作 9 次实验，最多可观察 4 个因素，每个因素均为 3 水平。一个正交表中也可以各列的水平数不相等，我们称它为混合型正交表，如 $L_8(4\times2^4)$（表 8-5），此表的 5 列中，有 1 列为 4 水平，4 列为 2 水平。根据正交表的数据结构看出，正交表是一个 n 行 c 列的表（表 8-6），其中第 j 列由数码 1，2，$\cdots S_j$ 组成，这些数码均各出现 N/S 次，例如表 8-4 中，第二列的数码个数为 3，$S=3$，即由 1、2、3 组成，各数码均出现 $N/3=9/3=3$ 次。

表 8-4　$L_9(3^4)$表

实验号	列号			
	1	2	3	4
1	1	1	1	1
2	1	2	2	2
3	1	3	3	3
4	2	1	2	3
5	2	2	3	1
6	2	3	1	2
7	3	1	3	2
8	3	2	1	3
9	3	3	2	1

表 8-5　$L_8(4\times2^4)$表

实验号	列号				
	1	2	3	4	5
1	1	1	1	1	1
2	1	2	2	2	2
3	2	1	1	2	2
4	2	2	2	1	1
5	3	1	2	1	2
6	3	2	1	2	1
7	4	1	2	2	1
8	4	2	1	1	2

表 8-6　$L_8(2^7)$正交表

实验号	列号						
	1	2	3	4	5	6	7
1	1	1	1	1	1	1	1
2	1	1	1	2	2	2	2
3	1	2	2	1	1	2	2
4	1	2	2	2	2	1	1
5	2	1	2	1	2	1	2
6	2	1	2	2	1	2	1
7	2	2	1	1	2	2	1
8	2	2	1	2	1	1	2

（二）正交表的性质

正交表具有以下两项性质：

1. 每一列中，不同的数字出现的次数相等。例如在两水平正交表中，任何一列都有数码“1”与“2”，且任何一列中它们出现的次数是相等的；如在三水平正交表中，任何一列都有“1”“2”“3”，且在任一列的出现数均相等。

2. 任意两列中数字的排列方式齐全而且均衡。例如在两水平正交表中，任何两列（同一横行内）有序对子共有 4 种：(1，1)、(1，2)、(2，1)、(2，2)。每种对数出现次数相等。在三水平情况下，任何两列（同一横行内）有序对共有 9 种，1.1、1.2、1.3、2.1、2.2、2.3、3.1、3.2、3.3，且每对出现数也均相等。

以上两点充分地体现了正交表的两大优越性，即“均匀分散性，整齐可比”。通俗地说，每个因素的每个水平与另一个因素各水平各碰一次，这就是正交性。

（三）交互作用表

表 8-7　$L_8(2^7)$表的交互作用表

列号	1	2	3	4	5	6	7
2	(1)	3	2	5	4	7	6
		(2)	1	6	7	4	5
			(3)	7	6	5	4
				(4)	1	2	3
					(5)	3	2
						(6)	1

每一张正交表后都附有相应的交互作用表，它专门用来安排交互作用实验。表 8-7 就是 $L_8(2^7)$表的交互作用表。

安排交互作用的实验时，将两个因素的交互作用当作一个新的因素，占用一列，为交互作用列，从表 8-7 中可查出 $L_8(2^7)$ 正交表中的任何两列的交互作用列。表中带（　）的为主因素的列号，它与另一主因素的交互列为第一个列号从左向右，第二个列号顺次由下向上，二者相交的号为二者的交互作用列。例如将 A 因素排为第（1）列，B 因素排为第（2）列，两数字相交为 3，则第 3 列为 A×B 交互作用列。又如可以看到第 4 列与第 6 列的交互列是第 2 列，等等。

（四）表头设计

正交实验的表头设计是正交设计的关键，它承担着将各因素及交互作用合理安排到正交表的各列中的重要任务，因此一个表头设计就是一个设计方案。

表头设计的主要步骤如下：

（1）*确定列数*：根据实验目的，选择处理因素与不可忽略的交互作用，明确其共有多少个数，如果对研究中的某些问题尚不太了解，列可多一些，但一般不宜过多。当每个实验号无重复，只有 1 个实验数据时，可设 2 个或多个空白列，作为计算误差项之用。

（2）*确定各因素的水平数*：根据研究目的，一般二水平（有、无）可作因素筛选用；也可适用于实验次数少、分批进行的研究。三水平可观察变化趋势，选择最佳搭配；多水平能以一次满足实验要求。

（3）*选定正交表*：根据确定的列数（C）与水平数（t）选择相应的正交表。例如观察 5 个因素 8 个一级交互作用，留两个空白列，且每个因素取 2 水平，则适宜选 $L_{16}(2^{15})$ 表。由于同水平的正交表有多个，如 $L_8(2^7)$、$L_{12}(2^{11})$、$L_{16}(2^{15})$，一般只要表中列数比考虑需要观察的个数稍多一点即可，这样省工省时。

（4）*表头安排*：应优先考虑交互作用不可忽略的处理因素，按照不可混杂的原则，将它们及交互作用首先在表头排妥，而后再将剩余各因素任意安排在各列上。例如某项目考察 4 个因素 A、B、C、D 及 A×B 交互作用，各因素均为 2 水平，现选取 $L_8(2^7)$ 表（表 8-8），由于 A、B 两因素需要观察其交互作用，故将二者优先安排在第 1、2 列，根据交互作用表查得 A×B 应排在第 3 列，于是 C 排在第 4 列，由于 A×C 交互在第 5 列，B×C 交互作用在第 6 列，虽然未考查 A×C 与 B×C，为避免混杂之嫌，D 就排在第 7 列。

表 8-8　$L_8(2^7)$表头设计

列号	1	2	3	4	5	6	7
因素与交互作用	A	B	A×B	C	A×C	B×C	D

（5）*组织实施方案*：根据选定正交表中各因素占有列的水平数列，构成实施方案表，按实验号依次进行，共作 n 次实验，每次实验按表中横行的各水平组合进行。例如 $L_9(3^4)$ 表，若安排四个因素，第一次实验 A、B、C、D 四因素均取 1 水平，第二次实验 A 因素 1 水平，B、C、D 取 2 水平，……第九次实验 A、B 因素取 3 水平，C 因素取 2 水平，D 因素取 1 水平。实验结果数据记录在该行的末尾。因此整个设计过程我们可用一句话归纳为："因素顺序上列、水平对号入座，实验横着做"。

（五）正交实验设计举例

例 8-2　某研究室研究影响某试剂回收率的三个因素，包括温度、反应时间、原料配比，每个因素都为二水平，各因素及其水平见表 8-9。选用 $L_8(2^7)$ 正交表进行实验，实验结果见表 8-10。

表 8-9　因素与水平

因素	水平	
	1	2
A（温度 /℃）	60	80
B（反应时间 /h）	2.5	3.5
C（原料配比）	1.1∶1	1.2∶1

表 8-10　某试剂回收率的正交实验 $L_8(2^7)$ 表结果

实验号	1 A	2 B	3 $A\times B$	4 C	5	6	7	实验结果回收率 /%
1	1	1	1	1	1	1	1	86
2	1	1	1	2	2	2	2	95
3	1	2	2	1	1	2	2	91
4	1	2	2	2	2	1	1	94
5	2	1	2	1	2	1	2	91
6	2	1	2	2	1	2	1	96
7	2	2	1	1	2	2	1	83
8	2	2	1	2	1	1	2	88

（1）CHISS 软件进行正交设计的方差分析

1）进入数据模块：此数据库已建立，文件名为：b8-2.DBF。打开数据库表。点击“数据”→“文件”→“打开数据库表”，打开文件名“b8-2.DBF”→“确认”。

2）进入统计模块，进行统计计算：点击“统计”→“统计推断”→“线性模型”→“实验设计资料模型”→选入分组因素：A、B、A×B、C，反应变量：y→“确认”。

3）进入结果模块，查看结果。

从表 8-11 看出，在 $\alpha=0.05$ 水准上，只有 C 因素与 A×B 交互作用有统计学意义，其余各因素均无统计学意义，A 因素影响最小，考虑到交互作用 A×B 的影响较大，且它们的二水平为优。在 C_2 的情况下，有 B_1，A_2 和 B_1，A_1 两种组合状况下的回收率最高。考虑到 B 因素影响较 A 因素影响大些，而 B 中选 B_1 为好，故选 A_2B_1。这样最后决定最佳配方为 $A_2B_1C_2$，即 80℃，反应时间 2.5h，原料配比为 1.2∶1。

表 8-11　三种因素对试剂回收率影响的正交设计方差分析表

方差来源	自由度	平方和	均方	F 值	P 值
总变异	7	146.0			
A	1	8.0	8.0	2.53	0.210 2
B	1	18.0	18.0	5.68	0.097 3
C	1	60.5	60.5	19.10	0.022 2
A×B	1	50.0	50.0	15.79	0.028 5
误差	3	9.5	3.16		

注：使用计算机软件进行统计分析，在数据录入时只需要输入实验因素和实验结果的内容，交互作用列的内容不用输入，然后按照表头定义要分析的模型进行方差分析即可。

（2）SAS 软件进行正交设计的方差分析

```
proc anova data=data.b8_2;
    class A因素 B因素 C因素;
    model y=A因素 B因素 C因素 A因素*B因素;    /* 方差分析模型 */
run;
```

结果如图 8-4。

ANOVA 过程

因变量：y

源	自由度	平方和	均方	F 值	Pr > F
模型	4	136.5000000	34.1250000	10.78	0.0399
误差	3	9.5000000	3.1666667		
校正合计	7	146.0000000			

R 方	变异系数	均方根误差	y 均值
0.934932	1.966313	1.779513	90.50000

源	自由度	Anova 平方和	均方	F 值	Pr > F
A因素	1	8.00000000	8.00000000	2.53	0.2102
B因素	1	18.00000000	18.00000000	5.68	0.0973
C因素	1	60.50000000	60.50000000	19.11	0.0222
A因素*B因素	1	50.00000000	50.00000000	15.79	0.0285

图 8-4　三种因素对试剂回收率影响的正交设计方差分析的 SAS 软件结果

（3）Stata 软件进行正交设计的方差分析

```
* 导入样例 b8-2 的 csv 文件
import delimited E:\example/b8-2.csv, encoding(GBK) clear
* 对数据进行多因素方差分析，考虑 AB 交互影响，结果如图 8-5
anova y a b a#b c
```

Number of obs = 8　　R-squared = 0.9349
Root MSE = 1.77951　　Adj R-squared = 0.8482

Source	Partial SS	df	MS	F	Prob>F
Model	136.5	4	34.125	10.78	0.0399
a因素	8	1	8	2.53	0.2102
b因素	18	1	18	5.68	0.0973
a因素#b因素	50	1	50	15.79	0.0285
c因素	60.5	1	60.5	19.11	0.0222
Residual	9.5	3	3.1666667		
Total	146	7	20.857143		

图 8-5　三种因素对试剂回收率影响的正交设计方差分析的 Stata 软件结果

（4）SPSS 软件进行正交设计的方差分析：此数据库已建立在文件夹中，文件名为：b8-2sav。

首先，打开文件，单击“文件”→“打开”→“数据”，找到文件名“b8-2sav”，点击“打开”。

第二，点击“分析”→“一般线性模型”→“单变量”，弹出“单变量”对话框，因变量选入“y”，固定因子选入“A 因素”“B 因素”“C 因素”，点击“模型”，弹出“模型”对话框，如图 8-6 所示，指定模型选为“构建项”，构建项类型为“主效应”，模型中选入“A 因素”“B 因素”“C 因素”，构建项类型为“交互”，模型中选入“A 因素 × B 因素”，点击“继续”，点击“确定”。

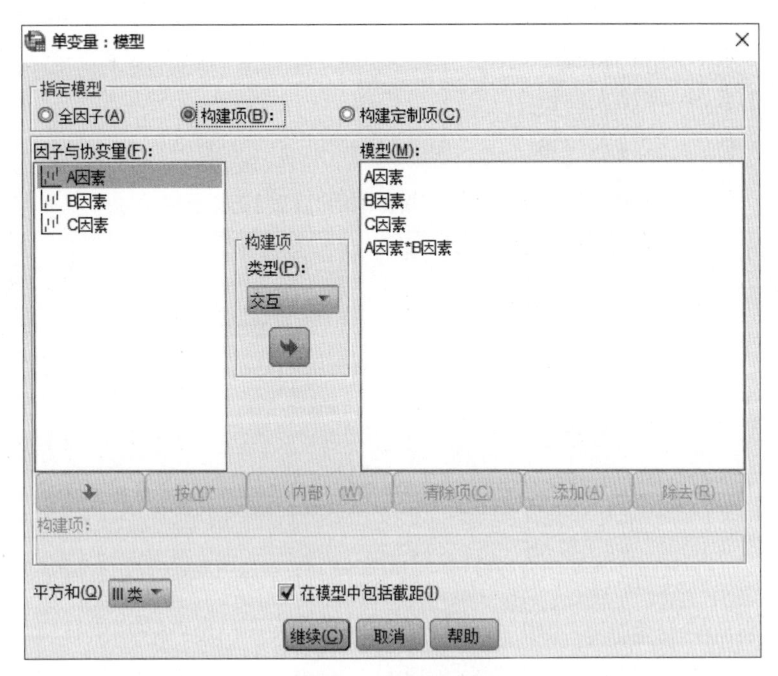

图 8-6　模型对话框

结果显示如图 8-7 所示。

主体间效应检验

因变量：y

源	III 类平方和	自由度	均方	F	显著性
修正模型	136.500[a]	4	34.125	10.776	.040
截距	65522.000	1	65522.000	20691.158	.000
A因素	8.000	1	8.000	2.526	.210
B因素	18.000	1	18.000	5.684	.097
C因素	60.500	1	60.500	19.105	.022
A因素 * B因素	50.000	1	50.000	15.789	.028
误差	9.500	3	3.167		
总计	65668.000	8			
修正后总计	146.000	7			

a. R 方 = .935（调整后 R 方 = .848）

图 8-7　三种因素对试剂回收率影响的正交设计方差分析的 SPSS 结果

例 8-3　某研究者以大白鼠做实验，观察指标是细胞色素 b_5（nmol/mg），主要想了解正氟醚的作用，同时要看一下用生理盐水和用戊巴比妥作为诱导药物对正氟醚的毒性作用有何影响，以及不同诱导剂对不同性别大白鼠作用有何不同。试做正交实验设计及分析，数据见表 8-12。

根据提议，先拟定因素和水平。

因素 A 1 水平：生理盐水
2 水平：戊巴比妥

因素 B 1 水平：不用正氟醚
2 水平：用正氟醚

因素 C 1 水平：雄性大白鼠
2 水平：雌性大白鼠

表 8-12 正氟醚对细胞色素影响的 $L_8(2^7)$ 正交表实验结果

实验号	1	2	3	4	5	6	7	细胞色素 b_5
	A	B	A×B	C	A×C			
1	1	1	1	1	1	1	1	0.66
2	1	1	1	2	2	2	2	0.23
3	1	2	2	1	1	2	2	0.11
4	1	2	2	2	2	1	1	0.13
5	2	1	2	1	2	1	2	0.64
6	2	1	2	2	1	2	1	0.95
7	2	2	1	1	2	2	1	0.15
8	2	2	1	2	1	1	2	0.12

（1）CHISS 软件进行正交设计的方差分析

1）进入数据模块：此数据库已建立，文件名为：b8-3.DBF。打开数据库表，点击“数据”→“文件”→“打开数据库表”，打开文件名“b8-3.DBF”→“确认”。

2）进入统计模块，进行统计计算：点击“统计”→“统计推断”→“线性模型”→“实验设计资料模型”→选入分组因素：A、B、A×B、C、A×C，反应变量：y→“确认”。

3）进入结果模块，查看结果，见表 8-13。

表 8-13 正氟醚对细胞色素 b_5 影响的正交表实验方差分析表（指标 = E1）

方差来源	自由度	平方和	均方	F 值	P 值
总变异	7	0.749 0			
A	1	0.066 6	0.066 6	1.675 3	0.324 9
B	1	0.485 1	0.485 1	12.200 3	0.073 1
C	1	0.002 1	0.002 1	0.053 1	0.839 1
A×B	1	0.056 1	0.056 1	1.411 2	0.356 8
A×C	1	0.059 5	0.059 5	1.496 7	0.345 8
误差	2	0.079 5	0.039 8		

结果：未能显示诸因素对大白鼠细胞色素 b_5 的影响。

（2）SAS 软件进行正交设计的方差分析

```
proc anova data=data.b8_3;
    class A因素 B因素 C因素;
    model y=A因素 B因素 C因素 A因素*B因素 A因素*C因素;    /* 方差分析模型 */
run;
```

结果如图 8-8。

ANOVA 过程

因变量：y

源	自由度	平方和	均方	F 值	Pr > F
模型	5	0.66946250	0.13389250	3.37	0.2447
误差	2	0.07952500	0.03976250		
校正合计	7	0.74898750			

R 方	变异系数	均方根误差	y 均值
0.893823	53.35261	0.199405	0.373750

源	自由度	Anova 平方和	均方	F 值	Pr > F
A因素	1	0.06661250	0.06661250	1.68	0.3249
B因素	1	0.48511250	0.48511250	12.20	0.0731
C因素	1	0.00211250	0.00211250	0.05	0.8391
A因素*B因素	1	0.05611250	0.05611250	1.41	0.3568
A因素*C因素	1	0.05951250	0.05951250	1.50	0.3458

图 8-8　正氟醚对细胞色素影响的正交表实验方差分析的 SAS 软件结果

结果：未能显示诸因素对大白鼠细胞色素 b_5 的影响。

（3）Stata 软件进行正交设计的方差分析

```
* 导入样例 b8-3 的 csv 文件
import delimited E:\example/b8-3.csv, encoding(GBK) clear
* 对数据进行多因素方差分析，考虑 AB、AC 交互影响，结果如图 8-9
anova y a b c a#b a#c
```

```
                 Number of obs =          8     R-squared     =  0.8938
                 Root MSE      =    .199405     Adj R-squared =  0.6284

        Source |  Partial SS         df         MS           F    Prob>F
  -------------+----------------------------------------------------------
         Model |   .66946249          5     .1338925       3.37   0.2447
               |
         a因素 |   .06661249          1    .06661249       1.68   0.3249
         b因素 |    .4851125          1     .4851125      12.20   0.0731
         c因素 |    .0021125          1     .0021125       0.05   0.8391
   a因素#b因素 |   .05611249          1    .05611249       1.41   0.3568
   a因素#c因素 |    .0595125          1     .0595125       1.50   0.3458
               |
      Residual |   .07952501          2     .0397625
  -------------+----------------------------------------------------------
         Total |   .74898749          7    .10699821
```

图 8-9　正氟醚对细胞色素影响的正交表实验方差分析的 Stata 软件结果

（4）SPSS软件进行正交设计的方差分析：此数据库已建立在文件夹中，文件名为：b8-3sav。

首先，打开文件，单击“文件”→“打开”→“数据”，找到文件名“b8-3sav”，点击“打开”。

第二，点击“分析”→“一般线性模型”→“单变量”，弹出“单变量”对话框，因变量选入“y”，固定因子选入“A因素”“B因素”“C因素”，点击“模型”，弹出模型对话框，指定模型选为“构建项”，构建项类型为“主效应”，模型中选入“A因素”“B因素”“C因素”，构建项类型为“交互”，模型中选入“A因素×B因素”“A因素×C因素”，点击“继续”，点击“确定”。

结果显示如图8-10所示。

主体间效应检验

因变量：y

源	III类平方和	自由度	均方	F	显著性
修正模型	.669[a]	5	.134	3.367	.245
截距	1.118	1	1.118	28.105	.034
A因素	.067	1	.067	1.675	.325
B因素	.485	1	.485	12.200	.073
C因素	.002	1	.002	.053	.839
A因素 * B因素	.056	1	.056	1.411	.357
A因素 * C因素	.060	1	.060	1.497	.346
误差	.080	2	.040		
总计	1.867	8			
修正后总计	.749	7			

a. R方 = .894（调整后R方 = .628）

图8-10　正氟醚对细胞色素影响的正交表实验方差分析的SPSS结果

第三节　裂区设计及其方差分析

一、基本概念

裂区设计类似于析因设计，只是每个因素作用于不同级别的实验单位。例如，为研究2种小麦V（V_1，V_2），分别用3种耕作方式S（S_1，S_2，S_3）下的产量，进行如下实验设计：选有代表性的地块4块B（即4个区组），每块地等分成两小块（plot），每小块地随机种一种小麦；每小块地等分成三份（sub-plot），每份地随机采用一种耕作方式耕种。实验设计如下所示：

V1	V2
S2	S3
S1	S1
S3	S2

V2	V1
S1	S2
S3	S3
S2	S1

V2	V1
S1	S2
S2	S1
S3	S3

V1	V2
S3	S3
S1	S2
S2	S1

在这里引出了一个新概念，即实验单位分级。当实验单位具有隶属关系时，高级实验单位包含低级实验单位。析因设计与裂区设计的差别在于，析因设计的 G 个处理全部作用于同一级别的实验单位，如完全随机设计全部作用于一级实验单位，随机区组设计全部作用于二级实验单位；但裂区设计 A 因素的 I 个水平只作用于一级实验单位，只有 B 因素的 J 个水平作用于二级实验单位，例如同一家兔注射的药物必须相同，但两只兔眼的损伤不同。裂区实验在医学研究，尤其是在临床医学研究中用途广泛。缺点是 A、B 两因素主效应检验的精度不同，二级单位间差别比较的检验精度通常高于一级单位间的差别比较。

二、实验设计方法

设作用于一级实验单位的因素为 A 因素，共 I 个水平，作用于二级实验单位的因素为 B 因素，共 J 个水平。根据一级实验单位是否可形成区组，又可分为完全随机裂区设计和随机区组裂区设计两种情形。

1. 完全随机 $I\times J$ 裂区设计　将一级实验单位随机分成 I 组，每组例数为 $r(\geqslant 2)$，分别接受 $a_1, a_2, ..., a_I$ 个水平的处理。分别将各一级实验单位内的二级实验单位随机分配接受 $b_1, b_2, ..., b_J$ 的处理。

2. 随机区组 $I\times J$ 裂区设计　将一级实验单位配成 r 个区组，区组间差异可以较大；每个区组内有 I 个一级实验单位，彼此差异较小。分别将各区组内的一级实验单位随机分配给 A 因素的 I 个处理。分别将各一级实验单位内的二级实验单位随机地分配给 B 因素的 J 个处理。

与析因设计方差分析相似，裂区设计方差分析的过程可分成两步：

第一步：一级处理因素的方差分析，见表 8-14。

第一步：二级处理因素的方差分析，见表 8-15。

表 8-14　完全随机设计的方差分析表

方差来源	df	SS	MS	F
总（T_1）	r_i-1	$\frac{1}{j}\sum U_k^2-C$		
一级处理（A）	$i-1$	$\frac{1}{rj}\sum A_i^2-C$	$SS_A/(i-1)$	MS_A/MS_{E1}
误差（E_1）	$i(r-1)$	$SS_{T1}-SS_A$	$SS_{E1}/i/(r-1)$	

注：U_k 是一级实验单位观察值小计。

表 8-15　二级因素与交互效应的方差分析

方差来源	DF	SS	MS	F
总（T）	$R_{ij}-1$	$\sum X^2-C$		
二级处理（B）	$j-1$	$\frac{1}{ri}\sum B_j^2-C$	$SS_B/(j-1)$	MS_B/MS_{E2}
AB	$(i-1)(j-1)$	$\frac{1}{r}\sum T_k^2-C-SS_A-SS_B$	$SS_{AB}/(i-1)/(j-1)$	MS_{AB}/MS_{E2}
误差（$E2$）	$(r-1)i(j-1)$	$SS_{T_2}-SS_B-SS_{AB}$	$SS_{E2}/(r-1)/i/(j-1)$	

注：$SS_{T2}=SS_T-SS_{T1}$，T_k 是 AB 两因素组合的各处理结果小计。

例 8-4　12 个患有持续性疼痛的患者随机分为 4 组，各组分别接受长效镇痛药 A_1，A_2，A_3。在应用长效镇痛药的基础上，同一患者再先后接受短效镇痛药 B_1，B_2，B_3，次序随机，数据见表 8-16。

表 8-16　A、B 两药实验的裂区设计(数值为疼痛消失时间)

长效镇痛药	患者编号	短效镇痛药		
		B_1	B_2	B_3
A_1	1	3.0	5.5	6.0
	2	2.0	3.5	5.5
	3	1.2	2.2	3.0
	4	3.0	3.0	4.5
A_2	5	0.5	1.0	1.0
	6	1.0	1.5	1.5
	7	0	0.5	2.0
	8	2.0	3.0	3.0
A_3	9	4.0	5.9	6.0
	10	3.6	4.5	5.5
	11	2.0	4.0	5.0
	12	3.0	4.0	6.0

(1) CHISS 软件进行裂区设计的方差分析

1) 进入数据模块：此数据库已建立，文件名为：b8-4.DBF。打开数据库表，点击“数据”→“文件”→“打开数据库表”，打开文件名“b8-4.DBF”→“确认”。

2) 进入统计模块，进行统计计算：点击“统计”→“统计推断”→“线性模型”→“实验设计资料模型”→选入分组因素：患者 / A × B，反应变量：y →“确认”。

3) 进入结果模块查看结果：见表 8-17。

表 8-17　A、B 两药实验的裂区设计方差分析表(指标 = y)

方差来源	自由度	平方和	均方	F 值	P 值
一级单位：					
A	2	53.283 9	26.641 9	10.279 5	0.004 7
误差	9	23.325 8	2.591 8		
二级单位：					
B	2	19.953 9	9.976 9	36.750 0	< 0.000 1
A × B	4	2.466 1	0.616 5	2.271 0	0.101 7
误差	18	4.886 7	0.271 5		
合计	35	103.916 4			

结果：长效镇痛药及短效镇痛药间的差异具有统计学意义。

(2) SAS 软件进行裂区设计的方差分析

```
proc anova data=data.b8_4;
```

```
    class 病例号长效短效;
    model 疼痛消失时间=长效短效长效*短效病例号(长效)病例号(长效*短效);
    test H=长效 e=病例号(长效);
    test H=短效长效*短效 e=病例号(长效*短效);
run;
```

结果如图 8-11。

ANOVA 过程

因变量: 疼痛消失时间

源	自由度	平方和	均方	F 值	Pr > F
模型	35	111.4830556	3.1852302	.	.
误差	0	0.0000000	.		
校正合计	35	111.4830556			

R 方	变异系数	均方根误差	疼痛消失时间 均值
1.000000	.	.	3.136111

源	自由度	Anova 平方和	均方	F 值	Pr > F
长效	2	58.35055556	29.17527778	.	.
短效	2	23.52055556	11.76027778	.	.
长效*短效	4	2.89944444	0.72486111	.	.
病例号(长效)	9	21.82583333	2.42509259	.	.
病例号(长效*短效)	18	4.88666667	0.27148148	.	.

使用 Anova MS 作为 病例号(长效) 的误差项的假设检验

源	自由度	Anova 平方和	均方	F 值	Pr > F
长效	2	58.35055556	29.17527778	12.03	0.0029

使用 Anova MS 作为 病例号(长效*短效) 的误差项的假设检验

源	自由度	Anova 平方和	均方	F 值	Pr > F
短效	2	23.52055556	11.76027778	43.32	<.0001
长效*短效	4	2.89944444	0.72486111	2.67	0.0657

图 8-11　裂区设计方差分析的 SAS 软件结果

结果：长效镇痛药及短效镇痛药间的差异具有统计学意义。

(3) Stata 软件进行裂区设计的方差分析

```
* 导入样例 b8-4 的 csv 文件
import delimited E:\example/b8-4.csv, encoding(GBK) clear
* 整理数据，将字符型转化字节型数据
replace 长效="1" if 长效=="A1"
replace 长效="2" if 长效=="A2"
replace 长效="3" if 长效=="A3"
replace 短效="1" if 短效=="B1"
replace 短效="2" if 短效=="B2"
```

replace 短效 = "3" if 短效 = = "B3"

destring 长效短效，replace

* 对数据进行裂区设计方差分析，结果如图 8-12

anova 疼痛消失时间长效 / 病例 | 长效短效长效 # 短效 / 病例 | 长效 # 短效 /, dropemptycells

```
                         Number of obs =         36    R-squared     =  1.0000
                         Root MSE      =          0    Adj R-squared =

              Source   Partial SS         df         MS           F    Prob>F

               Model    111.48306         35    3.1852302

                长效    58.350556          2    29.175278      12.03    0.0029
         病例号|长效    21.825833          9    2.4250926

                短效    23.520556          2    11.760278      43.32    0.0000
           长效#短效    2.8994445          4    .72486112       2.67    0.0657
    病例号|长效#短效    4.8866667         18    .27148148

    病例号|长效#短效    4.8866667         18    .27148148

            Residual            0          0

               Total    111.48306         35    3.1852302
```

图 8-12　裂区设计方差分析的 Stata 软件结果

（4）SPSS 软件进行裂区设计的方差分析：此数据库已建立在文件夹中，文件名为：b8-4sav。

首先，打开文件，单击“文件”→“打开”→“数据”，找到文件名“b8-4sav”，点击“打开”。

第二，点击“分析”→“一般线性模型”→“单变量”，弹出“单变量”对话框，因变量选入“疼痛消失时间”，固定因子选入“长效”“短效”，随机因子中选入“病历号”，点击“模型”，弹出模型对话框，如图 8-13 所示，指定模型选为“构建项”，构建项类型为“主效应”，模型中选入“长效”“短效”，构建项类型为“交互”，模型中选入“长效 × 短效”，指定模型为“构建定制项”，模型中添加“病历号（长效）”，点击“继续”，点击“确定”。

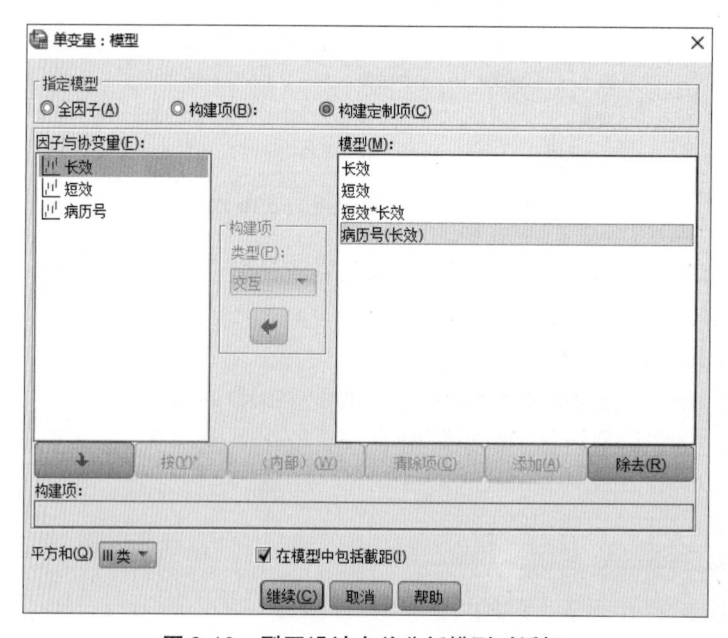

图 8-13　裂区设计方差分析模型对话框

结果显示如图 8-14 所示。

主体间效应检验

因变量：疼痛消失时间

源		III 类平方和	自由度	均方	F	显著性
截距	假设	354.067	1	354.067	146.001	.000
	误差	21.826	9	2.425[a]		
长效	假设	58.351	2	29.175	12.031	.003
	误差	21.826	9	2.425[a]		
短效	假设	23.521	2	11.760	43.319	.000
	误差	4.887	18	.271[b]		
长效 * 短效	假设	2.899	4	.725	2.670	.066
	误差	4.887	18	.271[b]		
病历号(长效)	假设	21.826	9	2.425	8.933	.000
	误差	4.887	18	.271[b]		

a. MS(病历号(长效))

b. MS(错误)

图 8-14　裂区设计方差分析的 SPSS 结果

第四节　均匀设计简介 *

在 20 世纪 70 年代末，在国际上几乎同时出现了两个最有影响的实验设计方法，在西方流行的拉丁超立方体抽样（Latin hypercube sampling），和我国统计学家方开泰提出的均匀设计（1978 年）。方开泰在正交表的基础上放弃正交表的整齐可比性，进一步提高实验点的“均匀分散性”，从而创造了均匀设计法。

均匀设计的思想：如果我们决定做 n 次实验以便找出使某目标函数达最大值的点，则这 n 个点在所考察的范围内应该是尽可能地均匀分散。比如，在平面的一个正方形内，每个边都有 11 个水平，如使用经典的完全实验法，则应当作 $11^2=121$ 次实验。但如果我们仅允许做 11 次实验，而要大体上可取代 121 次实验的效果，我们应如何安排这 11 次实验，图 8-15 的 11 个点的布局应当是很合理的。这 11 个点在该范围内的分布非常均匀，也就是说用这 11 个点去代替 121 个点的信息是最好的。反之，如果我们做的 11 次实验，它在图 8-15 中的分布是不均匀，就可能在某个较大范围内没有实验点。如果未知的目标值恰好落在这个没有实验点的较大范围内，则很难较准确地估计出来。因此，可以认为均匀设计的布点法是对于完全实验布点的最好代表。它的主要问题是什么叫“均匀”，由于均匀性的定义可以不同，因而会有不同的布点法。方开泰与数论专家王元合作提出用点在空间的散布程度（偏差 D）来定义均匀性。偏差（D）愈小则说明点的分布愈均匀。据

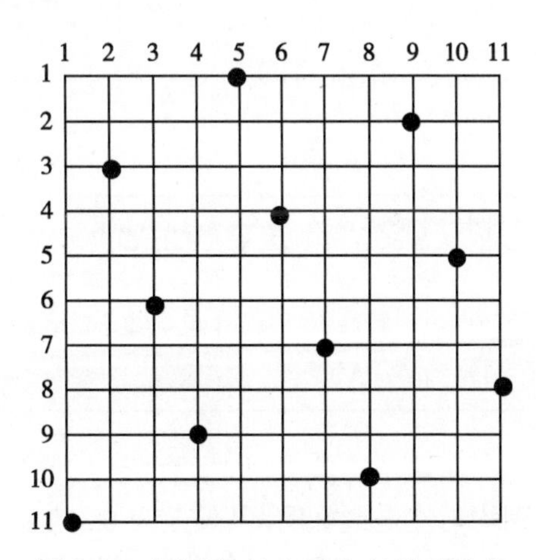

图 8-15　两因素 11 水平的 11 次实验点

此他们找出了大量的均匀设计表（图 8-16）。

均匀设计使用的表格，我们可以从有关的书籍中查到，每个均匀表都有相应的使用表。也可以在香港浸会大学的网页 http://www.math.hkbu.edu.hk/UniformDesign/ 上获得。

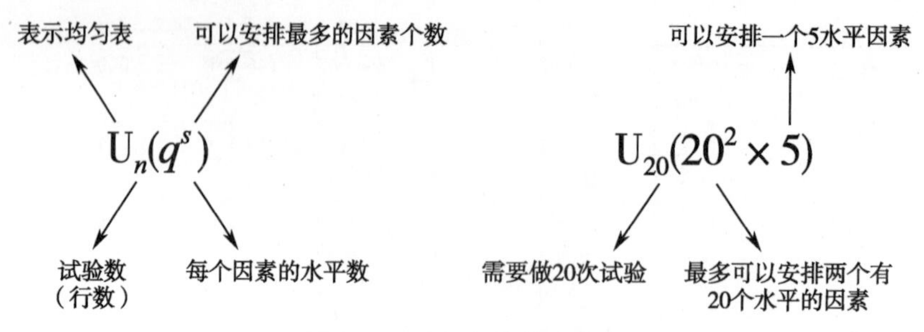

图 8-16　均匀表的符号说明

例 8-5　某药厂在考察阿魏酸合成工艺时，为了提高产量，选取三个因素：原料配比、吡啶量、反应时间。他们各取 7 个水平如下：

原料配比（x_1）：1.0、1.4、1.8、2.2、2.6、3.0、3.4

吡啶量（x_2）：10、13、16、19、22、25、28

反应时间（x_3）：0.5、1.0、1.5、2.0、2.5、3.0、3.5

指标是产量 y，由于三个因素的最高水平数为 7，所以最少要做 7 次实验。找实验次数为 7 的均匀表 $U_7(7^4)$，见表 8-18，其使用表见表 8-19。

表 8-18　均匀表 $U_7(7^4)$

	1	2	3	4
1	1	2	3	6
2	2	4	6	5
3	3	6	2	4
4	4	1	5	3
5	5	3	1	2
6	6	5	4	1
7	7	7	7	7

表 8-19　$U_7(7^4)$的使用表

因素个数 S	列号				偏差 D
2	1		3		0.239 8
3	1	2	3		0.372 1
4	1	2	3	4	0.476 0

在这个实验中，因素数 $S=3$，从 $U_7(7^4)$ 的使用表可以看出，如果选用 $U_7(7^4)$ 的 1、2、3 列均匀性是最好的，其偏差为 0.372 1，所以应将 x_1，x_2，x_3 分别安排在 $U_7(7^4)$ 表的 1、2、3 列进行实验。实验方案和实验结果见表 8-20。

表 8-20　用 U_7 表的实验及结果

实验号 No		配比 x_1		吡啶量 x_2		反应时间 x_3	收率 y
1	(1)	1.0	(2)	13	(3)	1.5	0.330
2	(2)	1.4	(4)	19	(6)	3.0	0.366
3	(3)	1.8	(6)	25	(2)	1.0	0.294
4	(4)	2.2	(1)	10	(5)	2.5	0.476
5	(5)	2.6	(3)	16	(1)	0.5	0.209
6	(6)	3.0	(5)	22	(4)	2.0	0.451
7	(7)	3.4	(7)	28	(7)	3.5	0.482

可以看出均匀表有以下特点：

(1) 每个因素的每个水平仅做一次实验。

(2) 任两个因素的实验点在平面的交叉格子点的每行及每列上仅有一个实验点。

(3) 均匀表中任两列组成的实验方案一般不一定等价。因此每个均匀表都需附一个使用表。

(4) 当因素中水平数增加时，则实验次数也随之增加。比如因素从 9 水平增加到 10 水平，则实验次数从 9 次增加到 10 次。

实际上，没有一种实验方案可以比均匀设计更节省实验次数。由于医学实验对象个体差异较大的特点，因此需要对实验安排必要的重复次数，这样可以减少实验误差，增加结果的可靠性，但是目前尚没有确定重复次数的有效方法。均匀实验设计的最大优点是可以使因素的水平数很大，而实验次数又最节省，这是其他已有的实验设计方法所不具备的。但是，均匀设计的统计分析方法通常使用二次响应曲面回归，对实验结果进行统计分析是比较复杂的。此处不介绍具体的分析方法，有需要的读者可以阅读有关文献。

（李　戈　王泓午　童新元）

任何事都有解决的办法，无法可想的事是没有的，要是你果真弄到无法可想的地步，那只能怨自己是笨蛋，是懒汉。

——爱迪生（美国发明家，1847—1931年）

第九章 定量和等级数据的非参数分析

非参数检验（nonparametric test）是相对于参数检验（parametric test）而言的。在统计推断方法中，要求样本来自的总体分布型是已知的（如正态分布），对总体参数（如总体均数）进行估计或检验的方法，称为参数统计（parametric statistics），如 t 检验或 F 检验。如果总体为非正态分布，则样本例数必须充分多。但在实际工作中，常常遇到的情况是总体的分布不易确定，或样本例数不多且分布呈明显偏峰现象而又无适当的正态转换方法，于是就需要一种不依赖某一专门的总体分布的统计方法，称为"任意分布（distribution free）统计法"。总体分布不确定即与参数无关，这时比较的是分布的位置而不是参数，故称为非参数统计（nonparametric statistics）。

非参数检验由于对总体的分布没有特定的假设，它不是用样本实际测定值直接构造统计量进行检验，而是通过将样本实际数据排队编秩后，对秩次进行比较。因此，非参数统计的优点主要是不受总体分布的限制，适用范围广。对某些指标不便准确测定，只能以严重程度、优劣等级、次序先后等作记录的资料可以应用；对有的数据一端或两端是不确定数值，例如"<0.1mg"或"240mmHg～"等，也可应用。

其缺点主要是，适合用参数检验的资料如用非参数检验，因没有充分利用资料提供的信息，导致检验功效下降。一般犯第二类错误的概率 β 比参数检验大，若要使 β 相同，非参数检验比参数检验需要更多的样本例数。因此，需要指出的是，适合参数检验条件的资料，应首选参数检验。若参数检验的应用条件得不到满足时，用非参数检验才是准确的。

非参数统计方法很多，本章主要介绍其中检验效率较高而又比较系统、完整的秩和检验。

第一节 配对设计的符号秩检验

单组和配对设计的定量资料，如果不满足正态分布，常采用 Wilcoxon 符号秩检验（Wilcoxon signed-rank test）以推断其差值是否来自中位数为零的总体。

单个样本中位数和总体中位数比较，目的是推断样本所来自的总体的中位数 M 和某个已知的总体中位数 M_0 是否有差别。用样本各变量值和 M_0 的差值，推断差值的总体中位数和 0 是否有差别；配对样本差值的中位数和 0 比较，目的是推断配对样本差值的总体中位数是否和 0 有差别，即推断配对的两个相关样本所来自的两个总体中位数是否有差别。以上两种情况，计算方法相同，本节将以配对样本差值的中位数和0比较为例，详细说明。

例9-1　某课题组为研究逍遥散治疗抑郁症的疗效，对大鼠进行抑郁造模。造模成功后，将大白鼠按同窝别、同性别、同体重、同抑郁程度等条件配为11对，并将每对中两只动物用随机分配的方法分配于逍遥散小剂量组和逍遥散大剂量组，三周后测得其5分钟在水中游泳的停留时间，资料如表9-1所示。试检验两组大鼠停留时间是否有差别？

表9-1　11对大鼠5min在水中停留时间比较/s

编号 (1)	小剂量组 (2)	大剂量组 (3)	差值 d (4)=(3)-(2)	正秩 (5)	负秩 (6)
1	88	58	-30		-3.5
2	68	98	30	3.5	
3	75	49	-26		-2
4	85	43	-42		-5
5	95	45	-50		-7
6	90	39	-51		-8
7	140	60	-80		-11
8	42	66	24	1	
9	85	40	-45		-6
10	97	46	-51		-9
11	112	56	-56		-10
合计	—	—	—	4.5	-61.5

解题分析：本例属于配对资料，其差值不等于0，造成这种差别的原因可能有两种，其一是两组游泳停留时间不同，即抑郁程度确实不同（本质上的差异）；其二是抽样误差，只要个体之间存在差异，抽样误差就不可避免，但抽样误差是有规律的。想知道两组大鼠在水中停留时间差值与0的差别到底是本质上的差异还是纯粹的抽样误差，需进行假设检验。经正态性检验，推断得两组差值 d 不符合正态分布（$W=0.849\,2$，$P=0.041\,6<0.05$），用Wilcoxon符号秩和检验。

解题步骤：

（1）建立假设、确定显著水平

H_0：两组差值的总体中位数 $M_d=0$

H_1：$M_d\neq 0$

$\alpha=0.05$

（2）计算 u 统计量

1）求差值，见表9-1第(4)列。

2）编秩：按差值的绝对值从小到大编秩，再根据差值的正、负给秩次冠以正负号，见表9-1第(5)、(6)列。编秩时，如遇差数等于零，舍去不计。遇差数绝对值相等时，若符号相同，仍按顺序编秩；若符号不同，则取平均秩次。如表9-1第(4)列中差值的绝对值等于30且符号不同的有两个，他们的位次是3、4，故平均秩次为 $(3+4)/2=3.5$；差值的绝对值等于51的也有两个且符号相同，因此他们的秩次分别为8、9。

3）求秩和：分别求出正、负秩次之和，正秩和以 T_+ 表示，负秩和的绝对值以 T_- 表示，并以绝对值较小者为统计量 T 值。省略所有差值为 0 的对子数，令余下的有效对子数为 n。本例 $T=4.5$，$n=11$。

4）计算 u 统计量

$$u=\frac{\left|T-n(n+1)/4\right|-0.5}{\sqrt{\frac{n(n+1)(2n+1)}{24}-\frac{\sum(t_j^3-t_j)}{48}}} \tag{9-1}$$

式中 t_j 为第 j（$j=1,2,\cdots$）个相同差值的个数。如本例绝对值相同的差值有 2 个，各有两个数（第 1 和 2 号、第 6 和 10 号），即 $t_1=2$，$t_2=2$，得 $\sum(t_j^3-t_j)=(2^3-2)+(2^3-2)=12$。

本例中

$$u=\frac{\left|4.5-11(11+1)/4\right|-0.5}{\sqrt{\frac{11(11+1)(2\times11+1)}{24}-\frac{12}{48}}}=2.492$$

（3）计算 P 值进行统计推断：本例中检验假设 H_0 是：两组大鼠水中停留时间差值的总体中位数 M_d 为 0。11 只大鼠差值的中位数为 -45s，由此构造一反映差别大小的检验统计量 u，如果 H_0 成立，即样本中位数与总体中位数的差别仅是抽样误差，则这种差别一般不会太大，即 $|u|$ 值不会太大，如果 $|u|$ 值很大，超过了事先规定的界值，则就有理由怀疑 H_0 的成立。传统的教课书上是采用查 t 界值表进行，本书直接计算概率 P 值。概率 P 值是根据样本中位数与总体中位数的抽样误差规律 u 分布求得的，其含义是：在 H_0 成立的条件下，纯粹由抽样得到现有 u 或更大的 u 有多大的可能性。显然 P 越小，越有理由怀疑 H_0 的成立，因而拒绝 H_0；而 P 大，就没有理由拒绝 H_0。

一般以 $\alpha=0.05$ 作为拒绝与不拒绝 H_0 的界限，α 称为检验水准。$P<\alpha$ 称差异有统计学意义，否则称差异无统计学意义。

（4）CHISS 软件进行配对秩和检验

“数据模块”→找到文件名为：b9-1.dbf→“确认”；

“统计模块”→“统计推断”→“非参数检验”→“成对资料符号等级检验”→反应变量：小剂量组、大剂量组→“确认”；

“结果模块”→“查看结果”，见表 9-2。

表 9-2　成对资料的非参数检验

组别	较小秩和（T）	P 值
大剂量组，小剂量组	4.500	**

注：数据来自文件：b9-1.dbf。*：$P<0.05$；**：$P<0.01$。对子数 = 11。

结论：$P<0.01$，按 $\alpha=0.05$ 的检验水准，拒绝 H_0，接受 H_1，差异有统计学意义，故不能认为这种差异仅由抽样误差造成。结合本例，尚不能认为小剂量组大鼠在水中停留的时间与大剂量组在水中停留时间是相同的。

（5）SAS 软件进行配对秩和检验

```
data b9_1;
```

```
        set data.b9_1;
        d=大剂量组 - 小剂量组;   /* 计算差值 */
        label d = " 大剂量组 - 小剂量组 ";
run;
proc univariate data = b9_1;
        var d;
run;
```

结果如图 9-1。

结论：拒绝 H_0，接受 H_1，差异有统计学意义，故不能认为这种差异仅由抽样误差造成。结合本例，尚不能认为小剂量组大鼠在水中停留的时间与大剂量组在水中停留时间是相同的。

（6）Stata 软件进行配对秩和检验

```
* 导入样例 b9-1 的 csv 文件
import delimited E:\example/b9-1.csv, encoding(GBK) clear
* 对数据进行 Wilcoxon 符号秩和检验，结果如图 9-2
signtest 小剂量组 = 大剂量组
```

（7）SPSS 软件进行配对秩和检验：此数据库已建立在文件夹中，文件名为：b9-1sav。

UNIVARIATE PROCEDURE
变量: d (大剂量组-小剂量组)

矩			
N	11	权重总和	11
均值	-34.272727	观测总和	-377
标准差	33.4038648	方差	1115.81818
偏度	1.12544248	峰度	0.7559698
未校平方和	24079	校正平方和	11158.1818
变异系数	-97.464857	标准误差均值	10.0716442

基本统计测度			
位置		变异性	
均值	-34.2727	标准差	33.40386
中位数	-45.0000	方差	1116
众数	-51.0000	极差	110.00000
		四分位间距	25.00000

位置检验: Mu0=0				
检验	统计量		p 值	
Student t	t	-3.40289	Pr > |t|	0.0067
符号检验	M	-3.5	Pr >= |M|	0.0654
符号秩检验	S	-28.5	Pr >= |S|	0.0078

图 9-1　配对秩和检验的 SAS 软件结果

首先，打开文件，单击“文件”→“打开”→“数据”，找到文件名“b9-1sav”，点击“打开”。

第二，点击“分析”→“非参数检验”→“旧对话框”→“2 个相关样本”，如图 9-3 所示，弹出“双关联样本检验”对话框，如图 9-4 所示，检验对中选入“小剂量组”“大剂量组”，点击“确定”。

```
Wilcoxon signed-rank test

        sign |      obs   sum ranks    expected
-------------+---------------------------------
    positive |        9        61.5          33
    negative |        2         4.5          33
        zero |        0           0           0
-------------+---------------------------------
         all |       11          66          66

unadjusted variance        126.50
adjustment for ties         -0.25
adjustment for zeros         0.00
                         ----------
adjusted variance          126.25

Ho: 小剂量组 = 大剂量组
             z =   2.536
    Prob > |z| =   0.0112
```

图 9-2　配对秩和检验的 Stata 软件结果

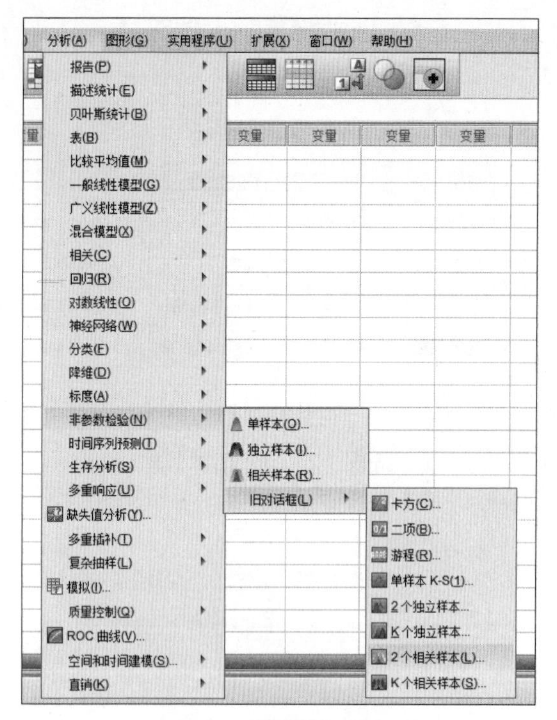

图 9-3　数据编辑器窗口

图 9-4　双关联样本检验对话框

结果显示如图 9-5 所示。

秩

		个案数	秩平均值	秩的总和
大剂量组 - 小剂量组	负秩	9[a]	6.83	61.50
	正秩	2[b]	2.25	4.50
	绑定值	0[c]		
	总计	11		

a. 大剂量组 < 小剂量组

b. 大剂量组 > 小剂量组

c. 大剂量组 = 小剂量组

检验统计[a]

	大剂量组 - 小剂量组
Z	-2.536[b]
渐近显著性（双尾）	.011

a. 威尔科克森符号秩检验

b. 基于正秩。

图 9-5　配对秩和检验的 SPSS 软件结果

第二节　成组设计两样本比较的秩和检验

在完全随机分组设计中，从两个不同的总体中分别获得两个随机样本，如果它们不满足正态分布或虽满足正态分布，但方差不齐，可用 Wilcoxon 秩和检验（Wilcoxon rank sum test）以推断两总体分布位置是否存在差异。

例 9-2　某医生观察中药与西药对照治疗慢性阻塞性肺疾病（COPD）的临床疗效，将 22 例患者随机分配到中药组和西药组，用 ELISA 法测得治疗后 10 例中药组患者和 12 例西药组患者的外周血中白细胞介素 -8（IL-8）含量，资料如表 9-3 所示。试检验两组患者 IL-8 含量是否有差别？

表 9-3　10 例中药组与 12 例西药组 COPD 患者疗后的 IL-8 值比较 /μg·ml^{-1}

中药组		西药组	
IL-8 值	秩	IL-8 值	秩
0.315	11	0.172	6
0.111	1	0.798	22
0.111	2	0.495	15
0.193	7	0.567	17
0.161	5	0.576	18
0.213	8	0.739	21
0.236	9.5	0.362	13
0.137	4	0.236	9.5
0.135	3	0.531	16
0.334	12	0.620	19
		0.723	20
		0.431	14
$n_1=10$	$T_1=62.5$	$n_2=12$	$T_2=190.5$

解题分析：本例属于两个随机样本的比较，经方差齐性检验，推断得两总体方差不等（$F=5.11$，$P=0.035\ 1<0.05$），用 Wilcoxon 秩和检验。

解题步骤：

（1）建立假设、确定显著水平

H_0：中药组与西药组 COPD 患者疗后的 IL-8 值总体分布位置相同

H_1：中药组与西药组 COPD 患者疗后的 IL-8 值总体分布位置不同

$\alpha=0.05$

（2）计算 u 统计量

1）编秩：把两样本数据混合从小到大编秩。遇数据相等者分两种情况处理：①相同数据在同一组内，可不编平均秩次，如中药组有两个 0.111，其秩次按位置顺序编为 1、2 即可；②相同数据分在两组里，则应编平均秩次，如中药组与西药组各有一个 0.236，其位置顺序为 9、10，故取平均秩次为（9＋10）/2＝9.5；

2）求秩和：以样本例数小者为 n_1，其秩和（T_1）为 T，若两样本例数相等，可任取一样本的秩和（T_1 或 T_2）为 T，本例 $T=62.5$；

3）计算 u 统计量

$$u=\frac{T-n_1(N+1)/2}{\sqrt{\frac{n_1n_2(N+1)}{12}\left(1-\frac{\sum(t_j^3-t_j)}{N^3-N}\right)}} \tag{9-2}$$

式中 t_j（j＝1，2，…）为第 j 个相同秩的个数。

本例中

$$u=\frac{62.5-10(22+1)/2}{\sqrt{\frac{10\times12(22+1)}{12}\left(1-\frac{(2^3-2)+(2^3-2)}{22^3-22}\right)}}=-3.463\,7$$

（3）计算 P 值进行统计推断：本例中检验假设 H_0 是：中药组与西药组 COPD 患者疗后的 IL-8 值总体分布位置相同。10 名中药组患者的 IL-8 值中位数为 0.177，12 名西药组患者的 IL-8 值中位数为 0.549，由此构造一反映差别大小的检验统计量 u。直接计算得出在 H_0 成立的条件下，纯粹由抽样得到现有 u 或更大的 u 的概率 $P<0.01$。因此，按 $\alpha=0.05$ 的检验水准，拒绝 H_0，接受 H_1，差异有统计学意义。

（4）CHISS 软件进行成组设计秩和检验："数据模块"→找到文件名为：b9-2.dbf →"确认"；"统计模块"→"统计推断"→"非参数检验"→"成组资料秩和检验"，选入分组因素：g，反应变量：x →"确认"；"结果模块"→"查看结果"，见表 9-4。

表 9-4　Wilcoxon 秩和检验，两组比较

组别	例数	秩和	T 值	P 值
Rk_x.1	10	62.500	62.500	$P<0.01$
Rk_x.2	12	190.500		

结论：$P<0.01$，按 $\alpha=0.05$ 的检验水准，拒绝 H_0，接受 H_1，差异有统计学意义，故不能认为这种差异仅由抽样误差造成。结合本例，尚不能认为中药组与西药组患者疗后的 IL-8 值是相同的。

（5）SAS 软件进行成组设计秩和检验

```
proc npar1way data=data.b9_2 wilcoxon;
    class g;   /* 分组变量 */
    var x;    /* 分析变量 */
run;
```

结果如图 9-6。

结论：拒绝 H_0，接受 H_1，差异有统计学意义，故不能认为这种差异仅由抽样误差造成。结合本例，尚不能认为中药组与西药组患者疗后的 IL-8 值是相同的。

（6）Stata 软件进行成组设计秩和检验

```
* 导入样例 b9-2 的 csv 文件
import delimited E:\example/b9-2.csv, encoding(GBK) clear
```

```
* 对数据进行 Wilcoxon 符号秩和检验，结果如图 9-7
ranksum x，by（g）
```

NPAR1WAY 过程

Wilcoxon 评分（秩和）- 变量 x 按以下变量分类：g					
g	N	评分和	H0 之下的期望值	H0 之下的标准差	均值评分
1	10	62.50	115.0	15.157185	6.2500
2	12	190.50	138.0	15.157185	15.8750
平均评分用于结值.					

Wilcoxon 双样本检验	
统计量	62.5000
近似正态分布	
Z	-3.4307
单侧 Pr < Z	0.0003
双侧 Pr > |Z|	0.0006
t 近似值	
单侧 Pr < Z	0.0013
双侧 Pr > |Z|	0.0025
Z 包括 0.5 的连续性校正.	

图 9-6 成组设计秩和检验的 SAS 软件结果

```
Two-sample Wilcoxon rank-sum (Mann-Whitney) test

           g |      obs    rank sum    expected
-------------+---------------------------------
           1 |       10        62.5         115
           2 |       12       190.5         138
-------------+---------------------------------
    combined |       22         253         253

unadjusted variance      230.00
adjustment for ties       -0.26
                       ----------
adjusted variance        229.74

Ho: x(g==1) = x(g==2)
             z =  -3.464
    Prob > |z| =   0.0005
```

图 9-7 成组设计秩和检验的 Stata 软件结果

（7）SPSS 软件进行成组设计秩和检验：此数据库已建立在文件夹中，文件名为：b9-2sav。

首先，打开文件，单击“文件”→“打开”→“数据”，找到文件名“b9-2sav”，点击“打开”。

第二，点击“分析”→“非参数检验”→“旧对话框”→“2 个独立样本”，弹出“双独立样本检验”对话框，如图 9-8 所示，检验变量列表中选入“X”，分组变量选入“g”，定义组中组 1 填入“1”，组 2 填入“2”，点击“确定”。

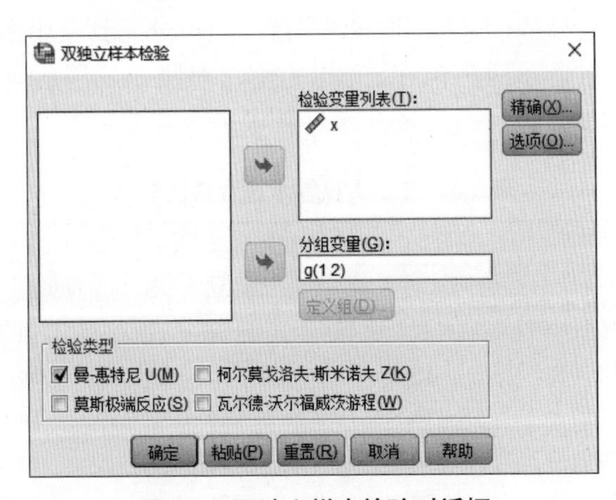

图 9-8 双独立样本检验对话框

结果显示如图 9-9 所示。

秩

	g	个案数	秩平均值	秩的总和
x	1	10	6.25	62.50
	2	12	15.88	190.50
	总计	22		

检验统计[a]

	x
曼-惠特尼 U	7.500
威尔科克森 W	62.500
Z	-3.464
渐近显著性（双尾）	.001
精确显著性[2*(单尾显著性)]	.000[b]

a. 分组变量：g

b. 未针对绑定值进行修正。

图 9-9　成组设计秩和检验的 SPSS 软件结果

第三节　多组比较的秩和检验

在完全随机分组设计中，如果从多个不同的总体中分别获得随机样本，他们不满足正态分布或虽满足正态分布，但方差不齐，可用 Kruskal-Wallis H 检验（Kruskal-Wallis H test）以推断他们的总体分布位置是否存在差异。

Kruskal-Wallis H 检验用于推断计量资料或等级资料的多个独立样本所来自的多个总体分布是否有差别。在理论上检验假设 H_0 应为多个总体分布相同，即多个样本来自同一总体。在实际应用中检验假设 H_0 为多个总体分布位置相同，对立的备择假设 H_1 为多个总体分布位置不同或不全相同。

例 9-3　30 只大鼠进行抑郁造模，造模成功后，随机分配到三个组中去。每组 10 只，一组给予逍遥散治疗，一组给予西药治疗，一组为空白对照。三周后测得其 1 小时糖水进食量，资料如表 9-5 所示，试检验三组大鼠糖水进食量是否有差别？

表 9-5　三组大鼠糖水进食量比较 /g

逍遥散组		西药组		空白对照组	
糖水进食量	秩	糖水进食量	秩	糖水进食量	秩
18.1	19	22.7	26	14.7	7
17.8	18	19.6	22	16.0	13.5
19.1	21	16.8	15	14.6	5.5
21.7	24	19.6	23	16.9	16
18.3	20	22.1	25	12.8	1

续表

逍遥散组		西药组		空白对照组	
糖水进食量	秩	糖水进食量	秩	糖水进食量	秩
27.0	30	15.4	11	14.9	8
14.3	4	16.0	13.5	13.2	2
23.1	27	13.9	3	16.9	17
26.5	29	14.6	5.5	15.6	12
15.3	10	25.0	28	15.2	9
$n_1=10$	$R_1=202$	$n_2=10$	$R_2=172$	$n_3=10$	$R_3=91$

解题分析：本例属于多个随机样本的比较，经方差齐性检验，推断得三个总体方差不等（$F=4.08$，$P=0.028\,4<0.05$），宜用非参数统计，现用Kruskal-Wallis H检验。

解题步骤：

（1）建立假设，确定显著水平

H_0：三组大鼠糖水进食量总体分布位置相同

H_1：三组大鼠糖水进食量总体分布位置不同或不全相同

$\alpha=0.05$

（2）计算H统计量

1）编秩：把三个样本数据混合从小到大编秩。遇数据相等者分两种情况处理：①相同数据在同一组内，可不编平均秩次，如空白对照组有两个16.9，其秩次按位置顺序编为16、17即可；②相同数据分在两组里，则应编平均秩次，如西药组与空白对照组各有一个14.6，其位置顺序为5、6，故取平均秩次为$(5+6)/2=5.5$；

2）求秩和：设各样本例数为n_i（$\sum n_i=N$）、秩和为R_i。

3）计算H统计量

$$H=\frac{12}{N(N+1)}\left(\sum\frac{R_i^2}{n_i}\right)-3(N+1) \tag{9-3}$$

当各样本数据存在相同秩时，按公式（9-3）算得的H值偏小，可按下式求校正H_C值。

$$H_C=H/C, C=1-\sum(t_j^3-t_j)/(N^3-N) \tag{9-4}$$

本例中

$$H=\frac{12}{30(30+1)}\left(\frac{202^2+172^2+91^2}{10}\right)-3(30+1)=8.508$$

$$C=1-[(2^3-2)+(2^3-2)+(2^3-2)+(2^3-2)]/(30^3-30)=0.999$$

$$H_C=H/C=8.508/0.999=8.517$$

（3）计算P值进行统计推断：本例中检验假设H_0是：三组大鼠糖水进食量总体分布位置相同。10只逍遥散组大鼠糖水进食量的中位数为18.7g，10只西药组大鼠糖水进食量的中位数为18.2g，10只空白对照组大鼠糖水进食量的中位数为15.05g，由此构造一反映差别大小的检验统计量H。然后通过计算概率P值，来判断是否拒绝H_0。若$P>0.05$，按$\alpha=0.05$水准，则不拒绝H_0，认为差异无统计学意义，即三组大鼠糖水进食量总体分布位置相同，30只大鼠糖水进食量的中位数不同，仅由抽样误差造成的。反之，则拒绝H_0，接受

H_1，认为差异有统计学意义，即三组大鼠糖水进食量总体分布位置不全相同。

注意：若 H 检验的结果拒绝 H_0，接受 H_1，不能说明各组总体中位数两两间都有差别。如果要分析哪两组间有差别，需用多组间两两比较的公式进行推断（见本章第四节）。

（4）CHISS 软件进行多组比较的秩和检验："数据模块"→找到文件名"b9-3.dbf"→"确认"；"统计模块"→"统计推断"→"非参数检验"→"成组资料秩和检验"，选入分组因素：g，反应变量：x →"确认"；"结果模块"→"查看结果"，见表 9-6。

表 9-6　Kruskal-Wallis H 法秩和检验

组别	例数	秩和	H 值	P 值
k_x.1	10	202.000	8.508	P=0.014 2
Rk_x.2	10	172.000		
Rk_x.3	10	91.000		

结论：P＝0.014 2＜0.05，按 α＝0.05 的检验水准，拒绝 H_0，接受 H_1，差异有统计学意义，即不能认为这种差异仅由抽样误差造成。结合本例，尚不能认为三组大鼠糖水进食量无不同。

（5）SAS 软件进行多组比较的秩和检验

```
proc npar1way data=data.b9_3 wilcoxon;
    class g;   /* 分组变量 */
    var x;   /* 分析变量 */
run;
```

结果如图 9-10。

结论：P＝0.014 2＜0.05，拒绝 H_0，接受 H_1，差异有统计学意义，即不能认为这种差异仅由抽样误差造成。结合本例，尚不能认为三组大鼠糖水进食量无不同。

NPAR1WAY 过程

Wilcoxon 评分（秩和）- 变量 x
按以下变量分类：g

g	N	评分和	H0 之下的期望值	H0 之下的标准差	均值评分
1	10	202.0	155.0	22.720187	20.20
2	10	172.0	155.0	22.720187	17.20
3	10	91.0	155.0	22.720187	9.10

平均评分用于结值.

Kruskal-Wallis 检验	
卡方	8.5160
自由度	2
Pr > 卡方	0.0142

图 9-10　多组比较秩和检验的 SAS 结果

（6）Stata 软件进行多组比较的秩和检验

```
* 导入样例 b9-3 的 csv 文件
import delimited E:\example/b9-3.csv, encoding(GBK) clear
* 对数据进行 Kruskal-Wallis H 检验，结果如图 9-11
kwallis x, by(g)
```

```
Kruskal-Wallis equality-of-populations rank test

  g   Obs   Rank Sum
  1    10     202.00
  2    10     172.00
  3    10      91.00

chi-squared =      8.508 with 2 d.f.
probability =      0.0142

chi-squared with ties =      8.516 with 2 d.f.
probability =      0.0142
```

图 9-11　多组比较秩和检验的 Stata 结果

（7）SPSS 多组比较的秩和检验　此数据库已建立在文件夹中，文件名为：b9-3sav。

首先，打开文件，单击"文件"→"打开"→"数据"，找到文件名 b9-3sav，点击"打开"。

第二，点击"分析"→"非参数检验"→"旧对话框"→"k 个独立样本"，弹出"针对多个独立样本的检验”对话框，如图 9-12 所示，检验变量列表中选入“X”，分组变量选入“g”，分组变量的范围中最小填入“1”，最大值填入“3”，点击“继续”，点击“确定”。

结果显示如图 9-13 所示。

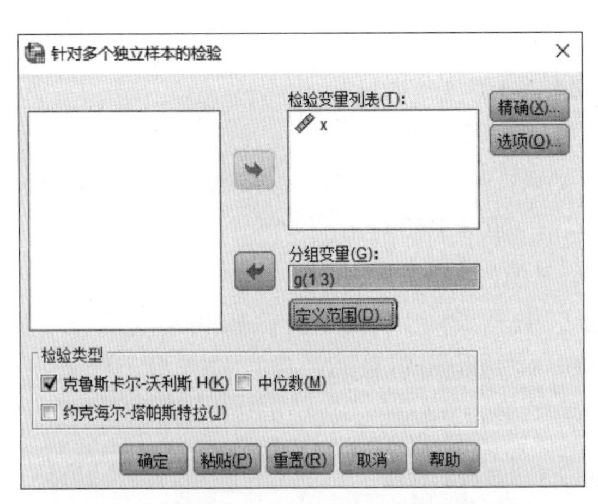

图 9-12　针对多个独立样本的检验对话框

秩

	g	个案数	秩平均值
x	1	10	20.20
	2	10	17.20
	3	10	9.10
	总计	30	

检验统计[a,b]

	x
克鲁斯卡尔-沃利斯 H(K)	8.516
自由度	2
渐近显著性	.014

a. 克鲁斯卡尔-沃利斯检验

b. 分组变量：g

图 9-13　多组比较秩和检验的 SPSS 结果

例 9-4　某课题组进行高脂血症的肝肾阴虚证的临床流行病学调查，于 4 个中心收集患者头晕、腰膝酸软、耳鸣、口干、健忘、少寐、手足心热、舌红少苔、脉细数的症状学指标。并对每一症状体征以无、轻、中、重量化分级，主要症状头晕、腰膝酸软赋以 0、2、4、6 分，其他症状相应赋以 0、1、2、3 分。一周后各中心所收集到的患者的症状积分值见表 9-7。试检验各中心患者症状积分值是否有差别？

解题分析：本例仍属于多个随机样本的比较，本例资料为症状积分资料，不是正态分布，现用 Kruskal-Wallis H 检验。

表 9-7　四个中心患者症状积分值比较

第 1 中心		第 2 中心		第 3 中心		第 4 中心	
症状积分	秩	症状积分	秩	症状积分	秩	症状积分	秩
18	29	9	14	10	17.5	8	8.5
9	14	21	31	12	20	8	8.5
8	8.5	17	27.5	6	1	15	22
22	32	16	25	8	8.5	7	3.5
9	14	7	3.5	16	25	16	25
10	17.5	8	8.5	15	22	15	22
17	27.5	7	3.5			9	14
20	30	11	19				
9	14	7	3.5				
8	8.5						
$n_1=10$	$R_1=195$	$n_2=9$	$R_2=135.5$	$n_3=6$	$R_3=94$	$n_4=7$	$R_4=103.5$

解题步骤：

（1）建立假设，确定显著水平

H_0：四个中心患者症状积分值总体分布位置相同

H_1：四个中心患者症状积分值总体分布位置不同或不全相同

α=0.05

（2）计算 H 统计量

N=10+9+6+7=32。按公式（9-3）和公式（9-4），

$$H=\frac{12}{32(32+1)}\left(\frac{195^2}{10}+\frac{135.5^2}{9}+\frac{94^2}{6}+\frac{103.5^2}{7}\right)-3(32+1)=1.517$$

$$C=1-[(4^3-4)+(6^3-6)+(5^3-5)+(2^3-2)+(3^3-3)+(3^3-3)+(2^3-2)]/(32^3-32)=0.986$$

$$H_C=H/C=1.517/0.986=1.539$$

（3）计算 P 值进行统计推断：直接计算概率 P 值，得出 P=0.678 3。

（4）CHISS 软件实现多组比较的秩和检验："数据模块"→找到文件名"b9-4.dbf"→"确认"；"统计模块"→"统计推断"→"非参数检验"→"成组资料秩和检验"，选入分组因素：g，反应变量：x →"确认"；"结果模块"→"查看结果"，见表 9-8。

表 9-8　Kruskal-Wallis H 法秩和检验

组别	例数	秩和	H 值	P 值
Rk_x.1	10	195.000	1.517	P=0.678 3
Rk_x.2	9	135.500		
Rk_x.3	6	94.000		
Rk_x.4	7	103.500		

注：秩和检验，数据来自文件：b9-4.dbf。

结论：P=0.678 3 > 0.05，按 α=0.05 的检验水准，不拒绝 H_0，差异无统计学意义，不能排除是由于抽样误差造成这种差异。因此，尚不能认为四个中心患者症状积分值不相同。

（5）SAS 软件实现多组比较的秩和检验

```
proc npar1way data=data.b9_4 wilcoxon;
class g;   /* 分组变量 */
var x;    /* 分析变量 */
run;
```

结果如图 9-14。

NPAR1WAY 过程

Wilcoxon 评分（秩和）- 变量 x
按以下变量分类：g

g	N	评分和	H0 之下的期望值	H0 之下的标准差	均值评分
1	10	195.00	165.00	24.427105	19.500000
2	9	135.50	148.50	23.694406	15.055556
3	6	94.00	99.00	20.569463	15.666667
4	7	103.50	115.50	21.786110	14.785714

平均评分用于结值.

Kruskal-Wallis 检验	
卡方	1.5384
自由度	3
Pr > 卡方	0.6734

图 9-14　多组比较秩和检验的 SAS 软件结果

结论：P=0.673 4 > 0.05，不拒绝 H_0，差异无统计学意义，不能排除是由于抽样误差造成这种差异。因此，尚不能认为四个中心患者症状积分值不相同。

（6）Stata 多组比较的秩和检验

* 导入样例 b9-4 的 csv 文件

```
import delimited E:\example/b9-4.csv, encoding(GBK) clear
* 对数据进行 Kruskal-Wallis H 检验，结果如图 9-15
kwallis x, by(g)
```

（7）SPSS 多组比较的秩和检验：此数据库已建立在文件夹中，文件名为：b9-4sav。

首先，打开文件，单击“文件”→“打开”→“数据”，找到文件名 b9-4sav，点击“打开”。

第二，点击“分析”→“非参数检验”→“旧对话框”→“k 个独立样本”，弹出“针对多个独立样本的检验”对话框，检验变量列表中选入“X”，分组变量选入“g”，分组变量的范围中最小填入“1”，最大值填入“4”，点击“继续”，点击“确定”。

结果显示如图 9-16 所示。

```
Kruskal-Wallis equality-of-populations rank test

  +------------------------+
  | g | Obs |   Rank Sum   |
  |---+-----+--------------|
  | 1 |  10 |     195.00   |
  | 2 |   9 |     135.50   |
  | 3 |   6 |      94.00   |
  | 4 |   7 |     103.50   |
  +------------------------+

chi-squared =       1.517 with 3 d.f.
probability =       0.6783

chi-squared with ties =      1.538 with 3 d.f.
probability =       0.6734
```

图 9-15　多组比较秩和检验的 Stata 软件结果

克鲁斯卡尔-沃利斯检验

秩

	g	个案数	秩平均值
x	1	10	19.50
	2	9	15.06
	3	6	15.67
	4	7	14.79
	总计	32	

检验统计[a,b]

	x
克鲁斯卡尔-沃利斯 H(K)	1.538
自由度	3
渐近显著性	.673

a. 克鲁斯卡尔-沃利斯检验

b. 分组变量：g

图 9-16　多组比较秩和检验的 SPSS 软件结果

第四节　多个组间的多重比较

多个独立样本比较的 Kruskal-Wallis H 检验只能总的判断各组是否来自同一总体。在 H 检验拒绝 H_0，接受 H_1，认为多个总体分布位置不全相同时，若要进一步推断是哪两个总体分布位置不同，可用推广了的 t 检验，各组例数相等或不相等均适用。

注意：此时若采用本章第二节介绍的两个样本比较的秩和检验进行两两比较，将会加大犯 I 类错误（即假阳性错误，把本无差别的两个总体中位数判为有差别）的概率。

例 9-5　对例 9-3 资料（表 9-5）作三个样本间的两两比较。

解题步骤：

（1）建立假设，确定显著水平

H_0：任意两组大鼠糖水进食量总体分布位置相同

H_1：任意两组大鼠糖水进食量总体分布位置不同

$\alpha=0.05$

（2）计算 t 统计量

$$t=\frac{\left|\overline{R}_A-\overline{R}_B\right|}{\sqrt{\frac{N(N+1)(N-1-H)}{12(N-k)}\left(\frac{1}{n_A}+\frac{1}{n_B}\right)}},\ \nu=N-k \tag{9-5}$$

1）计算各组的平均秩次

$$\overline{R}_1=202/10=20.2\quad \overline{R}_2=172/10=17.2\quad \overline{R}_3=91/10=9.1$$

2）列出两两比较的计算表：见表 9-9。表中第（5）栏为按公式（9-5）计算的 t 值。如本例 $N=30$，$k=3$，求得 $H_c=8.517$，故 1 与 2 比较时的 t 值为：

$$t=\frac{\left|20.2-17.2\right|}{\sqrt{\frac{30(30+1)(30-1-8.517)}{12(30-3)}\left(\frac{1}{10}+\frac{1}{10}\right)}}=0.874\ 9，以此类推。$$

表 9-9 三个样本间两两比较

对比组 A 与 B （1）	样本含量 n_A （2）	样本含量 n_B （3）	两平均秩次之差 $\left\|\overline{R}_A-\overline{R}_B\right\|$ （4）	t （5）
1 与 2	10	10	3.0	0.874 9
1 与 3	10	10	11.1	3.237 0
2 与 3	10	10	8.1	2.362 1

（3）计算 P 值，进行统计推断。本例中检验假设 H_0 是：任意两组大鼠糖水进食量总体分布位置相同。本书直接计算概率 P 值，结果见表 9-10。

（4）CHISS 软件进行秩和检验的多重比较：同例 9-4，结果见表 9-10。

表 9-10 平均等级间的两两比较

组别	平均秩差	P
g.1 — g.2	3.00	>0.05
g.1 — g.3	11.10	<0.01
g.2 — g.3	8.10	<0.05

结论：按 $\alpha=0.05$ 的检验水准，除第 1 与 2 组间接受 H_0 外，其余各对比间均拒绝 H_0，只好接受 H_1，差异有统计学意义。结合本例，尚不能说明逍遥散与西药没有抗抑郁的效果。

（5）SAS 软件进行秩和检验的多重比较

```
proc npar1way data=data.b9_3 wilcoxon;
    class g;
    var x;
run;
proc rank data=data.b9_3 out=b9_3;    /* 排秩 */
```

```
    var x;
    ranks r;
run;
proc anova data=b9_3;
    class g;
    model r=g;
    means g/t;   /* 多重比较 */
run;
```

结果如图 9-17。

ANOVA 过程

t Tests (LSD) for r

Note: This test controls the Type I comparisonwise error rate, not the experimentwise error rate.

Alpha	0.05
Error Degrees of Freedom	27
Error Mean Square	58.74444
Critical Value of t	2.05183
Least Significant Difference	7.033

Comparisons significant at the 0.05 level are indicated by ***.				
g 比较	均值间差值	95% Confidence Limits		
1 - 2	3.000	-4.033	10.033	
1 - 3	11.100	4.067	18.133	***
2 - 1	-3.000	-10.033	4.033	
2 - 3	8.100	1.067	15.133	***
3 - 1	-11.100	-18.133	-4.067	***
3 - 2	-8.100	-15.133	-1.067	***

图 9-17 秩和检验多重比较的 SAS 结果

除第 1 与 2 组间接受 H_0 外，其余各对比间均拒绝 H_0，只好接受 H_1，差异有统计学意义。结合本例，尚不能说明逍遥散与西药没有抗抑郁的效果。

（6）Stata 软件进行秩和检验的多重比较

```
* 导入样例 b9-3 的 csv 文件
import delimited E:\example/b9-3.csv, encoding(GBK) clear
* 因为 kwallis 无两两比较的 option，故需下载第三方命令
ssc install kwallis2
* 作三个样本间的两两比较，结果如图 9-18
kwallis2 x, by(g)
```

```
One-way analysis of variance by ranks (Kruskal-Wallis Test)

g        Obs    RankSum  RankMean
---------------------------------
  1       10     202.00     20.20
  2       10     172.00     17.20
  3       10      91.00      9.10

Chi-squared (uncorrected for ties) =     8.508 with     2 d.f. (p = 0.01420)
Chi-squared (corrected for ties)   =     8.516 with     2 d.f. (p = 0.01415)

Multiple comparisons between groups
-----------------------------------
(Adjusted p-value for significance is 0.008333)

Ho: x(g==1) = x(g==2)
    RankMeans difference =      3.00  Critical value =      9.43
    Prob = 0.223030 (NS)

Ho: x(g==1) = x(g==3)
    RankMeans difference =     11.10  Critical value =      9.43
    Prob = 0.002406 (S)

Ho: x(g==2) = x(g==3)
    RankMeans difference =      8.10  Critical value =      9.43
    Prob = 0.019824 (NS)
```

图 9-18 秩和检验多重比较的 Stata 结果

（7）SPSS 软件进行秩和检验的多重比较：此数据库已建立在文件夹中，文件名为：b9-3sav。

首先，打开文件，单击“文件”→“打开”→“数据”，找到文件名“b9-3sav”，点击“打开”。

第二，点击“分析”→“非参数检验”→“独立样本”，如图 9-19 所示。在“非参数检验：两个或两个以上的独立样本”对话框中，如图 9-20（a）（b）（c）所示，目标选择“定制分析”，字段选择“使用自定义字段分配”，检验字段中选入“X”，组中选入“g”，设置中选择项目选择“选择检验”，选择“定制检验”，在各个组之间比较分布勾选“k 个样本”，多重比较选择“全部成对”，点击“运行”。

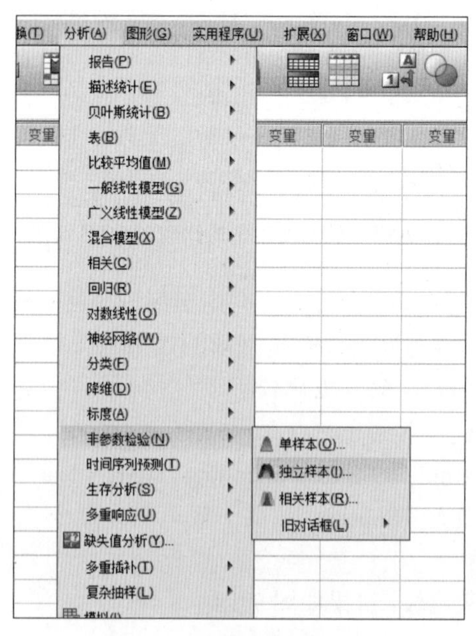

图 9-19 数据编辑器窗口

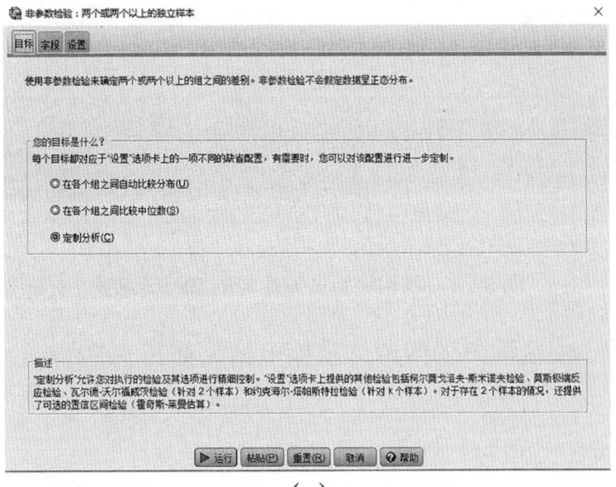

(a)

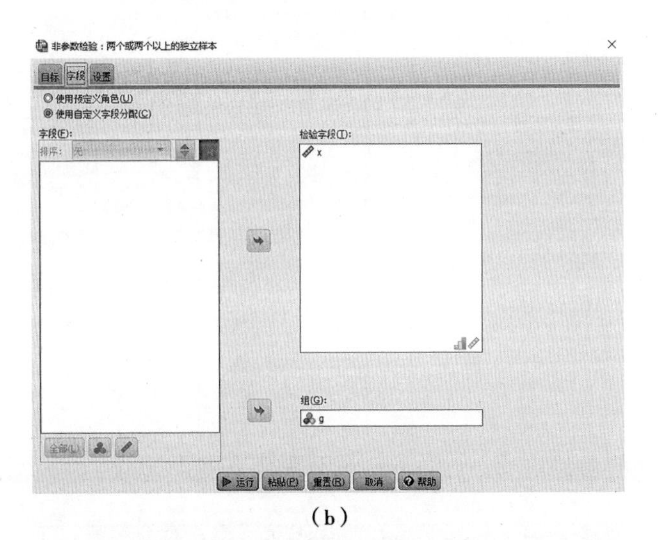

(b)

(c)

图 9-20 两个或两个以上的独立样本对话框

结果显示如图 9-21 所示。

假设检验汇总

	零假设	检验	显著性	决策者
1	在 g 类别上，x 的分布相同。	独立样本 Kruskal-Wallis 检验	.014	拒绝零假设。

显示渐进显著性。显著性水平为 .05。

图 9-21　秩和检验多重比较的 SPSS 结果

双击此结果表格，出现详细的两两比较检验结果如图 9-22 所示。查看中选择“成对比较”。

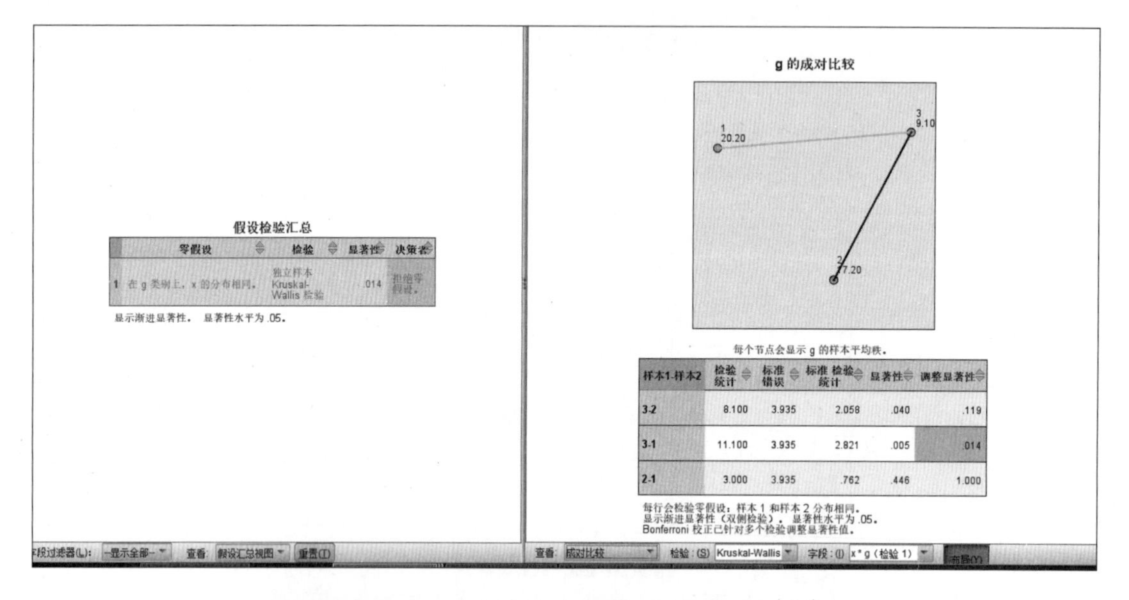

样本1-样本2	检验统计	标准错误	标准 检验统计	显著性	调整显著性
3-2	8.100	3.935	2.058	.040	.119
3-1	11.100	3.935	2.821	.005	.014
2-1	3.000	3.935	.762	.446	1.000

每行会检验零假设：样本 1 和样本 2 分布相同。
显示渐进显著性（双侧检验）。显著性水平为 .05。
Bonferroni 校正已针对多个检验调整显著性值。

图 9-22　平均等级间的两两比较结果

（赛晓勇　童新元）

谬误的好处是一时的，真理的好处是永久的，真理有弊病时，这些弊病会很快被消灭，而谬误的弊病则与谬误始终相随。

——狄德罗（法国思想家，1713—1784年）

第十章 定性数据的分析

定性数据（qualitative data）或称为分类数据（categorical data），其观察值是定性的，表现为互不相容的类别或属性。这类数据常被整理成列联表的形式后进行分析。分类变量又分为无序分类和有序分类。本章着重介绍如何推断两个及两个以上总体率或构成比差异是否有统计学意义、两个分类变量间有无相关关系、多个率的趋势检验和两个率的等效性检验等。

第一节 率的估计

一、率的抽样误差与标准误

由于抽样而引起的样本率与总体率的差异称为率的抽样误差，与均数的抽样误差可以用均数的标准误度量一样，率的抽样误差的大小亦可以用率的标准误来度量。率的标准误由下式计算：

$$\sigma_p=\sqrt{\frac{\pi(1-\pi)}{n}} \tag{10-1}$$

式中，σ_p 为率的标准误；π 为总体率；n 为样本容量。

当总体率 π 未知时，需以样本率 p 作为 π 的估计值，相应地此时率的标准误估计值按下式计算：

$$S_p=\hat{\sigma}_p=\sqrt{\frac{p(1-p)}{n}} \tag{10-2}$$

式中，S_p 为率的标准误的估计值；p 为样本率。

二、总体率的估计

与总体均数的估计相似，样本率是总体率的点估计值。由于点估计的波动较大，因此，我们还需要知道总体率大概会在一个什么样的区间范围内，即所谓总体率的可信区间估计。

根据资料的分布特征，如样本容量 n 与样本率 p 的大小，总体率的可信区间可以用正态分布法估计。当 n 足够大，且 p 和 $1-p$ 均不太小，如 np 和 $n(1-p)$ 均大于 5 时，p 的抽样分布逼近正态分布。此时，可根据正态分布的特性计算总体率的可信区间。

双侧： $(p-u_{\alpha/2}\cdot S_p, p+u_{\alpha/2}\cdot S_p)$ (10-3)

单侧： 大于 $p-u_{\alpha}\cdot S_p$ 或小于 $p+u_{\alpha}\cdot S_p$ (10-4)

例 10-1 采用某药治疗高血压患者 200 例，服药一月后 160 人有效，试估计该药的有效率及其双侧 95% 可信区间。

解该药总体有效率：$p=160/200=80\%$，$S_p=0.028\ 28$

$u_{0.05/2}=1.96$，总体有效率的 95%CI 为：

$$(0.8-1.96\times0.028\ 28, 0.8+1.96\times0.028\ 28)=(0.744\ 6, 0.855\ 4)$$

即估计该药的有效率为 80%，该药的有效率的 95% 可信区间为（0.744 6，0.855 4）。

值得注意的是，在计算可信区间时，有可能遇到可信区间的下限小于 0%（即负值），或可信区间的上限大于 100% 的情形。此时，应相应地将可信区间的下限表达为 0%，可信区间的上限表达为 100%。

第二节 2×2 表资料的 χ^2 检验

χ^2 检验（Chi-square test）是由英国统计学家 K.Pearson 于 1900 年提出的，其广泛地应用于分类数据的统计分析。根据设计类型的不同，2×2 表资料的 χ^2 检验可以分为完全随机设计的两样本率比较的 χ^2 检验和配对设计的 χ^2 检验。本节介绍完全随机设计的两样本率的比较。

一、2×2 表的数据格式

n 个受试对象（或样品）按两个定性变量分类计数所得的列联表称为 2×2 表[或称为四格表（fourfold table）]，其数据格式如表 10-1 所示。

表 10-1 2×2 列联表的频数形式

	反应变量频数			合计
	分类	A1	A2	
	样本 1	a	b	$a+b$
	样本 2	c	d	$c+d$
合计		$a+c$	$b+d$	n

对于任何两个样本率的资料，a, b, c, d 为 4 个基本数据，可以表达为以下基本形式

a	b
c	d

其余数据均可由这 4 个数据计算得到，故这类资料称为四格表资料。

2×2 表是一类比较简单和常见的列联表，其常见的实验设计类型有 4 种，研究者应当针对不同的研究目的，采用不同的设计类型，其假设检验的方法也不同。

（一）完全随机设计

从全体研究对象中随机抽取 n 个个体，然后按照属性 A、B 的两个分类两两组合分成四格，得到相应的 2×2 频数表。完全随机设计 2×2 表资料数据格式如表 10-2 所示。多数分

析定性资料的统计方法均可以用来处理此类资料，但是在实际工作中属于这种类型的 2×2 表资料并不多见。这类 2×2 表主要进行两个样本率之间差异的显著性检验和两属性 A、B 之间是否存在相关关系。

表 10-2　完全随机设计 2×2 列联表形式

属性 A	反应变量频数合计			
	属性 B	B1	B2	
A1		a	b	$a+b$
A2		c	d	$c+d$
合计		$a+c$	$b+d$	n

（二）配对设计

在完全随机设计中，当两个属性 A、B 在专业上相同且分组标志也一样时，称为配对设计。其数据收集与整理的方法可以通过实例说明，如现有 n 个受试对象（或样品）分别用甲、乙两种方法来测定，并按（甲、乙）的测定结果分类计数，（甲、乙）的测定结果分类有 4 种情况（+，+），（+，−）（−，+）（−，−），将分类计数结果整理成一个四格表，如表 10-3 所示。此类资料主要进行甲、乙两种方法独立性检验和相关性分析。

表 10-3　配对设计 2×2 列联表形式

甲法测定结果	乙法测定结果		
	+	−	
+	a	b	$a+b$
−	c	d	$c+d$
合计	$a+c$	$b+d$	n

（三）队列研究设计

先把全体研究对象按照属性 A，是否接触某一危险因素，分成两组：接触组、未接触组，再对每组中的个体进行追踪观察，并按属性 B，是否患某种疾病，分成两组：发病、不发病。分类计数后得到相应的 2×2 表资料，这类设计称为队列研究设计，如表 10-4 所示。队列研究属于前瞻性研究，其设计特点是事先将处理分成两组，如接触组和未接触组，然后进行追踪调查，是一个由因索果的过程。队列研究设计的 2×2 表资料处理方法主要根据 Mantel-Haenszel χ^2 检验，或与其等价的以正态分布为理论依据的 U 检验，进行相对危险度的检验，并计算相对危险度 RR 值。

表 10-4　队列研究设计 2×2 列联表形式

A：是否接触某危险因素	B：追踪结果		
	发病	未发病	
接触	a	b	$a+b$
未接触	c	d	$c+d$
合计	$a+c$	$b+d$	n

（四）病例-对照研究设计

与队列设计相对应，只是先按属性B（是否患病）分成两组：病例组、对照组，再对每组中的个体进行回顾性调查，并按属性A（是否接触某一危险因素）分成两组：接触、未接触，分别计数后得到2×2表，这类设计称为病例-对照研究设计，如表10-5所示。病例-对照研究属于回顾性研究，其设计特点是先将反应变量分为两组：病例组和对照组，然后进行回顾性研究。与队列研究相反，病例-对照研究是一个由果索因的过程。这类资料可以由经验logistic变换公式计算Z统计量，进而作*U*检验。

表10-5　病例-对照研究设计2×2列联表形式

A：回顾接触某危险因素历史	B：事前状态		
	病例	对照	合计
接触	a	b	$a+b$
未接触	c	d	$c+d$
合计	$a+c$	$b+d$	n

队列研究设计和病例-对照研究设计也称为单侧固定的设计。

二、χ^2检验的基本公式

χ^2检验的统计量是χ^2值，它是每个格子实际频数A（actual frequency）与理论频数T（theoretical frequency）差值的平方与理论频数T之比的累计和。在对2×2列联表资料做统计分析之前，一般假设属性A与B相互独立。为了便于理解，我们以实际例子来说明χ^2检验的假设。

例10-2　用磁场疗法治疗腰部扭挫伤患者708人，其中有效673例。用同样疗法治疗腰肌劳损患者347人，有效312例。观察结果如表10-6所示。问磁场疗法对两组患者治疗的有效率有无差异。

表10-6　磁场疗法对两组腰部疾患的治疗效果

分组	有效	无效	合计	有效率/%
扭挫伤	673（661.02）	35（46.98）	708	95.06
腰肌劳损	312（323.98）	35（23.02）	347	89.92
合计	985	70	1 055	93.36

表10-6中“疗效”属于分类变量，且为二分类变量，腰部疾患分为两组，所以本资料属于四格表资料，欲比较磁场疗法对两种腰部疾患疗效的优劣，可以应用χ^2检验。

表10-6资料的检验假设为

H_0：磁场疗法对腰部扭伤和腰肌劳损治疗的总体有效率相同，即$\pi_1=\pi_2$

H_1：磁场疗法对腰部扭伤和腰肌劳损治疗的总体有效率不同，即$\pi_1\neq\pi_2$

由表10-6实际观察数据可以看出，磁场疗法对腰部扭伤的有效率为95.06%，高于对腰肌劳损的有效率89.92%，但是由于是抽样观察，存在着抽样误差，尚不能根据样本实际观察值确定磁场疗法对两种腰部疾患的疗效存在着差异。当两个样本率不同时，同定量资料总体均数差异性比较一样，可能是由两种原因引起的：一种是仅由抽样误差导致的差异，另

一种是比较的总体间可能确有不同导致的差异。通过假设检验可以有助于研究者明确差异产生的原因。

表 10-6 资料的检验假设 H_0：$\pi_1=\pi_2$，假设两总体有效率的差异仅由抽样误差所致；H_1：$\pi_1\neq\pi_2$，假设两总体有效率的差异是由于磁场疗法对两种腰部疾患的总体有效率确有不同所致。

χ^2 检验的基本公式为

$$\chi^2=\sum\frac{(A-T)^2}{T} \tag{10-5}$$

式中，A 表示实际频数（actual frequency）；T 表示理论频数（theoretical frequency）。此公式是 K.Pearson（1899）证明的，故也称为 Pearson χ^2 检验。

根据 H_0：两总体率相同：$\pi_1=\pi_2$，即两总体率的差异仅由抽样误差所致，推算出的频数称为理论频数，记为 T。列联表中实际观察频数对应的理论频数 T 的计算公式为

$$T_{RC}=\frac{n_R n_C}{n} \tag{10-6}$$

式中，T_{RC} 表示列联表中第 R 行（row）第 C 列（column）交叉格子的理论频数；n_R 表示该格子所在的第 R 行的合计数；n_C 表示该格子所在的第 C 列的合计数；n 表示总例数。

在 H_0：$\pi_1=\pi_2$ 假设下，表 10-6 资料中总共治疗患者 1 055 人，有效 985 例，则理论上磁场疗法对两种腰部疾患的有效率均为 985/1 055＝93.36%，据此可得磁场疗法对腰部扭伤患者治疗有效的理论频数为（708×985）/1 055＝708×93.36%＝661.02 例，磁场疗法对腰肌劳损患者治疗有效的理论频数为（347×985）/1 055＝347×93.36%＝323.98 例。

χ^2 检验的基本公式（10-5）体现了 χ^2 检验的基本思想，χ^2 值反映了实际频数 A 与理论频数 T 吻合的程度。A 与 T 相差越大，则 χ^2 值越大，反之则 χ^2 值就越小。χ^2 值永远为正，且 χ^2 值越大 P 值越小，越有理由认为两组总体率不同。

值得注意的是 χ^2 检验的基本公式实际上是一个近似公式。在分类变量对应的资料分析过程中，χ^2 值的大小，除决定于 A-T 的差值外，还取决于分组数（严格地说是自由度）的多少，分组数越多，资料整理所得列联表中的格子数也就越多，据此计算所得的 χ^2 值也就会越大。为了排除这种影响，在确定假设成立的概率时要考虑自由度的大小。χ^2 检验的自由度计算公式为：

$$\nu=(R-1)(C-1) \tag{10-7}$$

式中，ν 表示自由度；R 表示列联表中行标识的分组数；C 表示列联表中列标识的分组数。

三、两独立样本率的 χ^2 检验

当样本 1 与样本 2 各自独立，且各自观察了 n_1 与 n_2 个样品，且两组之间没有样本交叉，我们称这两个样本为两独立样本。反应变量按二分类的两独立样本的资料可以整理成四格表的形式，如表 10-1 所示，若欲对其进行独立性检验，即进行两样本所代表的总体率差异的显著性检验，可以应用 χ^2 检验来实现。就独立事件的意义来说，总体率差异的显著性检验也称为独立性检验，即"两总体率相等"的假设与"样本与反应变量两事件相互独立"的假设是一样的。如例 10-2 中，"磁场疗法对扭挫伤与腰肌劳损治疗的有效率相等"的假设与"疗

效与疾患两事件相互独立”的假设是一样的。

（一）χ^2 检验的基本公式

例 10-3　实现例 10-2 所给资料的 χ^2 检验。

解题分析：例 10-2 两个独立样本分别为腰部扭伤患者 708 人和腰肌劳损患者 347 人，反应变量疗效为二分类变量，分为有效与无效，此资料是四格表资料，要比较两样本所代表的总体率差异的显著性检验，即独立性检验。

解题步骤：

1. 建立假设，确定显著水平

H_0：$\pi_1=\pi_2$，即磁场疗法对腰部扭伤和腰肌劳损治疗的总体有效率相同

H_1：$\pi_1\neq\pi_2$，即磁场疗法对腰部扭伤和腰肌劳损治疗的总体有效率不同

$\alpha=0.05$

2. 计算 χ^2 统计量　将表 10-2 中实际频数 A 和理论频数 T 值代入 χ^2 检验的基本公式（10-5），得

$$\chi^2=\frac{(673-661.02)^2}{661.02}+\frac{(35-46.98)^2}{46.98}+\frac{(312-323.98)^2}{323.98}+\frac{(35-23.02)^2}{23.02}$$
$$=9.942\,7$$

$$\upsilon=(2-1)(2-1)=1$$

3. 计算 P 值，进行统计推断　由 χ^2 界值表得 $\chi^2_{0.05,1}=3.84$，而本例题通过 χ^2 检验的基本公式计算得到的 $\chi^2=9.942\,7>\chi^2_{0.05,1}=3.84$，所以，$P<0.05$。按照 $\alpha=0.05$ 的检验水准，拒绝 H_0，接受 H_1，两总体有效率的差异有统计学意义。

4. 专业结论　可以认为磁场疗法治疗腰部扭伤和腰肌劳损的疗效不同，由临床观察结果（表 10-6）可知，磁场疗法治疗腰部扭伤的有效率要高于治疗腰肌劳损的有效率。

5. CHISS 软件进行独立样本卡方检验

（1）进入数据模块：在已建立的 CHISS 数据文件夹中找到相应的数据文件名，并打开文件，本例数据文件名为 a10-2。或新建立一个数据文件，也可以从其他格式文件导入 CHISS 软件。

打开已有数据文件的操作：点击“数据”→“文件”→“打开数据库表”→找到文件名“b10-1.DBF”→“确认”。

（2）进入统计模块：进行相应的统计计算，具体操作为：点击“统计”→“统计推断”→“pearson 卡方”，反应变量：有效、无效→“期望频数”→“确认”。

（3）进入结果模块：点击结果。

例 10-4　资料 χ^2 检验的 CHISS 软件运行结果为表 10-7。

表 10-7　双向无序卡方检验

	无效期望数	有效期望数	小计
1	35（47.0）	673（661.0）	708
2	35（23.0）	312（324.0）	347
合计	70	985	1 055

注：数据来自文件：b10-1.DBF。

卡方 = 9.942 7　　自由度 = 1　　P 值 = 0.001 6

校正卡方 = 9.129 9　　自由度 = 1　　P 值 = 0.002 5

（4）结论：$\chi^2=9.942\ 7$，$P=0.001\ 6<0.05$，磁场疗法对两种腰部伤的治疗效果的差异有统计学意义。磁场疗法对腰部扭伤患者的治疗效果较腰肌劳损的治疗效果好。

6. SAS 软件进行独立样本卡方检验

```
data b10_1;
    set data.b10_1;
    患者=_n_;
run;
proc transpose data=b10_1 out=b10_1(rename=
(col1=人数));
    var 有效无效;    /* 转置 /
    by 患者;
run;
proc freq data=b10_1;
    tables 患者 *_NAME_/CHISQ;    /* 卡
方检验 */
    weight 人数;
run;
```

结果如图 10-1：

结论：$\chi^2=9.942\ 7$，$P=0.001\ 6<0.05$，磁场疗法对两种腰部伤的治疗效果的差异有统计学意义。磁场疗法对腰部扭伤患者的治疗效果较腰肌劳损的治疗效果好。

FREQ 过程

频数
百分比
行百分比
列百分比

表 - 患者 * _NAME_			
	NAME(以前的变量名)		
患者	无效	有效	合计
1	35 3.32 4.94 50.00	673 63.79 95.06 68.32	708 67.11
2	35 3.32 10.09 50.00	312 29.57 89.91 31.68	347 32.89
合计	70 6.64	985 93.36	1055 100.00

表"_NAME_-患者"的统计量

统计量	自由度	值	概率
卡方	1	9.9427	0.0016
似然比卡方检验	1	9.3810	0.0022
连续调整卡方	1	9.1299	0.0025
Mantel-Haenszel 卡方	1	9.9333	0.0016
Phi 系数		-0.0971	
列联系数		0.0966	
Cramer V		-0.0971	

图 10-1　独立样本卡方检验的 SAS 软件结果

7. Stata 软件进行独立样本卡方检验

```
* 导入样例 b10-1 的 csv 文件
import delimited E:\example/b10-1.csv, encoding(GBK) clear
* 利用四格表资料计算卡方，结果如图 10-2
tabi 673 35 \ 312 35, chi2
```

row	col 1	2	Total
1	673	35	708
2	312	35	347
Total	985	70	1,055

Pearson chi2(1) =　9.9427　Pr = 0.002

图 10-2　独立样本卡方检验的 SAS 软件结果

8. SPSS 软件进行独立样本卡方检验　此数据库已建立在文件夹中，文件名为：b10-1sav。

首先，打开文件，单击“文件”→“打开”→“数据”，找到文件名“b10-1sav”，点击“打开”。

第二，点击“数据”→“重构”，弹出“重构数据向导”对话框，选择“将选定变量重构为个案”，点击“下一步”，重构变量组数目选择“一个”，点击“下一步”，要转置的变量目标变量改为“频数”，将“有效”“无效”放入，点击“下一步”，创建索引变量数目选择“一个”，点击“下一步”，索引值类型选择“连续数字”，点击“完成”。

第三，点击“数据”→“个案加权”，弹出“个案加权”对话框，如图 10-3 所示，选择“个案加权系数”，频率变量选择“频数”，点击“确定”。

第四，点击“分析”→“描述统计”→“交叉表”，如图 10-4 所示，弹出交叉表对话框，如图 10-5 所示，行选入“标识”、列选入“索引 1”，点击“统计”，弹出“统计”对话框，如图 10-6 所示，勾选“卡方”，点击“继续”，点击“确定”。

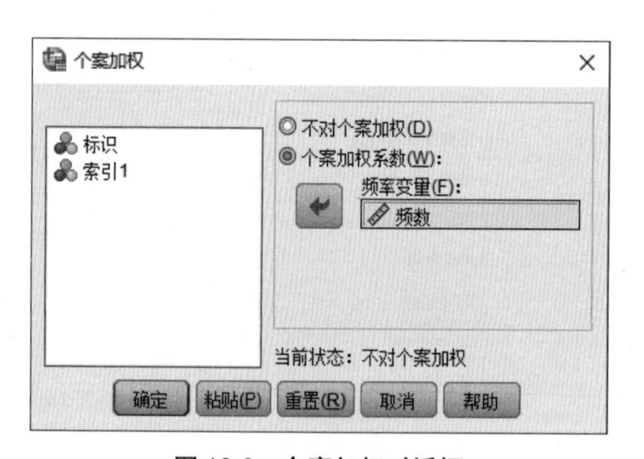

图 10-3　个案加权对话框

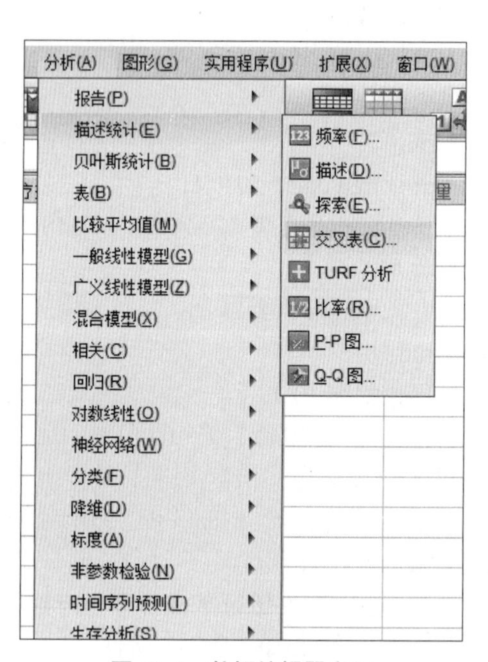

图 10-4　数据编辑器窗口

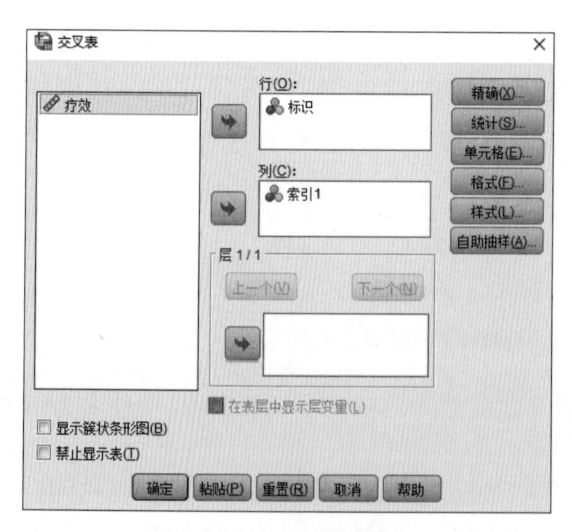

图 10-5　交叉表对话框

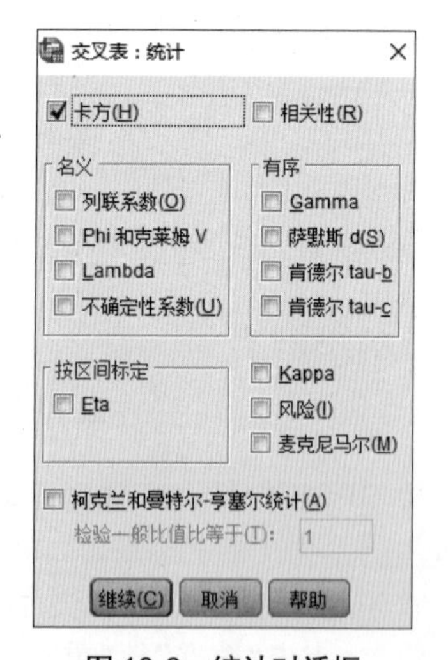

图 10-6　统计对话框

结果显示如图 10-7 所示。

标识 * 索引1 交叉表

计数

		索引1		
		1	2	总计
标识	1	673	35	708
	2	312	35	347
总计		985	70	1055

卡方检验

	值	自由度	渐进显著性（双侧）	精确显著性（双侧）	精确显著性（单侧）
皮尔逊卡方	9.943[a]	1	.002		
连续性修正[b]	9.130	1	.003		
似然比	9.381	1	.002		
费希尔精确检验				.002	.002
线性关联	9.933	1	.002		
有效个案数	1055				

a. 0 个单元格 (0.0%) 的期望计数小于 5。最小期望计数为 23.02。

b. 仅针对 2x2 表进行计算

图 10-7　独立样本卡方检验的 SPSS 软件结果

（二）四格表 χ^2 检验的专用公式

为了简化计算，可以由 χ^2 检验的基本公式和一些相关公式推导出四格表专用公式

$$\chi^2=\frac{(ad-bc)^2 n}{(a+b)(c+d)(a+c)(b+d)} \tag{10-8}$$

$$v=(2-1)(2-1)=1$$

式中 a, b, c, d 如表 10-1 中所示，n 为样本总例数。

利用四格表 χ^2 检验的专用公式（10-8）计算例 10-2 中的 χ^2 统计量得

$$\chi^2=\frac{(673\times35-312\times35)^2\times1\,055}{708\times347\times985\times70}=9.942\,7$$

结论与应用 χ^2 检验的基本公式得到的结论完全一样。

四格表 χ^2 检验应根据实际频数和理论频数选取计算 χ^2 统计量的公式，四格表 χ^2 检验专用公式应用条件是样本总例数 $n\geqslant40$，且四个格子中的每个理论数 $T_{ij}\geqslant5$。

（三）χ^2 检验的连续性校正公式

在四格表中 $n\geqslant40$，但是有一个格子的理论数 $1\leqslant T_{ij}<5$ 时，利用四格表 χ^2 检验的专用公式计算出来的 χ^2 统计量偏大，必须加以校正。英国统计学家 Yates F 提出将实际频数与理论频数之差的绝对值减去 0.5 作连续性校正（correction for continuity）的观点，故连续性校正公式又称 Yates 校正（Yates's correction）。χ^2 检验连续性校正公式为

$$\chi^2=\sum\frac{(|A-T|-0.5)^2}{T} \tag{10-9}$$

四格表 χ^2 检验连续性校正公式为

$$\chi^2=\frac{(|ad-bc|-0.5n)^2 n}{(a+b)(c+d)(a+c)(b+d)} \tag{10-10}$$

例 10-5　某医生用复合氨基酸胶囊治疗肝硬化患者，观察其对改善实验室指标的效果，见表 10-8。试对两组患者的改善及恢复正常率进行比较。

表 10-8　复合氨基酸胶囊对改善实验室指标的效果

分组	改善	未改善	合计	改善率 /%
实验组	23（20.24）	2（4.76）	25	92.00
对照组	11（13.76）	6（3.24）	17	64.71
合计	34	8	42	80.95

解题分析：例 10-4 中四个格子出的理论数见表 10-8，由于 $n=42>40$，且有格子的理论数 $1<T_{12}=4.76<5$，$1<T_{22}=3.24<5$，所以不能应用 χ^2 检验的基本公式和四格表 χ^2 检验的专用公式，而应使用四格表 χ^2 检验的连续性校正公式（10-10）计算 χ^2 统计量。

解题步骤：

1. 建立假设，确定显著水平

H_0：$\pi_1=\pi_2$，即实验组与对照组实验室指标的改善及恢复正常率相同

H_1：$\pi_1\neq\pi_2$，即实验组与对照组实验室指标的改善及恢复正常率不同

$\alpha=0.05$

2. 计算 χ^2 统计量。应用公式（10-6）计算得

$$\chi^2=\frac{(|23\times6-11\times2|-0.5\times42)^2\times42}{34\times8\times25\times17}=3.2790$$

$$\nu=(2-1)(2-1)=1$$

3. 计算 P 值，进行统计推断　由 χ^2 界值表查得 $\chi^2_{0.10,1}=2.71<\chi^2=3.2790<\chi^2_{0.05,1}=3.84$，所以，$0.05<P<0.10$。按照 $\alpha=0.05$ 的检验水准，不拒绝 H_0，实验组与对照组实验室指标的改善及恢复正常率的差异无统计学意义。

4. 专业结论　尚不能认为复合氨基酸胶囊对改善实验室指标效果优于对照组。

5. CHISS 软件进行双向无序卡方检验

（1）进入数据模块：打开已有数据文件的操作，点击“数据”→“文件”→“打开数据库表”→找到文件名“b10-2.DBF”→“确认”。

（2）进入统计模块：进行相应的统计计算，具体操作为：点击“统计”→“统计推断”→“双向无序列联表”，反应变量：改善、未改善→“期望频数”→“确认”。

（3）进入结果模块：例 10-4 资料 χ^2 检验的 CHISS 软件运行结果如表 10-9 所示。

表 10-9　双向无序卡方检验

	改善期望数	未改善期望数	小计
1	23（20.2）	2（4.8）	25
2	11（13.8）	6（3.2）	17
合计	34	8	42

注：数据来自文件：b10-2.DBF。

卡方 = 4.888 9　　自由度 = 1　　P 值 = 0.027 0

校正卡方 = 3.279 0　　自由度 = 1　　P 值 = 0.070 2

有理论频数小于 5，推荐使用校正卡方结果。

（4）结论：CHISS 软件运行例 10-4 资料检验 χ^2 后，在运行结果中会自动提示使用者，本资料“有理论频数小于 5，推荐使用校正卡方结果”。连续校正 $\chi^2=3.279\,0$，$P=0.070\,2>0.05$，尚不能认为两组的改善率的差异有统计学意义。

由本例题运行结果可以看出校正与否所得到的结论截然相反，体现了校正公式的作用。

6. SAS 软件进行双向无序卡方检验

```
data b10_2;
    set data.b10_2;
    分组 = _n_;
run;
proc transpose data=b10_2 out=b10_2(rename=
(col1 = 人数));
    var 改善未改善;  /* 转置 */
    by 分组;
run;
proc freq data=b10_2;
tables 分组 *_NAME_/CHISQ EXPECTED
NOPERCENT NOCOL NOROW;  /* 卡方检验 */
    weight 人数;
run;
```

结果如图 10-8。

结论：有理论频数小于 5，推荐使用校正卡方结果。连续校正 $\chi^2=3.279\,0$，$P=0.070\,2>0.05$，尚不能认为两组的改善率的差异有统计学意义。

FREQ 过程

频数
期望值

表 - 分组 * _NAME_			
	NAME(以前的变量名)		
分组	改善	未改善	合计
1	23 20.238	2 4.7619	25
2	11 13.762	6 3.2381	17
合计	34	8	42

表“_NAME_-分组”的统计量

统计量	自由度	值	概率
卡方	1	4.8889	0.0270
似然比卡方检验	1	4.8878	0.0270
连续调整卡方	1	3.2790	0.0702
Mantel-Haenszel 卡方	1	4.7725	0.0289
Phi 系数		0.3412	
列联系数		0.3229	
Cramer V		0.3412	

WARNING: 50% 的单元格的期望计数小于 5。卡方可能不是有效的检验。

图 10-8　卡方检验校正后的 SAS 软件结果

7. Stata 软件进行双向无序卡方检验

```
* 导入样例 b10-3 的 csv 文件
import delimited E:\example/b10-2.csv, encoding(GBK) clear
*tab 无法计算连续校正卡方，故需下载第三方命令
ssc install exactcc
* 对四格表资料计算连续卡方，结果如图 10-9
exactcci 23 2 11 6
```

8. SPSS 软件进行双向无序卡方检验　此数据库已建立在文件夹中，文件名为：b10-2sav。首先，打开文件，单击“文件”→“打开”→“数据”，找到文件名“b10-2sav”，点击“打开”。

第二，点击“数据”→“重构”，弹出重构数据向导对话框，选择“将选定变量重构为个案”，点击“下一步”，重构变量组数目选择“一个”，点击“下一步”，要转置的变量目标变量改为“频数”，将“改善”“未改善”放入，点击“下一步”，创建索引变量数目选择“一个”，点击“下一步”，索引值类型选择“连续数字”，点击“完成”。

第三，点击“数据”→“个案加权”，弹出个案加权对话框，选择“个案加权系数”，频率变量选择“频数”，点击“确定”。

```
                 |                         |        Proportion
                 |   Exposed   Unexposed   |   Total      Exposed
-----------------+-------------------------+------------------------
           Cases |        23           2   |      25       0.9200
        Controls |        11           6   |      17       0.6471
-----------------+-------------------------+------------------------
           Total |        34           8   |      42       0.8095
                 |                         |
                 |      Point estimate     |   [95% Conf. Interval]
                 |-------------------------+------------------------
                 |                         |  Cornfield's limits
      Odds ratio |        6.272727         |   .8968593          .  Adjusted
                 |                         |   1.204011          .  Unadjusted
 Attr. frac. ex. |        .8405797         |  -.1150021          .  Adjusted
                 |                         |   .1694429          .  Unadjusted
 Attr. frac. pop |        .7733333         |
                 +--------------------------------------------------
                               chi2(1) =     4.89  Pr>chi2 = 0.0270
              Yates' adjusted chi2(1) =     3.28  Pr>chi2 = 0.0702
```

图 10-9 卡方检验校正后的 Stata 软件结果

第四，点击“分析”→“描述统计”→“交叉表”，如图 10-4 所示，弹出“交叉表”对话框，行选入“标识”、列选入“索引 1”，点击统计，弹出统计对话框，如图 10-6 所示，勾选“卡方”，点击“继续”，点击“确定”。

结果显示如图 10-10 所示。

标识 * 索引1 交叉表

计数

		索引1		
		1	2	总计
标识	1	23	2	25
	2	11	6	17
总计		34	8	42

卡方检验

	值	自由度	渐进显著性（双侧）	精确显著性（双侧）	精确显著性（单侧）
皮尔逊卡方	4.889[a]	1	.027		
连续性修正[b]	3.279	1	.070		
似然比	4.888	1	.027		
费希尔精确检验				.045	.036
线性关联	4.772	1	.029		
有效个案数	42				

a. 2 个单元格 (50.0%) 的期望计数小于 5。最小期望计数为 3.24。

b. 仅针对 2x2 表进行计算

图 10-10 卡方检验校正后的 SPSS 软件结果

（四）Fisher 确切概率法

当四格表中出现 $n<40$，或 $T_{ij}<5$ 时，需用 R .A .Fisher（1934 年）依据超几何分布提出的，直接计算出有利于拒绝 H_0 的概率的方法，此方法称为四格表的 Fisher 确切概率法(Fisher's exact probabilities in 2×2 table)，尤其是用其他检验方法所得概率接近检验水准时，更应考虑用确切概率法。此方法不是 χ^2 检验的范畴，但可作为四格表 χ^2 检验应用的补充。

四格表确切概率法的基本思想是：在四格表周边合计不变的条件下，获得某个四格表的概率为

$$P=\frac{(a+b)!(c+d)!(a+c)!(b+d)!}{a!b!c!d!n!} \quad (10\text{-}11)$$

由于 Fisher 确切概率法的计算较为繁琐这里不作介绍，我们将以实例介绍 CHISS 软件的实现方法。

例 10-6　肿瘤转移患者全量放疗后用两种药物配合治疗，观察肿瘤消除的情况，结果见表 10-10。问两种药物治疗后肿瘤全消率有无差别？

表 10-10　两种药物对肿瘤转移患者全量放疗后全消率分析

用药分组	全消	未全消	合计	全消率 /%
实验组	7(4)	1(4)	8	87.50
对照组	2(5)	8(5)	10	20.00
合计	9	9	18	50.00

解题分析：例 10-5 中 $n=18<40$，且所有格子的理论数均小于 5。所以本例应当使用 Fisher 确切概率检验，求出检验假设 H_0 成立的概率。

解题步骤：

1. 建立假设，确定显著水平

H_0: $\pi_1=\pi_2$，即实验组与对照组患者全量化疗后肿瘤全消率相同

H_1: $\pi_1\neq\pi_2$，即实验组与对照组患者全量化疗后肿瘤全消率不同

$\alpha=0.05$

2. CHISS 软件进行 Fisher 确切概率检验　计算检验假设 H_0 成立的概率，并进行统计推断。操作步骤为：

(1) 进入数据模块：打开已有数据文件的操作。点击“数据”→“文件”→“打开数据库表”→找到文件名“b10-3.DBF”→“确认”。

(2) 进入统计模块：进行相应的统计计算，具体操作为：点击“统计”→“统计推断”→“pearson 卡方”，反应变量：全消、未全消→“期望频数”→“确认”。

(3) 进入结果模块：点击结果。例 10-5 资料 χ^2 检验的 CHISS 软件运行结果见表 10-11。

表 10-11　双向无序卡方检验

	全消期望数	未全消期望数	小计
1	7(4.0)	1(4.0)	8
2	2(5.0)	8(5.0)	10
合计	9	9	18

注：数据来自文件：b10-3.DBF。

卡方 = 8.100 0　　自由度 = 1　　P 值 = 0.004 4

校正卡方 = 5.625 0　　自由度 = 1　　P 值 = 0.017 7

总例数小于 40，建议用确切概率法。

Π1 < Π2 单侧确切概率 = 0.999 8

Π1 > Π2 单侧确切概率 = 0.007 6

Π1 = Π2 双侧确切概率 = 0.007 8

(4) 结论：CHISS 软件运行例 10-5 资料检验 χ^2 后，在运行结果中会自动提示使用者，本资料“总例数小于 40，建议用确切概率法”。$P=0.007\,8<0.05$，可以认为两组的全消率的差异有统计学意义，该药物在实验组的疗效优于对照组的疗效，可以认为药物有效。

3. SAS 软件进行 Fisher 确切概率检验

```
data b10_3;
set data.b10_3;
用药分组 = _n_;
run;
proc transpose data = b10_3 out = b10_3 (rename =
(col1 = 人数));
var 全消未全消;    /* 转置 */
by 用药分组;
run;
proc freq data = b10_3;
tables 用药分组 *_NAME_/CHISQ EXPECTED
NOPERCENT NOCOL NOROW;    /* 卡方检验 */
weight 人数;
run;
```

结果如图 10-11。

结论：总例数小于 40，建议用确切概率法。$P=0.015\,2<0.05$，可以认为两组的全消率的差异有统计学意义，该药物在实验组的疗效优于对照组的疗效，可以认为药物有效。

FREQ 过程

频数
期望值

表 - 用药分组 * _NAME_			
	NAME(以前的变量名)		
用药分组	全消	未全消	合计
1	7 4	1 4	8
2	2 5	8 5	10
合计	9	9	18

表“_NAME_-用药分组”的统计量

统计量	自由度	值	概率
卡方	1	8.1000	0.0044
似然比卡方检验	1	8.9169	0.0028
连续调整卡方	1	5.6250	0.0177
Mantel-Haenszel 卡方	1	7.6500	0.0057
Phi 系数		0.6708	
列联系数		0.5571	
Cramer V		0.6708	

WARNING: 50% 的单元格的期望计数小于 5。卡方可能不是有效的检验。

Fisher 精确检验	
单元格 (1,1) 频数 (F)	7
左侧 Pr <= F	0.9998
右侧 Pr >= F	0.0076
表概率 (P)	0.0074
双侧 Pr <= P	0.0152

图 10-11 Fisher 确切概率卡方检验的 SAS 软件结果

4. Stata 软件进行 Fisher 确切概率检验

```
* 导入样例 b10-3 的 csv 文件
import delimited E:\example/b10-3.csv, encoding
(GBK) clear
* 对四格表资料进行 Fisher 确切概率检验，结果如
图 10-12
tabi 7 1 \ 2 8, exact
```

row	col 1	2	Total
1	7	1	8
2	2	8	10
Total	9	9	18

```
           Fisher's exact =                 0.015
   1-sided Fisher's exact =                 0.008
```

图 10-12 Fisher 确切概率卡方检验的 Stata 软件结果

5. SPSS 软件进行 Fisher 确切概率检验 此数据库已建立在文件夹中，文件名为：b10-3sav。

首先，打开文件，单击“文件”→“打开”→“数据”，找到文件名“b10-3sav”，点击“打开”。

第二，点击“数据”→“重构”，弹出“重构数据向导”对话框，选择“将选定变量重构为个案”，点击“下一步”，重构变量组数目选择“一个”，点击“下一步”，要转置的变量目标变量改为“频数”，将“全消”“未全消”放入，点击“下一步”，创建索引变量数目选择“一个”，点击“下一步”，索引值类型选择“连续数字”，点击“完成”。

第三，点击“数据”→“个案加权”，弹出“个案加权”对话框，选择“个案加权系数”，频率变量选择“频数”，点击“确定”。

第四，点击“分析”→“描述统计”→“交叉表”，如图 10-4 所示，弹出“交叉表”对话框，行选入“标识”、列选入“索引 1”，点击统计，弹出统计对话框，如图 10-6 所示，勾选“卡方”，点击“继续”，点击“确定”。

结果显示如图 10-13 所示。

标识 * 索引1 交叉表

计数

		索引1		
		1	2	总计
标识	1	7	1	8
	2	2	8	10
总计		9	9	18

卡方检验

	值	自由度	渐进显著性（双侧）	精确显著性（双侧）	精确显著性（单侧）
皮尔逊卡方	8.100[a]	1	.004		
连续性修正[b]	5.625	1	.018		
似然比	8.917	1	.003		
费希尔精确检验				.015	.008
线性关联	7.650	1	.006		
有效个案数	18				

a. 2 个单元格 (50.0%) 的期望计数小于 5。最小期望计数为 4.00。

b. 仅针对 2x2 表进行计算

图 10-13 Fisher 确切概率卡方检验的 SPSS 软件结果

第三节 配对设计 2×2 表资料分析

配对设计 2×2 表资料既可以进行相关性分析也可以进行率的差异性检验。

一、配对设计 2×2 表资料相关性分析

独立性的对立面就是相关性，相关性分析的目的是了解两个变量是否存在相关性。

例 10-6 某医师欲研究甲乙两种诊断方法的相互关系。现随机抽取 56 人采用两种方法进行，所得数据如表 10-12 所示。据此资料能否认为甲乙两种诊断方法之间具有相关性？

表 10-12　甲乙两种方法诊断的结果

甲法	乙法		
	是	否	
是	20(16.71)	6(9.29)	26
否	16(19.29)	14(10.71)	30
合计	36	20	56

解题分析：例 10-6 资料是配对设计的 2×2 表资料，要分析甲乙两种诊断方法的相互关系。由于 $n=56>40$，且每个格子上的理论数 $T_{ij}>5$，所以可以选用四格表专用公式进行两变量的相关性分析。

解题步骤：

1. 建立假设，确定显著水平

H_0：甲乙两种诊断方法无关

H_1：甲乙两种诊断方法有关

$\alpha=0.05$

2. 计算 χ^2 统计量　将表 10-12 中的实际频数代入四格表 χ^2 专用公式(10-8)得

$$\chi^2=\frac{(20\times14-16\times6)^2\times56}{26\times30\times36\times20}=3.376\,0$$

$$v=(2-1)(2-1)=1$$

3. 计算 P 值，进行统计推断　由 χ^2 界值表查得 $\chi^2_{0.10,1}=2.71<\chi^2=3.376\,0<\chi^2_{0.05,1}=3.84$，所以，$0.05<P<0.10$。按照 $\alpha=0.05$ 的检验水准，不拒绝 H_0，

4. 专业结论　根据对此资料的分析尚不能认为甲乙两种诊断方法有关。

5. CHISS 软件进行率的相关性检验

(1) 进入数据模块：打开已有数据文件的操作，点击“数据”→“文件”→“打开数据库表”→找到文件名“b10-4.DBF”→“确认”。

(2) 进入统计模块：进行相应的统计计算，具体操作为：点击“统计”→“统计推断”→“pearson 卡方”，反应变量：是、否→“确认”。

(3) 进入结果模块：点击“结果”，例 10-6 资料相关性分析 CHISS 软件运行，结果见表 10-13。

表 10-13　双向无序卡方检验

	否期望数	是期望数	小计
1	6(9.3)	20(16.7)	26
2	14(10.7)	16(19.3)	30
合计	20	36	56

注：数据来自文件：b10-4.DBF。

卡方 = 3.376 0　　自由度 = 1　　P 值 = 0.066 2

校正卡方 = 2.426 7　　自由度 = 1　　P 值 = 0.119 3

(4) 结论：$\chi^2=3.376\,0$，$P=0.066\,2>0.05$，尚不能认为甲乙两种诊断方法有关。

6. SAS 软件进行率的相关性检验

```
data b10_4;
    set data.b10_4;
    诊断方法=_n_;
run;
proc transpose data=b10_4 out=b10_4(rename=
(col1=人数));
    var 是否;    /* 转置 */
    by 诊断方法;
run;
proc freq data=b10_4;
    tables 诊断方法*_NAME_/CHISQ EXPECTED
NOPERCENT NOCOL NOROW;    /* 卡方检验 */
    weight 人数;
run;
```

结果如图 10-14。

结论：$\chi^2=3.3760$，$P=0.0662>0.05$，尚不能认为甲乙两种诊断方法有关。

FREQ 过程

频数
期望值

表 - 诊断方法 * _NAME_

诊断方法	_NAME_(以前的变量名) 否	是	合计
1	6 9.2857	20 16.714	26
2	14 10.714	16 19.286	30
合计	20	36	56

表"_NAME_-诊断方法"的统计量

统计量	自由度	值	概率
卡方	1	3.3760	0.0662
似然比卡方检验	1	3.4507	0.0632
连续调整卡方	1	2.4267	0.1193
Mantel-Haenszel 卡方	1	3.3157	0.0686
Phi 系数		-0.2455	
列联系数		0.2384	
Cramer V		-0.2455	

图 10-14　配对卡方检验的 SAS 软件结果

7. Stata 软件进行率的相关性检验

```
* 导入样例 b10-4 的 csv 文件
import delimited E:\example/b10-4.csv, encoding(GBK) clear
* 对配对四格表资料进行相关性分析，结果如图 10-15
exactcci 20 6 16 14
```

```
                 |                         |        Proportion
                 | Exposed   Unexposed     |   Total   Exposed
-----------------+-------------------------+---------------------
           Cases |      20           6     |      26    0.7692
        Controls |      16          14     |      30    0.5333
-----------------+-------------------------+---------------------
           Total |      36          20     |      56    0.6429
                 |                         |
                 |    Point estimate       |  [95% Conf. Interval]
                 |-------------------------+---------------------
                 |                         | Cornfield's limits
      Odds ratio |       2.916667          |  .7984909    11.02393  Adjusted
                 |                         |  .9332536    9.051396  Unadjusted
 Attr. frac. ex. |       .6571429          | -.2523625    .9092882  Adjusted
                 |                         | -.0715201    .8895198  Unadjusted
 Attr. frac. pop |       .5054945          |
                 +-----------------------------------------------
                               chi2(1) =     3.38  Pr>chi2 = 0.0662
                 Yates' adjusted chi2(1) =     2.43  Pr>chi2 = 0.1193
```

图 10-15　配对卡方检验的 Stata 软件结果

8. SPSS 软件进行率的差异性检验　此数据库已建立在文件夹中，文件名为：b10-4sav。

首先，打开文件，单击"文件"→"打开"→"数据"，找到文件名"b10-4sav"，点击"打开"。

第二，点击“数据”→“重构”，弹出“重构数据向导”对话框，选择“将选定变量重构为个案”，点击“下一步”，重构变量组数目选择“一个”，点击“下一步”，要转置的变量目标变量改为“频数”，将“是”“否”放入，点击“下一步”，创建索引变量数目选择“一个”，点击“下一步”，索引值类型选择“连续数字”，点击“完成”。

第三，点击“数据”→“个案加权”，弹出“个案加权”对话框，选择“个案加权系数”，频率变量选择“频数”，点击“确定”。

第四，点击“分析”→“描述统计”→“交叉表”，如图 10-4 所示，弹出“交叉表”对话框，行选入“标识”、列选入“索引 1”，点击“统计”，弹出“统计”对话框，如图 10-6 所示，勾选“卡方”，点击“继续”，点击“确定”。

结果显示如图 10-16 所示。

标识 * 索引1 交叉表

计数

		索引1		
		1	2	总计
标识	1	20	6	26
	2	16	14	30
总计		36	20	56

卡方检验

	值	自由度	渐进显著性（双侧）	精确显著性（双侧）	精确显著性（单侧）
皮尔逊卡方	3.376[a]	1	.066		
连续性修正[b]	2.427	1	.119		
似然比	3.451	1	.063		
费希尔精确检验				.095	.059
线性关联	3.316	1	.069		
有效个案数	56				

a. 0 个单元格 (0.0%) 的期望计数小于 5。最小期望计数为 9.29。

b. 仅针对 2x2 表进行计算

图 10-16　配对卡方检验的 SPSS 软件结果

二、配对设计 2×2 表资料差异性检验

在处理配对设计 2×2 表资料时，除了关心两种处理（属性）的关联性之外，有时也需要比较两处理（属性）率的差异性，或既想了解关联性，又想了解差异性。当对配对设计的两处理方法进行关联性分析得知两者之间存在着相关关系时，进一步对两处理方法率的差异性进行检验，可以比较两种处理方法的优劣。在进行配对设计 2×2 表资料总体率的差异性检验时，检验假设不同于上一节总体率的关联性检验假设，χ^2 统计量的计算也不能沿用上一节介绍的四格表 χ^2 检验公式。

配对设计 2×2 列联表资料总体率差异性检验假设：

H_0：两总体 B＝C

H_1：两总体 B≠C

配对设计 2×2 列联表资料总体率差异性检验 χ^2 统计量的计算公式：

若 $b+c>40$ 时应用公式：

$$\chi^2=\frac{(b-c)^2}{b+c} \qquad \nu=1 \tag{10-12}$$

公式（10-12）又称 McNemar 检验（McNemar's test for correlated proportions）。

若 $b+c\leqslant 40$ 时应用连续校正公式：

$$\chi^2=\frac{(|b-c|-1)^2}{b+c} \qquad \nu=1 \tag{10-13}$$

例 10-7　为比较中和法与血凝法两种检验方法对关节痛患者抗“O”检测结果，某医师观测了 105 例关节痛患者，结果如表 10-14 所示。问：中和法与血凝法两种检验方法对关节痛患者的抗“O”检测结果有无相关？两种检验方法测得的关节痛患者的抗“O”结果有无差别？

表 10-14　中和法与血凝法检验关节痛患者的抗“O”检测结果

中和法	血凝法		合计
	+	−	
+	54	8	62
−	4	39	43
合计	58	47	105

解题分析本资料是配对设计 2×2 表资料，要分析中和法与血凝法两种方法对关节痛患者抗“O”检测结果的相关性和检出率的差异性比较。由于本资料 $n=105>40$，且所有格子上的理论数均大于 5，所以相关性分析选用四格表专用公式（10-8）计算 χ^2 统计量。又因为 $b+c=8+4=12<40$，所以差异性检验需要进行连续校正，故选用公式（10-13）计算 χ^2 统计量。

解题步骤：

1. 中和法与血凝法两种方法对关节痛患者抗“O”检测结果的相关性分析

（1）建立假设，确定显著水平

H_0：中和法与血凝法两种方法对关节痛患者抗“O”检测结果的无关

H_1：中和法与血凝法两种方法对关节痛患者抗“O”检测结果的相关

$\alpha=0.05$

（2）计算 χ^2 统计量：将表 10-14 中的实际频数代入四格表 χ^2 专用公式（10-8）得

$$\chi^2=\frac{(54\times 39-8\times 4)^2\times 105}{58\times 47\times 62\times 43}=62.15$$

$$\nu=(2-1)(2-1)=1$$

（3）计算 P 值，进行统计推断：由 χ^2 界值表得 $\chi^2=62.15>\chi^2_{0.005,1}=7.88$，所以，$P<0.005$。按照 $\alpha=0.05$ 的检验水准，拒绝 H_0，接受 H_1。

（4）结论：可以认为中和法与血凝法两种方法对关节痛患者抗“O”检测结果的相关。

（5）CHISS 软件进行相关性检验

1）进入数据模块：在已建立的 CHISS 数据文件夹中找到相应的数据文件名，并打开文件，本例数据文件名为“a10-6”。或新建立一个数据文件，也可以从其他格式文件导入CHISS软件。

打开已有数据文件的操作：点击“数据”→“文件”→“打开数据库表”→找到文件名“b10-5.DBF”→“确认”。

2）进入统计模块：进行相应的统计计算，具体操作为：点击“统计”→“统计推断”→“pearson卡方”，反应变量：阳性、阴性→“期望频数”→“确认”。

3）进入结果模块：点击结果，见表10-15。

表 10-15 双向无序卡方检验

	阳性期望数	阴性期望数	小计
1	54（34.2）	8（27.8）	62
2	4（23.8）	39（19.2）	43
合计	58	47	105

注：数据来自文件：b10-5.DBF。

卡方 = 62.147 1　　自由度 = 1　　P值 < 0.000 1

校正卡方 = 59.040 6　　自由度 = 1　　P值 < 0.000 1

4）结论：$\chi^2 = 62.147\ 1$，$P < 0.000\ 1$，可认为中和法与血凝法两种方法对关节痛患者抗“O”结果存在相关性。

（6）SAS软件进行相关性检验

```
data b10_5;
set data.b10_5;
方法 = _n_;
run;
proc transpose data = b10_5 out = b10_5 (rename =
(col1 = 人数));
var 阳性阴性;   /* 转置 */
by 方法;
run;
proc freq data = b10_5;
    tables 方法 *_NAME_/CHISQ EXPECTED
NOPERCENT NOCOL NOROW;   /* 相关性：独立卡
方检验 */
weight 人数;
run;
```

结果如图10-17。

结论：$\chi^2 = 62.147\ 1$，$P < 0.05$，可认为中和法与血凝法两种方法对关节痛患者抗“O”结果存在相关性。

FREQ 过程

频数
期望值

表 - 中和法 * _NAME_

中和法	_NAME_(以前的变量名) 阳性	阴性	合计
1	54 34.248	8 27.752	62
2	4 23.752	39 19.248	43
合计	58	47	105

表“_NAME_-中和法”的统计量

统计量	自由度	值	概率
卡方	1	62.1471	<.0001
似然比卡方检验	1	70.1080	<.0001
连续调整卡方	1	59.0406	<.0001
Mantel-Haenszel 卡方	1	61.5552	<.0001
Phi 系数		0.7693	
列联系数		0.6098	
Cramer V		0.7693	

图 10-17 两种方法检测结果相关性的SAS软件结果

（7）Stata软件进行相关性检验

* 导入样例b10-5的csv文件

```
import delimited E:\example/b10-5.csv，encoding（GBK）clear
* 对配对四格表资料进行相关性分析，结果如图 10-18
tabi 54 8 \ 4 39，chi2
```

row	col 1	2	Total
1	54	8	62
2	4	39	43
Total	58	47	105

Pearson chi2(1) = 62.1471　Pr = 0.000

图 10-18　两种方法检测结果相关性的 Stata 软件结果

（8）SPSS 软件进行相关性检验：此数据库已建立在文件夹中，文件名为：b10-5sav。

首先，打开文件，单击“文件”→“打开”→“数据”，找到文件名“b10-5sav”，点击“打开”。

第二，点击“数据”→“重构”，弹出“重构数据向导”对话框，选择“将选定变量重构为个案”，点击“下一步”，重构变量组数目选择“一个”，点击“下一步”，要转置的变量目标变量改为“频数”，将“阳性”“阴性”放入，点击“下一步”，创建索引变量数目选择“一个”，点击“下一步”，索引值类型选择“连续数字”，点击“完成”。

第三，点击“数据”→“个案加权”，弹出“个案加权”对话框，选择“个案加权系数”，频率变量选择“频数”，点击“确定”。

第四，点击“分析”→“描述统计”→“交叉表”，如图 10-4 所示，弹出“交叉表”对话框，行选入“标识”、列选入“索引 1”，点击统计，弹出统计对话框，如图 10-6 所示，勾选“卡方”，点击“继续”，点击“确定”。

结果显示如图 10-19 所示。

标识 * 索引1 交叉表

计数

		索引1 1	2	总计
标识	1	54	8	62
	2	4	39	43
总计		58	47	105

卡方检验

	值	自由度	渐进显著性（双侧）	精确显著性（双侧）	精确显著性（单侧）
皮尔逊卡方	62.147[a]	1	.000		
连续性修正[b]	59.041	1	.000		
似然比	70.108	1	.000		
费希尔精确检验				.000	.000
线性关联	61.555	1	.000		
有效个案数	105				

a. 0 个单元格 (0.0%) 的期望计数小于 5。最小期望计数为 19.25。

b. 仅针对 2x2 表进行计算

图 10-19　两种方法检测结果相关性的 SPSS 软件结果

2. 中和法与血凝法两种方法对关节痛患者抗“O”检出率的差异性比较

（1）建立假设，确定显著水平

H_0：两总体 B＝C

H_1：两总体 B≠C

$\alpha=0.05$

（2）计算 χ^2 统计量：将表 10-10 中的 b，c 值代入公式（10-13）得

$$\chi^2=\frac{(|b-c|-1)^2}{b+c}=\frac{(|8-4|-1)^2}{8+4}=0.750\,0$$

$$v=(2-1)(2-1)=1$$

（3）计算 P 值，进行统计推断：由 χ^2 界值表得 $\chi^2=0.750\,0<\chi^2_{0.05,1}=3.84$，所以 $P>0.05$。按照 $\alpha=0.05$ 的检验水准，不拒绝 H_0，尚不能认为两总体 B≠C。

（4）专业结论：中和法与血凝法两种方法对关节痛患者抗“O”检出率相同。可以认为两种方法在检测关节痛患者抗“O”指标上等价，即两种检验方法在检测关节痛患者抗“O”指标时可以互相替代。

（5）CHISS 软件进行差异性分析

1）进入数据模块：打开已有数据文件的操作：点击“数据”→“文件”→“打开数据库表”→找到文件名“b10-5.DBF”→“确认”。

2）进入统计模块：进行相应的统计计算，具体操作为：点击“统计”→“统计推断”→“2×2 配对卡方”，反应变量：是、否→“确认”。

3）进入结果模块：点击“结果”。例 10-16 资料相关性分析 CHISS 软件运行结果见表 10-16。

表 10-16　配对卡方检验

	阳性 金（+）	阴性 金（−）	小计
1（+）	54	8	62
2（−）	4	39	43
合计	58	47	105

注：数据来自文件：b10-5.DBF。

配对卡方＝1.333 3　　自由度＝1　　P 值＝0.248 2

校正卡方＝0.750 0　　自由度＝1　　P 值＝0.386 5

4）结论：$\chi^2=0.750\,0$，$P=0.386\,5>0.05$，尚不能认为中和法与血凝法两种方法对关节痛患者抗“O”检出率差异有统计学意义。可以认为两种方法在检测关节痛患者抗“O”指标上等价。

注：若知道某种方法是“金标准”，CHISS 软件还可进行灵敏度分析。

（6）SAS 软件进行差异性分析

```
proc freq data=b10_5;
        tables 中和法 *_NAME_/AGREE EXPECTED NOPERCENT NOCOL NOROW;
/* 差异性：配对卡方检验 */
```

```
    weight 人数;
    exact MCNEM;
run;
```

结果如图 10-20:

表"_NAME_-中和法"的统计量

McNemar 检验	
统计量 (S)	1.3333
自由度	1
渐近 Pr > S	0.2482
精确 Pr >= S	0.3877

图 10-20　两种方法检测结果差异性的 SAS 软件结果

结论：$P=0.3877>0.05$，尚不能认为中和法与血凝法两种方法对关节痛患者抗"O"检出率差异有统计学意义。可以认为两种方法在检测关节痛患者抗"O"指标上等价。

(7) Stata 软件进行差异性分析

```
* 对配对四格表资料进行差异性比较，结果如图 10-21
mcci 54 8 4 39
```

```
                 |        Controls        |
Cases            |   Exposed   Unexposed  |      Total
-----------------+------------------------+-----------
         Exposed |        54           8  |         62
       Unexposed |         4          39  |         43
-----------------+------------------------+-----------
           Total |        58          47  |        105

McNemar's chi2(1) =      1.33    Prob > chi2 = 0.2482
Exact McNemar significance probability       = 0.3877

Proportion with factor
        Cases        .5904762
        Controls      .552381     [95% Conf. Interval]
                    ---------     ---------------------
        difference   .0380952     -.0356787   .1118692
        ratio        1.068966      .9545358   1.197113
        rel. diff.   .0851064     -.0530676   .2232803

        odds ratio          2      .5358046   9.075964   (exact)
```

图 10-21　两种方法检测结果差异性的 Stata 软件结果

(8) SPSS 软件进行差异性分析　此数据库已建立在文件夹中，文件名为：b10-5sav。

首先，打开文件，单击"文件"→"打开"→"数据"，找到文件名"b10-5sav"，点击"打开"。

第二，点击"数据"→"重构"，弹出"重构数据向导"对话框，选择"将选定变量重构为个案"，点击"下一步"，重构变量组数目选择"一个"，点击"下一步"，要转置的变量目标变量改为"频数"，将"阳性""阴性"放入，点击"下一步"，创建索引变量数目选择"一个"，点击"下一步"，索引值类型选择"连续数字"，点击"完成"。

第三，点击"数据"→"个案加权"，弹出"个案加权"对话框，选择"个案加权系数"；频率变量选择"频数"，点击"确定"。

第四，点击"分析"→"描述统计"→"交叉表"，如图 10-4 所示，弹出"交叉表"对话框，行选入"标识"、列选入"索引 1"，点击"统计"，弹出"统计"对话框，如图 10-22 所示，

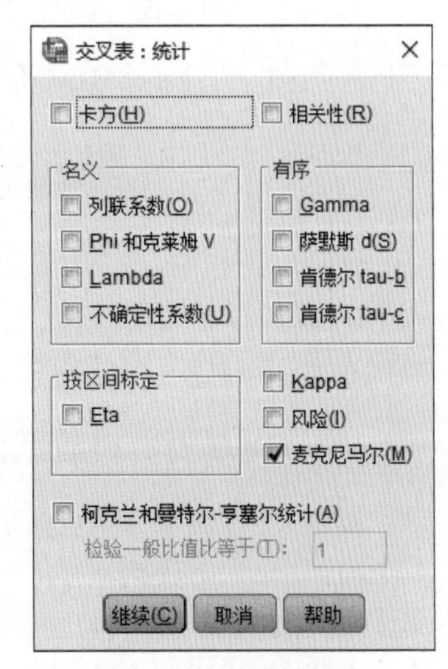

图 10-22　统计对话框

勾选“麦克尼马尔”，点击“继续”，点击“确定”。

显示结果如图 10-23 所示。

卡方检验

	值	精确显著性（双侧）	精确显著性（单侧）	点概率
麦克尼马尔检验		.388[a]	.194[a]	.121[a]
有效个案数	105			

a. 使用了二项分布。

图 10-23　两种方法检测结果差异性的 SPSS 软件结果

值得注意的是，对于配对设计 2×2 表资料，若想了解两种处理（属性）的关联性时，可作关联性检验；如要了解两处理的差别，可作率的差异性检验；若既想了解关联性，又想比较差别，可同时作关联性和差异性检验。关联性检验与率的差异性检验的结果意义不同，两种统计量数值无一定的关系，但两者结合起来可以获得较全面的结论。

在对配对四格表进行差异性检验时，只能用配对资料的 χ^2 检验，即公式（10-12，10-13），而不能随意转化为两组独立样本 χ^2 检验数据格式后，再用四格表 χ^2 检验专用公式（10-8）计算 χ^2 统计量，这种做法是错误的。如将表 10-10 的数据转化为表 10-17。

表 10-17　中和法与血凝法检验关节痛患者的抗“O”检测结果

	例数		合计
	+	−	
中和法	62	43	105
血凝法	58	47	105
合计	120	90	210

原因在于两者设计的意义不同，两独立样本差异性 χ^2 检验的公式（10-8）应用前提是要求两样本彼此独立。而配对 χ^2 检验公式是针对配对设计，两样本有交叉，并非独立。

第四节　$R \times C$ 表资料 χ^2 检验分析

在实际工作中，分类资料除了整理成 2×2 表之外，还经常会遇到行（row）或列（column）大于 2，或是行和列同时大于 2 的列联表资料，我们将其统称为行×列表（contingency table）简称 $R \times C$ 表，$R(\geqslant 2)$ 代表行数，$C(\geqslant 2)$ 代表列数。2×2 表是 $R \times C$ 表的最简单的形式。

一、$R \times C$ 表资料数据格式

按照 $R \times C$ 表中分组变量的类型，以及分析的目的可以分为：双向无序列联表（表 10-18，表 10-19），单向有序列联表（表 10-20），双向有序且属性相同列联表（表 10-21），双向有序且属性不同列联表（表 10-22）。不同类型的资料或不同的分析目的，应当采用不同的分析方法。本节介绍双向无序列联表资料的分析。

表 10-18 双向无序 R×C 表的一般形式

分组	阳性例数	阴性例数	合计
a=1	a	b	$a+b$
a=2	c	d	$c+d$
a=3	e	f	$e+f$
合计	$a+c+e$	$b+d+f$	n

表 10-19 双向无序 $R\times C$ 表的一般形式

民族	血型				合计
	A	B	O	AB	
傣族	a	b	c	d	$a+b+c+d$
佤族	e	f	g	h	$e+f+g+h$
土家族	i	j	k	l	$i+j+k+l$
合计	$a+e+i$	$b+f+j$	$c+g+k$	$d+h+l$	n

表 10-20 单向有序 $R\times C$ 表的一般形式

治疗分组	消费水平			合计
	显效	有效	无效	
甲药	a	b	c	$a+b+c$
乙药	d	e	f	$d+e+f$
合计	$a+d$	$b+e$	$c+f$	n

表 10-21 双向有序且属性相同 $R\times C$ 表的一般形式

X 线诊断	临床诊断			合计
	检出者	可疑者	未检出者	
检出者	a	b	c	$a+b+c$
可疑者	d	e	f	$d+e+f$
未检出者	g	h	i	$g+h+i$
合计	$a+d+g$	$b+e+h$	$c+f+i$	n

表 10-22 双向有序且属性不同 $R\times C$ 表的一般形式

视力水平	年龄 / 岁			合计
	5～	21～	>40	
<0.7	a	b	c	$a+b+c$
0.7～	d	e	f	$d+e+f$
1.0～	g	h	i	$g+h+i$
≥1.2	j	k	l	$j+k+l$
合计	$a+d+g+j$	$b+e+h+k$	$c+f+i+l$	n

二、双向无序 $R \times C$ 表资料 χ^2 检验

对于双向无序列联表资料，可以进行多个率差异的显著性检验，也可以进行多个样本构成比差异的显著性检验。其选用的统计方法应与处理变量分组和反应变量的顺序或大小无关，仅与列联表中总频数，各行合计、各列合计有关。可采用的假设检验方法有 Pearson 拟合优度 χ^2 检验、基于似然函数的似然比 χ^2 检验、对数线性模型等方法。本节主要介绍 Pearson 拟合优度 χ^2 检验，其计算公式为

$$\chi^2 = n\left(\sum \frac{A^2}{n_R n_C} - 1\right)$$
$$\nu = (\text{行数}-1)(\text{列数}-1) \tag{10-14}$$

式中的符号与公式（10-5）和公式（10-6）中的相同。

（一）多个独立样本率的比较

例 10-8 用免疫法观察鼻咽癌患者（a＝1）、头颈部其他恶性肿瘤患者（a＝2）及正常成人组（a＝3）的血清 EB 病毒壳抗原的免疫球蛋白 A（VCA-IgA）抗体的反应情况，资料见表 10-23。问三组阳性率有无差别？

表 10-23 三组人群中 EB 病毒 VCA-IgA 抗体阳性率

分组	例数		合计	阳性率/%
	阳性	阴性		
a＝1	188	16	204	92.3
a＝2	10	23	33	30.3
a＝3	49	333	382	12.8
合计	247	372	619	39.9

解题分析本例为三个独立样本率差异的显著性检验，且处理组分组和反应变量分类与顺序无关，可应用 Pearson χ^2 检验进行分析。

解题步骤：

1. 建立假设、确定显著水平

H_0: $\pi_1=\pi_2=\pi_3$，即三组人群中 EB 病毒 VCA-IgA 抗体阳性率相同

H_1: 三组人群中 EB 病毒 VCA-IgA 抗体阳性率不同或不全相同

$\alpha=0.05$

2. 计算 χ^2 统计量 将表 10-17 中的实际频数和行、列合计代入 $R\times C$ 表 χ^2 公式（10-14）得

$$\chi^2 = n\left(\sum \frac{A^2}{n_R n_C} - 1\right)$$
$$= 619\left(\frac{188^2}{204\times 247}+\frac{16^2}{204\times 372}+\frac{10^2}{33\times 247}+\frac{23^2}{33\times 372}+\frac{49^2}{382\times 247}+\frac{333^2}{382\times 372}-1\right)$$
$$= 350.325\,9$$

$\nu=(3-1)(2-1)=2$

3. 计算 P 值，进行统计推断 由 χ^2 界值表得 $\chi^2 = 350.325\,9 > \chi^2_{0.005,2} = 10.60$，所以，$P<0.005$。按照 $\alpha=0.05$ 的检验水准，拒绝 H_0，接受 H_1，可以认为三组人群中 EB 病毒 VCA-

IgA 抗体阳性率差异有统计学意义。

4. 专业结论　三组人群中 EB 病毒 VCA-IgA 抗体阳性率不同或不全相同。

5. CHISS 软件进行 Pearson 拟合优度 χ^2 检验

(1) 进入数据模块：打开已有数据文件的操作，点击“数据”→“文件”→“打开数据库表”→找到文件名“b10-6.DBF”→“确认”。

(2) 进入统计模块：点击“统计”→“统计推断”→“pearson 卡方”，反应变量：阳性、阴性→“期望频数”→“确认”。

(3) 进入结果模块：点击“结果”，见表 10-24。

表 10-24　双向无序卡方检验

	阳性(期望数)	阴性(期望数)	小计
1	188(81.4)	16(122.6)	204
2	10(13.2)	23(19.8)	33
3	49(152.4)	333(229.6)	382
合计	247	372	619

注：数据来自文件：b10-6.DBF。

卡方 = 350.325 9　　自由度 = 2　　$P < 0.000\ 1$

(4) 结论：经过 CHISS 软件运行 χ^2 检验结果得，$\chi^2 = 350.325\ 9$，$P < 0.05$。按照 $\alpha = 0.05$ 的检验水准，拒绝 H_0，接受 H_1，可以认为三组人群中 EB 病毒 VCA-IgA 抗体阳性率差异有统计学意义。三组人群中 EB 病毒 VCA-IgA 抗体阳性率不同或不全相同。

6. SAS 软件进行 Pearson 拟合优度 χ^2 检验

```
data b10_6;
    set data.b10_6;
    分组 = _n_;
run;
proc transpose data = b10_6 out = b10_6(rename =
(col1 = 人数));
    var 阳性阴性;    /* 转置 */
    by 分组;
run;
proc freq data = b10_6;
    tables 分组 *_NAME_/CHISQ EXPECTED
NOPERCENT NOCOL NOROW;
    weight 人数;
run;
```

结果如图 10-24。

结论：$\chi^2 = 350.325\ 9$，$P < 0.05$。按照 $\alpha = 0.05$ 的

FREQ 过程

频数
期望值

表 - 分组 * _NAME_

分组	_NAME_(以前的变量名) 阳性	阴性	合计
1	188 81.402	16 122.6	204
2	10 13.168	23 19.832	33
3	49 152.43	333 229.57	382
合计	247	372	619

表“_NAME_-分组”的统计量

统计量	自由度	值	概率
卡方	2	350.3259	<.0001
似然比卡方检验	2	387.3664	<.0001
Mantel-Haenszel 卡方	1	343.3906	<.0001
Phi 系数		0.7523	
列联系数		0.6012	
Cramer V		0.7523	

图 10-24　三个独立样本率差异的 SAS 软件结果

检验水准，拒绝 H_0，接受 H_1，可以认为三组人群中 EB 病毒 VCA-IgA 抗体阳性率差异有统计学意义。三组人群中 EB 病毒 VCA-IgA 抗体阳性率不同或不全相同。

7. Stata 软件进行 Pearson 拟合优度 χ^2 检验

```
* 导入样例 b10-6 的 csv 文件
import delimited E:\example/b10-6.csv，encoding（GBK）clear
* 对多个独立样本率进行比较，结果如图 10-25
tabi 188 16 \ 10 23 \ 49 333，chi2
```

row	col 1	2	Total
1	188	16	204
2	10	23	33
3	49	333	382
Total	247	372	619

Pearson chi2(2) = 350.3259　Pr = 0.000

图 10-25　三个独立样本率差异的 Stata 软件结果

8. SPSS 软件进行 Pearson 拟合优度 χ^2 检验　此数据库已建立在文件夹中，文件名为：b10-6sav。

首先，打开文件，单击“文件”→“打开”→“数据”，找到文件名“b10-6sav”，点击“打开”。

第二，点击“数据”→“重构”，弹出“重构数据向导”对话框，选择“将选定变量重构为个案”，点击“下一步”，重构变量组数目选择“一个”，点击“下一步”，要转置的变量目标变量改为“频数”，将“阳性”“阴性”放入，点击“下一步”，创建索引变量数目选择“一个”，点击“下一步”，索引值类型选择“连续数字”，点击“完成”。

第三，点击“数据”→“个案加权”，弹出“个案加权”对话框，选择“个案加权系数”，频率变量选择“频数”，点击“确定”。

第四，点击“分析”→“描述统计”→“交叉表”，如图 10-4 所示，弹出“交叉表”对话框，行选入“标识”、列选入“索引 1”，点击“统计”，弹出“统计”对话框，如图 10-6 所示，勾选“卡方”，点击“继续”，点击“单元格”，弹出“单元格显示”对话框，如图 10-26 所示，计数对话框中勾选“实测”“期望”，点击“继续”，点击“确定”。

结果显示如图 10-27 所示。

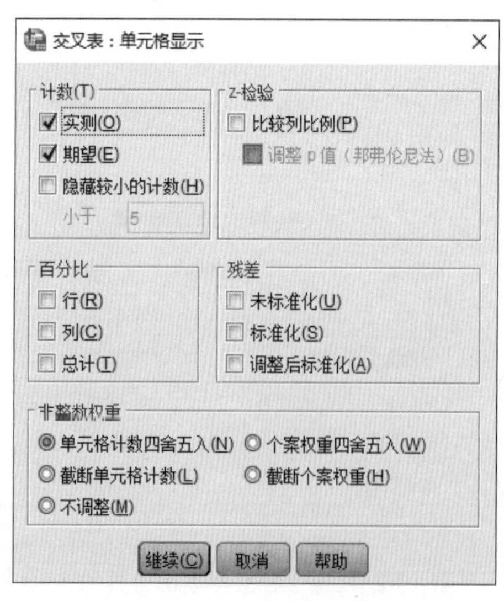

图 10-26　单元格显示对话框

标识 * 索引1 交叉表

标识			索引1 1	2	总计
标识	1	计数	188	16	204
		期望计数	81.4	122.6	204.0
	2	计数	10	23	33
		期望计数	13.2	19.8	33.0
	3	计数	49	333	382
		期望计数	152.4	229.6	382.0
总计		计数	247	372	619
		期望计数	247.0	372.0	619.0

卡方检验

	值	自由度	渐进显著性（双侧）
皮尔逊卡方	350.326a	2	.000
似然比	387.366	2	.000
线性关联	343.391	1	.000
有效个案数	619		

a. 0 个单元格 (0.0%) 的期望计数小于 5。最小期望计数为 13.17。

图 10-27　三个独立样本率差异的 SPSS 软件结果

（二）多个独立样本构成比的比较

例 10-9 就表 10-25 资料分析三个民族的血型分布是否相同。

表 10-25 傣族、佤族、土家族居民的 ABO 血型分布

民族	血型				合计
	A	B	O	AB	
傣族	112	150	205	40	507
佤族	200	112	135	73	520
土家族	362	219	310	69	960
合计	674	481	650	182	1 987

解题分析本资料是要比较三个民族的血型分布是否相同，实际上就是比较三个民族各种血型构成比的差异，故可以应用公式（10-14）进行 χ^2 检验。

解题步骤：

1. 建立假设、确定显著水平

H_0：三个民族居民的血型分布相同

H_1：三个民族居民的血型分布不同或不全相同

$\alpha=0.05$

2. 计算 χ^2 统计量 将表 10-17 中的实际频数和行、列合计代入 $R\times C$ 表 χ^2 公式（10-14）得

$$\chi^2=n(\sum\frac{A^2}{n_R n_C}-1)$$

$$=1987(\frac{112^2}{507\times674}+\frac{150^2}{507\times418}+\frac{205^2}{507\times650}+\frac{40^2}{507\times182}+\frac{200^2}{520\times674}+\frac{112^2}{520\times481}$$

$$\frac{135^2}{520\times650}+\frac{73^2}{520\times182}+\frac{362^2}{674\times960}+\frac{219^2}{960\times481}+\frac{310^2}{960\times650}+\frac{69^2}{960\times182}-1)$$

$$=85.13$$

$v=(3-1)(4-1)=6$

3. 计算 P 值，进行统计推断 由 χ^2 界值表得 $\chi^2=85.13>\chi^2_{0.005,6}=18.55$，所以，$P<0.005$。按照 $\alpha=0.05$ 的检验水准，拒绝 H_0，接受 H_1，差异有统计学意义。

4. 专业结论 三个民族中各血型的构成不同或不全相同。

5. CHISS 软件进行多个独立样本构成比的比较

（1）进入数据模块：打开已有数据文件的操作：点击“数据”→“文件”→“打开数据库表”→找到文件名“b10-7.DBF”→“确认”。

（2）进入统计模块：进行相应的统计计算，具体操作为：点击“统计”→“统计推断”→“pearson 卡方”，反应变量：A、B、O、AB →“期望频数”→“确认”。

（3）进入结果模块：点击“结果”，见表 10-26。

（4）结论：经过 CHISS 软件运行 χ^2 检验结果得，$\chi^2=71.518\ 6$，$P<0.05$。按照 $\alpha=0.05$ 的检验水准，拒绝 H_0，接受 H_1，可以认为三个民族居民的血型分布不同或不全相同。三个民族中各血型的构成不全相同。

表 10-26 双向无序卡方检验

	A(期望数)	AB(期望数)	B(期望数)	O(期望数)	小计
1	112(172.0)	40(46.4)	150(122.7)	205(165.9)	507
2	200(176.4)	73(47.6)	112(125.9)	135(170.1)	520
3	362(325.6)	69(87.9)	219(232.4)	310(314.0)	960
合计	674	182	481	650	1 987

注：数据来自文件：b10-7.DBF。

卡方＝71.518 6　　自由度＝6　　P 值＜0.000 1

6. SAS 软件进行多个独立样本构成比的比较

```
data b10_7;
    set data.b10_7;
    民族=_n_;
run;
proc transpose data=b10_7 out=b10_7(rename=(col1=人数));
    var A B O AB;   /* 转置 */
    by 民族;
run;
proc freq data=b10_7;
    tables 民族 *_NAME_/CHISQ EXPECTED NOPERCENT NOCOL NOROW;
    weight 人数;
run;
```

结果如图 10-28。

结论：$\chi^2=71.518\ 6$，$P<0.05$。按照 $\alpha=0.05$ 的检验水准，拒绝 H_0，接受 H_1，可以认为三个民族居民的血型分布不同或不全相同。

FREQ 过程

表 - 民族 * _NAME_

频数 期望值	_NAME_(以前的变量名)				
民族	A	AB	B	O	合计
1	112 171.98	40 46.439	150 122.73	205 165.85	507
2	200 176.39	73 47.63	112 125.88	135 170.11	520
3	362 325.64	69 87.932	219 232.39	310 314.04	960
合计	674	182	481	650	1987

表"_NAME_-民族"的统计量

统计量	自由度	值	概率
卡方	6	71.5186	<.0001
似然比卡方检验	6	72.2521	<.0001
Mantel-Haenszel 卡方	1	23.1545	<.0001
Phi 系数		0.1897	
列联系数		0.1864	
Cramer V		0.1342	

图 10-28 三个民族各种血型构成比差异的 SAS 软件结果

7. Stata 软件进行多个独立样本构成比的比较

```
* 导入样例 b10-7 的 csv 文件
import delimited E:\example/b10-7.csv, encoding(GBK) clear
* 对多个独立样本率进行比较，结果如图 10-29
tabi 112 40 150 205 \ 200 73 112 135 \ 362 69 219 310, chi2
```

row	col 1	2	3	4	Total
1	112	40	150	205	507
2	200	73	112	135	520
3	362	69	219	310	960
Total	674	182	481	650	1,987

Pearson chi2(6) = 71.5186   Pr = 0.000

图 10-29 三个民族各种血型构成比差异的 Stata 软件结果

8. SPSS软件进行多个独立样本构成比的比较 此数据库已建立在文件夹中，文件名为：b10-7sav。

首先，打开文件，单击“文件”→“打开”→“数据”，找到文件名“b10-7sav”，点击“打开”。

第二，点击“数据”→“重构”，弹出“重构数据向导”对话框，选择“将选定变量重构为个案”，点击“下一步”，重构变量组数目选择“一个”，点击“下一步”，要转置的变量目标变量改为“频数”，将“A”“B”“O”“AB”放入，点击“下一步”，创建索引变量数目选择“一个”，点击“下一步”，索引值类型选择“连续数字”，点击“完成”。

第三，点击“数据”→“个案加权”，弹出“个案加权”对话框，选择“个案加权系数”，频率变量选择“频数”，点击“确定”。

第四，点击“分析”→“描述统计”→“交叉表”，如图10-4所示，弹出“交叉表”对话框，行选入“标识”、列选入“索引1”，点击“统计”，弹出“统计”对话框，如图10-6所示，勾选“卡方”，点击“继续”，点击“单元格”，弹出“单元格显示”对话框，如图10-26所示，计数对话框中勾选“实测”“期望”，点击“继续”，点击“确定”。

结果显示如图10-30所示。

标识 * 索引1 交叉表

			索引1				
			1	2	3	4	总计
标识	1	计数	112	150	205	40	507
		期望计数	172.0	122.7	165.9	46.4	507.0
	2	计数	200	112	135	73	520
		期望计数	176.4	125.9	170.1	47.6	520.0
	3	计数	362	219	310	69	960
		期望计数	325.6	232.4	314.0	87.9	960.0
总计		计数	674	481	650	182	1987
		期望计数	674.0	481.0	650.0	182.0	1987.0

卡方检验

	值	自由度	渐进显著性（双侧）
皮尔逊卡方	71.519[a]	6	.000
似然比	72.252	6	.000
线性关联	19.768	1	.000
有效个案数	1987		

a. 0个单元格(0.0%)的期望计数小于5。最小期望计数为46.44。

图10-30 三个民族各种血型构成比差异的SPSS软件结果

（三）$R\times C$表资料χ^2检验注意事项

1. χ^2检验要求理论频数不宜太小，否则将导致分析的偏性。一般认为$R\times C$表中不宜有1/5以上格子的理论数小于5，或有一个理论频数小于1。解决理论频数太小一般采用以下处理方法：①增加样本例数从而增加理论频数；②如果可以，删除理论频数太小的行和列；③将理论频数太小的数所在行或列与性质相近的邻行邻列中的实际频数合并，使合并后得到的新的列联表的理论频数增大；④采用Fisher精确概率法。②和③两种方法尽管可以增加相应格子上的理论频数，但是可能会损失信息，也会损失样本的随机性，并且有可能影响推断结论，故不宜作为常规方法。

2. 当多个独立样本率或构成比较的 χ^2 检验，结论为拒绝检验假设，只能认为各总体率或构成比之间总的来说有差别，但是尚不能说明它们彼此之间都有差别，或某两者间有差别，若想进一步了解此问题可以进行多个样本率或构成比的两两比较。

第五节 多个率的两两比较

与均数的多重比较一样，率也存在多重比较的问题，其原理多借鉴于均数的多重比较，本节简单介绍多个率的两两比较方法中的一种 Scheffé 可信区间法。

Scheffé 可信区间法是通过计算两个率之差的可信区间来比较两个组间有无差异。两组率之差的 $(1-\alpha)\%$ 可信区间可由下式计算

$$(p_i - p_j) \pm \sqrt{\chi^2_{\alpha,k}}\sqrt{\frac{p_i(1-p_i)}{n_i}+\frac{p_j(1-p_j)}{n_j}}, i<j\leqslant k \qquad (10\text{-}15)$$

式中，p_i 和 p_j 分别为两个比较组的样本率；n_i 和 n_j 分别为两个比较组的样本量；k 为组数。

例 10-10 题目见例 10-8。经过 χ^2 检验得出结论是三组人群中 EB 病毒 VCA-IgA 抗体阳性率不同，试对三组人群 EB 病毒 VCA-IgA 抗体阳性率进行两两比较。

解题分析这是一个多样本率两两比较的问题，可以利用 Scheffé 可信区间法进行多个样本率的两两比较，借助公式（10-15）计算两组率之差的可信区间。若可信区间不包含 0，则认为这两组率的差异有统计学意义，否则，两组率的差异无统计学意义。

解题步骤：

1. Scheffé 可信区间法进行多个样本率的两两比较 由例 10-8 计算得 $\chi^2=350.33>\chi^2_{0.005,2}=10.60$，所以，$P<0.005$。按照 $\alpha=0.05$ 的检验水准，拒绝 H_0，接受 H_1，可以认为三组人群中 EB 病毒 VCA-IgA 抗体阳性率不全相同。

进而应用 Scheffé 可信区间法进行多个样本率的两两比较，数据见表 10-27。

（1）a1 与 a2 比较：两组率之差的 95% 可信区间计算为

$$\chi^2_{0.05,2}=5.99$$

$$(p_1-p_2)\pm\sqrt{\chi^2_{0.05,2}}\sqrt{\frac{p_1(1-p_1)}{n_1}+\frac{p_2(1-p_2)}{n_2}}$$

$$=(0.923-0.303)\pm\sqrt{5.99}\sqrt{\frac{0.923(1-0.923)}{204}+\frac{0.303(1-0.303)}{33}}$$

$$=(0.419, 0.821)$$

（2）a1 与 a3 比较：两组率之差的 95% 可信区间为

$$(p_1-p_3)\pm\sqrt{\chi^2_{0.05,2}}\sqrt{\frac{p_1(1-p_1)}{n_1}+\frac{p_3(1-p_3)}{n_3}}$$

$$=(0.923-0.128)\pm\sqrt{5.99}\sqrt{\frac{0.923(1-0.923)}{204}+\frac{0.128(1-0.128)}{382}}$$

$$=(0.733, 0.857)$$

（3）a2 与 a3 比较：两组率之差的 95% 可信区间为

$$
\begin{aligned}
&(p_2-p_3)\pm\sqrt{\chi^2_{0.05,2}}\sqrt{\frac{p_2(1-p_2)}{n_2}+\frac{p_3(1-p_3)}{n_3}}\\
&=(0.303-0.128)\pm\sqrt{5.99}\sqrt{\frac{0.303(1-0.303)}{33}+\frac{0.128(1-0.128)}{382}}\\
&=(-0.025,0.375)
\end{aligned}
$$

表 10-27　三组人群中 EB 病毒 VCA-IgA 抗体阳性率两两比较（Scheffé 法）

p_i	p_j	p_i-p_j	95% 可信区间
0.923	0.303	0.620	（0.419，0.821）
0.923	0.128	0.795	（0.733，0.857）
0.303	0.128	0.175	（−0.025，0.375）

（4）结论：a1 与 a2、a1 与 a3 组人群中 EB 病毒 VCA-IgA 抗体阳性率差异有统计学意义；而 a2 与 a3 组人群中 EB 病毒 VCA-IgA 抗体阳性率差异无统计学意义。以 a1 组人群中 EB 病毒 VCA-IgA 抗体阳性率较高。

2. CHISS 软件进行多个率的两两比较

（1）进入数据模块：打开已有数据文件的操作：点击“数据”→“文件”→“打开数据库表”→找到文件名“ b10-6.DBF”→“确认”。

（2）进入统计模块：进行相应的统计计算，具体操作为：点击“统计”→“统计推断”→“pearson 卡方”，反应变量：阳性、阴性→“期望频数”→“确认”。

（3）进入结果模块：点击“结果”，见表 10-28 和表 10-29。

表 10-28　率的多重比较统计

	阳性期望数	阴性期望数	小计
1	188（81.4）	16（122.6）	204
2	10（13.2）	23（19.8）	33
3	49（152.4）	333（229.6）	382
合计	247	372	619

卡方 = 350.325 9　　自由度 = 2　　P 值 < 0.000 1

表 10-29　率的多重比较（Scheffe 法）

组别	P_i	P_j	P_i-P_j	95%*CI*	P 值
1，2	0.922	0.303	0.619	0.417～0.820	≤0.05
1，3	0.922	0.128	0.793	0.731～0.856	≤0.05
2，3	0.303	0.128	0.175	−0.025～0.375	>0.05

（4）结论：经过 CHISS 软件运行 χ^2 检验结果得，$\chi^2=350.3259$，$P<0.05$。按照 $\alpha=0.05$ 的检验水准，拒绝 H_0，接受 H_1，可以认为三组人群中 EB 病毒 VCA-IgA 抗体阳性率差异有统计学意义。经过多个率的两两比较（Scheffe 法）结果为：a1 与 a2、a1 与 a3 组人群中 EB 病毒 VCA-IgA 抗体阳性率差异有统计学意义；而 a2 与 a3 组人群中 EB 病毒 VCA-IgA 抗体阳性率差异无统计学意义。三组中 a1 组人群中 EB 病毒 VCA-IgA 抗体阳性率最高。

3. SAS 软件进行多个率的两两比较　SAS 中没有 Scheffé 可信区间法进行多个样本率的两两比较的语句，采用 Bonferroni 法进行多重比较。因两两组合进行 3 次比较，校正后 $\alpha=0.05/3=0.0167$。

```
data b10_6;
    set data.b10_6;
    分组 = _n_;
run;
proc transpose data=b10_6 out=b10_6(rename=(col1 = 人数));
    var 阳性阴性;   /* 转置 */
    by 分组;
run;
proc freq data=b10_6;
    tables 分组 *_NAME_/CHISQ EXPECTED NOPERCENT NOCOL NOROW;
    weight 人数;
run;
/* 两两组合多重比较，α=0.016 7*/
proc freq data=b10_6;
    tables 分组 *_NAME_/CHISQ EXPECTED NOPERCENT NOCOL NOROW;
    weight 人数;
    where 分组=1 or 分组=2;
run;
proc freq data=b10_6;
    tables 分组 *_NAME_/CHISQ EXPECTED NOPERCENT NOCOL NOROW;
    weight 人数;
    where 分组=1 or 分组=3;
run;
proc freq data=b10_6;
    tables 分组 *_NAME_/CHISQ EXPECTED NOPERCENT NOCOL NOROW;
    weight 人数;
    where 分组=2 or 分组=3;
run;
```

结果如图 10-31。

经过多个率的两两比较（Bonferroni 法）结果为：三次两两比较 P 均小于 0.016 7，a1 与 a2、a1 与 a3、a2 与 a3 组人群中 EB 病毒 VCA-IgA 抗体阳性率差异有统计学意义。

FREQ 过程

频数
期望值

表 - 分组 * _NAME_			
	NAME(以前的变量名)		
分组	阳性	阴性	合计
1	188 170.43	16 33.57	204
2	10 27.57	23 5.4304	33
合计	198	39	237

表"_NAME_-分组"的统计量

统计量	自由度	值	概率
卡方	1	79.0489	<.0001
似然比卡方检验	1	59.2960	<.0001
连续调整卡方	1	74.6137	<.0001
Mantel-Haenszel 卡方	1	78.7154	<.0001
Phi 系数		0.5775	
列联系数		0.5001	
Cramer V		0.5775	

(a)

FREQ 过程

频数
期望值

表 - 分组 * _NAME_			
	NAME(以前的变量名)		
分组	阳性	阴性	合计
1	188 82.505	16 121.49	204
3	49 154.49	333 227.51	382
合计	237	349	586

表"_NAME_-分组"的统计量

统计量	自由度	值	概率
卡方	1	347.4468	<.0001
似然比卡方检验	1	385.9821	<.0001
连续调整卡方	1	344.1611	<.0001
Mantel-Haenszel 卡方	1	346.8539	<.0001
Phi 系数		0.7700	
列联系数		0.6101	
Cramer V		0.7700	

(b)

FREQ 过程

频数
期望值

表 - 分组 * _NAME_			
	NAME(以前的变量名)		
分组	阳性	阴性	合计
2	10 4.6916	23 28.308	33
3	49 54.308	333 327.69	382
合计	59	356	415

表"_NAME_-分组"的统计量

统计量	自由度	值	概率
卡方	1	7.6067	0.0058
似然比卡方检验	1	6.2060	0.0127
连续调整卡方	1	6.2413	0.0125
Mantel-Haenszel 卡方	1	7.5884	0.0059
Phi 系数		0.1354	
列联系数		0.1342	
Cramer V		0.1354	
WARNING: 25% 的单元格的期望计数小于 5。卡方可能不是有效的检验。			

(c)

图 10-31　率的多重比较的 SAS 软件结果

4. Stata 软件进行多个率的两两比较

```
* 导入样例 b10-6 的 csv 文件
import delimited E:\example/b10-6.csv, encoding (GBK) clear
* 对多个独立样本构成比进行两两比较，结果如图 10-32
gen rate=阳性/(阳性+阴性)
prtesti 204 0.922 33 0.303
prtesti 204 0.922 382 0.128
prtesti 382 0.128 33 0.303
```

```
Two-sample test of proportions                    x: Number of obs =       204
                                                  y: Number of obs =        33

             |       Mean   Std. Err.      z    P>|z|     [95% Conf. Interval]
-------------+------------------------------------------------------------------
           x |       .922    .0187758                      .8852002    .9587998
           y |       .303    .0799983                      .1462062    .4597938
-------------+------------------------------------------------------------------
        diff |       .619    .0821721                      .4579456    .7800544
             |  under Ho:    .0695071     8.91   0.000
--------------------------------------------------------------------------------
        diff = prop(x) - prop(y)                                z =   8.9056
    Ho: diff = 0

    Ha: diff < 0                 Ha: diff != 0                 Ha: diff > 0
 Pr(Z < z) = 1.0000         Pr(|Z| > |z|) = 0.0000          Pr(Z > z) = 0.0000

Two-sample test of proportions                    x: Number of obs =       204
                                                  y: Number of obs =       382

             |       Mean   Std. Err.      z    P>|z|     [95% Conf. Interval]
-------------+------------------------------------------------------------------
           x |       .922    .0187758                      .8852002    .9587998
           y |       .128    .0170935                      .0944973    .1615027
-------------+------------------------------------------------------------------
        diff |       .794    .0253913                       .744234     .843766
             |  under Ho:    .0425585    18.66   0.000
--------------------------------------------------------------------------------
        diff = prop(x) - prop(y)                                z =  18.6567
    Ho: diff = 0

    Ha: diff < 0                 Ha: diff != 0                 Ha: diff > 0
 Pr(Z < z) = 1.0000         Pr(|Z| > |z|) = 0.0000          Pr(Z > z) = 0.0000

Two-sample test of proportions                    x: Number of obs =       382
                                                  y: Number of obs =        33

             |       Mean   Std. Err.      z    P>|z|     [95% Conf. Interval]
-------------+------------------------------------------------------------------
           x |       .128    .0170935                      .0944973    .1615027
           y |       .303    .0799983                      .1462062    .4597938
-------------+------------------------------------------------------------------
        diff |      -.175    .0818041                     -.3353331   -.0146669
             |  under Ho:    .0633163    -2.76   0.006
--------------------------------------------------------------------------------
        diff = prop(x) - prop(y)                                z =  -2.7639
    Ho: diff = 0

    Ha: diff < 0                 Ha: diff != 0                 Ha: diff > 0
 Pr(Z < z) = 0.0029         Pr(|Z| > |z|) = 0.0057          Pr(Z > z) = 0.9971
```

图 10-32　率的多重比较的 SAS 软件结果

5. SPSS 软件进行多个率的两两比较　此数据库已建立在文件夹中，文件名为：b10-6sav。

首先，打开文件，单击“文件”→“打开”→“数据”，找到文件名“b10-6sav”，点击“打开”。

第二，点击“数据”→“重构”，弹出“重构数据向导”对话框，选择“将选定变量重构为个案”，点击“下一步”，重构变量组数目选择“一个”，点击“下一步”，要转置的变量目标变量改为“频数”，将“阳性”“阴性”放入，点击“下一步”，创建索引变量数目选择“一个”，点击“下一步”，索引值类型选择“连续数字”，点击“完成”。

第三，点击“数据”→“个案加权”，弹出“个案加权”对话框，选择“个案加权系数”，频率变量选择“频数”，点击“确定”。

第四，点击“数据”→“选择个案”，如图 10-33 所示，弹出选择个案对话框，如图 10-34 所示，单击“如果条件满足”，编辑语句“标识 = 1 or 标识 = 2”，点击“确定”。

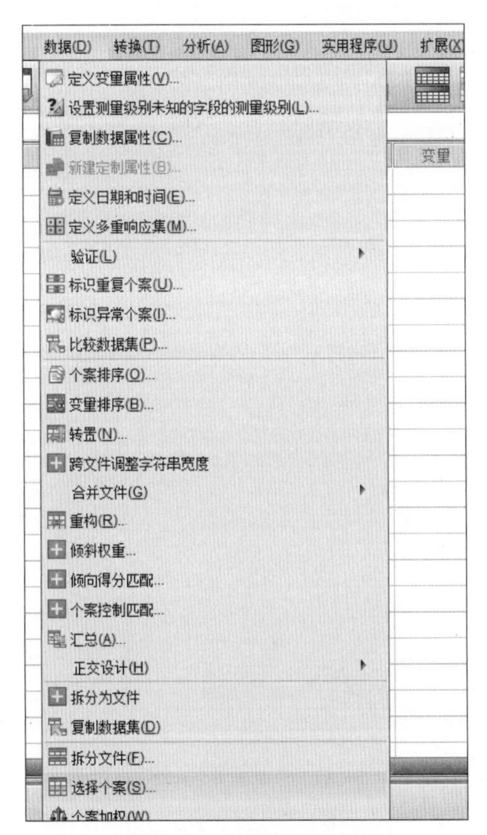

图 10-33　数据编辑器窗口

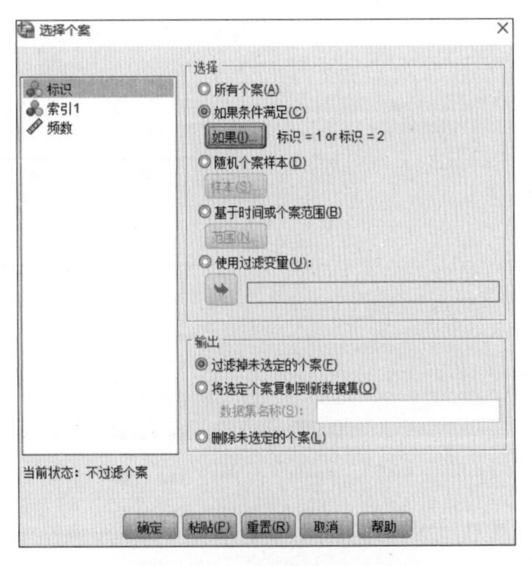

图 10-34　选择个案对话框

第五，点击“分析”→“描述统计”→“交叉表”，如图 10-4 所示，弹出“交叉表”对话框，行选入“标识”、列选入“索引 1”，点击“统计”，弹出“统计”对话框，如图 10-6 所示，勾选“卡方”，点击“继续”，点击“确定”。

结果显示如图 10-35（a）所示。

重复以上操作，将“如果条件满足”，分别编辑语句为“标识=1 or 标识=3”“标识=2 or 标识=3”，得到1、3组2、3组比较的卡方检验结果如图10-35（b）、图10-35（c）所示。

标识 * 索引1 交叉表

计数

		索引1		
		1	2	总计
标识	1	188	16	204
	2	10	23	33
总计		198	39	237

卡方检验

	值	自由度	渐进显著性（双侧）	精确显著性（双侧）	精确显著性（单侧）
皮尔逊卡方	79.049[a]	1	.000		
连续性修正[b]	74.614	1	.000		
似然比	59.296	1	.000		
费希尔精确检验				.000	.000
线性关联	78.715	1	.000		
有效个案数	237				

a. 0 个单元格 (0.0%) 的期望计数小于 5。最小期望计数为 5.43。

b. 仅针对 2x2 表进行计算

（a）1、2组比较卡方检验结果

标识 * 索引1 交叉表

计数

		索引1		
		1	2	总计
标识	1	188	16	204
	3	49	333	382
总计		237	349	586

卡方检验

	值	自由度	渐进显著性（双侧）	精确显著性（双侧）	精确显著性（单侧）
皮尔逊卡方	347.447[a]	1	.000		
连续性修正[b]	344.161	1	.000		
似然比	385.982	1	.000		
费希尔精确检验				.000	.000
线性关联	346.854	1	.000		
有效个案数	586				

a. 0 个单元格 (0.0%) 的期望计数小于 5。最小期望计数为 82.51。

b. 仅针对 2x2 表进行计算

（b）1、3组比较卡方检验结果

标识 * 索引1 交叉表

计数

		索引1 1	索引1 2	总计
标识	2	10	23	33
	3	49	333	382
总计		59	356	415

卡方检验

	值	自由度	渐进显著性（双侧）	精确显著性（双侧）	精确显著性（单侧）
皮尔逊卡方	7.607[a]	1	.006		
连续性修正[b]	6.241	1	.012		
似然比	6.206	1	.013		
费希尔精确检验				.015	.010
线性关联	7.588	1	.006		
有效个案数	415				

a. 1 个单元格 (25.0%) 的期望计数小于 5。最小期望计数为 4.69。

b. 仅针对 2x2 表进行计算

（c）2、3组比较卡方检验结果

图 10-35　卡方检验结果

第六节　率的标准化

一、率标准化的意义和基本思想

在进行率的比较分析时，当两组或多组数据内部各小组的率明显不同，而且各小组的构成比明显不相同时，则不能直接比较两组或多组数据的总率，否则会得出错误的结论。

例 10-11　现有甲、乙两地区居民的食管癌死亡率数据，见表 10-30。试比较甲、乙两地区居民的食管癌死亡率的高低。

表 10-30　甲乙两地区各年龄别人口数的食道癌死亡率 /10 万 $^{-1}$

年龄 / 岁	甲地区			乙地区		
	人口数	死亡数	死亡率	人口数	死亡数	死亡率
0～	1 760 000	0	0.0	1 730 000	0	0.0
30～	250 000	12	4.8	290 000	25	8.6
40～	250 000	91	36.4	250 000	125	50.0
50～	210 000	307	146.2	190 000	344	181.0
60～	150 000	460	306.7	110 000	371	337.3
70～	90 000	292	324.4	50 000	170	340.0
合计	2 710 000	1 162	42.9	2 620 000	1 035	39.5

由表 10-30 中统计数据可知，甲乙两地区居民的食管癌死亡率均随年龄的增高而增高，而且乙地区各年龄组食管癌死亡率均高于甲地区，显然，乙地区食管癌死亡情况比甲地区

严重。

但是，若比较两地区总的食管癌死亡率，甲地区食管癌死亡率为43.12/10万，乙地区为39.46/10万，似乎甲地区食管癌的死亡情况比乙地区严重，这和上述结论相反。原因何在？

从表10-30中我们可以发现，甲乙两地区人口年龄组构成不同，而两地区食管癌年龄别死亡率都是50岁以上明显增高，甲地区50岁以上三个年龄组人口构成比均大于乙地区，这就使得甲地区食管癌死亡人数相对增多，因此造成了甲地区食管癌死亡率高于乙地区。显然，上述矛盾是由于甲乙两地区人口年龄构成不同造成的。

解决这一矛盾的方法是采用一个统一的标准将两组或多组资料的内部构成比例调整一致后，分别计算出调整后的总率再做比较，这种方法叫作率的标准化法。经过标化后的总率称为标准化率。

二、率标准化的计算

率标准化的计算方法通常采用直接法与间接法，在此我们只介绍直接标准化法。率标准化法是选择有代表性的、数量较大的人群的年龄别人口数作标准，也可选择被标化的两组合并的年龄别人数或其中一个组的年龄别人口数作标准。用标准人群年龄别人口数乘以被标化人群年龄别的死亡率（发病率等），得到被标化人群年龄别的理论死亡（发病等）人数，每组分别求出总的理论死亡（发病等）人数，再将每组总的理论死亡（发病等）人数除以标准化人群总人口数，便得到被标化人群的标准化死亡率（发病率等）。

例10-10解题步骤：采用两个地区合并人群的年龄别人数作标准人口数，用标准人群年龄别人口数乘以各地区人群年龄别的死亡率，得到各地区人群年龄别的理论死亡人数，每地区分别求出总的理论死亡人数，甲地区总的理论死亡人数为2 044.30，乙地区总的理论死亡人数为2 373.42。再将每组总的理论死亡人数除以标准化人群总人口数5 330 000，得到各地区人群的标准化死亡率，数据见表10-31。

表10-31　甲乙两地区的食管癌标准化死亡率/10万$^{-1}$

年龄组（1）	人口数（2）	标准人甲地区乙地区			
		（3）	（4）=（2）（3）	（5）	（6）=（2）（5）
0～	3 490 000	0.0	0.0	0.0	0.0
30～	540 000	4.8	25.92	8.6	46.44
40～	500 000	36.4	182.00	50.0	250.00
50～	400 000	146.2	584.80	181.0	724.00
60～	260 000	306.7	797.42	337.3	876.98
70～	140 000	324.4	454.16	340.0	476.00
合计	5 330 000		2 044.30		2 373.42

$$\text{甲地区食管癌标化死亡率}\ p'=\frac{2\ 044.30}{533,0000}\times 100\ 000/10\text{万}=38.35/10\text{万}$$

$$\text{乙地区食管癌标化死亡率}\ p'=\frac{2\ 373.42}{533,0000}\times 100\ 000/10\text{万}=44.53/10\text{万}$$

可见，甲地区食管癌标化死亡率为38.35/10万，乙地区为44.53/10万，甲地区食管癌死亡率低于乙地区，这个结论与分年龄组比较食管癌死亡率的结论相同，解决了未标准化前出现的矛盾。

选取不同标准人口数进行计算，其标准化率的结果亦不完全相同，我们应结合标准化的目的确定。比如，标准化的目的是欲在全国范围内进行比较，则采用全国的人口构成作标准；如果欲在世界范围内进行比较，则采用世界的人口构成作标准；较简单的方法就是采用两组合并的人口或采用其中一组的人口作标准。

在实际工作中，两个人群的出生率、死亡率、患病率等的比较，常要考虑年龄构成的标化；两组治愈率的比较，常要考虑两组的病情轻重、病程长短的标化。通过标化消除内部构成不同对某种相对指标的影响的思想也可用于均数的标准化。如两组平均治愈天数的比较，应考虑两组的病型、病情等的标化；两个医院出院患者的平均住院天数的比较，应考虑科别的标化等。

（赛晓勇　冯　丹　童新元）

我们对于真理必须经常反复地说，因为错误也有人在反复地宣传，并且不是有个别的人而是有大批的人宣传。

——歌德（德国诗人，1749—1832年）

第十一章 有序列联表数据的分析

在二维列联表中，如果行或列变量中有一个变量是有序的或等级变量时，这样的列联表称为有序列联表，如下表11-1、表11-2、表11-3。统计分析时常犯的错误是将有序列联表的数据采用一般的Pearson卡方检验进行分析。有序列联表数据可分为单向有序列联表数据、双向有序且属性相同数据和双向有序且属性不同列联表数据三种不同的情况，不同属性的数据和不同的问题其统计分析方法也不相同，本章将分别介绍以上内容。

表11-1 不同药物的疗效/例

组别	显效	有效	不变	恶化	合计
A药	15	50	20	5	90
B药	10	20	30	10	70
C药	3	18	45	10	76
合计	28	88	95	25	166

表11-2 相同的病菌采用两种不同检测方法结果比较/例

A方法	B方法			合计
	−	+	++	
−	50	5	15	70
+	3	60	7	70
++	7	23	40	70
合计	60	88	62	210

表11-3 不同分期患者胸部平片肺门密度级别分布

硅肺分期	肺门密度级别			
	+	++	+++	合计
Ⅰ	43	188	14	245
Ⅱ	1	96	72	169
Ⅲ	6	17	55	78
合计	50	301	141	492

第一节　单向有序 $R \times C$ 表数据的分析

单向有序资料是指分组变量有序，而反应变量无序，或是分组变量无序，而反应变量有序。前者进行多个样本效应比较时仍然沿用双向无序 $R \times C$ 表数据分析方法，而后者则应采用秩和检验方法。

秩和检验是通过对数据统一编秩，并求其秩和，并代入以下公式计算其检验统计量 H 值

$$H = \frac{12}{N(N+1)} \sum \frac{R_i^2}{n_i} - 3(N+1) \tag{11-1}$$

式中 n_i 为各组观察值个数；$N = \sum n_i$ 为各组观察值例数之和；R_i 为各组的秩和。公式(11-1)用于无相持或相持不多的情形；若相持较多（如超过 25%），应采用公式(11-2)计算校正 H_c 值。

$$H_c = \frac{H}{c}$$
$$c = 1 - \sum (t_j^3 - t_j) / (N^3 - N) \tag{11-2}$$

式中 t_j 为第 j 次相持时相同秩次的个数。

若处理组数 $k=3$，每组 $n_i \leqslant 5$，可查 H 界值表得出概率 P 值；若 $k \geqslant 4$，最小样本例数不小于 5，则 H 近似服从 $v=k-1$ 的 χ^2 分布，可查 χ^2 界值或由 χ^2 分布得出概率 P 值。

例 11-1　某院用三种疗法治疗慢性喉炎患者，结果如表 11-4 所示，试比较其疗效。

表 11-4　三种疗法治疗慢性喉炎患者的结果

治疗方法	例数				
	治愈	显效	好转	无效	合计
综合治疗	186	72	26	24	308
电子治疗仪	32	24	16	20	92
清音丸	22	14	22	20	78

解题分析：本例题涉及三个样本，分组变量没有顺序，而反应变量疗效分组是有顺序的，属于单向有序 $R \times C$ 表数据。欲对三种治理方法的疗效进行比较，应采用秩和检验方法。

解题步骤：

1. 建立假设，确定显著水平

H_0：三种疗法治疗结果的总体分布相同

H_1：三个总体的分布不同或不全相同

$\alpha = 0.05$

2. 编秩方法　同第九章介绍，结果见表 11-5 的第（5）（6）（7）栏。

3. 求秩和　将表 11-5 第（2）～（4）栏每组各等级例数与第（7）栏相应等级的平均秩次相乘，再求和。结果见表 11-5 中的第（8）（9）（10）栏。

表 11-5　三种疗法对慢性喉炎的疗效比较

疗效等级 (1)	例数				秩次范围 (6)	平均秩次 (7)	秩和		
	1组 (2)	2组 (3)	3组 (4)	合计 (5)			1组 (8)	2组 (9)	3组 (10)
无效	24	20	20	64	1～64	32.5	780	650	650
好转	26	16	22	64	65～128	96.5	2 509	1 544	2 123
显效	72	24	14	110	129～238	183.5	13 122	4 404	2 569
治愈	186	32	22	240	239～478	358.5	66 681	11 472	7 887
合计	308	92	78	478			83 182	18 070	13 229

4. 计算检验统计量 H 值先代入公式（11-1）

$$H=\frac{12}{478(478+1)}\left(\frac{83\,182^2}{308}+\frac{18\,070^2}{92}+\frac{13\,229^2}{78}\right)-3(478+1)=44.011$$

本例各等级的合计数即为平均秩次的个数。利用公式（11-2）计算 H_C 值得

$$c=1-[(64^3-64)+(64^3-64)+(110^3-110)+(240^3-240)]/(478^3-478)$$
$$=0.856\,441$$

$$H_c=44.011/0.856\,441=51.388$$

5. 确定 P 值，并做出推断结论　本例处理组数 $k=3$，但每组例数 n_i 均大于 5，故按 $\nu=3-1=2$ 查 χ^2 界值表，得 $P<0.05$，按 $\alpha=0.05$ 水准拒绝 H_0，接受 H_1，认为三种疗法对慢性喉炎的疗效差异有统计学意义。

6. 专业结论　经过单向有序列联表等级资料秩和检验结果得 Kruskal-Wallis $Hc=51.388$，$P<0.05$。按照 $\alpha=0.05$ 的检验水准，拒绝 H_0，接受 H_1，可以认为三种疗法疗效差异有统计学意义，三种方法的疗效不同。

7. CHISS 软件进行等级资料秩和检验

（1）进入数据模块：打开已有数据文件的操作。点击“数据”→“文件”→“打开数据库表”→找到文件名“b11-1.DBF”→“确认”。

（2）进入统计模块：进行相应的统计计算，具体操作为：点击“统计”→“统计推断”→“单向有序列联表”→“等级资料秩和检验”，反应变量：电子治疗、清音丸、综合治疗→“确认”。

（3）进入结果模块：查看结果（结果略）。

对于单向有序资料统计分析除用秩和检验方法之外，还可以应用 Ridit 分析。CHISS 软件操作如下：

（1）进入数据模块：打开已有数据文件的操作，点击“数据”→“文件”→“打开数据库表”→找到文件名“b11-1.DBF”→“确认”。

（2）进入统计模块：点击“统计”→“统计推断”→“单向有序列联表”→“Ridit 分析”，反应变量：电子治疗、清音丸、综合治疗→“确认”。

（3）进入结果模块：结果略。

8. SAS 软件进行等级资料秩和检验

```
data b11_1;
```

```
    set data.b11_1;
    效果=5-_n_;
run;
proc sort data=b11_1;
    by 效果;
run;
proc transpose data=b11_1 out=b11_1(rename=(col1=人数));
    var 综合治疗电子治疗清音丸;  /* 转置 */
    by 效果;
run;
proc npar1way data=b11_1 wilcoxon;
    class _NAME_;  /* 分组变量 */
    var 效果;  /* 分析变量 */
    freq 人数;
run;
```

结果如图 11-1。

NPAR1WAY 过程

Wilcoxon 评分（秩和）- 变量 效果 按以下变量分类：_NAME_					
NAME	N	评分和	H0 之下的期望值	H0 之下的标准差	均值评分
综合治疗	308	83182.0	73766.0	1337.90601	270.071429
电子治疗	92	18070.0	22034.0	1101.82685	196.413043
清音丸	78	13229.0	18681.0	1032.76873	169.602564
平均评分用于结值。					

Kruskal-Wallis 检验	
卡方	51.3883
自由度	2
Pr > 卡方	<.0001

图 11-1　多组独立样本秩和检验的 SAS 软件结果

结论：经过单向有序列联表等级资料秩和检验结果得，Kruskal-Wallis $Hc=51.388$，$P<0.05$。按照 $\alpha=0.05$ 的检验水准，拒绝 H_0，接受 H_1，可以认为三种疗法疗效差异有统计学意义，三种方法的疗效不同。

9. Stata 软件进行等级资料秩和检验

```
* 导入样例 b11-1 的 csv 文件
import delimited E:\example/b11-1.csv, encoding(GBK) clear
* 整理数据
gen g=_n
rename 综合治疗 tm1
```

rename 电子治疗 tm2
rename 清音丸 tm3
label var tm1 " 综合治疗 "
label var tm2 " 电子治疗 "
label var tm2 " 清音丸 "
reshape long tm, i(g)j(j)
* 对有序分类资料进行秩和检验，结果如图 11-2
expand tm
kwallis g, by(j)

10. SPSS 软件进行等级资料秩和检验 此数据库已建立在文件夹中，文件名为：b11-1sav。

首先，打开文件，单击“文件”→“打开”→“数据”，找到文件名“b11-1sav”，点击“打开”。

第二，点击“数据”→“重构”，弹出“重构数据向导”对话框，选择“将选定变量重构为个案”，点击“下一步”，重构变量组数目选择“一个”，点击“下一步”，要转置的变量目标变量改为“频数”，将“综合治疗”“电子治疗”“清音丸”放入，点击“下一步”，创建索引变量数目选择“一个”，点击“下一步”，索引值类型选择“连续数字”，点击“完成”。

第三，点击“数据”→“个案加权”，弹出“个案加权”对话框，选择“个案加权系数”，频率变量选择“频数”，点击“确定”。

第四，点击“分析”→“非参数检验”→“旧对话框”→“K 个独立样本”，如图 11-3 所示，弹出“针对多个独立样本”对话框，如图 11-4 所示，检验变量列表中选入“标识”，分组变量中选入“索引”，点击“定义范围”，最小值为“1”，最大值为“3”，点击“继续”，检验类型勾选“克鲁斯卡尔 - 沃利斯 H”，点击“确定”。

结果显示如图 11-5 所示。

注意：在多个样本比较时，对完全随机设计的多个样本比较可用 Kruskal-Wallis 秩和检验，对于随机化区组设计可以采用

```
Kruskal-Wallis equality-of-populations rank test

  +------------------------+
  | j | Obs |  Rank Sum |
  |---+-----+-----------|
  | 1 | 308 |  64350.00 |
  | 2 |  92 |  25998.00 |
  | 3 |  78 |  24133.00 |
  +------------------------+

chi-squared =     44.011 with 2 d.f.
probability =      0.0001

chi-squared with ties =     51.388 with 2 d.f.
probability =      0.0001
```

图 11-2 多组独立样本秩和检验的 Stata 软件结果

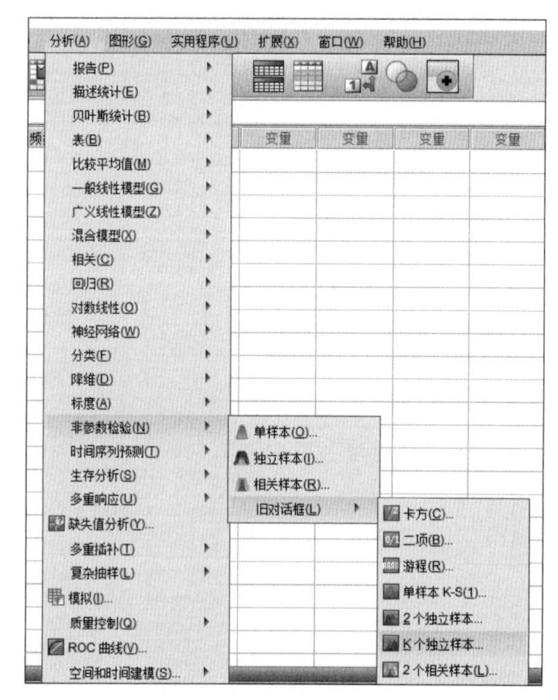

图 11-3 数据编辑器窗口

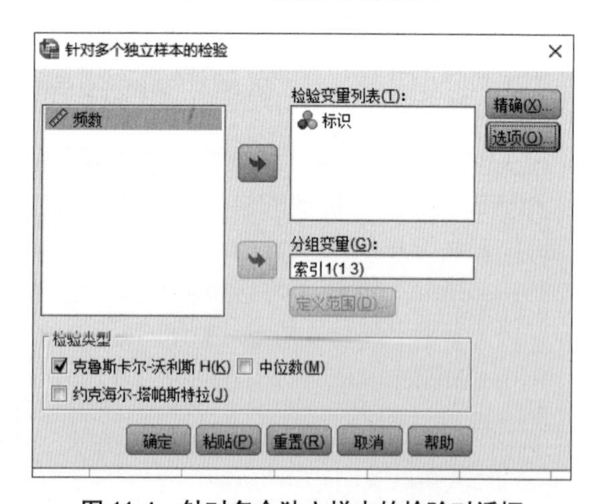

图 11-4 针对多个独立样本的检验对话框

Friedman 秩和检验。当推断结论为拒绝 H_0，接受 H_1 时，与方差分析类似，只能得出各总体分布不全相同的结论，但不能说明任两个总体分布不同。若要对每两个总体分布作出有无不同的推断，需要做组间多重比较。限于篇幅，在此不再介绍，请参阅有关参考书。

克鲁斯卡尔-沃利斯检验

秩

	索引1	个案数	秩平均值
标识	1	308	208.93
	2	92	282.59
	3	78	309.40
	总计	478	

检验统计[a,b]

	标识
克鲁斯卡尔-沃利斯 H(K)	51.388
自由度	2
渐近显著性	.000

a. 克鲁斯卡尔-沃利斯检验

b. 分组变量：索引1

图 11-5　多组独立样本秩和检验的 SPSS 软件结果

第二节　双向有序且属性相同 $R \times C$ 表数据的分析

双向有序且属性相同的 $R \times C$ 表是指两个分组变量都是测定结果，其专业属性相同，且测定结果的分档也相同，并有序。其目的是了解两变量观测结果是否一致。这种资料本质上就是水平数 ≥ 3 的诊断试验配伍设计问题。

一、双向有序且属性相同 $R \times C$ 表数据一致性检验

对于这种资料一般用一致性检验，或称 Kappa 检验，还可以用特殊模型分析方法。其前提是两种检测方法的分类出错率近似相等，且很低，否则，在缺乏“金标准”作对照的情形下，用现有统计检验方法分析的统计学意义不大。

Kappa 检验计算公式如下

$$K = Kappa = \frac{(P_a - P_e)}{(1 - P_e)} \tag{11-3}$$

$$P_a = \frac{\text{实际观察值一致数}}{\text{总观察例数}} \tag{11-4}$$

$$P_e = \frac{\text{期望一致数}}{\text{总观察例数}} \tag{11-5}$$

$$U = \frac{K}{S_k} \sim N(0, 1) \tag{11-6}$$

$$S_k = \frac{\sqrt{P_e + P_e^2 - \frac{1}{n^3}\sum R_i C_j (R_i + C_j)}}{(1 - P_e)\sqrt{n}} \tag{11-7}$$

K 的 95% 可信区间为 $[K - 1.96S_k, K + 1.96S_k]$ (11-8)

K 的 99% 可信区间为 $[K - 2.58S_k, K + 2.58S_k]$ (11-9)

式中 P_a 称为观察的一致率，P_e 称为期望的一致率，R_i 称为第 i 行合计频数，C_j 为第 j 列合计频数。

二、双向有序且属性相同 $R \times C$ 表数据关联性分析

双向有序且属性相同的 $R \times C$ 表数据的两变量之间的关系，可以通过 $R \times C$ 表数据的 χ^2 检验公式计算的 χ^2 统计量，进而得到 P 值，以判断两变量是否有关联。如果两变量存在关联性，可以通过计算 Spearman 相关系数判断其关联程度。Spearman 相关系数可以通过对秩次的 Pearson 相关系数计算得到，具体计算为

$$r_s = \frac{l_{XY}}{\sqrt{l_{XX} l_{YY}}} \tag{11-10}$$

其中，

$$l_{XX} = \sum_{i=1}^{r} i^2 n_i - \frac{(\sum_{i=1}^{r} i n_i)^2}{n}, \quad l_{YY} = \sum_{j=1}^{c} j^2 n_j - \frac{(\sum_{j=1}^{c} j n_j)^2}{n}$$

$$l_{XY} = \sum_{i=1}^{r}\sum_{j=1}^{c} ij a_{ij} - \frac{(\sum_{i=1}^{r} i n_j)(\sum_{j=1}^{c} j n_i)}{n} \quad \mathrm{i=1, 2, ..., R, j=1, 2, ..., C}$$

a_{ij} 表示第 i 行第 j 列的实际观察频数，$n_{i\cdot}$ 为第 i 行的合计，$n_{\cdot j}$ 为第 j 列的合计。

例 11-2 某医院探讨肠结核临床诊断与 X 线诊断是否一致，结果如表 11-6 所示，问两种方法诊断结果有无关联？是否一致？

表 11-6 肠结核两种诊断方法结果比较

X 线诊断	临床诊断			合计
	检出者	可疑者	未检出者	
检出者	22	12	13	47
可疑者	4	6	13	23
未检出者	6	5	19	30
合计	32	23	45	100

解题分析：本题两个变量分别为两种诊断方法，两变量的分组专业属性相同，都分为三组，且有序，其目的是推断 X 线诊断与临床诊断结果关联性和一致性。

解题步骤：

1. X线诊断与临床诊断结果关联性分析

（1）建立检验假设，确定显著水平

H_0：X线诊断与临床诊断结果无关

H_1：X线诊断与临床诊断结果相关

=0.05

（2）计算统计量：计算χ^2统计量

$$\chi^2 = n(\sum\frac{A^2}{n_R n_C}-1)$$

$$=100(\frac{22^2}{32\times 47}+\frac{12^2}{23\times 47}+\frac{13^2}{45\times 47}+\frac{4^2}{32\times 23}+\frac{6^2}{23\times 23}+\frac{13^2}{45\times 23}+\frac{6^2}{32\times 30}+\frac{5^2}{23\times 30}+\frac{19^2}{45\times 30}-1)$$

$$=12.914\,0$$

$$v=(3-1)(3-1)=4$$

（3）确定概率P，作出统计推断：因为$\chi^2_{4,0.02}=11.67<\chi^2=12.914\,0<\chi^2_{4,0.01}=13.28$，所以$0.01<P<0.02$，按$\alpha=0.05$水准，拒绝$H_0$，接受$H_1$。可以认为X线诊断与临床诊断结果存在关联性。

（4）专业结论：X线诊断与临床诊断结果相关。

2. 计算Spearman相关系数

$$\sum_{i=1}^{3} i^2 n_i = 1^2\times 47+2^2\times 23+3^2\times 30=409,$$

$$\sum_{i=1}^{3} i n_i = 1\times 47+2\times 23+3\times 30=183$$

$$\sum_{i=1}^{3} j^2 n_j = 1^2\times 32+2^2\times 23+3^2\times 45=529$$

$$\sum_{i=1}^{3} j n_j = 1\times 32+2\times 23+3\times 45=213$$

$$\sum_{i=1}^{3}\sum_{j=1}^{3} ija_{ij} = 1\times1\times22+1\times2\times13+1\times3\times13+2\times1\times4+2\times2\times6+2\times3\times13+3\times1\times6+3\times2\times5+3\times3\times19=416$$

$$l_{YY}=\sum_{j=1}^{c} j^2 n_j-\frac{(\sum_{j=1}^{c} jn_{.j})^2}{n}=529-\frac{213^2}{100}=75.31$$

$$l_{XY}=\sum_{i=1}^{r}\sum_{j=1}^{c} ija_{ij}-\frac{(\sum_{i=1}^{r} in_j)(\sum_{j=1}^{c} jn_i)}{n}=416-\frac{183\times 213}{100}=26.21$$

$$r_s=\frac{l_{XY}}{\sqrt{l_{XX}l_{YY}}}=\frac{26.21}{\sqrt{74.11\times 75.31}}=0.35$$

即X线诊断与临床诊断结果Spearman相关系数为0.35。

3. X线诊断与临床诊断结果一致性

（1）建立检验假设，确定显著水平

H_0: $K=0$，即两种诊断方法诊断结果的一致性是由偶然误差所致

H_1: $K\neq 0$，即两种诊断方法诊断结果的存在一致性

=0.05

（2）计算统计量

$$P_a=\frac{\text{实际观察值一致数}}{\text{总观察例数}}=\frac{22+6+19}{100}=0.470\,0$$

$$P_e=\frac{\text{期望一致数}}{\text{总观察例数}}=\frac{47\times 32+23\times 23+30\times 45}{100^2}=0.338\,3$$

$$K=Kappa=\frac{(P_a-P_e)}{(1-P_e)}=\frac{0.470\,0-0.338\,3}{1-0.338\,3}=0.199\,0$$

$$S_k=\frac{\sqrt{0.338\,3+0.338\,3^2-\frac{1}{100^3}[47\times 32(47+32)+23\times 23(23+23)+30\times 45(30+45)]}}{(1-0.338\,3)\sqrt{100}}$$

$$=0.069\,0$$

$$U=\frac{K}{S_k}=\frac{0.199\,0}{0.069\,0}=2.884\,1$$

（3）确定概率 P，做出统计推断：因为 $U=2.884\,1>U_{0.01}=2.58$，所以 $P<0.01$，拒绝 H_0，接受 H_1，可以认为两种诊断方法诊断结果存在一致性。

（4）专业结论：X线诊断与临床诊断结果有一致性倾向。

4. CHISS软件计算等级相关系数和Kappa值

（1）X线诊断与临床诊断结果关联性分析

1）进入数据模块：打开已有数据文件的操作，点击“数据”→“文件”→“打开数据库表”→找到文件名“b11-2.DBF”→“确认”。

2）进入统计模块：相应的统计计算具体操作为：点击“统计”→“统计推断”→“双向有序列联表”→“有序表的相关”，反应变量：检出者、可疑者、未检出者→“确认”。

3）进入结果模块：点击“结果”，见表11-7。

表11-7　双向有序分组资料的Spearman相关系数

	检出者	可疑者	未检出者	小计
1	22	12	13	47
2	4	6	13	23
3	6	5	19	30
合计	32	23	45	100

注：数据来自文件：b11-2.DBF。

卡方=12.914 0　　自由度=4　　P值=0.011 7

Spearman等级相关系数=0.324 1

4）结论：$\chi^2=12.914\,0$，$P=0.011\,7<0.05$，按照 $\alpha=0.05$ 水准，拒绝 H_0，接受 H_1。可以认

为X线诊断与临床诊断结果存在关联性。Spearson等级相关系数=0.324 1。

（2）X线诊断与临床诊断结果一致性

1）进入数据模块：打开已有数据文件的操作。点击“数据”→“文件”→“打开数据库表”→找到文件名“b11-2.DBF”→“确认”。

2）进入统计模块：进行相应的统计计算，具体操作为：点击“统计”→“统计推断”→“双向有序列联表”→“Kappa检验”，反应变量：检出者、可疑者、未检出者→“确认”。

3）进入结果模块：点击“结果”。

符合率=0.470　　不一致率=0.530　　期望符合率=0.338

Kappa指数=0.199　　U=2.885　　P=0.004（一致性差）

4）结论：Kappa指数=0.199，U=2.885，$P=0.004<0.01$，按照$\alpha=0.05$水准，拒绝H_0，接受H_1，可以认为两种诊断方法存在一致性。

5. SAS软件计算等级相关系数和Kappa值

```
data b11_2;
    set data.b11_2;
    X线诊断=_n_;
run;
proc transpose data=b11_2 out=b11_2(rename=(col1=人数));
    var 检出者可疑者未检出者;   /* 转置 */
    by X线诊断;
run;
data b11_2;
    set b11_2;
    if _NAME_=" 检出者 " then 临床诊断=1;
    else if _NAME_=" 可疑者 " then 临床诊断=2;
    else 临床诊断=3;
run;
proc corr data=b11_2 spearman;
    var X线诊断临床诊断;
    freq 人数;
run;
```

结果如图11-6。

结论：$P=0.000\ 7<0.05$，按照$\alpha=0.05$水准，拒绝H_0，接受H_1。可以认为X线诊断与临床诊断结果存在关联性。Spearman等级相关系数=0.334 4。

```
proc freq data=b11_2;
tables X线诊断 * 临床诊断 /AGREE
EXPECTED NOPERCENT NOCOL NOROW;
test kappa;   /*Kappa值检验 */
```

CORR过程

2 变量:	X线诊断 临床诊断
频数变量:	人数

简单统计量

变量	N	均值	标准差	中位数	最小值	最大值
X线诊断	100	1.83000	0.86521	2.00000	1.00000	3.00000
临床诊断	100	2.13000	0.87219	2.00000	1.00000	3.00000

Spearman 相关系数, N = 100
Prob > |r| under H0: Rho=0

	X线诊断	临床诊断
X线诊断	1.00000	0.33437 0.0007
临床诊断	0.33437 0.0007	1.00000

图11-6　双向有序分组资料Spearman相关系数的SAS软件结果

weight 人数;

run;

结果如图 11-7。

简单 Kappa 系数	
Kappa	0.1990
ASE	0.0705
95% 置信下限	0.0609
95% 置信上限	0.3372

H0 的检验: Kappa = 0	
H0 下的 ASE	0.0690
Z	2.8853
单侧 Pr > Z	0.0020
双侧 Pr > |Z|	0.0039

图 11-7 Kappa 值的 SAS 软件结果

结论：Kappa 指数 = 0.199 0，Z = 2.885 3，P = 0.003 9 < 0.05，按照 α = 0.05 水准，拒绝 H_0，接受 H_1，可以认为两种诊断方法存在一致性。

6. Stata 软件计算等级相关系数和 Kappa 值

```
* 导入样例 b11-2 的 csv 文件
import delimited E:\example/b11-2.csv, encoding (GBK) clear
* 整理数据
gen i = _n
rename 检出者 out1
rename 可疑者 out2
rename 未检出者 out3
label var out1 "检出者"
label var out2 "可疑者"
label var out3 "未检出者"
reshape long out, i(i) j(j)
*X 线诊断与临床诊断结果关联性分析
tab i j [fw=out], chi
* 计算 Spearman 相关系数，结果如图 11-8
expand out
spearman i j
```

i	j 1	2	3	Total
1	22	12	13	47
2	4	6	13	23
3	6	5	19	30
Total	32	23	45	100

```
Pearson chi2(4) =  12.9140   Pr = 0.012

 Number of obs =     100
Spearman's rho =       0.3344

Test of Ho: i and j are independent
    Prob > |t| =       0.0007
```

图 11-8 双向有序分组资料 Spearman 相关系数的 Stata 软件结果

```
*X 线诊断与临床诊断结果一致性，结果如图 11-9
kap i j
```

Agreement	Expected Agreement	Kappa	Std. Err.	Z	Prob>Z
47.00%	33.83%	0.1990	0.0690	2.89	0.0020

图 11-9　Kappa 值的 Stata 软件结果

7. SPSS 软件计算等级相关系数和 Kappa 值　此数据库已建立在文件夹中，文件名为：b11-2sav。

首先，打开文件，单击“文件”→“打开”→“数据”，找到文件名 b11-2sav，点击“打开”。

第二，点击“数据”→“重构”，弹出重构数据向导对话框，选择“将选定变量重构为个案”，点击“下一步”，重构变量组数目选择“一个”，点击“下一步”，要转置的变量目标变量改为“频数”，将“检出者”“可疑者”“未检出者”放入，点击“下一步”，创建索引变量数目选择“一个”，点击“下一步”，索引值类型选择“连续数字”，点击“完成”。

第三，点击“数据”→“个案加权”，弹出个案加权对话框，选择“个案加权系数”，频率变量选择“频数”，点击“确定”。

第四，点击“分析”→“相关”→“双变量”，如图 11-10 所示。弹出双变量相关性对话框如图 11-11 所示，变量中选如“标识”“索引 1”，相关系数勾选“斯皮尔曼”，点击“确定”。

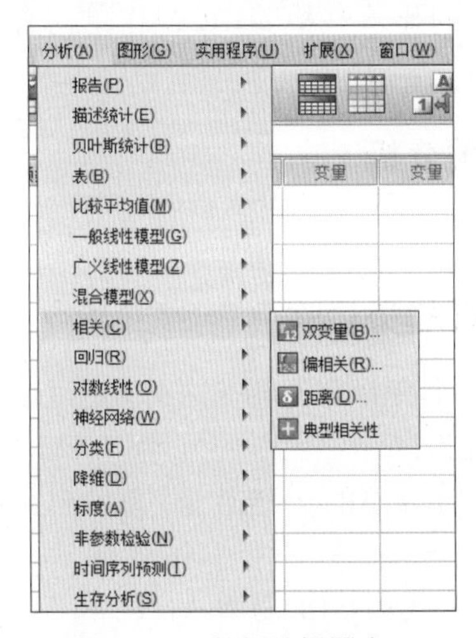

图 11-10　数据编辑器窗口

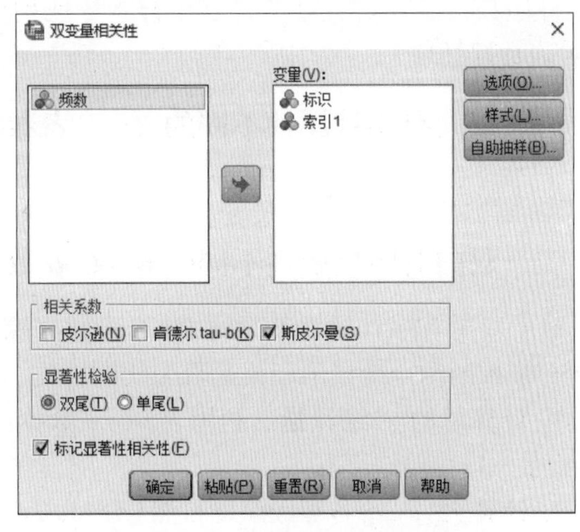

图 11-11　双变量相关性对话框

结果显示如图 11-12 所示。

非参数相关性

相关性

			标识	索引1
斯皮尔曼 Rho	标识	相关系数	1.000	.334**
		Sig.（双尾）	.	.001
		N	100	100
	索引1	相关系数	.334**	1.000
		Sig.（双尾）	.001	.
		N	100	100

**. 在 0.01 级别（双尾），相关性显著。

图 11-12　双向有序分组资料 Spearman 相关系数的 SPSS 软件结果

第五，点击“分析”→“描述统计”→“交叉表”，弹出交叉表对话框，行选入“标识”、列选入“索引 1”，点击“统计”，弹出“统计”对话框，勾选“Kappa”，点击“继续”，点击“确定”。

结果显示如图 11-13 所示。

对称测量

		值	渐近标准误差a	近似 T^b	渐进显著性	精确显著性
协议测量	Kappa	.199	.070	2.885	.004	.005
有效个案数		100				

a. 未假定原假设。

b. 在假定原假设的情况下使用渐近标准误差。

图 11-13 Kappa 值的 SPSS 软件结果

第三节 双向有序且属性不同 $R \times C$ 表数据的分析

两变量同为有序分组变量，但是其属性在专业上不同。对这类资料可以作相关分析，或线性趋势检验。若关心的是多个样本率或构成比差异的显著性检验，可视作单向有序 $R \times C$ 表数据处理。

一、双向有序且属性不同的 $R \times C$ 表数据的相关分析

$R \times C$ 表数据关联性分析。

二、双向有序且属性不同的 $R \times C$ 表数据的线性趋势检验

对于双向有序且属性不同的 $R \times C$ 表数据除了推断两个变量有无相关之外，还可以通过 χ^2 分解推断两个变量的相关是否为线性相关。分析过程为：

1. 计算总的 χ^2 统计量 利用 $R \times C$ 表数据的 χ^2 公式计算总的 χ^2 统计量，总的自由度 ν=(行数 − 1)(列数 − 1)；

2. 计算 $\chi^2_{回归}$ 给各等级赋以自然 1 分（1，2，3，…），由公式（11-10）计算 l_{XX}、l_{YY} 和 l_{XY}，并代入公式

$$\chi^2_{回归} = \frac{b^2}{V_b}, \nu_{回归} = 1 \tag{11-11}$$

式中，

$$b = \frac{l_{XY}}{l_{XX}}, V_b = \frac{l_{YY}}{n \cdot l_{XX}} \tag{11-12}$$

所求的 $\chi^2_{回归}$ 为线性回归的 χ^2 分量，若该分量显著，表示 X 与 Y 有相关性。

3. 求偏离回归的 χ^2 分量

$$\chi^2_{偏} = \chi^2_{总} - \chi^2_{回归}, \nu_{偏} = \nu_{总} - \nu_{回归} \tag{11-13}$$

式中 $\chi^2_{总}$ 由 $R \times C$ 表数据的 χ^2 公式计算得到，$\nu_{总}$ =（行数 −1）（列数 −1）。

例 11-3 为研究年龄与视力的关系，某研究人员收集的资料如表 11-8 所示。问视力是否与年龄有关？是否存在线性趋势？

表 11-8　年龄与视力水平的关系调查结果

视力水平	年龄 / 岁			合计
	5～	21～	>40	
<0.7	13	39	147	199
0.7～	48	22	94	164
1.0～	441	185	121	747
≥1.2	1 450	339	157	1 946
合计	1 952	585	519	3 056

1. 视力水平与年龄关联性分析

（1）建立检验假设，确定显著水平

H_0：视力水平与年龄无关

H_1：视力水平与年龄相关

=0.05

（2）计算 χ^2 统计量

$$\chi^2 = n(\sum\frac{A^2}{n_R n_C}-1)$$

$$=3\,056(\frac{13^2}{199\times1\,952}+\frac{39^2}{199\times585}+\frac{147^2}{199\times519}+\frac{48^2}{164\times1\,952}+\frac{22^2}{164\times585}+\frac{94^2}{164\times519}$$

$$+\frac{441^2}{747\times1\,952}+\frac{185^2}{747\times585}+\frac{121^2}{747\times519}+\frac{1\,450^2}{1\,946\times1\,952}+\frac{339^2}{1\,946\times585}+\frac{157^2}{1\,946\times519}-1)$$

$$=816.217\,4$$

$$v=(4-1)(3-1)=6$$

（3）确定概率 P，作出统计推断：因为 $\chi^2=816.217\,4>\chi^2_{6,\,0.005}=18.55$，所以 $P<0.005$，拒绝 H_0，接受 H_1。可以认为视力水平与年龄存在关联性。

（4）专业结论：视力水平与年龄相关。

2. 计算视力水平与年龄 Spearman 相关系数

$$\sum_{i=1}^{4} i^2 n_i = 1^2\times199+2^2\times164+3^2\times747+4^2\times1\,946=38\,714,$$

$$\sum_{i=1}^{4} i n_i = 1\times199+2\times164+3\times747+4\times1\,946=10\,552$$

$$\sum_{i=1}^{3} j^2 n_j = 1^2\times1\,952+2^2\times585+3^2\times519=8\,963$$

$$\sum_{i=1}^{3} j n_j = 1\times1\,952+2\times585+3\times519=4\,679$$

$$\sum_{i=1}^{4}\sum_{j=1}^{3} ija_{ij} = 1\times1\times13+1\times2\times39+1\times3\times147+2\times1\times48+2\times2\times22+2\times3\times94$$

$$+3\times1\times441+3\times2\times185+3\times3\times121+4\times1\times1\,450+4\times2\times339+4\times3\times157$$

$$=15\,198$$

$$l_{XX}=\sum_{i=1}^{r}i^2n_{i.}-\frac{(\sum_{i=1}^{r}in_{i.})^2}{n}=38\,714-\frac{10\,552^2}{3\,056}=2\,279.21$$

$$l_{YY}=\sum_{j=1}^{c}j^2n_{.j}-\frac{(\sum_{j=1}^{c}jn_{.j})^2}{n}=8\,963-\frac{4\,679^2}{3\,056}=1\,799.05$$

$$l_{XY}=\sum_{i=1}^{r}\sum_{j=1}^{c}ija_{ij}-\frac{(\sum_{i=1}^{r}in_{j.})(\sum_{j=1}^{c}jn_{.i})}{n}=15\,198-\frac{10\,552\times4\,679}{3\,056}=-958.02$$

$$r_s=\frac{l_{XY}}{\sqrt{l_{XX}l_{YY}}}=\frac{-958.02}{\sqrt{2\,279.21\times1\,799.05}}=-0.473\,1$$

按表11-8视力水平排列顺序解释视力水平与年龄呈现负相关。

3. 视力水平与年龄的线性趋势分析

（1）建立检验假设、确定显著水平

H_0: 视力水平与年龄不存在线性趋势

H_1: 视力水平与年龄存在线性趋势

=0.05

（2）计算统计量

$$b=\frac{l_{XY}}{l_{XX}}=\frac{-958.02}{2\,279.21}=0.420\,3$$

$$V_b=\frac{l_{YY}}{n\bullet l_{XX}}=\frac{1\,799.05}{3\,056\times2\,279.21}=0.000\,3$$

$$\chi^2_{回归}=\frac{b^2}{V_b}=\frac{0.420\,3^2}{0.000\,3}=588.84,\nu_{回归}=1$$

求偏离回归的χ^2分量

$$\chi^2_{偏}=\chi^2_{总}-\chi^2_{回归}=816.22-588.84=227.38,\nu_{偏}=6-1=5$$

（3）确定概率P，做出统计推断：因为$\chi^2_{回归}=588.84>\chi^2_{6,0.005}=18.55$，$\chi^2_{偏}=227.38>\chi^2_{6,0.005}=18.55$，对应的概率都有$P<0.005$。拒绝$H_0$，接受$H_1$。可以认为无论是线性回归分量还是偏离回归的分量均有统计学意义。

（4）专业结论：视力水平与年龄存在趋势相关性，且不是简单的直线关系。表现为随着年龄的增大视力水平越差。

4. CHISS软件进行相关系数和线性趋势分析

（1）视力水平与年龄的关联性分析

1）进入数据模块：打开已有数据文件的操作。点击“数据”→“文件”→“打开数据库表”→找到文件名“b11-3.DBF”→“确认”。

2）进入统计模块：进行相应的统计计算，具体操作为：点击“统计”→“统计推断”→“双向有序列联表”→“有序表的相关”，反应变量：5-、21-、≥40→“确认”。

3）进入结果模块：点击“结果”，如下：

卡方=816.217 4　　自由度=6　　P值<0.000 1

Spearman 等级相关系数 = − 0.473 1

4）结论：$\chi^2 = 816.217\,4$，$P < 0.05$，按照 $\alpha = 0.05$ 水准，拒绝 H_0，接受 H_1。可以认为视力水平与年龄存在关联性。Spearman 等级相关系数 = − 0.473 1。

（2）视力水平与年龄的线性趋势检验

1）进入数据模块：打开已有数据文件的操作：点击“数据”→“文件”→“打开数据库表”→找到文件名“b11-3.DBF”→“确认”。

2）进入统计模块：进行相应的统计计算，具体操作为：点击“统计”→“统计推断”→“双向有序列联表”→“有序表的线性趋势检验”，反应变量：5-、21-、≥ 40 →“确认”。

3）进入结果模块：点击“结果”，见表 11-9。

表 11-9　CHISS 软件的相关系数和线性趋势分析

变异来源	自由度	卡方值	P 值
线性回归分量	1	684.034 6	< 0.000 1
偏离回归分量	5	132.182 9	< 0.000 1
总卡方	6	816.217 4	< 0.000 1

4）结论：线性回归分量 $\chi^2 = 684.034\,6$，$P < 0.000\,1$；偏离回归分量 $\chi^2 = 132.182\,9$，$P < 0.000\,1$。按照 $\alpha = 0.05$ 的检验水准，拒绝 H_0，接受 H_1，可以认为视力水平与年龄存在趋势相关性，且可能不是简单的直线关系。

5. SAS 软件进行相关系数和线性趋势分析

```
data b11_3;
set data.b11_3;
视力水平 = _n_;
run;
proc transpose data = b11_3 out = b11_3(rename = (col1 = 人数));
var _5_ _21_ ≥40;    /* 转置 */
by 视力水平;
run;
data b11_3;
set b11_3;
if _NAME_ = "_5_" then 年龄 = 1;
else if _NAME_ = "_21_" then 年龄 = 2;
else 年龄 = 3;
drop _NAME_;
run;
proc corr data = b11_3 spearman;    /*Spearman 相关系数 */
var 视力水平年龄;
freq 人数;
run;
```

结果如图 11-14。

结论：$P<0.05$，按照 $\alpha=0.05$ 水准，拒绝 H_0，接受 H_1。可以认为视力水平与年龄存在关联性。Spearman 等级相关系数 $=-0.383\ 9$。

```
proc freq data=b11_3;
    tables 视力水平 * 年龄 /chisq cmh;    /*MH 卡方线性检验 */
    weight 人数;
run;
```

结果如图 11-15。

CORR 过程

2 变量:	视力水平 年龄
频数变量:	人数

简单统计量

变量	N	均值	标准差	中位数	最小值	最大值
视力水平	3056	3.45288	0.86375	4.00000	1.00000	4.00000
年龄	3056	1.53109	0.76739	1.00000	1.00000	3.00000

Spearman 相关系数, N = 3056
Prob > |r| under H0: Rho=0

	视力水平	年龄
视力水平	1.00000	-0.38393 <.0001
年龄	-0.38393 <.0001	1.00000

图 11-14　Spearman 等级相关系数的 SAS 软件结果

表"年龄-视力水平"的统计量

统计量	自由度	值	概率
卡方	6	816.2174	<.0001
似然比卡方检验	6	676.3130	<.0001
Mantel-Haenszel 卡方	1	683.8107	<.0001
Phi 系数		0.5168	
列联系数		0.4591	
Cramer V		0.3654	

"年龄-视力水平"的汇总统计量

Cochran-Mantel-Haenszel 统计量（基于表评分）

统计量	备择假设	自由度	值	概率
1	非零相关	1	683.8107	<.0001
2	行评分均值不同	3	725.7479	<.0001
3	常规关联	6	815.9503	<.0001

图 11-15　线性趋势的 SAS 软件结果

结论：Mantenl-Haenszel $\chi^2=683.810\ 7$，$P<0.000\ 1$，拒绝 H_0，接受 H_1，可以认为视力水平与年龄存在线性趋势。

6. Stata 软件进行相关系数和线性趋势分析

```
* 导入样例 b11-3 的 csv 文件
import delimited E:\example/b11-3.csv，encoding（GBK）clear
* 整理数据
gen i=_n
rename _ v1
reshape long v，i（i）j（j）
* 视力水平与年龄关联性分析
tab i j [fw=v]，chi
* 计算 Spearman 相关系数，结果如图 11-16
expand v
spearman i j
```

i	j 1	2	3	Total
1	13	39	147	199
2	48	22	94	164
3	441	185	121	747
4	1,450	339	157	1,946
Total	1,952	585	519	3,056

```
Pearson chi2(6) = 816.2174   Pr = 0.000

 Number of obs =       3056
Spearman's rho =       -0.3839

Test of Ho: i and j are independent
    Prob > |t| =        0.0000
```

图 11-16　Spearman 等级相关系数的 Stata 软件结果

* 视力水平与年龄的线性趋势分析

tabodds 针对因变量为 0、1 变量的线性趋势检验

7. SPSS 软件进行相关系数和线性趋势分析

（1）视力水平与年龄的关联性分析：此数据库已建立在文件夹中，文件名为：b11-3sav。首先，打开文件，单击“文件”→“打开”→“数据”，找到文件名“b11-3sav”，点击“打开”。由于变量名称无法识别需要换成“年龄 5 到 21”“年龄 21 到 40”“年龄 40 以上”。

第二，点击“数据”→“重构”，弹出“重构数据向导”对话框，选择“将选定变量重构为个案”，点击“下一步”，重构变量组数目选择“一个”，点击“下一步”，要转置的变量目标变量改为“频数”，将“年龄 5 到 21”“年龄 21 到 40”“年龄 40 以上”放入，点击“下一步”，创建索引变量数目选择“一个”，点击“下一步”，索引值类型选择“连续数字”，点击“完成”。

第三，点击“数据”→“个案加权”，弹出“个案加权”对话框，选择“个案加权系数”，频率变量选择“频数”，点击“确定”。

第四，点击“分析”→“相关”→“双变量”，如图 11-10 所示。弹出“双变量相关性”对话框如图 11-11 所示，变量中选如“标识”“索引 1”，相关系数勾选“斯皮尔曼”，点击“确定”。

结果显示如图 11-17 所示。

相关性

			标识	索引1
斯皮尔曼 Rho	标识	相关系数	1.000	-.384**
		Sig.（双尾）	.	.000
		N	3056	3056
	索引1	相关系数	-.384**	1.000
		Sig.（双尾）	.000	.
		N	3056	3056

**. 在 0.01 级别（双尾），相关性显著。

图 11-17　Spearman 等级相关系数的 SPSS 软件结果

（2）视力水平与年龄的线性趋势检验：此数据库已建立在文件夹中，文件名为：b11-3sav。

首先，打开文件，单击“文件”→“打开”→“数据”，找到文件名“b11-3sav”，点击“打开”。由于变量名称无法识别需要换成“年龄 5 到 21”“年龄 21 到 40”“年龄 40 以上”。

第二，点击“数据”→“重构”，弹出“重构数据向导”对话框，选择“将选定变量重构为个案”，点击“下一步”，重构变量组数目选择“一个”，点击“下一步”，要转置的变量目标变量改为“频数”，将“年龄 5 到 21”“年龄 21 到 40”“年龄 40 以上”放入，点击“下一步”，创建索引变量数目选择“一个”，点击“下一步”，索引值类型选择“连续数字”，点击“完成”。

第三，点击“数据”→“个案加权”，弹出“个案加权”对话框，选择“个案加权系数”，频率变量选择“频数”，点击“确定”。

第四，点击“分析”→“描述统计”→“交叉表”，弹出“交叉表”对话框，行选入“标识”、列选入“索引 1”，点击“统计”，弹出“统计”对话框，勾选“卡方”，点击“继续”，点击“确定”。

结果显示如图 11-18 所示。

卡方检验

	值	自由度	渐进显著性（双侧）
皮尔逊卡方	816.217[a]	6	.000
似然比	676.313	6	.000
线性关联	683.811	1	.000
有效个案数	3056		

a. 0 个单元格 (0.0%) 的期望计数小于 5。最小期望计数为 27.85。

图 11-18 线性趋势的 SPSS 软件结果

（赛晓勇 童新元 于石成）

纵使世界给我珍宝和荣誉，我也不愿意离开我的祖国，因为纵使我的祖国在耻辱之中，我还是喜欢，热爱，祝福我的祖国。

——裴多菲（匈牙利诗人，1823—1849年）

第十二章 相关与回归

医学科研中，我们不仅会关心单个变量的变化，而且更多地会去研究两个或多个连续变量间相互关系的情况。比如我们在研究中关心的不仅是某个人群的抽烟情况，更想了解的是烟草消费与特定疾病（如肺癌）之间是否有关系。相关分析与回归分析则可以回答此类定量变量之间的关系问题，这些定量变量包括诸如父母身高与其子女身高的关系，体温与脉搏的关系，药物剂量与其反应的关系等。相关与回归就是处理两变量间相互关系的统计方法。如果分析目的是了解变量间联系的密切程度和方向，应当用相关分析实现；如果是希望了解某变量对另一个变量的影响，或根据某变量预测另一个变量，则用回归分析实现。换句话说，回归分析描述的是一个或多个变量的变化是如何影响另一个变量；相关分析描述的两个数值变量间关系的强度和方向。

两变量间的关系最简单的是线性关系，本章着重介绍线性相关与直线回归。需要说明的是，在线性相关与直线回归分析中，一般是先作散点图，当确认两变量有线性趋势时，才进一步计算相关系数并建立回归方程。

第一节 直线相关

在各类医学研究中，相关分析被广泛应用。主要是由于其计算简单，且意义直观。在医学研究中，相关分析泛指两个变量间的关联程度的分析。这两个变量可以是任意测量级别的变量。本节主要讨论两个定量变量的相关。

当两个数值变量之间出现如下情况：当一个变量增大，另一个也随之增大（或减少），统计学中称此现象为共变，也就是有相关关系（correlation）。如果两个变量同时增加或减少，变化趋势是同向的，则两变量之间的关系为正相关（positive correlation）；若一个变量增加时，另一个变量减少，变化趋势是反向的，则称为负相关（negative correlation）。正相关和负相关并不一定表示一个变量的改变是引起另一变化的原因，而可能受另一因素的影响。因此，相关关系并不一定是因果关系。相关分析的任务就是对相关关系给予定量的描述。相关关系分为线性和非线性相关。这里仅讨论线性相关关系。直线相关（linear correlation）适用于双变量正态分布资料。

一、相关系数及其意义

直线相关系数（linear correlation coefficient）又称为积差相关系数（coefficient of product-moment correlation)或皮尔逊相关系数(Pearson coefficient),简称相关系数(correlation coefficient)。它告诉我们两个变量联系的紧密程度如何,是表达两变量间线性相关的程度和方向的一个统计指标。样本的相关系数用 r 表示,总体相关系数用希腊字母 ρ 表示。计算公式:

$$r=\frac{\sum(X-\bar{X})(Y-\bar{Y})}{\sqrt{\sum(X-\bar{X})^2\sum(Y-\bar{Y})^2}}=\frac{l_{XY}}{\sqrt{l_{XX}l_{YY}}} \tag{12-1}$$

其中,$l_{XX}=\sum(X-\bar{X})^2=\sum X^2-\frac{\left(\sum X\right)^2}{n}$表示变量 X 的离均差平方和;

$l_{YY}=\sum(Y-\bar{Y})^2=\sum Y^2-\frac{\left(\sum Y\right)^2}{n}$表示变量 Y 的离均差平方和;

$l_{XY}=\sum(X-\bar{X})(Y-\bar{Y})=\sum XY-\frac{\left(\sum X\right)\left(\sum Y\right)}{n}$表示 X 与 Y 间的离均差积和。

相关系数没有单位,是一个无量纲的统计指标,其取值范围为 $-1\leqslant r\leqslant 1$。r 值为正表示正相关,r 值为负表示负相关,r 值等于 0 为零相关。相关系数的绝对值越大,表示两变量间的相关程度越密切;相关系数越接近于 0,表示相关越不密切。在生物界由于影响因素众多,因此很少完全相关。

如前所述,在相关及回归分析中,应先作散点图,以判断两变量是否相关。根据图 12-1 中散点的分布,相关关系可分为以下情况(如图 12-1)。

正相关——见图 12-1(a),各点分布呈椭圆形,Y 随 X 的增加而增加,X 亦随 Y 的增加而增加,此时 $0<r<1$。椭圆范围内各点的排列愈接近其长轴,相关愈密切,当所有点都在长轴上时,$r=1$,见图 12-1(c),称为完全正相关。

负相关——见图 12-1(b),各点分布亦呈椭圆形,Y 随 X 的增加而减少,X 也随 Y 的增加而减少,此时 $-1<r<0$。各点排列愈接近其长轴,相关愈密切,当所有点都在长轴上时,$r=-1$,见图 12-1(d),称为完全负相关。

在生物现象中,完全正相关或完全负相关甚为少见。

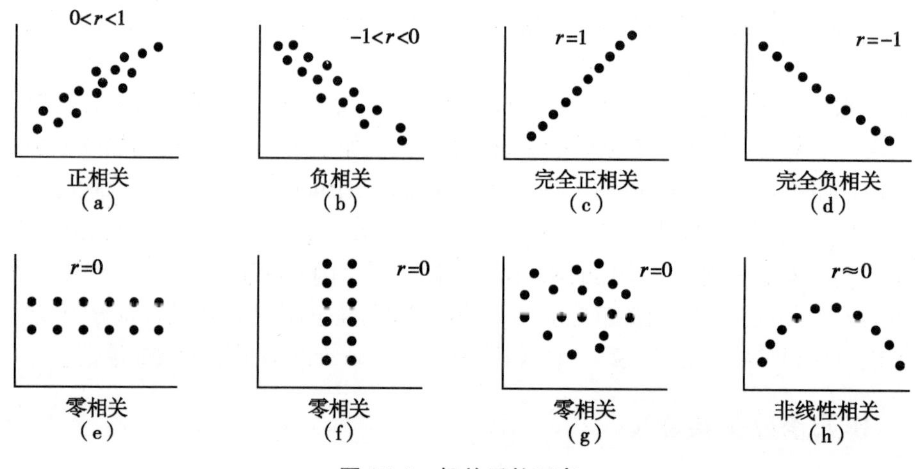

图 12-1　相关系数示意

零相关——见图 12-1（e～g），X 不论增加或减少，Y 的大小不受其影响；反之亦然。此时 $r=0$。另外，须注意有时虽然各点密集于一条直线，但该直线与 X 轴或 Y 轴平行，即 X 与 Y 的消长互不影响，这种情况仍为零相关。

非线性相关——见图 12-1（h），图中各点的排列不呈直线趋势，却呈某种曲线形状，此时 $r\approx0$，类似这种情况称为非线性相关。

二、相关系数的计算

现举例说明计算相关系数的一般步骤。

例 12-1 测定 16 种食物中的热量（kcal）和脂肪含量（g），结果见表 12-1 中的（1）和（2）列，问食物热量与脂肪含量有无相关？

表 12-1　部分食物中的热量和脂肪含量

食物编号	X 脂肪 /g （1）	Y 热量 /kcal （2）	X^2 （3）	Y^2 （4）	XY （5）
1	4	110	16	12 100	440
2	6	120	36	14 400	720
3	6	120	36	14 400	720
4	8	164	64	26 896	1 312
5	19	430	361	184 900	8 170
6	11	192	121	36 864	2 112
7	12	175	144	30 625	2 100
8	12	236	144	55 696	2 832
9	26	429	676	184 041	11 154
10	21	318	441	101 124	6 678
11	11	249	121	62 001	2 739
12	16	281	256	78 961	4 496
13	14	160	196	25 600	2 240
14	9	147	81	21 609	1 323
15	9	210	81	44 100	1 890
16	5	120	25	14 400	600
合计	189	3 461	2 799	907 717	49 526

数据来源：*ASDA data and manufacturer's data shown as advertisement in the New York Times Magazine, April 20, 1990, p.20*。

解题分析：从表 12-1 中看出，随着食物脂肪含量的增加，其热量亦随之增大，但两者间联系的紧密程度如何，两变量间是否有线性关系，相关的程度和方向的确定，还必须用相关分析来做解答。

解题步骤：

1. 作出散点图，判断是否有线性趋势　按（X，Y）值在直角坐标系上画出 16 个点，见图 12-2。由散点图判断，两变量有线性趋势，且为正相关。可作相关分析。

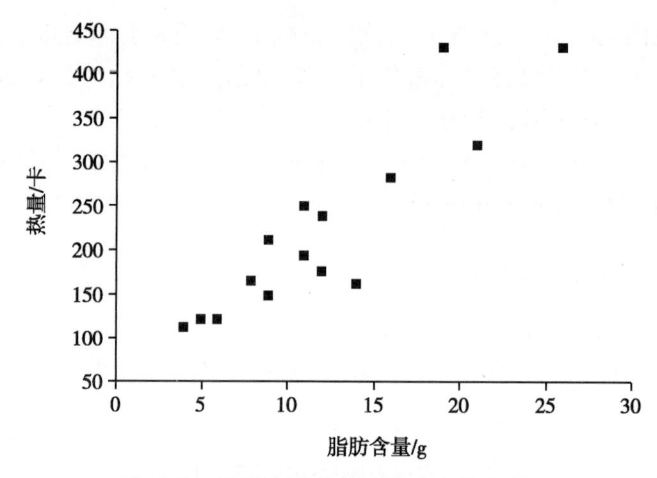

图 12-2 16 种食物热量和脂肪含量散点图

2. 算样本相关系数 r 求出$\sum X$、$\sum Y$、$\sum X^2$、$\sum Y^2$、$\sum XY$，见表 12-1。

$$l_{XX}=\sum(X-\bar{X})^2=\sum X^2-\frac{\left(\sum X\right)^2}{n}=2\,799-\frac{189^2}{16}=566.437\,5$$

$$l_{YY}=\sum(Y-\bar{Y})^2=\sum Y^2-\frac{\left(\sum Y\right)^2}{n}=907\,717-\frac{3461^2}{16}=159\,059.437\,5$$

$$l_{XY}=\sum XY-\frac{\left(\sum X\right)\left(\sum Y\right)}{n}=49\,526-\frac{189\times3\,461}{16}=8\,942.937\,5$$

代入公式(12-1)得相关系数：$r=\dfrac{l_{XY}}{\sqrt{l_{XX}l_{YY}}}=\dfrac{8\,942.937\,5}{\sqrt{566.437\,5\times159\,059.437\,5}}=0.910\,6$

本例中，相关系数 $r=0.910\,6$。到这里并没有结束，还需要继续下面的假设检验。在介绍假设检验之前，我们需要就本例解释一下相关系数 r 的意义。比计算这个系数值更重要的是这个系数的意义。首先，我们注意到 r 是正的。这意味着，如果一个变量的值比较小，另一个变量的值也比较小，而如果一个变量的值比较大，那么另一个变量的值也较大。对于一种食物来说，脂肪含量较低的，其热含量亦较低。正值 r 证实了散点图的趋势。第二，关于 r 的另一件值得注意的是它的大小。很明显，0.91 接近于最大的可能值 1，这意味着两变量间存在很强的相关性。

三、相关系数的假设检验

样本相关系数 r 是总体相关系数 ρ 的估计值，与其他统计量一样，相关系数也有抽样误差。即使从一个总体相关系数 $\rho=0$ 的总体中随机抽样，样本相关系数也往往不等于 0。因此，在计算出相关系数后，还不能根据 r 的大小对 X, Y 间是否相关作出判断，需要进一步检验 r 是否来自 $\rho=0$ 的总体。

相关系数的假设检验常用 t 检验，检验统计量 t 值的计算公式如下：

$$t=\frac{r-0}{S_r}=\frac{r}{\sqrt{\dfrac{1-r^2}{n-2}}},\nu=\mathrm{n}-2 \tag{12-2}$$

式中分母为相关系数的标准误。求得 t 值，按自由度 $v=n-2$ 查界值表得 P 值，按所取检验水准作出推断结论；亦可按 $v=n-2$，直接查 r 界值表得 P 值，以节省计算。

表 12-1 资料的检验步骤如下：

(1) 建立检验假设

H_0: $\rho=0$，脂肪含量与热量无线性相关关系

H_1: $\rho\neq 0$，脂肪含量与热量有线性相关关系

$\alpha=0.05$

(2) 按公式(12.2)计算检验统计量 t 值：

$$t=\frac{r}{\sqrt{\frac{1-r^2}{n-2}}}=\frac{0.910\,6}{\sqrt{\frac{1-0.910\,6^2}{16-2}}}=8.241\,6$$

$$v=n-2=14$$

按自由度 $v=14$，查 t 界值表，得 $P<0.001$。按 $\alpha=0.05$，拒绝 H_0，接受 H_1，故可认为这 16 种食物的脂肪含量与热量之间有正相关关系。

四、总体相关系数 ρ 的区间估计

R·A·Fisher（1921）提出用 z 变换法进行总体相关系数 ρ 的区间估计。需先对 r 按式(12-3)做 z 变换。

$$z=\frac{1}{2}\ln\left(\frac{1+r}{1-r}\right)\text{或}z=\tanh^{-1}r \tag{12-3}$$

将其反变换得：

$$r=\frac{e^{2z}-1}{e^{2z}+1}\text{或}r=\tanh z \tag{12-4}$$

式中 *tanh* 为双曲线正切函数，$tanh^{-1}$ 为反双曲线正切函数，一般的计算器上即有此键，变换很方便。按正态近似原理，z 的 $(1-\alpha)$ 可信区间为：

$$z\pm u_\alpha s_z=z\pm u_\alpha\frac{1}{\sqrt{n-3}} \tag{12-5}$$

再用公式(12-4)将所得可信区间变换为 ρ 的可信区间，即得到估计总体相关系数 ρ 的可信区间。

上例计算总体相关系数 ρ 的 95% 可信区间步骤如下：

$r=0.910\,6$，由公式(12-3)得：$z=\frac{1}{2}\ln\left(\frac{1+0.910\,6}{1-0.910\,6}\right)=1.531\,0$

又，$s_z=\frac{1}{\sqrt{16-3}}=0.277\,4$

则 z 的 95% 可信区间为：$1.531\,0\pm1.96\times0.277\,4=(0.987\,3, 2.074\,7)$

由式(12-4)得 ρ 的 95% 可信区间为：0.756 2～0.968 9。可信区间中不包含 0，即相关系数与 0 的差异有统计学意义，与假设检验的结果一致。

五、统计软件实现直线相关

CHISS 可以非常方便地实现数据的相关分析。下面介绍在 CHISS 中进行相关分析。

1. **CHISS 软件实现直线相关分析**　点击"统计"→"统计推断"→"相关矩阵"。

（1）进入数据模块：打开数据库 b12-1.DBF。点击"数据"→"文件"→"打开数据库表"，找到文件名"b12-1.DBF"→"确认"。

（2）进入统计模块：进行统计计算。点击"统计"→"统计推断"→"相关矩阵"，反应变量：X 脂肪 Y 热量→"确认"。

（3）进入结果模块：查看结果，点击"结果"，见表 12-2。

表 12-2　线性相关

序号	X 脂肪	Y 热量
X 脂肪	1.000 0	0.910 6△
Y 热量	0.000（16）▽	1.000 0
对角例数	16	16

注：括号内为例数，△：相关系数，▽：P 值。

结论：$P<0.05$，拒绝 H_0，接受 H_1，认为脂肪含量与热量线性相关。

结果与前面公式计算相同。

2. **SAS 软件实现直线相关分析**

```
proc gplot data=data.b12_1;
    plot Y*X;
    symbol i=none v=square;   /* 设置连接方式和图形符号 */
run;
proc corr data=data.b12_1;
    var Y X;   /*Pearson 相关 */
run;
```

结果如图 12-3 和图 12-4。

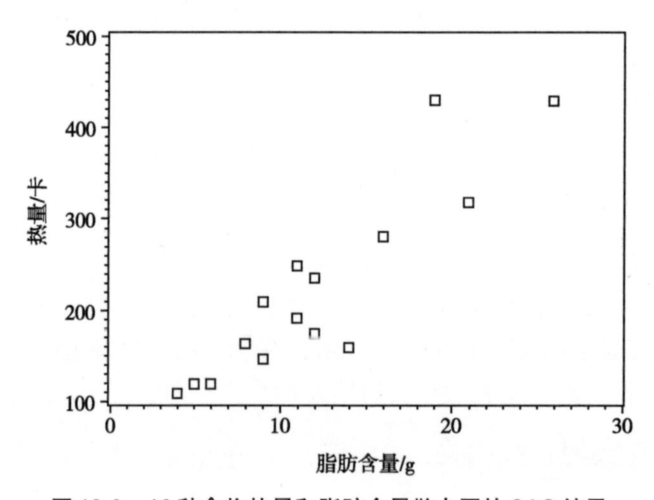

图 12-3　16 种食物热量和脂肪含量散点图的 SAS 结果

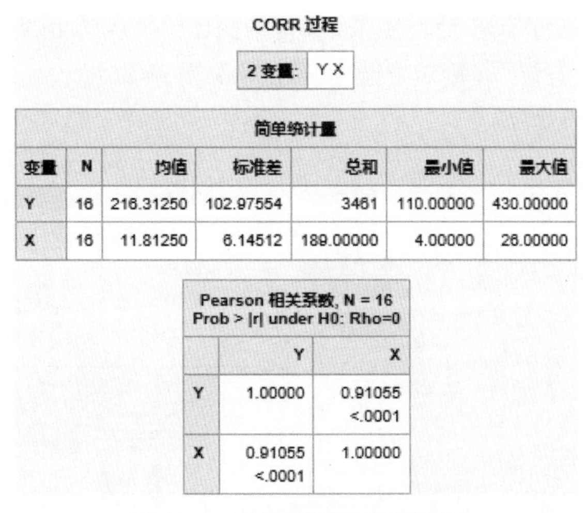

CORR 过程

2 变量:	Y X

简单统计量						
变量	N	均值	标准差	总和	最小值	最大值
Y	16	216.31250	102.97554	3461	110.00000	430.00000
X	16	11.81250	6.14512	189.00000	4.00000	26.00000

Pearson 相关系数, N = 16 Prob > |r| under H0: Rho=0		
	Y	X
Y	1.00000	0.91055 <.0001
X	0.91055 <.0001	1.00000

图 12-4　相关系数的 SAS 结果

结论：$P<0.05$，拒绝 H_0，接受 H_1，认为脂肪含量与热量线性相关。

3. Stata 软件实现直线相关分析

* 导入样例 b12-1 的 csv 文件

import delimited E:\example/b12-1.csv，encoding（GBK）clear

* 画散点图判断是否有线性趋势，结果如图 12-5

scatter y x

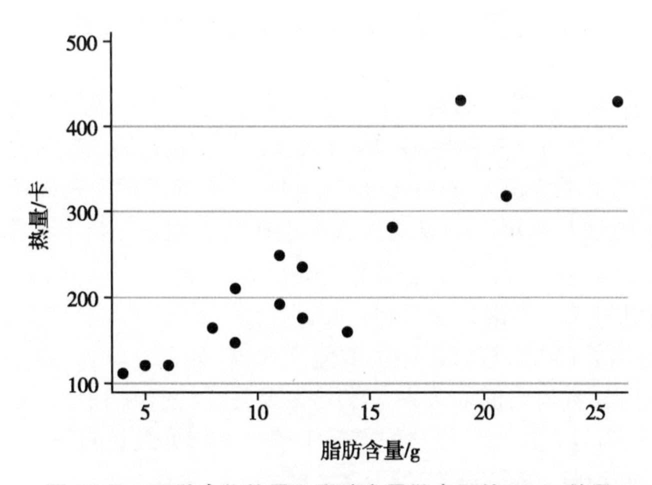

图 12-5　16 种食物热量和脂肪含量散点图的 Stata 结果

* 计算相关样本系数 r，结果如图 12-6

pwcorr y x，sig

```
(obs=16)

             |        y        x
-------------+------------------
           y |   1.0000
           x |   0.9106   1.0000
```

图 12-6　相关系数的 Stata 结果

4. SPSS 软件实现直线相关分析　此数据库已建立在文件夹中，文件名为：b12-1sav。

首先，打开文件，单击“文件”→“打开”→“数据”，找到文件名“b12-1sav”，点击“打开”。

第二，点击“分析”→“相关”→“双变量”。弹出“双变量相关性”对话框如图 12-7 所示，变量中选如“X”“Y”，相关系数勾选“皮尔逊”，显著性检验选择“双尾”，勾选“标记显著性相关性”，点击“确定”。

结果显示如图 12-8 所示。

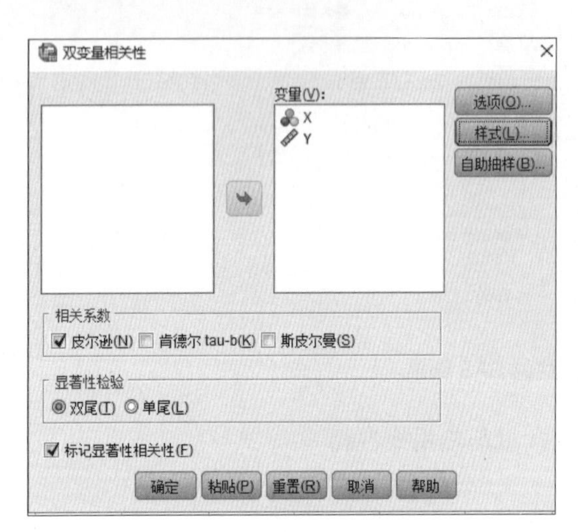

图 12-7　双变量相关性对话框

相关性

		X	Y
X	皮尔逊相关性	1	.911**
	Sig.（双尾）		.000
	个案数	16	16
Y	皮尔逊相关性	.911**	1
	Sig.（双尾）	.000	
	个案数	16	16

**. 在 0.01 级别（双尾），相关性显著。

图 12-8　相关系数的 SPSS 软件结果

第二节　Spearman 等级相关

前已指出，积差相关的假设检验要求 X 和 Y 服从双变量正态分布。对那些不服从正态分布的资料，或是总体分布未知的资料，因为难以进行假设检验，所以就不宜用相关系数来描述相关性。此时可采用秩相关（rank correlation），或称等级相关来描述两个变量间相关的程度与方向。这类方法是利用两变量的秩次大小作线性相关分析，对原变量的分布不做要求，属非参数统计方法。以下介绍最常用的 Spearman 秩相关。

事实上，等级资料是一类常见的资料，如临床上的无效（−），有效（+），显效（++），痊愈（+++）等。处理这类资料时，常将它们用数值来代替，如以 0 代 −，以 1 代 +，以 2 代 ++，以 3 代 +++ 等。这里，数值之间的关系仅仅是等级关系，例如，3 比 2 大一个等级，1 比 0 大一个等级，但不能认为等级 3 与等级 2 的差等于等级 1 与等级 0 的差。一般来讲，这类资料的统计分析常用秩和检验、等级相关等。

一、秩相关系数的计算

例 12-2　某实验用白蚊伊蚊 c6/36 细胞微量培养中和实验，检测临床诊断为乙脑患者的晚期血清，并与血凝抑制实验进行比较，测量结果见表 12-3。问两种实验方法是否存在相关性？

将两变量 X、Y 成对的观察值分别从小到大排序编秩，以 p_i 表示 X_i 秩次；q_i 表示 Y_i 的秩次，见表中秩次栏，观察值相同的取平均秩；将 p_i、q_i 直接替换式（12-1）中的 X_i 与 Y_i，对秩次计算得到的相关系数称为 Spearman 秩相关系数或等级相关系数，用统计量 r_s 表示。

表 12-3　微量中和实验和血凝抑制实验结果比较

编号 (1)	微量中和实验效价 X (2)	秩次 P (3)	p^2 (4)	血凝抑制实验效价 Y (5)	秩次 q (6)	q^2 (7)	Pq (8)=(3) *(6)
1	316	9	81	1 280	6.5	42.25	58.5
2	640	10	100	2 560	9	81	90
3	<10	1	1	320	3	9	3
4	79	6.5	42.25	2 560	9	81	58.5
5	25	4.5	20.25	80	1	1	4.5
6	16	2	4	2 560	9	81	18
7	25	4.5	20.25	320	3	9	13.5
8	160	8	64	320	3	9	24
9	20	3	9	640	5	25	15
10	79	6.5	42.25	1 280	6.5	42.25	42.25
合计	—	55	384	—	55	380.5	327.25

利用表 12-3 中的数据容易算得

$$l_{pp}=\sum p^2-\frac{\left(\sum p\right)^2}{n}=384-\frac{55^2}{10}=81.5$$

$$l_{qq}=\sum q^2-\frac{\left(\sum q\right)^2}{n}=380.5-\frac{55^2}{10}=78.0$$

$$l_{pq}=\sum pq-\frac{\left(\sum p\right)\left(\sum q\right)}{n}=327.25-\frac{55\times 55}{10}=24.75$$

$$r_s=\frac{l_{pq}}{\sqrt{l_{pp}l_{qq}}}=\frac{24.75}{\sqrt{81.5\times 78}}=0.309\,9$$

秩相关系数类似于积差相关系数，它可以用来说明两个变量间相关的程度与方向。它也是总体相关系数 ρ_s 的估计值。r_s 介于 -1 和 1 之间，$r_s<0$ 为负相关，$r_s>0$ 为正相关。由样本算出的秩相关系数是否有统计学意义，同样应做检验。

二、秩相关系数的假设检验

类似于积差相关系数，关于秩相关系数的检验假设为：

H_0: $\rho_s=0$，H_1: $\rho_s\neq 0$

当 $n\leq 50$ 时，可查 r_s 临界值表，若秩相关系数超过临界值，则拒绝 H_0。$n>50$ 时，也可采用式(12-2)作 t 检验。

对例 12-2 的秩相关系数作假设检验。

上例算得 $r_s=0.309\,9$，$n=10$。查 r_s 临界值表，$r_s<r_{10,\,0.2}=0.455$，$P>0.2$，按 $\alpha=0.05$ 的水准，不能拒绝 H_0，可以认为两种实验方法无线性相关关系。

三、统计软件实现等级相关

1. CHISS 软件计算秩相关系数　点击"统计"→"统计推断"→"非参数方法——秩相关"。

（1）进入数据模块：文件名为：b12-2.DBF。打开数据库：点击"数据"→"文件"→"打开数据库表"，找到文件名"b12-2 秩相关 .DBF"→"确认"。

（2）进入统计模块：进行统计计算：点击"统计"→"统计推断"→"非参数方法"→"秩相关"，反应变量：X、Y→"确认"。

（3）进入结果模块：查看结果，点击"结果"，显示如下。

Spearman 等级相关，数据文件：b12-2 秩相关 .DBF

（已校正，下三角为 r，上三角为显著性标志，*：$P \leqslant 0.05$；**：$P \leqslant 0.01$）

	Rk_x	Rk_y
Rk_x	1\0	
Rk_y	0.331 3	1\0

结论：$P>0.05$，不能认为两种实验方法存在相关关系。

2. SAS 软件计算秩相关系数

```
proc corr data=data.b12_2 spearman;
    var Y X;   /* 秩相关 */
run;
```

结果如图 12-9。

CORR 过程

2 变量:	Y X

简单统计量						
变量	N	均值	标准差	中位数	最小值	最大值
Y	10	1192	1025	960.00000	80.00000	2560
X	10	137.00000	200.51434	52.00000	10.00000	640.00000

Spearman 相关系数, N = 10 Prob > |r| under H0: Rho=0		
	Y	X
Y	1.00000	0.31042 0.3827
X	0.31042 0.3827	1.00000

图 12-9　Spearman 等级相关的 SAS 结果

结论：$P>0.05$，不能认为两种实验方法存在相关关系。

3. Stata 软件计算秩相关系数

```
* 导入样例 b12-2 的 csv 文件
import delimited E:\example/b12-2.csv，encoding（GBK）clear
```

*spearman 等级相关，结果如图 12-10

spearman y x

```
 Number of obs =        10
Spearman's rho =         0.3104

Test of Ho: y and x are independent
    Prob > |t| =         0.3827
```

图 12-10　Spearman 等级相关的 Stata 结果

4. SPSS 软件计算秩相关系数　此数据库已建立在文件夹中，文件名为：b12-2sav。

首先，打开文件，单击“文件”→“打开”→“数据”，找到文件名“b12-2sav”，点击“打开”。

第二，点击“分析”→“相关”→“双变量”。弹出“双变量相关性”对话框如图 12-11 所示，变量中选如“X”“Y”，相关系数勾选“斯皮尔曼”，显著性检验选择“双尾”，勾选“标记显著性相关性”，点击“确定”。

结果显示如图 12-12 所示。

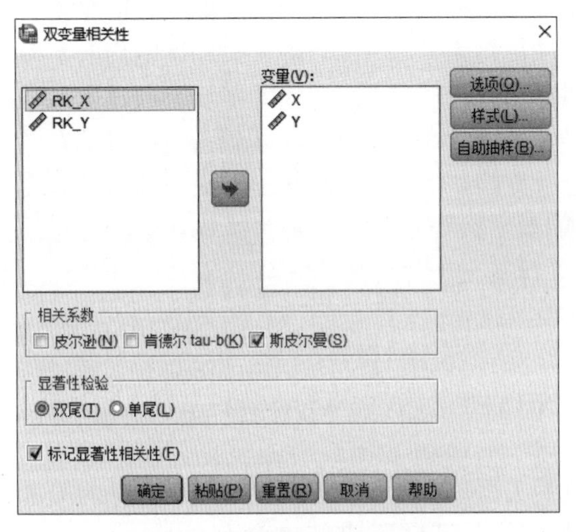

图 12-11　双变量相关性对话框

相关性

			X	Y
斯皮尔曼 Rho	X	相关系数	1.000	.310
		Sig.（双尾）	.	.383
		N	10	10
	Y	相关系数	.310	1.000
		Sig.（双尾）	.383	.
		N	10	10

图 12-12　Spearman 等级相关的 SPSS 结果

第三节　直线回归

与相关分析不同的是，回归分析中两个变量的地位是不相同的，通常把一个变量称为自变量，或解释变量，用 X 表示；另一个变量称为应变量，或反应变量、因变量，用 Y 表示。一般是自变量影响因变量，或者说是因变量依赖于自变量。线性关系是变量关系中最简单的一种，故直线回归又称为简单回归。

回归研究的目的是由自变量的信息去推断因变量，直线回归是回归分析中最简单的形式，它与直线相关既有联系，又有区别。回归分析用于分析一个变量对另一个变量的依赖关系。相关分析用于分析两个变量间的相互相关关系。当两变量间存在直线关系时，不仅可以用相关系数 r 表示变量 Y 与 X 线性相关的密切程度，在一定条件下还可以用一个一次方程来表示 Y 与 X 的线性关系。

一、“回归”名称的产生背景

回归这一名词起源于 19 世纪生物学家和统计学家 F•Galton（1822—1911 年）的遗传学

研究。F•Galton 和他的学生、现代统计学的奠基人之一 K•Pearson（1856—1936 年）在研究父母身高与其子女身高的遗传问题时发现，下一代人身高有回归同时代人类平均身高的趋势。可以回想一下，我们通常都认为子女比父母的身高要高，如果这个趋势是真相的话，人类的身高应该是越来越高，早就超过了现在的水平。

Galton 观察了 1 078 对夫妇，以每对夫妇的平均身高作为 x，取他们的一个成年儿子的身高作为 y，将结果在平面直角坐标系上绘制散点图，发现趋势近乎一条直线。计算出的回归直线方程为：$y=33.73+0.516x$，这种趋势及回归方程表明父母平均身高 x 每增加一个单位时，其成年儿子的身高 y 也平均增加 0.516 个单位。这个结果表明，虽然高个子父辈确实有生高个子儿子的趋势，但父辈身高增加一个单位，儿子身高仅半个单位左右。平均说来，一群高个子父辈的儿子们的平均高度要低于他们父辈的平均高度，他们儿子的身高没有比他们更高，高个子父辈偏离其父辈平均身高的一部分被其子代拉回来了，即子代的平均身高向中心回归了。但是，低个子父辈的儿子们虽然仍为低个子，平均身高却比他们的父辈增加了，即父辈偏离中心的部分在子代被拉回来一些。就是说，子代的平均身高没有比他们的父辈更低。正因为子代的身高有回到父辈平均身高的这种趋势，才使人类的身高在一定时间内相对稳定，没有出现父辈个子高其子女更高，父辈个子矮其子女更矮的两极分化现象。这个例子生动地说明了生物学中“种”的概念的稳定性。正是为了描述这种有趣的现象，Galton 引进了“回归”这个名词来描述父辈身高与子代身高的关系。

二、直线回归的概念

为了直观地能说明直线回归（linear regression）的概念，我们用具体资料来表达其关系。

医学实践中得来的资料有两种：

1. 两种现象都是随机变量，如身高和体重的关系，各地方食管癌和胃癌死亡率的关系等。这里是分不清哪个是自变量，哪个是因变量，我们可以任意指定一个为 x，另一个为 y。

2. 两种现象中一个是由我们选定的数值，而另一个是随机变量。例如：剂量与动物反应的关系，剂量和光密度的关系等。给动物剂量由我们规定，有若干不同剂量，每种剂量观察多少个动物，此时剂量的大小由人为指定，不是随机变量。但是在指定剂量下，动物的反应是随机变量。这种资料很明显药物剂量是自变量，应当用 x 表示，而动物的反应是因变量，随剂量不同而改变。

不管自变量是否是随机变量，在直线回归分析中，我们只考虑在每个 x 数值下 y 的分布，而不考虑 x 数值的分布。直线回归方程的一般表达式为

$$\hat{Y}=a+bX \tag{12-6}$$

a 为截距（intercept），是指 $X=0$ 时，回归直线与 Y 轴交点。

$a>0$ 表示回归直线与 Y 轴的交点在 X 轴的上方；

$a<0$ 表示回归直线与 Y 轴的交点在 X 轴的下方；

$a=0$ 则表示回归直线通过原点。

b 为回归系数（coefficient of regression），即直线的斜率（slope）。

$b>0$，表示随 x 增加，y 亦增加；

$b<0$，表示随 x 增加，y 值减少；

$b=0$，表示回归直线与 X 轴平行，意为 Y 与 X 无关。

回归系数 b 的统计意义是当 X 每增/减一个单位，Y 平均改变 b 个单位。

为使该方程能更准确地反映这些点的分布规律，根据数理统计中的最小二乘原理（保证实测点到回归直线的纵向距离平方和最小），求解线性方程组，而得到最小二乘估计系数 b 和 a 的计算公式如下：

$$b=\frac{l_{XY}}{l_{XX}}=\frac{\sum(X-\bar{X})(Y-\bar{Y})}{\sum(X-\bar{X})^2} \tag{12-7}$$

$$a=\bar{Y}-b\bar{X} \tag{12-8}$$

例 12-3 仍以例 12-1 的资料为例，试作直线回归分析。

（1）与相关分析一样，进行回归分析前要先作散点图，以判断两变量间是否呈线性趋势。由图 12-13 可见，16 种食物的脂肪含量和热量间有线性趋势。

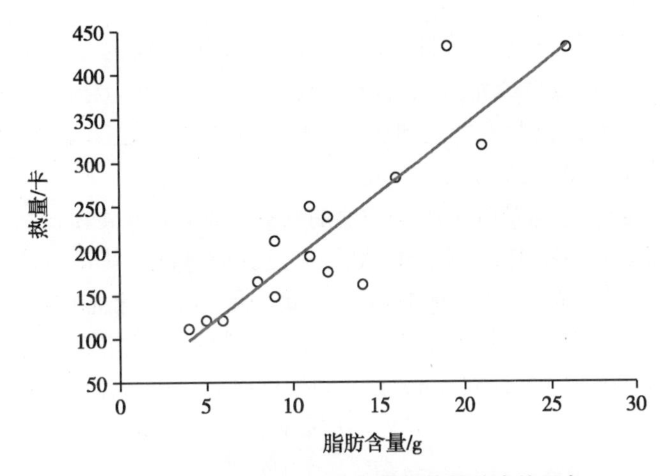

图 12-13 16 种食物脂肪含量和热量的直线回归

（2）求直线回归方程：求 $\sum X$、$\sum Y$、$\sum X^2$、$\sum Y^2$、$\sum XY$，在例 12-1 中已求出。据此计算 $\bar{X}$、$\bar{Y}$、l_{XX}、l_{YY}、l_{XY}。

$$\bar{X}=\frac{\sum X}{n}=\frac{189}{16}=11.812\,5$$

$$\bar{Y}=\frac{\sum Y}{n}=\frac{3\,461}{16}=216.312\,5$$

$$l_{XX}=\sum(X-\bar{X})^2=\sum X^2-\frac{\left(\sum X\right)^2}{n}=2\,799-\frac{189^2}{16}=566.437\,5$$

$$l_{YY}=\sum(Y-\bar{Y})^2=\sum Y^2-\frac{\left(\sum Y\right)^2}{n}=907\,717-\frac{3\,461^2}{16}=159\,059.437\,5$$

$$l_{XY}=\sum XY-\frac{\left(\sum X\right)\left(\sum Y\right)}{n}=49\,526-\frac{189\times 3\,461}{16}=8\,942.937\,5$$

根据公式求回归系数 b 和截距 a：

$$b=\frac{l_{XY}}{l_{XX}}=\frac{\sum(X-\bar{X})(Y-\bar{Y})}{\sum(X-\bar{X})^2}=\frac{8\,942.937\,5}{566.437\,5}=15.258\,4$$

$$a=\overline{Y}-b\overline{X}=216.3125-15.2584\times 11.8125=36.0727$$

由此，可列出直线回归方程：

$$\hat{Y}=36.0727+15.2584X$$

（3）绘制回归直线：在自变量 X 的实测范围内任取相距较远且易读数的两个 X 值，代入直线回归方程求得两点 $(X_1,\hat{Y}_1)$，$(X_2,\hat{Y}_2)$，过这两点作直线即为所求回归直线。本例直线见图 12-2。

三、回归系数和回归方程的意义

1. b 的意义　b 是回归系数，称为斜率（slope），表示自变量增加一个单位时，因变量平均改变的量。在例 12-3 中，$b=15.2584$，表示脂肪含量增加 1g，则热量平均递增 15.258 4kcal。

2. a 的意义　理论上，a 也是回归系数，但由于 a 与回归系数 b 有着本质的区别，故实际上常称 a 为截距（intercept）或常数项（constant）。a 的值表示，当 $X=0$ 时，因变量的估计值。从坐标轴上看，a 对应回归直线延伸至 $X=0$ 时与 Y 轴的交点，故称为截距。在有些问题中，由于 X 不可能等于 0，故 a 没有实际意义。

3. $\hat{Y}$ 的意义　$\hat{Y}$ 表示给定 X 时 Y 的平均值的估计。即，给定某 X 值后，便可根据回归方程得到 $\hat{Y}$。例如，例 12-3 中，当 $X=9$g 时，得 $\hat{Y}=173.3983$kcal，其意义是：所有脂肪含量为 9g 的食物，估计其平均热量为 173.398 3kcal。由此可见，$\hat{Y}$ 的含义是均数——不同 X 时 Y 均数的估计值，与一般的均数的计算方法不同，这里的均数是在给定 X 的条件下，由回归方程估计得到的，故又称条件均数（conditional mean）。但概念上是一致的。$\hat{Y}$ 具有如下性质：

$$\sum\hat{Y}/n=\sum Y/n \tag{12-9}$$

即 Y 估计值之均数等于 Y 观察值之总平均。且当自变量 $X=\overline{X}$ 时，Y 的估计值等于 $\overline{Y}$。

4. $(Y-\hat{Y})$ 的意义　$(Y-\hat{Y})$ 称为残差（residual），是 Y 的观察值与对应估计值之差。在回归图中表示散点到回归直线的纵向距离。由式（12-9）可以得出：$\sum(Y-\hat{Y})=0$，即所有残差之和为 0。

5. $\sum(Y-\hat{Y})^2$ 的意义　$\sum(Y-\hat{Y})^2$ 是所有残差之平方和，称为残差平方和，计算如下式：

$$\sum(Y-\hat{Y})^2=l_{YY}-\frac{l_{XY}^2}{l_{XX}} \tag{12-10}$$

在表示 X 和 Y 关系的坐标系中，有无数直线均可计算散点到直线的纵向距离之平方和，回归直线是散点到该直线的纵向距离之平方和即式（12-10）中最小的，且该直线唯一。由于这里用的是残差的二次方，故称为“最小二乘”。

四、回归系数的假设检验

前面所求得的回归方程是否成立，即 X、Y 是否有直线关系，是回归分析要考虑的首要问题。我们知道即使 X、Y 的总体回归系数 β 为零，由于抽样误差，其样本回归系数 b 也不一定为零，因此，需作 β 是否为零的假设检验，可用 t 检验或方差分析。

1. t 检验　基本思想与样本均数与总体均数比较的 t 检验类似。回归系数的检验假设为：

H_0：总体回归系数 $\beta=0$

H_1：总体回归系数 $\beta \neq 0$

$\alpha = 0.05$

检验统计量 t 值的计算按下式完成：

$$t = \frac{b-0}{S_b} = \frac{b}{S_{Y \cdot X} / \sqrt{l_{XX}}} \tag{12-11}$$

求得 t 后，按自由度 $v=n-2$ 查 t 界值表，界定 P 值，按所取检验水准做出推断结论。式（12-11）中 S_b 为样本回归系数的标准误。$S_{Y \cdot X}$ 为剩余标准差，亦称标准估计误差，常用于评价回归方程的拟合精度。

$$S_{Y \cdot X} = \sqrt{\frac{\sum (Y-\hat{Y})^2}{n-2}} \tag{12-12}$$

本例

H_0：总体回归系数 $\beta = 0$，即食物脂肪含量和热量无直线回归关系

H_1：总体回归系数 $\beta \neq 0$，即食物脂肪含量和热量有直线回归关系

$\alpha = 0.05$

$$n=16;\ l_{xx}=566.437\,5;\ b=15.258\,4;\ \sum (Y-\hat{Y})^2 = 27\,181.924\,7$$

$$S_{yx} = \sqrt{\frac{27\,181.924\,7}{16-2}} = 44.063\,2$$

$$S_b = \frac{44.063\,2}{\sqrt{566.437\,5}} = 1.851\,4$$

$$t = \frac{15.258\,4}{1.851\,4} = 8.241\,5$$

按 $v=14$，查 t 界值表，得 $P<0.001$，按 $\alpha=0.05$ 水准，拒绝 H_0，接受 H_1，即食物脂肪含量和热量有回归关系。

将这里的结果与例 12-1 的 t 检验结果比较，不难发现，$t_r = t_b$，因自由度相同，故对同一资料其回归系数是否为 0 的假设检验与相关系数是否为 0 的假设检验是等价的。因相关系数的假设检验计算相对简单，故实际工作中可用相关系数的假设检验代替回归系数的假设检验。

2. 方差分析法　应变量总变异的分解与方差分析中方差的分解原理相同，因而，X 对 Y 的影响是否有统计学意义，或 X 与 Y 的回归关系是否成立，可以进行方差分析。

我们先学习一下应变量总变异的分解，如图 12-14 所示。P 为某观察点，PL 为观察值与 Y 均值间的纵向距离，即$(Y-\bar{Y})$，称为离均差。

引入回归后，第一段$(Y-\hat{Y})$，PQ 是观察点 P 值与回归直线的纵向距离，即，即实际值 Y 与估计值$\hat{Y}$的残差，回归效果越好，残差越接近于 0。

第二段$(\hat{Y}-\bar{Y})$，LQ 是估计值$\hat{Y}$与均数$\bar{Y}$之差，回归效果越好，$(\hat{Y}-\bar{Y})$越接近于$(Y-\bar{Y})$。

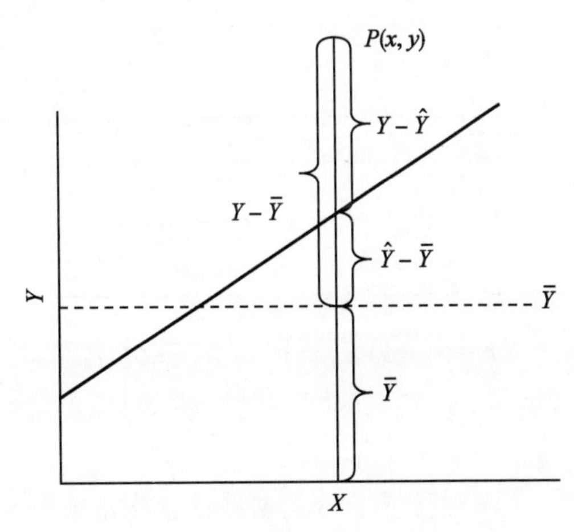

图 12-14　因变量 Y 的变异分解示意图

第三段$\overline{Y}$，是应变量的均数。

我们可以把Y的离均差分解为两部分，一部分是估计值$\hat{Y}$（即回归直线）距Y均数的纵向距离($\hat{Y}-\overline{Y}$)；另一部分是观察值Y距回归直线的纵向距离($Y-\hat{Y}$)：

$$(Y-\overline{Y})=(\hat{Y}-\overline{Y})+(Y-\hat{Y}) \tag{12-13}$$

这里的P是在散点图中任取的一点，将全部点子都按上法处理，并将等式两端平方后再求和，则有：

$$\sum(Y-\overline{Y})^2=\sum(\hat{Y}-\overline{Y})^2+\sum(Y-\hat{Y})^2 \tag{12-14}$$

上式中各部分的解释为：

(1) $\sum(Y-\overline{Y})^2$说明了未考虑X与Y的回归关系时Y的变异，是原始观察值Y的离均差平方和(sum of squares about the mean of Y)，又称为总离均差平方和(total sum of square)或总变异，记为$SS_{总}$。

(2) $\sum(\hat{Y}-\overline{Y})^2$反映在$Y$的总变异中由于$X$与$Y$的直线关系而使$Y$变异减小的部分，也就是在总平方和中可以用$X$解释的部分。称为回归平方和(regression sum of square)，记为$SS_{回}$。$SS_{回}$越大，说明回归效果越好。

(3) $\sum(Y-\hat{Y})^2$为剩余平方和(residual sum of square)，它反映X对Y的线性影响之外的一切因素对Y的变异的作用，也就是在总平方和中无法用X解释的部分，记为$SS_{剩}$。

式(12-14)用符号表示为：

$$SS_{总}=SS_{回}+SS_{剩} \tag{12-15}$$

上述三个平方和，各有其相应的自由度v，并有如下的关系：

$$v_{总}=v_{回}+v_{剩};\ v_{总}=n-1,\ v_{回}=1,\ v_{剩}=n-2 \tag{12-16}$$

例 12-4 对例 12-3 所建方程进行方差分析，结果见表 12-4。

H_0：食物脂肪含量和热量无回归关系

H_1：食物脂肪含量和热量有回归关系

$\alpha=0.05$

前已算得，l_{XX}、l_{YY}、l_{XY}=$SS_{总}=159\,059.437\,5$、$SS_{剩}=\sum(Y-\hat{Y})^2=27\,181.924\,7$

$$SS_{回}=SS_{总}-SS_{剩}=159\,059.437\,5-27\,181.924\,7=131\,877.512\,8$$

$$v_{总}=15,\ v_{回}=1,\ v_{剩}=14$$

表 12-4 方差分析结果表

变异来源	SS	v	MS	F
回归	131 877.5	1	131 877.5	67.923 2
残差	27 181.92	14	1 941.566	
总计	159 059.4	15		

$F=67.923\,2$，根据自由度查F界值表，得$P<0.001$，按$\alpha=0.05$水准，拒绝H_0，接受H_1，故可认为食物脂肪含量和热量有回归关系。我们还可以验证下列关系是成立的：

$$t_r=t_b=\sqrt{F} \tag{12-17}$$

即对于同一份数据进行直线相关与回归分析，相关系数的t检验、回归系数的t检验，以及回归方程的方差分析是等价的。

五、直线回归的区间估计

（一）总体回归系数 β 的区间估计

如果经假设检验，认为 X 与 Y 的回归关系成立，则可进一步估计总体回归系数 β 的（$1-\alpha$）可信区间为：

$$b \pm t_{\alpha,\, n-2} s_b \tag{12-18}$$

本例 $S_b=1.851\,4$，$\nu=14$，查 t 界值表，得 $t_{0.05,\,14}=2.145$，故 β 的 95% 可信区间为：

$(15.258\,4-2.145\times1.851\,4,\ 15.258\,4+2.145\times1.851\,4)=(11.287\,2,\ 19.229\,7)$

（二）$\mu_{\hat{Y}}$的估计

$\mu_{\hat{Y}}$是总体中当 X 为某定值时$\hat{Y}$的均数。$\hat{Y}$是有抽样波动的，其标准误$s_{\hat{Y}}$按下式计算：

$$s_{\hat{Y}} = s_{Y\cdot X}\sqrt{\frac{1}{n}+\frac{(X-\bar{X})^2}{\sum(X-\bar{X})^2}} \tag{12-19}$$

可以看出，当$X=\bar{X}$时，$s_{\hat{Y}}$最小，为 $S_{Y\cdot X}/\sqrt{n}$。X 与$\bar{X}$相差越大，$s_{\hat{Y}}$越大。

$\mu_{\hat{Y}}$的（$1-\alpha$）可信区间按下式计算：

$$\hat{Y} \pm t_{\alpha,\, n-2} s_{\hat{Y}} \tag{12-20}$$

仍按上例，$X=15$ 时，求$\mu_{\hat{Y}}$的 95% 可信区间。

已知，$\bar{X}=11.812\,5$，$l_{xx}=566.437\,5$，$S_{Y\cdot X}=44.063\,2$。当 $X=15$ 时，$\hat{Y}=264.948\,7$。由式（12-19）得：

$$s_{\hat{Y}} = 44.063\,2\times\sqrt{\frac{1}{16}+\frac{(15-11.812\,5)^2}{566.437\,5}}=12.496\,9$$

按式（12-20）求出，当 $X=15$ 时，$\mu_{\hat{Y}}$的 95% 可信区间为：

$(264.948\,7-2.145\times12.496\,9,\ 264.948\,7+2.145\times12.496\,9)=(238.142\,8,\ 291.754\,6)$

即，脂肪含量为 15g 的食物，估计其平均热量为 264.948 7kcal，95% 可信区间为（238.142 8，291.754 6）。

（三）个体 Y 值的容许区间

即总体中，当 X 为某定值时，个体 Y 值的波动范围，其标准差 S_Y 按下式计算：

$$s_Y = s_{Y\cdot X}\sqrt{1+\frac{1}{n}+\frac{(X-\bar{X})^2}{\sum(X-\bar{X})^2}} \tag{12-21}$$

可见，当$X=\bar{X}$时，S_Y 最小，X 与$\bar{X}$相差越大，S_Y 越大。

个体 Y 值的（$1-\alpha$）的可信区间可按下式计算：

$$\hat{Y} \pm t_{\alpha,\, n-2} s_Y \tag{12-22}$$

仍按上例，求 $X=15$ 时，个体 Y 值的 95% 可信区间。

$$s_{\hat{Y}} = 44.063\,2\times\sqrt{1+\frac{1}{16}+\frac{(15-11.812\,5)^2}{566.437\,5}}=45.801\,1$$

按式（12-22），求出当 $X=15$ 时，食物热量的 95% 可信区间为：

$(264.948\,7-2.145\times45.081\,1,\ 264.948\,7+2.145\times45.081\,1)=(168.249\,7,\ 361.647\,7)$

即脂肪含量为 15g 的食物，估计有 95% 的食物热量在 168.249 7～361.647 7kcal 之间。

六、统计软件实现直线回归

1. CHISS 软件实现直线回归 点击"模型"→"数学模型"→"回归模型"。

（1）进入数据模块建立数据库：本例数据库已建立，文件名为：b12-1.DBF。打开数据库，点击"数据"→"文件"→"打开数据库表"，找到文件名"b12-1.DBF"→"确认"。

（2）进入统计模块进行统计计算：点击"模型"→"数学模型"→"回归模型"。解释变量：常数项、X 脂肪，反应变量：Y 热量→"确认"。

（3）进入结果模块：查看结果，点击"结果"，见表 12-5 和表 12-6。

表 12-5 拟合线性模型，估计参数及检验结果（因变量＝Y 热量）

参数名	估计值	标准误	*t* 值	*P* 值
常数项	36.072 5	24.487 3	1.473 1	0.162 8
X 脂肪	15.258 4	1.851 4	8.241 6	0.000 0

表 12-6 方差分析表（指标＝Y 热量）

方差来源	自由度	平方和	均方	*F* 值	*P* 值
模型	1	131 877.512 8	131 877.512 8	67.923 3	＜0.000 1
误差	14	27 181.924 7	1 941.566 1		
总变异	15	159 059.437 5			

复相关系数＝0.910 6　　决定系数＝0.829 1　　剩余标准差 Sy•x＝44.063 2

结论：$P<0.01$，在 $\alpha=0.05$ 水准处拒绝 H_0。所以本例回归系数有统计学意义，X、Y 间存在直线回归关系，与前面公式计算结果相同。

必要时，需要做出回归直线图，用 CHISS 制作回归直线图的操作步骤如下：

（1）进入数据模块：点击"数据"→"文件"→"打开数据库表"，找到文件名为：b12-1.DBF→"确认"。

（2）进入统计模块：点击"图形"→"统计图"→"曲线拟合"→"确定"，坐标→横轴→选择：x 脂肪纵轴→选择：y 热量。

（3）结果：见图 12-15。

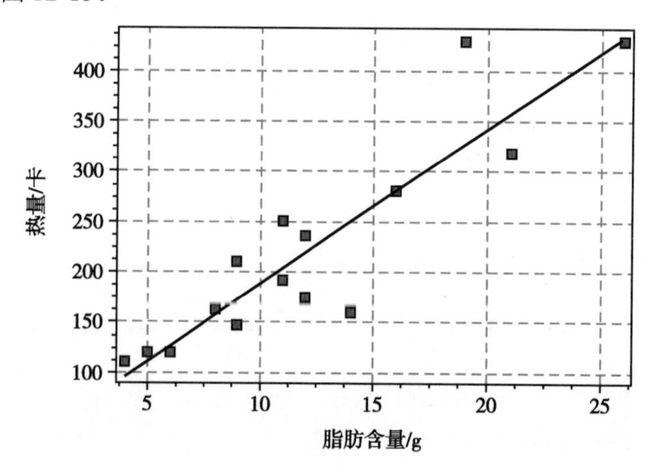

图 12-15 CHISS 实现食物脂肪含量和热量的直线回归图

2. SAS 软件实现直线回归

```
proc reg data=data.b12_1;
    model Y=X;
run;
axis1 label=("X 脂肪");    /* 设置横坐标标签 */
axis2 label=("Y 热量");    /* 设置纵坐标标签 */
proc gplot data=data.b12_1;    /* 回归直线图 */
    plot Y*X/haxis=axis1 vaxis=axis2;
    symbol i=RL v=square;    /* 线性拟合 */
    title "食物脂肪含量和热量的直线回归图";
run;
```

结果如图 12-16。

REG 过程
模型: MODEL1
因变量: Y

读取的观测数	16
使用的观测数	16

方差分析					
源	自由度	平方和	均方	F 值	Pr > F
模型	1	131878	131878	67.92	<.0001
误差	14	27182	1941.56605		
校正合计	15	159059			

均方根误差	44.06321	R 方	0.8291
因变量均值	216.31250	调整 R 方	0.8169
变异系数	20.37016		

参数估计					
变量	自由度	参数估计	标准误差	t 值	Pr > |t|
Intercept	1	36.07249	24.48734	1.47	0.1628
X	1	15.25841	1.85140	8.24	<.0001

图 12-16　线性模型拟合的 SAS 软件结果

结论：$P<0.001$，在 $\alpha=0.05$ 水准处拒绝 H_0。所以本例回归系数有统计学意义，X, Y 间存在直线回归关系，与前面公式计算结果相同。

回归直线图如图 12-17。

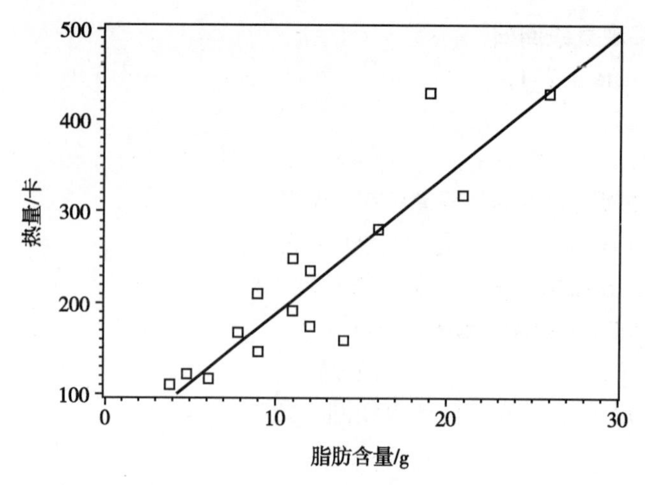

图 12-17　食物脂肪含量和热量直线回归的 SAS 软件结果

3. Stata 软件实现直线回归

* 导入样例 b12-1 的 csv 文件

import delimited E:\example/b12-1.csv，encoding（GBK）clear

* 散点图判断线性趋势，结果如图 12-18

twoway（scatter y x）（lfit y x）

* 直线回归方程，结果如图 12-19

reg y x

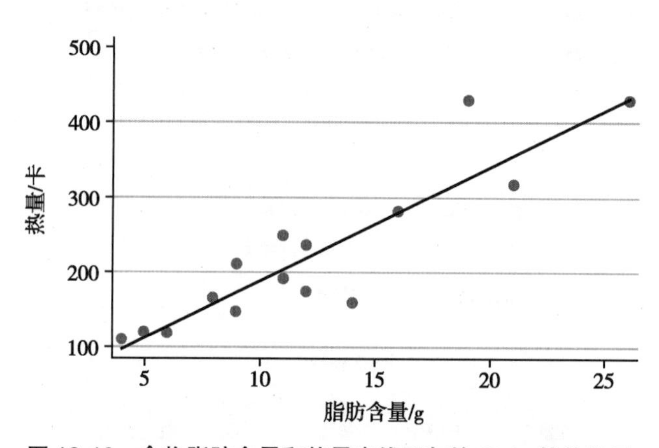

图 12-18　食物脂肪含量和热量直线回归的 Stata 软件结果

Source	SS	df	MS
Model	131877.513	1	131877.513
Residual	27181.9247	14	1941.56605
Total	159059.438	15	10603.9625

Number of obs	=	16
F(1, 14)	=	67.92
Prob > F	=	0.0000
R-squared	=	0.8291
Adj R-squared	=	0.8169
Root MSE	=	44.063

y	Coef.	Std. Err.	t	P>|t|	[95% Conf.	Interval]
x	15.25841	1.851399	8.24	0.000	11.28756	19.22927
_cons	36.07249	24.48734	1.47	0.163	-16.44762	88.59261

图 12-19　线性模型拟合的 Stata 软件结果

4. SPSS 软件实现直线回归

（1）直线回归：此数据库已建立在文件夹中，文件名为：b12-1sav。

首先，打开文件，单击“文件”→“打开”→“数据”，找到文件名“b12-1sav”，点击“打开”。

第二，点击“分析”→“回归”→“线性”，如图12-20所示，弹出“线性回归”对话框，如图10-21所示，因变量选入“Y”，自变量选入“X”，点击“统计”，弹出“统计”对话框，如图12-22所示，回归系数勾选“模型拟合、“描述”，点击“继续”，点击“确定”。

结果显示如图12-23所示。

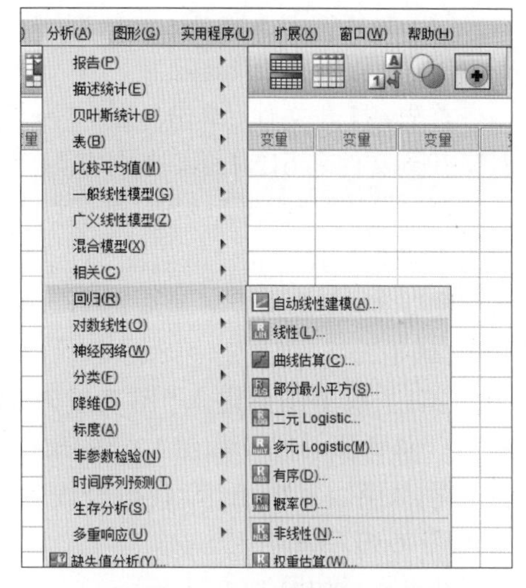

图 12-20　数据编辑器对话框

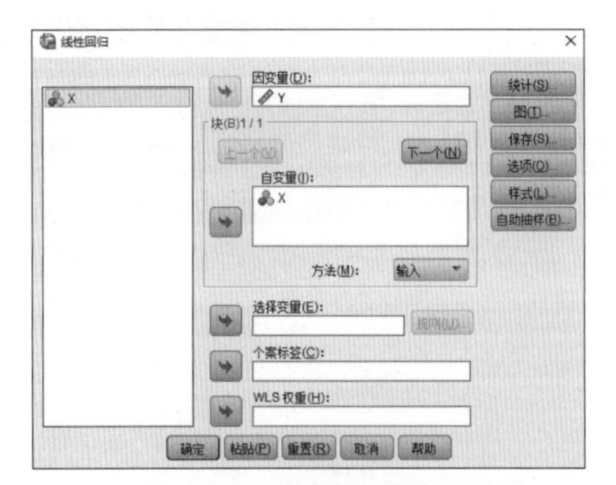

图 12-21　线性回归对话框

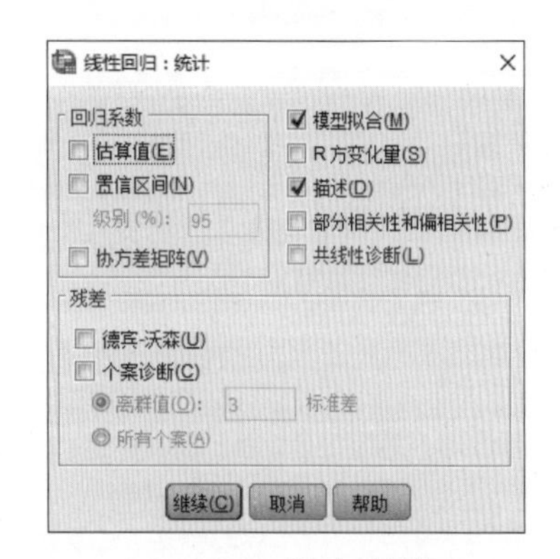

图 12-22　统计对话框

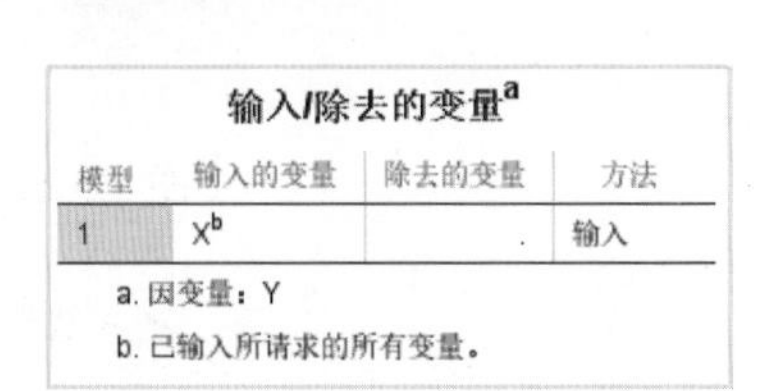

输入/除去的变量[a]

模型	输入的变量	除去的变量	方法
1	X[b]	.	输入

a. 因变量：Y

b. 已输入所请求的所有变量。

模型摘要

模型	R	R 方	调整后 R 方	标准估算的错误
1	.911[a]	.829	.817	44.063

a. 预测变量：(常量), X

ANOVA[a]

模型		平方和	自由度	均方	F	显著性
1	回归	131877.513	1	131877.513	67.923	.000[b]
	残差	27181.925	14	1941.566		
	总计	159059.438	15			

a. 因变量：Y

b. 预测变量：(常量), X

图 12-23　线性模型拟合的 SPSS 软件结果

（2）制作回归直线图：此数据库已建立在文件夹中，文件名为：b12-1sav。

首先，打开文件，单击“文件”→“打开”→“数据”，找到文件名b12-1sav，点击“打开”。

第二，点击“图形”→“旧对话框”→“散点图”，如图12-24所示，弹出“散点图”对话框，选择“简单散点图”，点击“定义”，Y轴选入“Y”，X轴选入“X”，点击“确定”。

第三，双击图形进入“图表编辑器”，点击“元素”→“总计拟合线”，如图12-25所示，弹出“属性”对话框，如图12-26所示，在拟合线，拟合方式选择“线性”，点击“关闭”。

结果显示如图12-27所示。

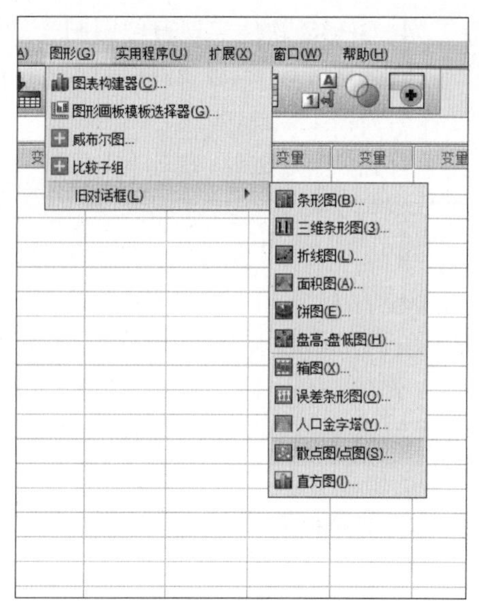

图12-24　数据编辑器窗口

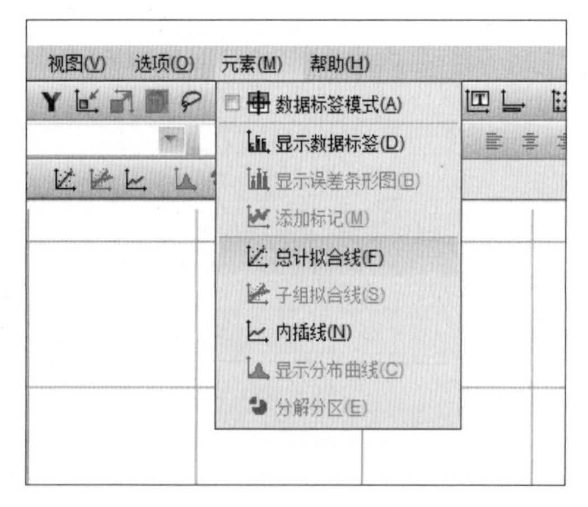

图12-25　图表编辑器窗口

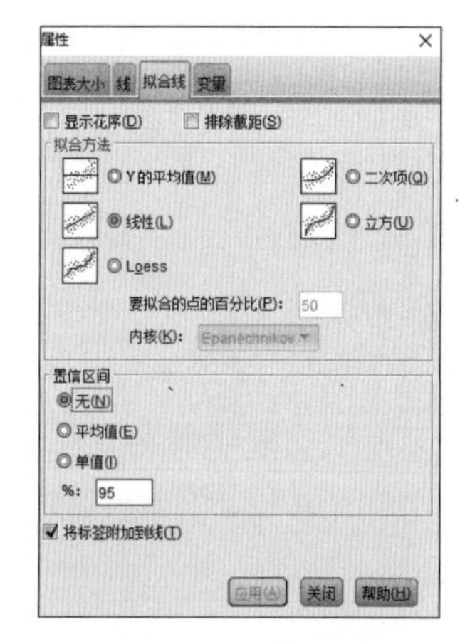

图12-26　属性对话框

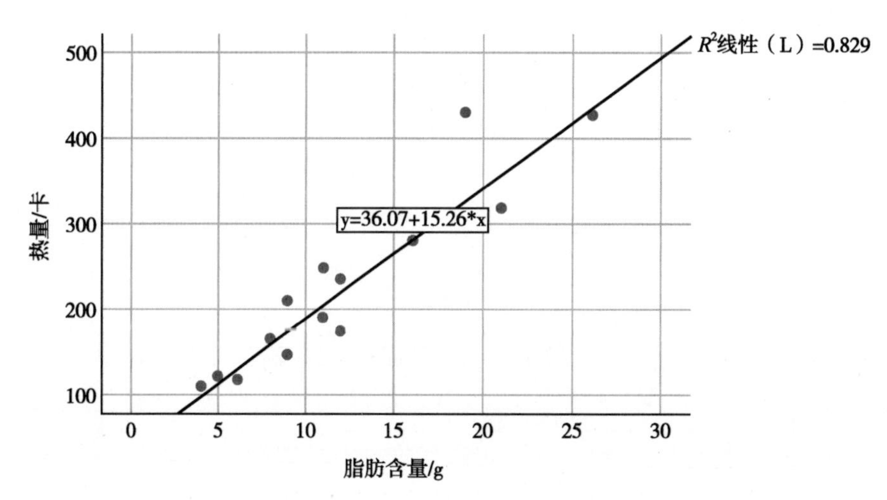

图12-27　食物脂肪含量和热量直线回归的SPSS软件结果

七、相关与回归

在医学研究中，相关分析和回归分析是分析两个数值变量关系的两个相互补充的方法。相关分析描述了两个变量的相关程度；回归分析则描述了因变量在数量上是怎样受一个或多个自变量影响的。简单回归分析是指只有一个自变量的回归分析。直线相关用相关系数 r 来说明直线关系的方向与密切程度；直线回归用直线回归方程描述两变量变化的数值关系。它们既有区别，又有联系。

1. 区别

（1）在资料要求上，回归要求因变量 Y 服从正态分布；X 是可以精确测量和严格控制的变量，一般称为Ⅰ型回归。相关要求两个变量 X、Y 服从双变量正态分布。这种资料若进行回归分析称为Ⅱ型回归。

（2）在应用上，说明两变量间依存变化的数量关系用回归，说明变量间的相关关系用相关。

（3）在计量单位上，r 没有单位，b 有单位，其单位是 Y 单位 /X 单位。

2. 联系

（1）对同一组数据同时计算 r 和 b，它们的正负号是一致的。r 为正号说明两变量间的相互关系是同向变化的。b 为正，说明 X 增（减）一个单位，Y 平均增（减）b 个单位。

（2）r 和 b 的假设检验是等价的，即对同一样本，两者的 t 值相等。由于 r 的假设检验可直接查表，而 b 的假设检验计算较繁琐，故在实际应用中常以前法代替后法。

（3）用回归解释相关。r 的平方称为决定系数，公式为 $r^2=\frac{l_{XY}^2}{l_{XX}l_{YY}}=\frac{l_{XY}^2/l_{XX}}{l_{YY}}=\frac{SS_{回}}{SS_{总}}$。此式说明当 $SS_{总}$ 不变时，回归平方和的大小取决于 r^2。回归平方和是由于引入了相关变量而使总平方和减小的部分。回归平方和越接近总平方和，则 r^2 越接近 1，说明引入相关的效果越好。例如 $r=0.20$，$n=100$ 时，可按检验水准 0.05 拒绝 H_0，接受 H_1，认为两变量有相关关系。但 $r^2=(0.20)^2=0.04$，表示回归平方和在总平和中仅占 4%，说明两变量间的相关关系实际意义不大。

（陈　琦　童新元　赛晓勇）

在观察领域中，机遇总是偏爱有准备的头脑。

——路易丝·巴斯德（法国微生物学家，1822—1895年）

第十三章 调查研究设计

第一节 调查研究概论

前面已经介绍了干预实验设计的原则和方法，但是在医学研究中，有时研究者不能对研究对象的特征进行控制。例如，环境卫生对人体健康的影响的研究；当今中国儿童生长发育情况的研究；2005年，北京市冠心病发病情况的研究等。在这类研究工作中，研究者不能对研究对象进行干预，只能被动地进行观察，通常研究者通过抽样调查的方式对被调查对象进行研究，所以将这类研究称为调查研究或观察研究（observation study）。

调查研究可分为定性调查和定量调查。所谓定性调查就是采用非定量的技术进行研究，常用的有采访和观察两类。采访就是用口头提问的方式收集资料，观察就是以视觉为主收集资料。如果研究者参与被观察对象的活动之中，就称为参与性观察。如专题组讨论是一种常用的参与性观察。所谓定量调查就是采用定量的理论与方法收集资料，并需要对所得资料做统计分析的研究。定量调查中有普查（census）、抽样调查（sampling survey）和典型调查（typical survey）。普查是对研究总体中全部个体进行调查，抽样调查是从研究总体中抽取有代表性的部分个体进行调查，典型调查是有针对性地选择典型的单位、人物或事件进行调查。如果总体不太大，或有必要而且可以投入充足的人力物力时可采用普查，否则，多采用抽样调查。

吸烟对人体健康的影响的研究是最典型最有代表性的调查研究。在这个研究中，我们无法随机地让一批人自愿吸烟，另一批人不吸烟，研究者只能被动地对吸烟人群和不吸烟人群进行观察，追踪观察其结局，从而需要特殊的统计设计和分析。

1938年，Pearl调查了数百个家庭，询问其家庭成员的吸烟情况，然后将其分为重度吸烟、少量吸烟和从不吸烟三个组，追踪观察其生存结局（死亡时间），并利用寿命表方法，绘制了三个组的生存曲线，其反映了各组随年龄增长减员的过程，发现重度吸烟组几乎以直线下降的趋势减员，不吸烟的一组以先凸后凹的曲线趋势缓慢减员，而少量吸烟组减员趋势则介于以上两组之间。

1939年，Muller收集一组肺癌患者，并选择非肺癌患者作为对照组，通过逐一询问吸烟否、吸烟量和吸烟时间，发现肺癌组吸烟者占比高，对照组吸烟占比低。这种研究就是流行病学中的病例-对照研究。

1951—1964年，Doll和Hill向近6万名英国医生发出关于吸烟的问卷，其中4万名医生应答，据此将他们分成吸烟组和不吸烟组。借助英国良好的死亡登记系统追踪他们的结局，发现吸烟组肺癌的年发病率为1.66‰，心脏病年发病率为5.99‰，而不吸烟组肺癌的年发病率为0.07‰，心脏病年发病率为4.22‰。

1991年，郝德祥等人对山东烟台地区农村15岁以上的9 445名村民进行了调查，调查包括与健康有关的接触史、吸烟及其健康状况。结果表明，被调查者中，吸烟率为40.3%，其中男性吸烟率为63.4%，女性吸烟率为2.9%；吸烟者患消化性溃疡率为4.23%，不吸烟者患消化性溃疡率为1.75%。

2002年，据报道，加拿大魁北克大学的医学专家进行了一项肿瘤发生与吸烟关系的研究，他们对3 730例患者的15个解剖部位的癌症与吸烟的关系进行了调查，结果表明：肺癌、膀胱癌、食管癌、胃癌和胰腺癌与吸烟有明显的联系，有90%的肺癌、53%的膀胱癌、54%的食管癌、35%的胃癌和33%的胰腺癌是由吸烟引起的。吸烟者发生上述5种癌症的危险度分别增加11.1倍、1.4倍、1.4倍、0.7倍和0.6倍。

2003年，英国研究人员对2 000名年龄在50岁左右的英国人进行了跟踪调查，结果表明那些爱好吸烟的人均出现了不同程度的记忆力衰退。

正是由于长期以来无数医学研究工作的努力，目前许多国家已经采取了种种限制吸烟的措施，在此研究过程中，统计学家们起了很重要的作用。

第二节　抽样调查方法

抽样调查的思想最早是由时任挪威统计局局长的凯尔（A.N.Kiaer）于1895年提出的，1934年奈曼（Neyman）发表的著名论文“代表性抽样的两种方法：分层抽样方法和目的抽选方法”是现代抽样调查理论发展历史上的里程碑。抽样调查技术的产生是统计学历史上第一次技术革命，现代科学研究中普遍采用抽样调查技术。抽样调查可分为概率抽样（probability sampling）和非概率抽样（non-probability sampling）。所谓概率抽样，就是在抽样中必须使该总体中的每一个个体都有已知的和可计算的概率被抽样抽中。例如，在7个人中选择3个人进行调查，如果采用抽签的方法，使每个人被抽中的概率都相同，则每一个单位在事先都能够预见被抽中的概率，这种抽样方法就属于概率抽样。概率抽样方法可以按常规的理论来计算抽样误差和推断总体。所谓非概率抽样，是指每个个体被抽样抽中的概率是未知的和无法计算的。例如，在路口对路过的行人发送问卷，这种调查表的回收也是有偏倚的，所得结论也会是有偏倚的。然而，在特定条件下，作为一项探索性的调查，仍可能获得有价值的信息。常用的概率抽样方法包括简单随机抽样、系统抽样、整群抽样、分层抽样和多阶段抽样。常用的非概率抽样方法包括配额抽样、便利抽样、滚雪球抽样和判断抽样。

1. 单纯随机抽样　单纯随机抽样（simple random sampling）是总体中每个观察对象有相同的机会被选入样本，亦称简单随机抽样。如果从N个观察对象中抽取m个样本，一种抽样方法是先将全部N个调查对象编号并赋一个随机数。再将N个随机数排序，前m个随机数对应编号的观察对象即为所抽取的样本。

单纯随机抽样是最基本的抽样方法，抽样误差计算方便。但是，在大规模的调查中，由于对总体中的所有个体进行编号很困难，而且抽取的个体可能很分散，因此，抽样和现场调查都会相当困难。一般单纯随机抽样适用于小型调查。

2. 系统抽样 系统抽样（systematic sampling）是按照一定顺序，每隔若干个观察对象抽取一个观察对象组成样本，又称等距抽样或机械抽样。例如：要从 1 000 户中抽取 100 户作样本，先将 1 000 户编号设从 1 到 1 000，抽样间隔为 1 000/100＝10，可先在编号 1～10 号之间随机抽取一户，若为 7 号住户，其后每间隔 10 号抽取一户，即抽取 7、17、27、…、997，共 100 户组成样本。

系统抽样优点是易于理解，简便易行，容易得到一个按比例分配的样本；在一般情况下，系统抽样的抽样误差和简单随机抽样相仿甚至比简单随机抽样的抽样误差更小。但是，并没有专门的计算系统抽样的抽样误差的公式。在某些特殊情况下可能有偏倚。例如上述例子中我们抽取的住户其住房可能都是一个朝向，若作采光等卫生学调查，将产生明显的偏倚。

3. 整群抽样 整群抽样（cluster sampling）是先将总体划分为若干个群组成群集，每个群包括若干个观察对象，再从群集中随机抽取一定数量的群，并将被抽取群中的全部观察对象组成样本。例如：作计划生育调查时，抽查城市里几个居民委员会的全部居民。整群抽样的特点是抽样和调查都很方便，可以省时、省力和省钱。缺点是可能抽样误差较大，特别是群间差别较大时。

4. 分层抽样 分层抽样（stratified sampling）就是把总体分成几层，然后从每一层中作随机抽样的方法。如果各层的差别太大，用分层随机抽样的方法，可以使抽样误差减小。采用按比例分层随机抽样时，所得均数或比例是自动加权的；采用最优分配分层随机抽样时，可以使抽样误差达到最小。分层的原则是层间差别越大越好，层内差别越小越好。

5. 多阶段抽样 多阶段抽样（multi-stages sampling）是把整个抽样过程分为若干个阶段，逐级抽出调查对象。多阶段抽样调查都是针对大的总体进行的，例如在全国范围进行的抽样调查，所面对的总体是 13 亿人。在这种情况下，可以先抽取若干省，然后在被抽的省内抽选县市，再在县市中随机抽取受访者。

6. 配额抽样 配额抽样（quota sampling）就是要求抽取的样本中个体的构成在指定的特征方面的比例完全与总体一样，是一种实用的非概率抽样方法。例如，若对某地区人群进行调查，其少数民族居民占 20%。则在抽取样本中被抽取的少数民族对象也占 20%，配额抽样可以使样本有宏观上的代表性。

7. 便利抽样 便利抽样（convenience sample）根据方便为原则进行抽选。例如在街头拦截式访问中，访问员直接对经过的行人进行访问，就是一种便利抽样的方法。便利抽样的操作难度较小，从而能够有效降低成本、提高效率。如果设计较好，选择的抽样地点合理，其调查效果与概率抽样的差异是比较小的。

8. 推荐抽样 推荐抽样（referral sample）是先找到几个符合条件的受访者，然后通过这些受访者找到更多符合条件的受访者，逐步外推，直至达到要求的样本数，亦称滚雪球（snowballing）抽样。例如，想要对棋类爱好者调查，由于正式参加棋类比赛的人数不多，但每一棋类爱好者都会有一些棋友，可以通过棋友的推荐把调查样本扩大。

9. 判断抽样 判断抽样（judgment sample）是由访问员人为判断受访者的身份，确定是否选择作为样本。判断抽样一般用于选择特殊类型的受访者，例如某调查要求受访者必须是留学回国人员，则在进行调查时，访问员需要从受访者的衣着、形象上判断是否有可能是留学回国人员，以避免过多地进行甄别。

第三节　调查研究方法

常用的调查研究的方法有现况调查、病例 - 对照研究和队列研究。

一、现况调查

现况调查（prevalence survey）是在某一特定时间内对某地某一人群针对某一问题的当前情况进行调查。亦称为横断面研究（cross-sectional study）。其目的主要是：①描述该问题的分布规律；②描述与某些因素或特征的关联，寻找可能的危险因素；③为未来评价防治措施及其效果提供有价值的信息。现况调查，往往是在对一个问题还不大了解的时候进行的，或者是在对某一问题的研究工作的开始阶段，通过对当前情况的调查，为发现问题、分析原因和解决问题打下基础。

二、病例 - 对照研究

病例 - 对照研究（case-control study）是一种由果及因的回顾性研究，通过选择所研究疾病的一组患者与一组无此病的对照，调查他们对某些因素的暴露情况。暴露因素是调查所要研究的因素，比较两组暴露率或暴露水平的差异，以研究该疾病与这些因素的关系，属于回顾性研究（retrospective study）。如果病例组因素的暴露率或暴露水平明显高于对照组，则认为该因素与所研究的疾病有关系。病例 - 对照研究是在疾病发生后进行的，已经有一批可供选择的病例；研究对象是按发病与否分成病例组与对照组；调查的被研究因素的暴露情况是由研究对象从现在对过去的回顾；从因果关系的角度看，结果已经发生，是由果推因；只能对两组的暴露水平进行比较。

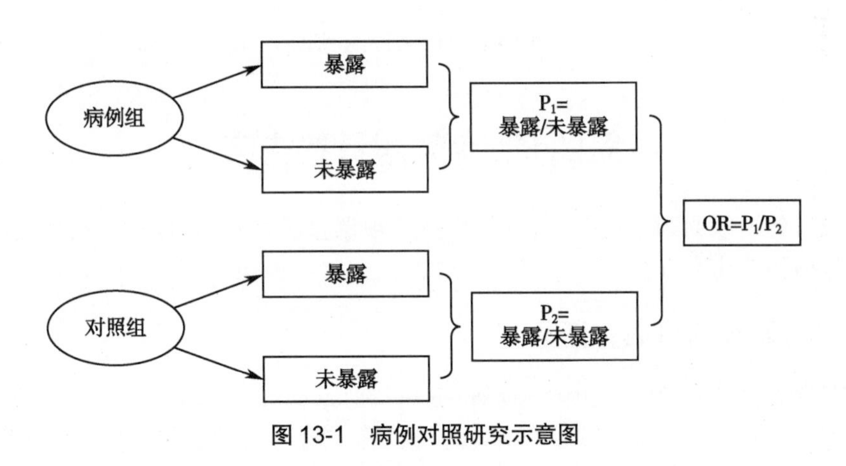

图 13-1　病例对照研究示意图

三、队列研究

队列研究（cohort study）是研究者根据以往有无暴露经历，将研究人群分为暴露人群和非暴露人群，在一定时期内，随访观察和比较两组人群的发病率或死亡率。如果两组人群发病率或死亡率的差别有统计学意义，则认为暴露和疾病之间存在联系。因此，队列研究是在疾病发生前开始进行的，要经一段时间才能发现病例；研究对象按暴露与否分组；人群的暴露及其变化是由研究者调查与记录的；从因果关系看，原因已存在，结果随后发生，由因找果；能计算两组的发病率、死亡率、相对危险度。队列研究的类型分为前瞻性队列研究和回顾性队列研究。

前瞻性队列研究（prospective cohort study）其特点是以暴露因素来分组，观察起点是现在，开始时，事件未出现，需要追踪观察一定时期，方能得到结果（发病或死亡），故其性质是前瞻性的，即从现在追踪到将来；

回顾性队列研究（retrospective cohort study）研究开始时，某事件已经发生了。观察起点是过去，依据过去某时点的暴露因素分组，然后从已有记录中追溯从那时起到现在为止，队列成员中的死亡或发病情况。

回顾性队列研究与前瞻性队列研究相比，人力、物力、时间都可大为节省。但对暴露的测量比前瞻性队列研究更困难，常常只能根据工作岗位作粗略分组，对结局测量只有依靠发病或死亡登记卡，但填写的死因不一定正确，容易失访，难以控制混杂因素，容易发生偏倚。

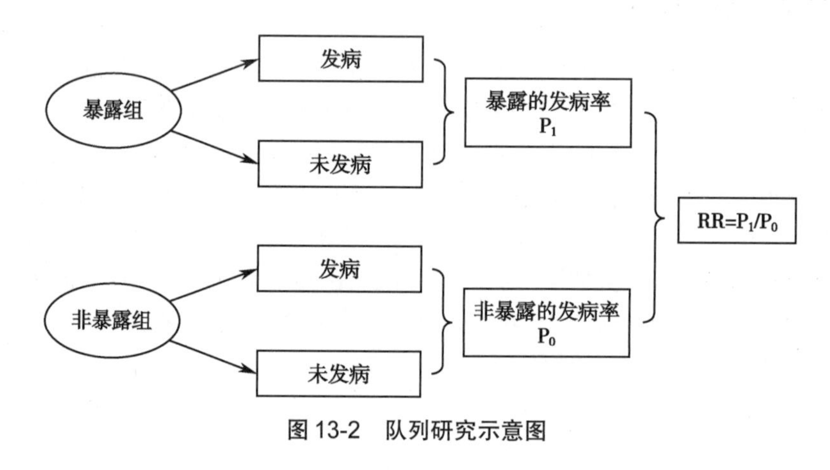

图 13-2 队列研究示意图

第四节 调查设计的内容

研究设计的一般原则也适合调查设计，在一项调查研究开始前，要进行详细调查设计，设计内容包括如下几个方面：

一、调查研究的目的和任务

对所调查的目的应当十分明确。研究的总目标（general objective）是什么，通过调查要解决什么问题，需要使用哪些指标来实现总目标等。每次调查都应紧紧围绕一个中心，不能分散调查的内容，致使调查内容庞杂，达不到预期效果。调查的任务主要解决两个问题：一是了解参数，用以说明总体的特征，如现在北京地区儿童身高、体重发育状况；二是研究事物间的相关联系，如运动与健康的关系。

二、暴露因素和观测指标

要明确暴露因素及其水平，会遇到哪些干预因素，观测结果的主要指标是什么，次要指标是什么。测量某事物的性质或数量的指标，可分为客观指标和主观指标两类。如果一个事物的特征，是用某种客观工具和方法来测量的，就称为客观指标，如血压和血糖。如果一个事物的特征是通过人的感觉来表达的，就称为主观指标，主观指标可靠性较差。在研究工作中要尽量采用客观指标。观测结果是计数数据、计量数据还是等级数据，不同的数据所用的统计方法是有区别的。

三、调查对象与调查范围

根据调查目的确定所要观察的研究对象，制定出研究纳入标准和排除标准，任何一个个体是否属于调查对象都要根据纳入标准和排除标准来确定。在调查实施过程中，要严格执行原设计和计划。属于调查对象符合纳入研究标准的尽量不遗漏，不属于调查对象的一个不纳入。

在调查中应对时间范围、空间范围和研究对象的数量作出规定，即明确要调查什么时间的现象，调查哪些地区的事物，观察多少例数。

四、调查研究方法和抽样方法

根据研究内容的特点和研究所处的阶段明确是采用现场调查、病例 - 对照研究，还是队列研究；方式是面对面调查还是信访、电话采访等；是采用普查还是抽样调查，若采用抽样调查，还应确定具体的调查方法，即采用简单随机抽样、系统抽样、分层随机抽样、整群抽样、分段抽样、方便抽样、配额抽样、滚雪球抽样等中哪一种。不同的调查方法，有不同的特点，要根据研究课题的性质、客观条件和研究目的选择合适的调查方法。

五、调查项目与调查表设计

（一）调查项目的确定

拟定调查项目就是确定每个观察对象应填写哪些具体内容与观察指标。调查项目包括分析项目和核查项目。分析项目是直接用于整理计算调查指标所必需的内容，分析项目要精选，主要的一个也不可少；核查项目是为了保证分析项目填写的完整、正确、便于检索和更正而设置的。核查项目不宜太多。调查项目的定义要明确，提法要通俗易懂，使人不致误解，尽量做到不加说明或少加说明即能标准统一。

（二）调查项目的填写

1. 开放型 让调查对象说出自己的情况和想法，不预先给出固定答案，主要是问答题和填充题。例如：填写既往病史、体重、身高等。主要适用于探索性调查，不熟知的事物、敏感问题、调查意见和态度等。

2. 封闭型 针对某一项目提供可能答案，供调查对象选答或调查员据实勾选选项。主要是选择题和是非题，问卷中列出各种可能答案，必须选其中一个或几个。主要适用于简单问题，要求各答案互斥，而且不遗漏可能的答案。优点是答案标准化，节省时间，容易回答，易记录，拒答率低。缺点是调查对象容易随便选答而失真，可能有诱导偏性，调查员容易圈错答案。

（三）调查表设计

调查表包括了所有的需要调查项目亦称问卷（questionnaire），需要精心设计和制作。在安排调查项目之前，应提供指导语和说明，供调查员和调查对象了解本次调查的目的、意义和要求。对于一个较大规模、经历时间较长的调查研究，应随调查表同时编制一份详细的填表说明，供培训调查员使用和调查时查阅。为了便于计算机录入数据，需将调查表中的开放型项目各种可能结果给以适当代码，其中也应包括缺失值，未确定值的代码设置。表13-1是一个学生睡眠情况调查表。

表13-1　调查表设计示意表

学生睡眠情况调查表

编码□□□□□□□

学校________年级________班级________民族________病史　0无　1有

姓名________性别　1 男　2 女

出生日期________年____月____日　填表日期________年____月____日

调查项目

您感到自己精力下降吗：	1. 严重	2. 较重	3. 中等	4. 很轻	5. 没有
您感到学习紧张吗：	1. 严重	2. 较重	3. 中等	4. 很轻	5. 没有
您的食欲怎么样	1. 很差	2. 差	3. 一般	4. 好	5. 很好
您最近一周身体怎么样	1. 很差	2. 差	3. 一般	4. 好	5. 很好
您爱运动吗	1. 不爱	2. 一般	3. 爱好		
您每天睡多长时间：________					
您的睡眠质量如何	1. 很差	2. 差	3. 一般	4. 好	5. 很好

调查员签名：　　　调查日期________年____月____日

说明：调查人只在“—”线上填写文字或数字，在相应的代码上画“○”

在调查研究中，我们要依据研究目的，从现有的条件出发，选择适当的调查研究设计方法，确定研究对象的纳入标准、排除标准和所需调查对象的数量及适当的效应指标，拟定实施的方法、数据管理与质量控制手段、统计分析的方法，从而达到合理地控制混杂因素，减少系统误差，以消耗最少的人力、物力和时间，获得可靠的信息与结论。调查研究设计在调查研究中有非常重要的作用。

（王洪源　童新元）

比较是医治受骗的好方子。

——鲁迅(中国文学家,1881—1936年)

第十四章 临床试验设计

第一节 临床试验概论

几千年来，人类利用自然界存在的植物、矿物等原始药物治疗疾病，对药物的认识主要是靠世代相传的个人经验积累，例如中国使用的中草药等传统药物。直到20世纪初，人类才开始使用化学药物和生物制品治疗疾病。1946年，英国临床医学研究会第一次以多中心随机化对照的方法进行了链霉素治疗肺结核的临床试验，这标志着药品临床试验规范管理体系逐步形成。20世纪60年代，发生了一起震惊世界的反应停(thalidomide tragedy)事件。反应停是一种镇静药物，被广泛用于治疗妊娠引起的呕吐，但这一药品对胎儿四肢的生长存在严重损害，会导致婴儿出生时形成严重形体缺陷，被称为海豹肢畸形。反应停致使20多个国家上万名胎儿出现先天性畸形，这一惨案震惊世界，使人们逐步认识到在一个新药上市前，必须经过科学的、规范的临床试验，以充分证明其安全性和有效性，这对保障人民生命健康是至关重要的。1964年7月，在芬兰的赫尔辛基召开了第18届世界医学大会(Word Medical Assemble，WMA)，会上通过了对从事医学研究的医生具有指导性意义的《赫尔辛基宣言》。1991年，在比利时的布鲁塞尔召开了第一次“人用药物注册技术国际协调会议(international conference on harmonization of requirements for registration pharmaceuticals for human use，ICH)”，共同商讨制订药品临床实验规范GCP国际统一标准。1993年，世界卫生组织颁布《WHO药品临床试验规范指导原则》。

1998年8月，我国正式成立了国家药品监督管理局(SDA)，现更名为中国国家食品药品监督管理总局。为加强药品监督管理力度和依法行政，重新制定颁布了既能与国际接轨又符合我国国情的《新药审批办法》和《药品临床试验管理规范》等一系列管理法规。1999年5月1日，SDA正式颁布了《新药审批办法》《新生物制品审批办法》《进口药品管理办法》《仿制药办法》《新药保护和技术转让的规定》五个法规，这标志着我国的药品管理进入了国际化时代。

临床试验(clinical trial)是以患者为研究对象，揭示实验用药品的吸收、分布、代谢和排泄规律，证实实验用药品的作用、不良反应，确定实验用药品的疗效与安全性。与动物研究不同，在临床试验中研究者不能完全支配患者的行为，只能要求患者避免使用某些干扰实验的药物等。

按国家食品药品监督管理局(SFDA)规定，新药在批量生产投放市场前，除了应按规定进行动物药理实验、毒理实验等基础实验外，还必须按规定进行临床试验。在我国药物临床试验一般分为以下四期：

Ⅰ期临床试验　Ⅰ期临床实验是初步的临床药理学及人体安全性评价实验，为新药人体实验的起始期。Ⅰ期临床试验包括耐受性实验和药代动力学研究，一般在健康志愿者中进行。其目的是研究人体对药物的耐受程度，并通过药物代谢动力学研究，了解药物在人体内的吸收、分布、消除的规律，为制定给药方案提供依据，以便进一步进行治疗实验。

Ⅱ期临床试验　治疗作用初步评价阶段。其目的是初步评价药物对目标适应证患者的治疗作用和安全性，也包括为Ⅲ期临床试验研究设计和给药剂量方案的确定提供依据。此阶段的研究设计可以根据具体的研究目的，采用多种形式，包括随机盲法对照临床试验。

Ⅲ期临床试验　治疗作用确证阶段。其目的是进一步验证药物对目标适应证患者的治疗作用和安全性，评价利益与风险关系，最终为药物注册申请的审查提供充分的依据。实验一般应为具有足够样本量的随机盲法对照试验。

Ⅳ期临床试验　新药上市后由申请人进行的应用研究阶段。其目的是考察在广泛使用条件下的药物的疗效和不良反应、评价在普通或者特殊人群中使用的利益与风险关系以及改进给药剂量等。

近些年来国际上常开展大规模多中心临床试验，大规模多中心临床试验是指由多个医疗中心参加的大样本临床试验，样本一般至少为 1 000 例以上。大规模临床试验要求设计简明，指标少而精，过于复杂就会制约数量。其特点是简单、大规模、随机，常以死亡率、发病率为终点指标。大规模多中心临床试验常见有以下两种情况：一种是Ⅲ期新药临床试验，另一种是大样本随机临床试验。两者相同点是均评估某种治疗措施的临床效果，但有许多不同之处。Ⅲ期新药临床试验是药品生产厂家为新药注册所进行的，为药品法规定的必不可少的实验过程，主要目的是评估该药的临床疗效及不良反应。大样本随机临床试验是医疗科研人员发起的为解决医学领域某些尚待解决的问题进行的临床研究，主要目的是评估某种治疗措施对患者生存率及重要临床事件的影响。国际大规模多中心临床试验一般指大样本随机临床试验。

临床试验按其目的大体可分验证性（confirmatory）实验和探索性（exploratory）实验，验证性实验是控制良好的实验，总是预先定义与实验目的直接有关的关键假设，并且在实验完成后对此进行检验。验证性实验必须提供疗效和安全性的可靠证据。新药临床试验中大部分是确认性实验。但一个临床试验常具有验证性和探索性两方面。对于每一个支持上市申请的临床试验，所有关于设计、实施和统计分析的要点应当于实验开始前在实验方案中写明。临床试验中的统计学设计包括实验设计方案、样本大小的确定和为避免偏差而采用的技术。

第二节　临床试验的特点

在临床试验中，除了遵循科研实验设计随机、对照和重复三个一般的原则外，由于其实验对象是在人体上进行的，所以还有其独自的特点和要求。

一、医学伦理要求

由于临床试验的对象是人，属于人体实验范畴，进行临床试验很重要的是不能给受试者带来不必要的痛苦和风险，但新药在动物实验转移至人体实验时，在药物可能产生疗效的同时，不可避免地出现一些不良反应，这时必须在风险和受益中找到一个平衡点，保证受试者的安全和权益。1964年，在芬兰赫尔辛基召开的世界医学大会上，形成了关于指导医师进行人体生物医学研究的建议，即现在著名的《赫尔辛基宣言》，是进行临床试验必须遵守的准则，也就是必须考虑医学伦理道德。因此，世界各国要求临床试验方案需经临床研究负责单位的伦理委员会审议同意后，方能实施，在受试者参加新药试验前，要签订知情同意书（informed consent）。在知情同意书中应向受试者说明有关实验的情况，包括实验的目的与方法，可能受益的预期结果，可能发生的危险和不适，有权不同意参加、中止或退出实验，受到损害得到补偿及合适的治疗等。

在进行任何人体实验前，其研究方案必须经过伦理委员会的批准。

二、盲法的原则

盲法（blind trial technique）是指临床研究过程中指标的观测、数据的收集和结论的判断，应在不知道研究对象的分组前提下进行。临床研究的目的在于对提出的假说得到一个可靠的，无偏倚的论证。偏倚可以来自设计到结果分析的每一环节，既可以来自研究人员方面，也可以来自研究对象方面。进行盲法的临床研究其主要目的就是为了克服可能来自研究者或受试者的主观因素所导致的偏倚。此外，在非盲性临床治疗试验中，受试者可能对新疗法尚有怀疑或对传统疗法已失去信心而中途退出实验，使研究结果难以得到正确的评价。盲法分如下几种情况。

1. 开放试验 指在患者与研究者都了解用药分组情况进行的实验。缺点是可能由此而产生偏性，患者对治疗的反应及其描述受主观感觉和心理因素影响，医生或研究者在观察病情、判断结果、收集和评价资料时也易产生偏性。

2. 单盲试验 指在实验过程中患者不知道用药分组，而研究者知道用药分组情况的实验。单盲试验可以避免来自患者主观因素的偏倚，但研究者产生偏性的可能性仍然存在。有的研究者总希望或主观认为治疗组疗效好，从而在判定疗效时，对治疗组掌握得松，对对照组严格，势必影响实验结果的正确性。

3. 双盲试验 指在实验过程中患者和研究者均不知道用药分组情况的实验。双盲使偏性的危险减少，研究者无法对某一组患者表示特别的关注，可避免先入为主。但当患者出现不良反应时，必须有应急的处理措施。

4. 三盲试验 指在实验过程和实验后的统计分析直到最终完成研究报告的过程中患者、研究者和统计分析人员均不清楚分组情况，从而使研究结果的评价得以客观地进行。

盲法是纠正测量偏倚的又一重要措施。除开放性试验或某些不宜设盲的如外科手术、引起生活方式改变等干预试验外，一般均应采用盲法。

三、多中心试验

多中心临床试验是由多个临床试验医院或单位参与的临床试验。它的优点是可以在较短的时间内招募足够多的受试者，而且为其研究结论的普遍性提供了良好的基础，是一种实际工作中可被接受且更加有效地评价新药的方法。一个多中心临床试验要成功，需要有尽可能完善的实施临床试验的标准化操作程序（SOP），各中心必须采用同样的实验方案并严格实施。每个中心必须有一个主要研究人员确保本中心的研究工作符合设计要求，实验前集中对各中心人员进行必要的培训，实施实验过程中的质量控制。多中心研究中，研究人员可能从一个医院入选对象，也可能从几个协作医院入选受试者。因此，实验方案中应该对中心有明确的定义。一般每个中心数量不少于20例，如果每个中心有相当数量的受试者，在分析多中心研究的主要治疗效应时，要考虑中心间的同质性。

四、平行组设计

平行组设计（parallel design）是受试者被随机分配到两个（或多个）组中的一个，每个组接受不同的治疗方法。治疗方法包括一个或几个剂量的研究药物产品，也可以是药物与安慰剂对照或阳性对照。这种设计最有效，其假定比其他设计简单，有明确的有效性结果，完成研究时间较短。但是，平行组设计有较大的受试者变异，需要较大的样本。

五、依从性

依从性（compliance）表现为受试者对干预措施的执行程度，包括服药、接受检查、回答问题等。依从性好，如受试者服用药物数量占需要服用量的80%到120%，所得结果才能让人信服，这是防止测量偏倚的重要环节。在多中心临床试验中，临床试验必须严格按照实验方案进行，违背实验方案可能会使受试者的临床试验数据不可评价，因为相对其他受试者的数据的意义是不同的。如果频繁地严重偏离实验方案，这些数据将无法合并用于进行正确的统计分析。临床数据频繁偏离方案的实验结果，也不会被新药审评专家所接收。因此，要确定依从程度，实验过程中可应用问卷测定受试者的依从性。依从性差者，应及时寻找原因，予以纠正。同时还应注意研究者的依从性，包括他们工作调动、工作责任心等。对研究方案依从性的考察包括是否制定并执行了保证依从实验方案的措施；获得的实验数据是否符合研究方案的要求；实验各步骤的实施方法及完成时间是否依从了研究方案的要求；监察员是否自始至终按要求进行了监查，且是否发现、解决和报告了有关问题；是否有在实验中产生符合排除标准但未终止观察；是否接受错误治疗或错误剂量；是否接受不准使用的伴随用药等。

六、ITT分析与PP分析

ITT（intention-to-treat）分析，即意向性原则是指主要分析应当包括所有进入随机化的受试者，遵循这一原则需要对所有随机受试者完成随访得到实验结果。由于临床实验影响很多，这在实际上是难以达到的，但ITT分析应是尽可能接近于包括所有随机受试者，从ITT分析中剔除已随机受试者包括不符合重要入选标准，一次也没有用药，随机化后没有任何数据。在ITT分析中保留最初的随机化对于防止偏差和提供安全的统计检验基础很重要。在许多场合，它提供的对治疗效果的估算很可能反映了以后的实际观察结果。

PP（per protocol set）分析，亦称有效样本分析，符合方案分析。包括完成预先说明的确定治疗方案；得到主要变量的测定数据；没有违反入选标准和排除标准的受试者。从PP分析中排除对象包括对象分配错误、实验中使用了实验方案规定不能用的药物、依从性差、中止实验组和数据缺失等。

七、不良事件

不良事件是受试者在接受一种药品治疗后出现的不良的医学变化，但并不一定与治疗有因果关系。因此，无论这些不良的变化是否与治疗有关，都应视为不良事件。安全有效是药品临床试验及申报获得批准的基本原则。临床试验中发生不良事件，是分析受试者对实验用药品反应的最有价值的信息。不良事件的严重程度、发生率及是否与实验用药品有关是评价实验用药品安全性的关键。严重不良事件按照国际规定，是指导致死亡、威胁生命、致残或丧失部分生活能力、需住院治疗、延长住院时间、导致先天畸形的事件。临床实验方案设计中必须明文规定严重不良事件一经发现必须在24h内报告申办单位的监察员和/或申办者代表，同时在24h内报告主要研究者（组长单位项目负责人）。按我国GCP规定，应立即报告当地药品监督管理局和卫生行政领导。

第三节　临床试验方案的制定

临床试验方案（protocol）内容包括实验背景、实验药品介绍、开展本项临床试验研究的理论基础、研究目的、实验设计、研究方法、统计学分析、实验组织、执行和完成的条件、实验进度及总结要求。临床试验方案是临床试验的主要文件，由申办者（sponsor）和主要研究者（principal investigator）共同讨论制定。方案必须由参加临床试验的主要研究者、其所在单位以及申办者签章并注明日期。

1. 临床试验方案的制定必须符合《赫尔辛基宣言》原则，符合GCP要求和我国药品监督管理当局有关法规的规定并符合专业与统计学设计要求，以确保受试者的权益和确保临床试验的科学性。

2. 临床试验方案实施前需报送医学伦理委员会审查批准。医学伦理委员会审核的重点是安全性和保护受试者权益等有关内容，但方案设计如不符合科学性也同样可导致危害受试者的利益与安全。伦理委员会完全可以依据方案设计不符合科学原则使受试者安全性得不到保障而不予通过。因此，临床试验方案的设计既要符合伦理道德，也要科学合理，既要达到安全性评价要求，也要满足有效性评价的需要。

3. 临床试验方案一旦批准确定下来，研究者就要严格按照方案设计要求进行临床试验。申办者派出监察员（monitor）与稽查员（auditor）对实验进行监督与稽查，监督与稽查也都以实验方案为依据。

4. 临床试验前研究者以临床试验方案为依据，向受试者详细介绍实验目的、研究方法、受试者在实验中可能获得的治疗利益和可能遭受的各种不良反应的风险，在受试者完全自愿的前提下获得受试者签署的知情同意书，才可进入临床试验。实验中或实验后，研究者与受试者之间如果发生纠纷甚至诉讼，临床试验方案是双方可依据的主要文件之一。

5. 临床试验方案中对有效性、安全性评价的标准及观察的指标和判定异常的规定等设计都必须十分明确而具体。只有这样，才能使所有参加实验的临床单位之间的结果与组间误差不至于大到具有统计学显著意义。如果在实验方案设计中不加以注意，则多中心试验结果可能由于误差太大而无法得出可靠的结论，由此可见临床试验方案设计的重要性。

为确保临床试验方案中所设计的内容能被准确无误地执行和落实，方案设计中应强调实施临床试验标准操作规程（SOP）的重要性和必要性。标准操作规程应另行制订，包括实验前SOP、实验中SOP与实验后SOP。SOP并不包括在临床试验方案之中。

临床试验方案设计和实施中需要考虑以下12个方面的要求：①伦理学的要求；②GCP

的要求；③对照及对照的类型；④随机化平行试验；⑤盲法原则；⑥多中心参与；⑦给药剂量、方法与疗程；⑧设计病例报告表CRF；⑨实施临床试验标准操作规程（SOP）；⑩患者的依从性；⑪有效性评价；⑫安全性评价。

第四节　各期临床试验方案设计要点

一、Ⅰ期临床试验方案设计要点

Ⅰ期临床试验方案应包括三部分，即单次给药耐受性实验方案、单次给药药代动力学实验方案、连续给药药代动力学实验方案。

单次给药耐受性实验设计一般采用无对照开放实验，必要时设安慰剂对照组进行随机双盲对照实验。剂量组常设5个单次给药的剂量组，最小与最大剂量之间设3组，剂量与临床接近的组人数8～10人，其余各组每组5～6人。由最小剂量组开始逐组进行实验，在明确前一个剂量组安全耐受的前提下开始下一个剂量，每人只接受一个剂量，不得对同一受试者在单次给药耐受性实验时进行剂量递增连续实验。方案设计时需对实验药物可能出现的不良反应有充分的认识和估计，方案应包括处理意外的条件与措施。与实验方案同时设计好病例报告表、流程图与各项观察指标。

单次给药药代动力学实验设计选择单次给药耐受性实验中全组受试者均能耐受的高、中、低3个剂量，其中，中剂量应与准备进行临床Ⅱ期实验的剂量相同或接近，3个剂量之间应呈等比或等差关系。受试者选择符合入选标准的8～10名健康男性青年志愿者，筛选前签署知情同意书。对药代动力学参数进行分析，说明其临床意义，对Ⅱ期临床实验方案提出建议。

连续给药药代动力学与耐受性实验剂量选用准备进行Ⅱ期实验的剂量，每日1次或2次，间隔12h，连续给药7d。选择8～10名健康男性青年志愿受试者，筛选前签署知情同意书，各项健康检查观察项目同单次给药耐受性实验。全部受试者实验前1日入住Ⅰ期病房，接受给药前24h各项检查，晚餐后禁食12h。实验当天空腹给药，给药后2h进标准早餐。受试者于给药前24h、给药后24h、给药后72h及给药7d后进行全部检查，检查项目与观察时间点应符合评审要求。

Ⅰ期临床试验方案应包括以下内容：①实验药物简介，包括中文名、国际非专利药名、结构式、分子式、分子量、理化性质、药理作用与作用机制、临床前药理与毒理研究结果、初步临床实验结果；②研究目的；③实验样品，包括样品名称、号、制剂规格、制剂制备单位及制备日期、批号、有效期、给药途径、储存条件、样品数量并附药检质量人用合格报告单；④Ⅰ期实验方案、实验设计与研究方法、观察指标、病例报告表CRF；⑤受试者选择，包括志愿受试者来源、入选标准、排除标准、入选人数及登记表，筛选前受试者签署知情同意书；⑥数据处理与统计分析；⑦Ⅰ期实验总结报告。

二、Ⅱ期临床试验方案设计要点

1. 实验方案设计时应充分考虑《新药临床研究指导原则》、GCP指导原则及SFDA《新药审批办法》的要求。

2. 明确规定诊断标准，以及观察疗效与不良反应的指标和判定指标为正常或异常的标准。

3. 病例选择入选标准、病例排除标准与病例退出标准。

4. Ⅱ期实验必须设对照组，进行盲法随机对照实验，常采用多中心、双盲、随机、平行对照实验。

5. Ⅱ期临床病例数估计，Ⅱ期实验按规定需100对病例，即采用实验药与对照药各100例，共计200例。根据实验需要，按统计学要求估算实验例数。

6. 剂量与给药方法。

7. 患者依从性。门诊病例很难满足依从性要求，实验设计时应尽量减少门诊病例入选比例。对入选门诊病例应采取必要措施以提高其依从性。

8. 疗效评价。疗效采用4级评定标准：痊愈、显效、进步、无效。

总有效率=[痊愈例数+显效例数]/可供评价疗效总例数]×100%

9. 受试者知情同意书。应在实验前经伦理委员会审议批准，并获得批准件。

10. 不良反应评价。每日观察并记录所有不良事件，严格执行严重不良事件报告制度。

11. 病例报告表CRF。病例报告表的设计面与实验方案设计一致，应达到完整、准确、简明、清晰等要求。

12. 数据处理与统计分析计划。应在实验设计中考虑好数据处理和统计分析方法，既要符合专业要求，也要达到统计学要求。

13. 总结报告。实验设计时应考虑到总结要求。实验结果比较包括各种记分、评分的标准；两组病例基础资料比较应无统计学显著差异；各种适应证两组疗效比较；两组病例总有效率比较；具有重要意义的有效性指标两组结果比较；两组不良反应率比较；两组不良反应临床与实验室改变等等。

三、Ⅲ期临床试验方案设计要点

1. Ⅲ期临床实验中对照实验的设计要求原则上与Ⅱ期盲法随机对照实验相同，但Ⅲ期临床的对照实验可以设盲法，也可以不设盲法进行随机对照开放实验。

2.《新药审批办法》规定，Ⅲ期临床试验病例数实验组大于300例，对照组的例数未进行具体规定。可根据实验药适应证多少、患者来源多寡等情况进行考虑。

四、Ⅳ期临床试验方案设计要点

Ⅳ期临床试验为药品上市销售后的开放实验，不要求设对照组，但也不排除根据需要对某些适应证或某些实验对象进行小样本随机对照试验。Ⅳ期临床试验病例按SFDA的规定，要求大于2 000例。Ⅳ期临床试验有关病例入选标准、排除标准、退出标准、疗效评价标准、不良反应评价标准、判定疗效与不良反应的各项观察指标等都可参考Ⅱ期临床试验的设计要求进行。

（王洪源　赛晓勇　童新元）

思而后行，以免做出愚蠢的事，因为草率的动作和言语，均是卑劣的特征。

——毕达哥拉斯（古希腊哲学家，公元前580—前500年）

第十五章 样本量估计

用样本信息来推断总体特征是统计工作的重要组成部分，要保证推断的正确性，必须有足够的样本量。一次科学实验中，我们需要考虑重复观测多少次才是合理的，即样本量的大小问题，样本量（sample size）是样本中所包含个体的数目。在医学研究中，通常指一项实验所需的动物数或观察的病例数。由于生物个体的变异及抽样误差的存在，一次实验样本量太少，我们很难发现事物内部的规律性，但是，我们并非要求无限大的样本，并非样本越大越好，实际工作中，有时太大的样本量无法实现。统计学中估计样本量的标准应该是根据研究目的，在保证研究样本具有一定代表性与可靠性的条件下所应达到的足够例数。要求足够的例数是保证实验的统计检验有足够的发现事物间差异和关联的能力。样本量的估计是实验设计的重要内容，不同的实验设计和研究问题的样本量估计方法不同，本章将分别介绍。

第一节 实验设计的样本量估计

一、决定样本量的因素

不同的实验设计方案和统计检验方法都有不同的样本量计算方法。估计样本量取决于以下5个条件：

1．假设检验中第Ⅰ类错误概率α，即检验水准。

2．假设检验中第Ⅱ类错误概率β，或检验效能（power）$=1-\beta$。一般检验效能不能低于0.80，否则出现假阴性结果的可能性较大。

3．总体标准差σ　σ一般未知，S作为估计值。

4．处理组间的差别δ　所比较的两个总体参数间的差别δ，如$\delta=\mu_1-\mu_2$或$\delta=\pi_1-\pi_2$。

若研究者无法得到总体参数的信息，可做预实验来估计，或者从相关的文献中获得，也可根据专业要求由研究者规定。

5．单侧或双侧检验　进行单侧还是双侧检验其样本量估计数不相同，单侧检验的例数少于双侧检验的例数。

具备以上条件后，再按照不同研究设计所确定的统计检验，选择相应的公式来计算样本例数，按获得的样本例数进行实验，若总体参数相差为δ，检验效能为$1-\beta$，则以检验水

准 α 为界得出显著性的结论。

二、两样本均数比较的样本量估计

两样本均数比较的样本量估计的公式为

$$n=2\left[\frac{(u_{\alpha/2}+u_{\beta})\sigma}{\delta}\right]^2（双侧检验） \tag{15-1}$$

式中 σ 为两总体标准差的估计值，一般取合并标准差；δ 为两均数之差值，u_α 和 u_β 分别为检验水准 α 和第二类错误的概率 β 相对应的 u 值。若进行单侧检验，则上公式中采用 u_α 代替 $u_{\alpha/2}$ 值。

例 15-1　用两种处理作动物冠状静脉窦的血流量实验。A 处理平均血流量增加 1.8ml/min，B 处理平均血流量增加 2.4ml/min。设两处理的标准差相等，均为 1.0ml/min，若 $\alpha=0.05$，$\beta=0.10$，进行双侧检验，要得出两种处理差别有统计学意义的结论，需多少实验动物？

解：本例 $\delta=2.4-1.8=0.6$，$\sigma=1.0$，$\alpha=0.05$，$\beta=0.1$。查 u 值表得双侧 $u_{0.05/2}=1.96$，单侧 $u_{0.1}=1.282$，代入上式得 $n=58.4$。故可认为每组需 59 只，两组共需 118 只动物。

1. CHISS 软件进行两样本均数的样本量估计　以例 15-1 为例，点击“设计”→“实验设计”→“样本含量”→“两样本均数的检验”。将会出现两样本均数的检验样本量估计的对话框，在相应的位置填入假设检验中第Ⅰ类错误概率 $\alpha=0.05$，假设检验中第Ⅱ类错误概率 $\beta=0.1$，两实验组均数差值 0.6，两实验组合并标准差 1.0，如果是单侧检验则选中单侧检验，按“测试”按钮即可得到样本量估计。此时按“确定”可将结果输出到结果窗口。结果：每组样本含量为 59。

2. SAS 软件进行两样本均数的样本量估计

```
proc power;
    two sample means
    group means=(1.8 2.4)  /* 两组的均数 */
    stddev=1.0  /* 两组的标准差 */
    group weights=(1 1)  /* 两组样本量的比例 */
    power=0.9
    n total=.;
run;
```

结果如图 15-1。

结果：计算所需样本总量为 120 只，每组样本量为 60 只。

The POWER Procedure
Two-Sample t Test for Mean Difference

Fixed Scenario Elements	
Distribution	Normal
Method	Exact
Group 1 Mean	1.8
Group 2 Mean	2.4
Standard Deviation	1
Group 1 Weight	1
Group 2 Weight	1
Nominal Power	0.9
Number of Sides	2
Null Difference	0
Alpha	0.05

Computed N Total	
Actual Power	N Total
0.903	120

图 15-1　两样本均数样本量估计的 SAS 软件结果

3. Stata 软件进行两样本均数的样本量估计，结果如图 15-2：

```
power twomeans 1.8 2.4, alpha(0.05) power(0.9) sd1(1) sd2(1)
```

```
Performing iteration ...

Estimated sample sizes for a two-sample means test
Satterthwaite's t test assuming unequal variances
Ho: m2 = m1  versus  Ha: m2 != m1

Study parameters:

        alpha =    0.0500
        power =    0.9000
        delta =    0.6000
           m1 =    1.8000
           m2 =    2.4000
          sd1 =    1.0000
          sd2 =    1.0000

Estimated sample sizes:

            N =       120
  N per group =        60
```

图 15-2　两样本均数样本量估计的 Stata 软件结果

三、配对差值均数比较的样本量估计

配对差值均数比较的样本量估计的公式为：

$$n=\left[\frac{(u_{\alpha}+u_{\beta})\sigma}{\delta}\right]^{2} \tag{15-2}$$

式中，σ 为差值总体标准差；δ 为研究者提出的差值。单组样本均数的检验或样本均数与总体均数比较的样本量估计也适合此公式。

例 15-2　研究某种降血压药的疗效，经过预实验得知用药前后血压差值的标准差为 10mmHg，用药前后血压差值为 3mmHg，现要做正式临床试验，问：进行正式临床试验，需要观测多少对患者？

1. CHISS 软件进行单组样本均数的样本量估计

解题步骤：进入 CHISS 实验设计模块，点击“设计”→“实验设计”→“样本含量”→“单组样本均数的检验”。

假定：第一类错误的概率 α=0.05（双侧检验），第二类错误的概率 β=0.10，实验组与总体均数差值 δ=3，个体间标准差 σ=10。

结果：样本量 117。

结论：共需 117 对高血压患者参加实验。

2. SAS 软件进行单组样本均数的样本量估计

```
proc power;
    one sample means
    mean=3    /* 均数 */
    stddev=10    /* 标准差 */
    power=0.9
    ntotal=.;
run;
```

结果如图 15-3。

The POWER Procedure
One-Sample t Test for Mean

Fixed Scenario Elements	
Distribution	Normal
Method	Exact
Mean	3
Standard Deviation	10
Nominal Power	0.9
Number of Sides	2
Null Mean	0
Alpha	0.05

Computed N Total	
Actual Power	N Total
0.901	119

图 15-3　单组样本均数样本量估计的 SAS 软件结果

结果：共需119对高血压患者参加实验。

3. Stata软件进行单组样本均数的样本量估计

如图15-4。

power onemean 10 13，alpha（0.05）beta（0.10）sd（10）

```
Performing iteration ...

Estimated sample size for a one-sample mean test
t test
Ho: m = m0  versus  Ha: m != m0

Study parameters:

        alpha =    0.0500
         beta =    0.1000
        delta =    0.3000
           m0 =   10.0000
           ma =   13.0000
         diff =    3.0000
           sd =   10.0000

Estimated sample size:

            N =       119
```

图15-4　单组样本均数样本量估计的Stata软件结果

例15-3　据文献报道，脑血栓患者血浆纤维蛋白浓度的均数和标准差分别为4g/L和3.5g/L。现实验某治疗措施，要使血浆纤维蛋白浓度平均下降1g/L才有专业意义，问正式实验时，至少需要观察多少病例？

1. CHISS软件进行单组样本均数的样本量估计

解题步骤：进入CHISS实验设计模块，点击“设计”→“实验设计”→“样本含量”→“单组样本均数的检验”。

假定：第一类错误的概率 $\alpha=0.05$（双侧检验），第二类错误的概率 $\beta=0.10$

实验组与总体均数差值 $\delta=1$，个体间标准差 $\sigma=3.5$。

结果：样本量129。

结论：需要129例脑血栓患者参加实验。

2. SAS软件进行单组样本均数的样本量估计

```
proc power;
    one sample means
    mean=1   /* 均数 */
    stddev=3.5   /* 标准差 */
    power=0.9
    n total=.;
run;
```

结果如图15-5。

结论：需要131例脑血栓患者参加实验。

The POWER Procedure
One-Sample t Test for Mean

Fixed Scenario Elements	
Distribution	Normal
Method	Exact
Mean	1
Standard Deviation	3.5
Nominal Power	0.9
Number of Sides	2
Null Mean	0
Alpha	0.05

Computed N Total	
Actual Power	N Total
0.901	131

图15-5　单组样本均数样本量估计的SAS软件结果

3. Stata单组样本均数的样本量估计

结果如图15-6：

power onemean 4, alpha(0.05) beta(0.10) diff(1) sd(3.5)

```
Performing iteration ...

Estimated sample size for a one-sample mean test
t test
Ho: m = m0  versus  Ha: m != m0

Study parameters:

        alpha =    0.0500
         beta =    0.1000
        delta =    0.2857
           m0 =    4.0000
           ma =    5.0000
         diff =    1.0000
           sd =    3.5000

Estimated sample size:

            N =       131
```

图15-6　单组样本均数样本量估计的Stata软件结果

四、多个样本均数比较的样本量估计

多个样本均数比较的样本量估计的公式为

$$n=\varphi^{2}\cdot(\sum_{i=1}^{k}s_i^2/k)/[\sum_{i=1}^{k}(\bar{X}_i-\bar{X})^2/(k-1)] \tag{15-3}$$

式中，$\bar{X}_i$和s_i分别为第i样本的均数和标准差，$\bar{X}=\sum_{i=1}^{k}\bar{X}_i/k$，k为组数，$\Psi$值可查$\Psi$值表得。

例15-4　今研究四种药物的退热效果，经预实验得到药物退热时间(d)的$\bar{X}\pm S$分别为3±1.5，6±2，7±3，9±3.5。问正式实验时，各组需观察多少病例？

1. CHISS软件计算多个样本均数的检验

解题步骤：进入CHISS实验设计模块，点击“设计”→“实验设计”→“样本含量”→“多个样本均数的检验”。

假定：第一类错误的概率$\alpha=0.05$(双侧)，第二类错误的概率$\beta=0.10$。

组号	均数	标准差
1	3.00	1.500
2	6.00	2.000
3	7.00	3.000
4	9.00	3.500

结果：每组所需样本量：每组例数：7。

结论：正式实验时，每组需要7例，共需要28例患者参加实验。

2. SAS软件计算多个样本均数的检验

```
data a;
    a=sqrt((1.5**2+2**2+3**2+3.5**2)/4);
```

```
    put a;   /* 输出合并标准差 */
run;
```

输出合并标准差为 2.622 022 120 4。

```
proc power;
    oneway anova
    groupmeans=(3.0 6.0 7.0 9.0)   /* 四组的均数 */
    stddev=2.622   /* 合并标准差 */
    groupweights=(1 1 1 1)   /* 两组样本量的比例 */
    alpha=0.05
    power=0.9
    n total=.;
run;
```

结果如图 15-7。

The POWER Procedure
Overall F Test for One-Way ANOVA

Fixed Scenario Elements	
Method	Exact
Alpha	0.05
Group Means	3 6 7 9
Standard Deviation	2.622
Group Weights	1 1 1 1
Nominal Power	0.9

Computed N Total	
Actual Power	N Total
0.937	28

图 15-7　多个样本均数样本量估计的 SAS 软件结果

结论：正式实验时，每组需要 7 例，共需要 28 例患者参加实验。

3. Stata 计算多个样本均数的检验，结果如图 15-8

```
power oneway 3 6 7 9, alpha(0.05) beta(0.10) varerror(7)
```

```
Performing iteration ...

Estimated sample size for one-way ANOVA
F test for group effect
Ho: delta = 0  versus  Ha: delta != 0

Study parameters:

        alpha =    0.0500
         beta =    0.1000
        delta =    0.8183
          N_g =         4
           m1 =    3.0000
           m2 =    6.0000
           m3 =    7.0000
           m4 =    9.0000
        Var_m =    4.6875
        Var_e =    7.0000

Estimated sample sizes:

            N =        28
  N per group =         7
```

图 15-8　多个样本均数样本量估计的 Stata 软件结果

五、单组样本率的检验

单组样本率的检验的样本量估计的公式为

$$n=\pi_0(1-\pi_0)\left(\frac{u_\alpha+u_\beta}{\delta}\right)^2 \tag{15-4}$$

式中，π_0 为作为参考的总体率，π_1 为实验结果的总体率，$\delta=\pi_1-\pi_0$。

例 15-5　已知用常规方法治疗某病的有效率是 70%，现实验一种新的治疗方法，预计有效率是 80%。给定 $\alpha=0.05$，$\beta=0.20$，问至少需要观察多少例患者？

1. CHISS 软件进行单样本率的样本量估计

解题步骤：进入实验设计模块，点击"设计"→"实验设计"→"样本含量"→"单样本率的检验"。

假定：第一类错误的概率 $\alpha=0.05$（双侧检验），第二类错误的概率 $\beta=0.20$。

历史对照总体率＝0.7，实验组总体率＝0.8。

结果：所需样本含量：样本含量：165。

结论：需观察 165 例。

2. SAS 软件进行单样本率的样本量估计

```
proc power;
    one sample freq
    test=z
    null proportion=0.70  /* 历史对照总体率 */
    proportion=0.80  /* 实验组总体率 */
    alpha=0.05
    power=0.8
    method=normal
    n total=.;
run;
```

结果如图 15-9。

结论：需观察 153 例。

The POWER Procedure
Z Test for Binomial Proportion

Fixed Scenario Elements	
Method	Normal approximation
Null Proportion	0.7
Alpha	0.05
Binomial Proportion	0.8
Nominal Power	0.8
Variance Estimate	Null Variance
Number of Sides	2

Computed N Total	
Actual Power	N Total
0.801	153

图 15-9　单样本率样本量估计的 SAS 软件结果

3. Stata 软件进行单样本率的样本量估计

结果如图 15-10

power oneproportion 0.7 0.8

```
Performing iteration ...

Estimated sample size for a one-sample proportion test
Score z test
Ho: p = p0  versus  Ha: p != p0

Study parameters:

        alpha =    0.0500
        power =    0.8000
        delta =    0.1000
           p0 =    0.7000
           pa =    0.8000

Estimated sample size:

            N =       153
```

图 15-10　单样本率样本量估计的 Stata 软件结果

六、两组样本率比较的样本量估计

两组样本率比较的样本量估计的公式为

$$n=[\pi_1(1-\pi_1)+\pi_2(1-\pi_2)](\frac{u_\alpha+u_\beta}{\delta})^2 \tag{15-5}$$

式中，π_1 和 π_2 分别为两组的总体率，$\delta=\pi_2-\pi_1$ 或 $\delta=\pi_1-\pi_2$。

例 15-6 某药的临床实验中，经预实验知，实验药和对照药的有效率分别为 70% 和 85%。现进行临床试验，设 $\alpha=0.05$，$\beta=0.15$，问每组需要观察多少病例才能发现两种方法的有效率有 15% 的差别？

1. CHISS 软件进行两样本率的样本量估计

解题步骤：进入实验设计模块，点击“设计”→“实验设计”→“样本含量”→“两样本率的检验”。

假定：第一类错误的概率 $\alpha=0.05$（双侧检验），第二类错误的概率 $\beta=0.15$。

第一组总体率 = 0.70，第二组总体率 = 0.85。

结果：每组例数：135。

结论：每组需观察 135 例才能发现两种方法的有效率有 15% 的差别。

2. SAS 软件进行两样本率的样本量估计

```
proc power;
    two sample freq
    group proportions=(0.70 0.85)  /* 两组的率 */
    group weights=(1 1)  /* 两组样本量的比例 */
    alpha=0.05
    power=0.85
    n total=.;
run;
```

结果如图 15-11。

结论：两组共需 276 例，每组需观察 138 例才能发现两种方法的有效率有 15% 的差别。

The POWER Procedure
Pearson Chi-square Test for Two Proportions

Fixed Scenario Elements	
Distribution	Asymptotic normal
Method	Normal approximation
Alpha	0.05
Group 1 Proportion	0.7
Group 2 Proportion	0.85
Group 1 Weight	1
Group 2 Weight	1
Nominal Power	0.85
Number of Sides	2
Null Proportion Difference	0

Computed N Total	
Actual Power	N Total
0.851	276

图 15-11 两样本率样本量估计的 SAS 软件结果

3. Stata 软件进行两样本率的样本量估计

结果如图 15-12：

power twoproportions 0.7 0.85, test(chi2) beta(0.15)

```
Performing iteration ...

Estimated sample sizes for a two-sample proportions test
Pearson's chi-squared test
Ho: p2 = p1  versus  Ha: p2 != p1

Study parameters:

        alpha =    0.0500
         beta =    0.1500
        delta =    0.1500  (difference)
           p1 =    0.7000
           p2 =    0.8500

Estimated sample sizes:

            N =       276
  N per group =       138
```

图 15-12 两样本率样本量估计的 Stata 软件结果

七、多个样本率比较的样本量估计

多个样本率比较的样本量估计的公式为

$$n=\frac{2\lambda}{(2\sin^{-1}\sqrt{p_{\max}}-2\sin^{-1}\sqrt{p_{\min}})^2} \tag{15-6}$$

式中，p_{max} 和 p_{min} 分别为最大率和最小率，λ 由 λ 值表查得。

例 15-7　欲研究 5 种治疗方法 A，B，C，D 和 E 的治疗效果，经预实验观察得，5 种疗法的有效率分别 70%，55%，60%，65%，80%，问正式实验需观察多少例患者？

1. CHISS 软件进行多样本率的样本量估计

解题步骤：进入实验设计模块，点击“设计”→“实验设计”→“样本含量”→“多样本率的检验”。

假定：第一类错误的概率 $\alpha=0.05$（双侧），第二类错误的概率 $\beta=0.10$。

组数＝5，最小率＝0.55，最大率＝0.8。

结果：每组所需样本含量：105。

结论：正式实验每组例数 105，5 组共需观察 525 例。

2. SAS 软件进行多样本率的样本量估计

```
proc power;
   oneway anova    test=overall
   group means=0.7| 0.55 | 0.6 | 0.65 | 0.8
   stddev=0.5
   alpha=0.05
   n per group=.
   power=.9;
run;
```

结果如图 15-13

结论：正式实验每组例数 106，5 组共需观察 530 例。

The POWER Procedure
Overall F Test for One-Way ANOVA

Fixed Scenario Elements	
Method	Exact
Alpha	0.05
Group Means	0.7 0.55 0.6 0.65 0.8
Standard Deviation	0.5
Nominal Power	0.9

Computed N per Group	
Actual Power	N per Group
0.903	106

图 15-13　多样本率样本量估计的 SAS 软件结果

第二节　调查设计的样本量估计

一、单纯随机抽样均数的样本量估计

单纯随机抽样均数的样本量估计的公式为

$$n=\left[\frac{u_\alpha\sigma}{\delta}\right]^2 \tag{15-7}$$

式中，σ 为总体标准差；δ 为抽样的绝对允许误差。

例 15-8　现要调查社区 10 岁正常儿童身高情况，已知该社区正常儿童总数为 2 万人，经预先对该区正常儿童的调查测定身高的标准差约 6cm，现调查要求允许误差为 0.5cm，问正式调查时，采用单纯随机抽样需要调查多少人？

CHISS 软件进行单纯随机抽样均数的样本量估计

解题步骤：进入实验设计模块，点击“设计”→“实验设计”→“样本含量”→“均数抽样”。

假定：第一类错误的概率 α=0.05（双侧）。

估计标准差 s=6，允许误差 δ=0.5。

所需样本量：需要例数：554。

结论：正式调查时，采用单纯随机抽样需要调查 554 人。

二、单纯随机抽样率的样本量估计

单纯随机抽样率的样本量估计的公式为

$$n=\pi(1-\pi)\left(\frac{u_{\alpha}}{\delta}\right)^{2} \tag{15-8}$$

式中，π 为总体率的估计。

（1）SAS 软件进行均数的抽样

```
%let sigma=6;  /* 设置宏变量 sigma, delta, alpha*/
%let delta=0.5;
%let alpha=0.05;
data a;
    n=(probit(1-&alpha./2)*&sigma./&delta.)**2;  /* 计算样本量的公式 */
    nl=int(n)+1;
run;
proc print data=a;
run;
```

Obs	n	nl
1	553.170	554

图 15-14　随机抽样样本量估计的 SAS 软件结果

结果如图 15-14。

结论：正式调查时，采用单纯随机抽样需要调查 554 人。

（2）Stata 软件进行均数的抽样

```
* 利用公式求样本量，结果如图 15-15
local sigma=6
local delta=0.5
local alpha=0.05
local n=(invnormal(1-'alpha'/2)*'sigma'/'delta')^2
local nl=int('n')+1
dis "n=" 'n'
dis "nl=" 'nl'
```

```
. local sigma=6

. local delta=0.5

. local alpha=0.05

. local n=(invnormal(1-`alpha'/2)*`sigma'/`delta')^2

. local nl=int(`n')+1

. dis "n="`n'
n=553.17007

. dis "nl="`nl'
nl=554
```

图 15-15　随机抽样样本量估计的 Stata 软件结果

例 15-9　现要调查地区 65 岁以上老年人高血压发病情况，已知该地区 65 岁以上老年人总数约 1 万人，经预先对该区 65 岁以上老年人的调查发病率约 55%，现调查要求允许误差为 3%，问正式调查时，需要调查多少人？

1. CHISS 软件进行率的抽样

解题步骤：进入实验设计模块，点击“设计”→“实验设计”→“样本含量”→“率的抽样”。

假定：第一类错误的概率 $\alpha=0.05$（双侧）。

估计总体率 $\pi=0.55$，允许误差 $\delta=0.03$。

所需样本量：1 057。

结论：正式调查时，需要调查 1 057 人。

2. SAS 软件进行率的抽样

```
%let p=0.55;
%let delta=0.03;
%let alpha=0.05;
data a;
    n=(probit(1-&alpha./2)/&delta.)**2*&p.*(1-&p.);
    nl=int(n)+1;
run;
proc print data=a;
run;
```

结果如图 15-16。

结论：正式调查时，需要调查 1 057 人。

Obs	n	nl
1	1056.40	1057

图 15-16　样本量估计的 SAS 软件结果

3. Stata 软件进行率的抽样

* 利用公式法计算抽样样本量，结果如图 15-17。

```
local p=0.55
local delta=0.03
local alpha=0.05
local n=(invnormal(1-'alpha'/2)/'delta')^2*'p'*(1-'p')
local nl=int('n')+1
dis "n=" 'n'
dis "nl=" 'nl'
```

```
. local p=0.55

. local delta=0.03

. local alpha=0.05

. local n=(invnormal(1-`alpha'/2)/`delta')^2*`p'*(1-`p')

. local nl=int(`n')+1

. dis "n="`n'
n=1056.4012

. dis "nl="`nl'
nl=1057
```

图 15-17　样本量估计的 Stata 软件结果

第三节　临床试验样本量的估计

在新药临床试验中，各期临床试验受试人数的估计可按两种方式进行。一是根据实验需要，按统计学要求估计实验例数。二是按 SFDA 公布实施的《新药审批办法》中的规定例数进行。办法中规定如下：

1. Ⅰ期　单次给药耐受性实验中，剂量组常设 5 个单次给药的剂量组，最小与最大剂量之间设 3 组，剂量与临床接近的组人数 8～10 人，其余各组每组 5～6 人。Ⅰ期单次给药药代动力学实验和连续给药药代动力学与耐受性实验中，选择符合入选标准的健康男性青年志愿者 8～10 名。

2. Ⅱ期　实验按规定需进行盲法随机对照实验 100 对，即实验药与对照药各 100 例共计 200 例。根据实验需要，按统计学要求估算实验例数。

3. Ⅲ期　临床试验病例数实验组 ≥300 例，未具体规定对照组的例数。可根据实验药适应证多少、患者来源多寡来考虑。单一适应证，一般可考虑实验组 100 例，对照组 100 例（1∶1），实验组另 200 例不设对照，进行无对照开放实验。有 2 种以上主要适应证时，可考虑实验组与对照组各 200 例（1∶1），实验组另 100 例不设对照，进行无对照开放实验。若有条件，实验组 300 例全部设对照。若国家药品监督管理局根据品种的具体情况明确规定了对照组的例数要求，则按规定例数进行对照实验。小样本临床试验中实验药与对照药的比例以 1∶1 为宜。

4. Ⅳ期　临床试验病例按 SFDA 规定，要求样本量大于 2 000 例。

第四节　样本量估计的公式推导 *

两样本均数比较时，若总体参数间确实相差 δ 时，则预期按 α 检验水准，有 $1-\beta$ 的概率得出有显著性的结论。

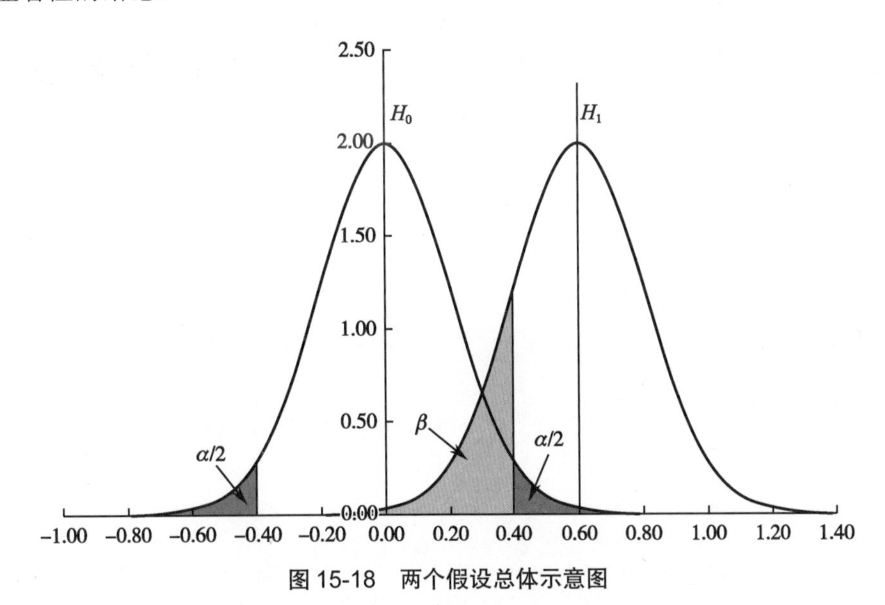

图 15-18　两个假设总体示意图

假定总体方差已知，则两总体均数的比较可使用下面的公式计算检验统计量。

$$u=\frac{X_1-X_2}{\sqrt{\frac{\sigma_1^2}{n_1}+\frac{\sigma_2^2}{n_2}}} \tag{15-9}$$

假定 X_1，X_2 刚好使其属于 H_0 的概率等于 $1-\alpha$，则有：

$$u_{\alpha/2}=\frac{X_1-X_2}{\sqrt{\frac{\sigma_1^2}{n_1}+\frac{\sigma_2^2}{n_2}}} \tag{15-10}$$

同时 X_1，X_2 也刚好使其属于 H_1 的概率等于 $1-\beta$，则有：

$$u_{\beta}=\frac{(X_1-X_2)-\delta}{\sqrt{\frac{\sigma_1^2}{n_1}+\frac{\sigma_2^2}{n_2}}} \tag{15-11}$$

将式(15-10),(15-11)改写为下面的形式:

$$X_1-X_2=u_{\alpha/2}\cdot\sqrt{\frac{\sigma_1^{\ 2}}{n_1}+\frac{\sigma_2^{\ 2}}{n_2}},$$

$$X_1-X_2=u_{\beta}\cdot\sqrt{\frac{\sigma_1^{\ 2}}{n_1}+\frac{\sigma_2^{\ 2}}{n_2}}+\delta \tag{15-12}$$

则有:

$$u_{\alpha/2}\cdot\sqrt{\frac{\sigma_1^{\ 2}}{n_1}+\frac{\sigma_2^{\ 2}}{n_2}}=u_{\beta}\cdot\sqrt{\frac{\sigma_1^{\ 2}}{n_1}+\frac{\sigma_2^{\ 2}}{n_2}}+\delta \tag{15-13}$$

为计算方便将 n_2 表示为 n_1 的倍数,即 $n_2=n_1\cdot R$,代入上式,整理后即得到样本量计算的公式:

$$n_1=\left(\sigma_1^2+\frac{\sigma_2^2}{R}\right)\frac{u_{\alpha/2}-u_{\beta}}{\delta} \tag{15-14}$$

(王洪源　赛晓勇　童新元)

祸兮，福之所倚；福兮，祸之所伏。

——老子（中国春秋思想家，约公元前570—前480年）

第十六章　多元线性回归及逐步回归分析

“事物是普遍联系的”。因为有“联系”，使我们可以探索它，不至于一无所知、逆来顺受；因为“普遍”，又使我们对“联系”的探索举步维艰。一个现象的变化，往往找不到一个直接因素，经常都是在很多因素的影响下变化的。复杂的现象常常具有多方面的联系，涉及多个变量之间的数量关系。在许多实际问题中，某个因变量常随着多个自变量的变动而作相应的数量变化，对于这类问题的处理应采用多元回归分析方法。

多元回归分析是研究一个因变量与多个自变量之间相关关系的统计分析方法。由于多元回归考虑到多个自变量对因变量的影响，能够更真实地反映现象之间的相互关系和相互作用，因此被广泛地应用于科学研究和实验数据的分析当中，成为使用非常广泛的统计方法。本章主要介绍多元线性回归分析的方法。

多元线性回归分析实际上可以视为一元线性回归分析方法的拓展，其基本原理与一元线性回归分析的原理相似，但在计算上要复杂得多。

第一节　多元线性回归分析

直线回归分析研究的是一个因变量与一个自变量间呈直线趋势的数量关系。医学实践中，常会遇到一个因变量与多个自变量数量关系的问题。如人的血压可能与年龄、身高、体重、个人生活习惯、遗传等因素有关，胎儿出生时体重可能与孕龄、胎儿的头径、胸径、腹径、股骨长度等指标都有关系，空气中二氧化碳的含量可能与风速、气温、空气湿度、汽车的流量等有关。用线性方程表达一个因变量与多个自变量的数量关系，就是多元线性回归，有时简称为多元回归。

设因变量为 y，自变量为 $x_1, x_2, \dots, x_p$，所谓 y 与自变量 $x_1, x_2, \dots, x_p$ 的多元回归，实际上是指 y 与自变量 $x_1, x_2, \dots, x_p$ 有如下线性关系：

$$\hat{y}=b_0+b_1x_1+b_2x_2+\cdots+b_px_p \tag{16-1}$$

这里，$\hat{y}$表示给定各自变量的值时，因变量 y 的估计值；b_0 表示各自变量均为 0 时 y 的估计值；b_i 表示其他自变量不变时，x_i 每改变一个单位，y 的估计值的平均变化量。

一、多元回归方程的前提条件

1. 前提条件　多元回归方程的前提条件有如下四点：

（1）线性：给定 $x_1, x_2, \dots, x_p$ 的数值后，相应的 y 随机变动，其总体均数为：

$$\hat{y}=b_0+b_1x_1+b_2x_2+\cdots+b_px_p$$

（2）独立：n 个个体之间互相独立；

（3）正态：给定 $x_1, x_2, \ldots, x_p$ 的数值后，相应的 y 值服从正态分布；

（4）等方差：当 $x_1, x_2, \ldots, x_p$ 的数值变动时，相应的 y 有相同的方差。

2. 建立步骤　通常，建立多元回归方程有 3 个步骤：

（1）求回归系数：求解待定系数 b_0 和偏回归系数 b_1、b_2……b_p。

（2）回归方程的检验：由样本计算得到的回归方程是总体回归的估计，多元回归方程有没有意义需要作假设检验。

（3）偏回归系数的检验：样本计算得到的这些偏回归系数 b_i 是总体偏回归系数 β_i（$i=1$，2……p）的估计值，在建立起方程后有必要对这些偏回归系数做检验。

二、多元回归方程的建立

建立多元回归方程，常用最小二乘估计的方法求解待定系数 b_0、b_1、b_2……b_p。每一例实测的 y 值 y_i 与回归方程估计的 $\hat{y}_i$ 值或多或少存在一定的差距。这些差距可以用 $y_i-\hat{y}_i$ 来表示，称为估计误差或残差（residual）。要使回归方程比较“理想”，很自然会想到应该使这些估计误差尽量小一些。即使得误差

$$\sum_{i=1}^{n}(y_i-\hat{y}_i)^2=\sum_{i=1}^{n}[y_i-(b_0+b_1X_{1i}+b_2X_{2i}+\cdots+bpX_{pi})]^2$$

达到最小。我们可以得到下列 p 元一次正则方程组：

$$\begin{aligned}&l_{11}b_1+l_{12}b_2+\cdots\cdots+l_{lp}b_p=l_{ly}\\&l_{21}b_1+l_{22}b_2+\cdots\cdots+l_{2p}b_p=l_{2y}\\&\cdots\cdots\\&l_{p1}b_1+l_{p2}b_2+\cdots\cdots+l_{pp}b_p=l_{py}\end{aligned}\tag{16-2}$$

$$b_0=\bar{y}-\sum_{i=1}^{n}b_i\bar{x}_i\tag{16-3}$$

式中 l_{ij} 表示各变量两两间离均差积和：

$$l_{ij}=\sum_{k=1}^{m}(x_{ik}-\bar{x}_i)(x_{jk}-\bar{x}_j)(i,j=1,2,\cdots\text{p})\tag{16-4}$$

l_{iy} 是 x_i 与 y 的离均差积和。当 $i=j$ 时 l_{ij} 就是各变量的离均差平方和。通过解方程组求得系数 b_0 和偏回归系数 b_1、b_2……b_p。

三、多元回归方程的应用举例

例 16-1　为研究初生儿体重与胎儿的孕龄、头径、胸径、腹径、股骨长的关系，以预测初生儿体重，某医院用超声波测得 18 名胎儿的有关指标值、测量时的孕龄和出生时体重如表 16-1。试进行多元回归分析。

解题步骤：

（1）计算均数：

$$\bar{x}_1=276.67\text{ 天}，\bar{x}_2=101.61\text{mm}，\bar{x}_3=98.33\text{mm}$$

$$\bar{x}_4=99.56\text{mm}，\bar{x}_5=71.72\text{mm}，\bar{y}=3\,286.11\text{g}$$

表 16-1　18 名胎儿孕龄、超声波测试结果与出生时体重

编号	孕龄	头径	胸径	腹径	股骨长	出生体重
	x_1 /天	x_2 /mm	x_3 /mm	x_4 /mm	x_5 /mm	y /g
1	289	101	109	107	73	3 900
2	282	86	84	83	69	2 500
3	270	102	101	100	66	3 400
4	284	98	96	92	74	3 200
5	275	101	100	104	68	3 100
6	285	101	94	98	69	3 200
7	270	98	103	99	68	3 100
8	259	97	80	81	63	2 400
9	285	109	102	104	88	3 800
10	268	103	95	101	73	3 200
11	280	107	99	107	76	3 500
12	267	112	90	98	71	3 500
13	271	100	102	104	71	3 000
14	283	101	106	103	68	3 700
15	287	102	106	107	71	3 900
16	273	103	102	102	61	3 000
17	276	102	98	99	88	3 100
18	276	106	103	103	74	3 650

（2）离差矩阵：

$$L=\begin{bmatrix} 1\,150.000 & -50.333 & 507.000 & 383.333 & 364.333 & 33\,666.366\,7 \\ & 510.278 & 253.333 & 437.889 & 231.056 & 25\,802.778 \\ & & 972.000 & 841.667 & 173.667 & 41\,833.333 \\ & & & 938.445 & 244.778 & 42\,938.889 \\ & & & & 843.611 & 19\,530.556 \\ & & & & & 3\,119\,027.780 \end{bmatrix}$$

（3）解正则方程组：

$$\begin{cases} 1\,150.00b_1-50.333b_2+507.000b_3+383.333b_4+364.333b_5=33\,666.667 \\ -50.333b_1+510.278b_2+253.333b_3+437.889b_4+231.056b_5=25\,802.778 \\ 507.000b_1+253.333b_2+972.000b_3+841.667b_4+173.667b_5=41\,833.333 \\ 383.333b_1+437.889b_2+841.667b_3+938.445b_4+244.778b_5=42\,938.889 \\ 364.333b_1+231.056b_2+173.667b_3+244.778b_4+843.611b_5=19\,530.556 \end{cases}$$

得：$b_1=24.305\,4$　$b_2=51.919\,2$　$b_3=29.606\,7$　$b_4=-14.014\,9$　$b_5=-3.594\,2$

$$b_0=3\,286.11-24.305\,4\times276.67-51.919\,2\times101.61-29.606\,7\times98.33+14.014\,9\times99.56+3.594\,2\times71.72=-9\,972.227\,4$$

（4）多元回归方程：

$$\hat{y}=-9\,972.227\,4+24.305\,4x_1+51.919\,2x_2+29.606\,7x_3-14.014\,9x_4-3.594\,2x_5$$

四、多元线性回归的方差分析

由样本建立的多元回归方程是否能代表变量总体之间的多元线性关系，需要进行检验，即检验样本建立的多元回归方程是否有统计学意义，采用方差分析。

因变量y的离均差平方和经回归分析被分解成两个部分。

$$SS_{总}=\sum_{i=1}^{n}(y_i-\hat{y})^2=\sum_{i=1}^{n}(\hat{y}_i-\overline{y})^2+\sum_{i=1}^{n}(y_i-\hat{y}_i)^2=SS_{回归}+SS_{误差}$$

其中：

$$SS_{回归}=\sum_{i=1}^{n}(\hat{y}_i-\overline{y})^2=\sum_{i=1}^{n}b_il_{iy}$$

$$SS_{误差}=SS_{总}-SS_{回归}$$

同时，自由度也被分解成两个部分。其中回归自由度就是自变量的个数。

$$v_{回归}=p, \tag{16-5}$$

$$v_{误差}=n-p-1 \tag{16-6}$$

由此可分别计算两部分的均方：

$$MS_{回归}=SS_{回归}/v_{回归}=\sum_{i=1}^{n}(\hat{y}_i-\overline{y})^2/p \tag{16-7}$$

$$MS_{误差}=SS_{误差}/v_{误差}。 \tag{16-8}$$

检验假设H_0: $\beta_1=\beta_2=\cdots=\beta_p=0$，这就意味着因变量$y$与所有的自变量$x$都不存在回归关系。备择假设：$H_1$: β_1、$\beta_2\cdots$、β_p不全为0。

当H_0成立时，有

$$F=\frac{MS_{回归}}{MS_{剩余}}$$

服从F分布。这样就可以用F统计量来检验多元回归方程是否有意义。方差分析的过程可以归纳成如表16-2形式的方差分析表。

表16-2　多元回归方差分析表

来源	离均差平方和	自由度	均方	F值	P值
总	$SS_{总}$	$n-1$			
回归	$SS_{回归}$	p	$MS_{回归}=SS_{回归}/p$	$MS_{回归}/MS_{误差}$	
误差	$SS_{剩余}$	$n-p-1$	$MS_{误差}=SS_{误差}/(n-p-1)$		

五、偏回归系数检验

多元回归方程有统计学意义并不说明每一个偏回归系数都有意义。由样本计算得到的这些偏回归系数b_i是总体偏回归系数$\beta_{i}(i=1, 2, \cdots, p)$的估计值。如果这些总体偏回归系数等于0，多元回归方程就没有意义。在建立起方程后有必要对这些偏回归系数做检验。所以有必要对每个偏回归系数做检验。在$\beta_i=0$时，偏回归系数b_i服从正态分布，所以可用t统计量对偏回归系数做检验。

检验假设H_0: $\beta_i=0$，H_1: $\beta_i\neq0$。

当 H_0 成立时，有：

$$t_i = \frac{b_i - \beta_i}{s_{b_i}},\ i=1,2,\cdots,p \tag{16-9}$$

式中 s_{b_i} 是第 i 个偏回归系数的标准误。其计算比较复杂，需由计算机完成。一般统计软件在完成多元回归分析同时都会输出方差分析与 t 检验的结果。其中 t 检验结果给出了每个偏回归系数和常数项的值、它们的标准误、t 值及相应的 P 值。

六、统计软件实现多元线性回归

1. CHISS 软件实现多元线性回归　设考虑 p 个因素 $X_1, X_2, \ldots, X_p$ 对因变量 Y 有影响，有 n 个观察对象，其数据结构为表 16-3 所示：

表 16-3　多元线性回归的数据结构

编号	X_1	X_2	…	X_p	Y
1	X_{11}	X_{12}	…	X_{1p}	Y_1
2	X_{21}	X_{22}	…	X_{2p}	Y_2
3	X_{31}	X_{32}	…	X_{3p}	Y_3
…	…	…	…	…	…
n	X_{n1}	X_{n2}	…	X_{np}	Y_p

以例 16-1 为例，在 CHISS 中实现多元回归分析的步骤如下：

（1）进入数据模块：此数据库已建立，文件名为：B16-1.DBF。打开数据库，点击“数据”→“文件”→“打开数据库表”，找到文件名为：B16-1.DBF →“确认”。

（2）进入统计模块：进行统计计算，点击“模型”→“数学模型”→“回归模型”，解释变量：常数项、X_1、X_2、X_3、X_4、X_5，反因变量：Y →“确认”。

（3）进入结果模块：查看结果，点击“结果”，见表 16-4 和表 16-5。

表 16-4　估计参数及检验结果（因变量＝Y）

参数名	估计值	标准误	t 值	P 值
常数项	−9 972.227 4	2 068.768 2	4.820 4	0.000 4
X1	24.305 4	7.204 5	3.373 7	0.005 5
X2	51.919 2	13.772 5	3.769 8	0.002 7
X3	29.606 7	14.860 6	1.992 3	0.069 6
X4	−14.014 9	18.088 8	0.774 8	0.453 5
X5	−3.594 2	7.513 7	0.478 3	0.641 0

表 16-5　方差分析表（指标＝Y）

方差来源	自由度	平方和	均方	F 值	P 值
模型	5	2 724 506.847 1	544 901.369 4	16.574 1	0.000 1
误差	12	394 520.930 6	32 876.744 2		
总变异	17	3 119 027.777 8			

复相关系数：0.934 6　　决定系数：0.873 5　　剩余标准差 Sy.x：　181.319 5

由方差分析结果可见 P=0.000 1，可认为回归方程有统计学意义。由 t 检验结果可见，偏回归系数 b_1、b_2 的 P 值都小于 0.01，b_3 的 P 值略大于 0.05，可认为这三个偏回归系数是有统计意义的。b_4、b_5 的 P 值接近或大于 0.50，不能否定 $\beta_4=0$、$\beta_5=0$ 的假设，可认为 X_4、X_5 对 Y 没有明显的线性影响。出生时的体重可能与腹径、股骨长的变化没有什么关系。

2. SAS 软件实现多元线性回归

```
procreg data=data.b16_1;
    model Y=X1-X5;   /* 回归模型 */
run;
```

结果如图 16-1。

REG 过程
模型: MODEL1
因变量: Y

读取的观测数	18
使用的观测数	18

方差分析					
源	自由度	平方和	均方	F 值	Pr > F
模型	5	2724507	544901	16.57	<.0001
误差	12	394521	32877		
校正合计	17	3119028			

均方根误差	181.31945	R 方	0.8735
因变量均值	3286.11111	调整 R 方	0.8208
变异系数	5.51775		

参数估计					
变量	自由度	参数估计	标准误差	t 值	Pr > |t|
Intercept	1	-9972.22741	2068.76822	-4.82	0.0004
X1	1	24.30539	7.20445	3.37	0.0055
X2	1	51.91919	13.77247	3.77	0.0027
X3	1	29.60668	14.86059	1.99	0.0696
X4	1	-14.01489	18.08885	-0.77	0.4535
X5	1	-3.59417	7.51371	-0.48	0.6410

图 16-1　多元线性回归模型的 SAS 软件结果

由方差分析结果可见 $P<0.000\ 1$，可认为回归方程有统计学意义。由 t 检验结果可见，偏回归系数 b_1、b_2 的 P 值都小于 0.01，b_3 的 P 值略大于 0.05，可认为这三个偏回归系数是有统计意义的。b_4、b_5 的 P 值接近或大于 0.50，不能否定 $\beta_4=0$、$\beta_5=0$ 的假设，可认为 X_4、X_5 对 Y 没有明显的线性影响。出生时的体重可能与腹径、股骨长的变化没有什么关系。

3. Stata 软件实现多元线性回归

```
* 导入样例 b16-1 的 csv 文件
import delimited E:\example/b16-1.csv, encoding(GBK) clear
* 对数据进行多元线性回归，结果如图 16-2
reg y x1 x2 x3 x4 x5
```

```
      Source |       SS           df       MS      Number of obs   =        18
-------------+----------------------------------   F(5, 12)        =     16.57
       Model |  2724506.85         5  544901.369   Prob > F        =    0.0001
    Residual |  394520.931        12  32876.7442   R-squared       =    0.8735
-------------+----------------------------------   Adj R-squared   =    0.8208
       Total |  3119027.78        17  183472.222   Root MSE        =    181.32

------------------------------------------------------------------------------
           y |      Coef.   Std. Err.      t    P>|t|     [95% Conf. Interval]
-------------+----------------------------------------------------------------
          x1 |   24.30539   7.204451     3.37   0.006     8.608237    40.00254
          x2 |   51.91919   13.77247     3.77   0.003     21.91156    81.92682
          x3 |   29.60668   14.86059     1.99   0.070    -2.771771    61.98513
          x4 |  -14.01489   18.08885    -0.77   0.453     -53.4271    25.39733
          x5 |  -3.594173   7.513713    -0.48   0.641    -19.96515     12.7768
       _cons |  -9972.227   2068.768    -4.82   0.000    -14479.69   -5464.769
------------------------------------------------------------------------------
```

图 16-2　多元线性回归模型的 Stata 软件结果

4. SPSS 软件实现多元线性回归　此数据库已建立在文件夹中，文件名为：b16-1sav。

首先，打开文件，单击“文件”→“打开”→“数据”，找到文件名“b16-1sav”，点击“打开”。

第二，点击“分析”→“回归”→“线性”，如图 16-3 所示，弹出“线性回归”对话框，如图 16-4 对话框，因变量中选入“Y”，自变量中选入“X1”“X2”“X3”“X4”“X5”，个案标签选入“N”，点击“统计”，弹出“统计”对话框，如图 16-5 所示，回归系数选择“估算值”，选择“模型拟合”，点击“继续”，点击“图”，弹出图对话框，选择“DEPENDNT”，点击“继续”，点击“选项”，弹出“选项”对话框，设置方法如图 16-6 所示，点击“继续”，点击“确定”。

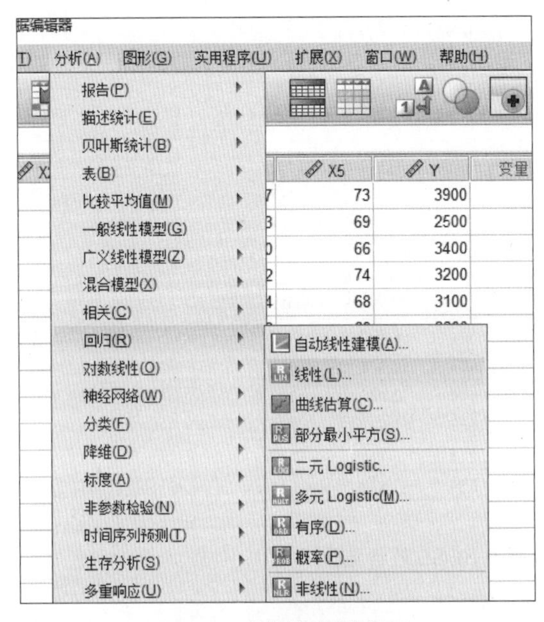

图 16-3　数据编辑器窗口

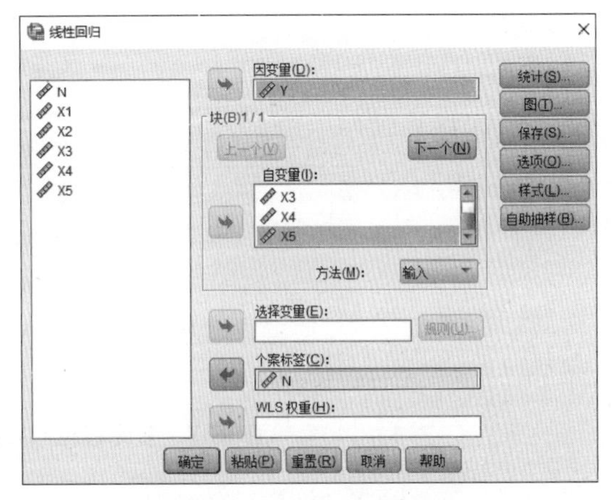

图 16-4　线性回归对话框

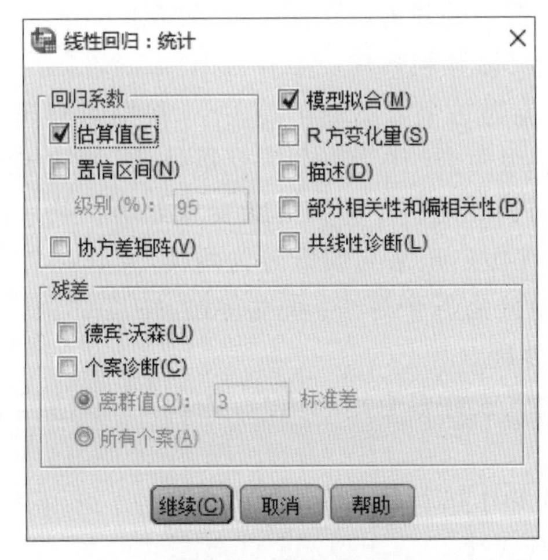

图 16-5　统计对话框

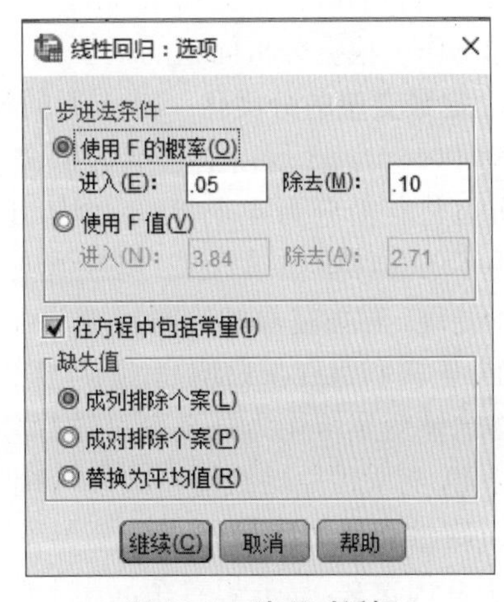

图 16-6　选项对话框

结果显示如图 16-7 所示。

模型摘要[b]

模型	R	R 方	调整后 R 方	标准估算的错误
1	.935[a]	.874	.821	181.319

a. 预测变量：(常量), X5, X3, X2, X1, X4

b. 因变量：Y

ANOVA[a]

模型		平方和	自由度	均方	F	显著性
1	回归	2724506.847	5	544901.369	16.574	.000[b]
	残差	394520.931	12	32876.744		
	总计	3119027.778	17			

a. 因变量：Y

b. 预测变量：(常量), X5, X3, X2, X1, X4

系数[a]

模型		未标准化系数		标准化系数	t	显著性
		B	标准错误	Beta		
1	(常量)	-9972.227	2068.768		-4.820	.000
	X1	24.305	7.204	.467	3.374	.006
	X2	51.919	13.772	.664	3.770	.003
	X3	29.607	14.861	.523	1.992	.070
	X4	-14.015	18.089	-.243	-.775	.453
	X5	-3.594	7.514	-.059	-.478	.641

a. 因变量：Y

图 16-7　多元线性回归模型的 SPSS 软件结果

七、多元线性回归中的有关问题

（一）不同类型变量的数量化

根据不同的研究目的和变量的类型，同一个数据的处理可以选用不同的统计分析方法，在实际工作中根据分析问题的需要，各类变量之间可以互相转化。

1. 定量变量的分类化　某人群的年龄原始数据为每个人实际年龄大小，根据研究问题的情况可划分为 65 岁以上老年组和 65 岁以下对照组两类，作为二分类变量处理；若按年组段划分可将年龄分为 4 个等级：少年儿童、青年、中年和老年，作为等级变量处理。某人群成年男子的血红蛋白量（g/L）属数值变量，若按血红蛋白正常与偏低分为两类，可作为二分类变量处理；若按贫血的诊断标准将血红蛋白含量分为五个等级：重度贫血、中度贫血、轻度贫血、正常和血红蛋白增高，则可作为等级变量处理。

将定量变量转化为分类变量进行分析，有时会失去许多有用的信息，因此，一般情况不进行转化，而采用原始数值直接参与统计分析。

2. 定性变量的定量化　二分类变量可以用 0 和 1 进行数量化，如人的性别，可用其 1 代表男，0 代表女，癌症患者结局用 1 代表死亡，0 代表生存。

对于多分类变量的数量化，比如人的血型分为 A 型、B 型、O 型和 AB 型相互独立的四类，在建立数据库时可能是按照“A = 1，B = 2，O = 3，AB = 4”进行记录，但是这仅仅是一种记录的方法，并不代表他们之间存在数值大小。在回归分析中，有时需要研究定性变量各个分类之间的差异，而多分类变量不能像数值变量或二分类变量一样直接进行分析。为了解决以上的问题，可以将原始的多分类变量转化为多个哑变量（dummy variable），每个哑变量只代表某两个类别之间的差异。比如给 A、B、O 血型设置哑变量，设哑变量 $X_1 = 1$ 代表 A 型血，$X_1 = 0$ 代表其他型血，哑变量 $X_2 = 1$ 代表 B 型血，$X_2 = 0$ 代表其他型血，哑变量 $X_3 = 1$ 代表 AB 型血，$X_3 = 0$ 代表其他型血，设置方法见表 16-6。

表 16-6　ABO 血型的哑变量设置

哑变量	X_1	X_2	X_3
A 型	1	0	0
B 型	0	1	0
AB 型	0	0	1
O 型	0	0	0

需要设置 3 个哑变量，由表 16-6 可见 $X_1 = X_2 = X_3 = 0$ 代表 O 型血，此时 O 型血是基础对比水平，也可以选择其他型血作为基础对比水平，以利于不同型血差异的比较。

再如职业分为工人、农民、军人、知识分子、商人和其他归为一类，共 6 类，设五个哑变量，见表 16-7。

表 16-7　职业的哑变量设置

	X_1	X_2	X_3	X_4	X_5
工人	1	0	0	0	0
农民	0	1	0	0	0
军人	0	0	1	0	0
知识分子	0	0	0	1	0
商人	0	0	0	0	1
其他	0	0	0	0	0

如果原始变量有 k 个分类，则哑变量就有 $k-1$ 个。这些哑变量可以参加多变量分析的统计运算。

3. 等级变量的数量化　等级变量的数量化可能采用多个哑变量的方法进行数量化，方法同无序多分类变量的数量化。根据问题的性质有时可以采用评分的方法进行简单的数量化。例如医生对患者的总体疗效评价可分为很差、差、一般、好、很好五级，分别给以分值 0、1、2、3、4 分，视为数量来进行统计分析。如果已经知道是不等距的或不能用等距去度量该变量的等级差异时，一定不要用等距赋值，否则会歪曲该变量对因变量的作用。

（二）自变量的联合作用分析

在实际问题中，有时会遇到某些自变量本身与因变量没有多大的关系，但两个或多个这样的自变量合在一起可能会对因变量产生显著影响。这时，在做多元回归分析时，可构造一些衍生变量或称为复合变量，就是两个或多个自变量的乘积作为一个新的自变量，与其他自变量一起进行分析。如果这种联合作用存在，这些复合自变量的偏回归系数 t 检验结果会有显著意义。

（三）自变量的共线性

当自变量之间存在高度线性关系时，称为自变量间存在着共线性。这时由于自变量的高度相关，直接影响到偏回归系数的估计，使结果不稳定。估计得到的偏回归系数往往无法解释实际问题。处理共线性的方法很多，如下节介绍的逐步回归方法等。

第二节　逐步回归

在多元线性回归分析中，研究者往往是根据自己的经验或借鉴他人的研究结果选定若干个自变量，如上例为了分析初生儿出生体重情况，研究者选定的指标有：胎儿的孕龄、头径、胸径、腹径、股骨长5个。这些自变量对因变量的影响作用是否都有统计学意义还有待考察。通过多元线性回归分析，常常会发现其中有很多自变量对因变量的影响无意义。同时，也常会遇到自变量间存在共线性的问题，影响到偏回归系数估计和回归方程的"质量"。因此，在建立回归方程的过程中有必要考虑对自变量进行筛选，挑选出若干个与因变量作用较大的变量建立回归方程。剔除那些对因变量没有多大影响的变量，从而建立一个较理想、较稳定的回归方程。

筛选自变量的方法有很多，统计软件中经常采用的选择自变量的方法是逐步回归（stepwise regression）。逐步回归事先给定挑选自变量进入方程的 P 界值（缺省值 $P=0.1$），开始方程中没有自变量，然后，按自变量对 y 的贡献大小由大到小依次挑选进入方程，每选入一个变量，都要对已在模型中的变量进行检验，对大于剔除标准的变量要逐一剔除。

根据给定的检验水准与检验结果判定被检验的自变量是否该选入方程。常用的假设检验主要有以下几种：

（1）偏回归贡献 F 检验

$$F=\frac{(SS_{回归,p+1}-SS_{回归,p})(n-p-2)}{SS_{误差,p+1}},F\sim F_{\alpha,1,n-p-2} \tag{16-10}$$

式中：$SS_{回归,p}$：选入 p 个自变量时的回归平方和，

$SS_{回归,p+1}$：选入 $p+1$ 个自变量时的回归平方和，

$SS_{误差,p+1}$：选入 $p+1$ 个自变量时的误差平方和。

公式（16-10）分子的前半部分是新引入方程自变量的偏回归平方和，就是引入该变量后回归平方和增加值。因为其自由度为1，所以等于回归均方。分母是误差平方和除以相应的自由度得到误差均方。所以 F 是偏回归均方与误差均方的比值。

（2）误差减少量 F 检验

$$F=\frac{(SS_{误,p}-SS_{误,p+1})(n-p-2)}{SS_{误,p+1}},F\sim F_{\alpha,1,n-p-2} \tag{16-11}$$

这个统计量与上一个统计量完全一样。误差平方和的减少量也就是回归平方和增加的量，只是用不同的数值计算，从不同角度去解释和理解而已。

（3）偏回归系数t检验

$$t_i=\frac{b_i-\beta_i}{s_{b_i}} \tag{16-12}$$

可以用于检验新引入自变量对因变量的作用是否有统计学意义。t 统计量与上述两个

统计量是等价的，$F=t^2$。

采用不同的标准，用不同的方法，建立的回归方程中所包含的自变量可能会有所不同。当用同一种方法同一个假设检验时，给定的检验水准不同时，引入自变量也可能不一样。所以同一份样本资料可以采用不同的标准和方法处理。经常被不同方程选入的那些自变量可能是建立多元回归方程自变量的较好子集。

试对上例某医院用超声波测得18名胎儿的有关指标值、测量时的孕龄与出生时的体重进行逐步回归分析。

1. CHISS软件实现逐步回归　实现步骤：

（1）进入数据模块：此数据库已建立，文件名为：B16-1.DBF。打开数据库，点击"数据"→"文件"→"打开数据库表"，找到文件名为：B16-1.DBF →"确认"。

（2）进入统计模块：进行统计计算，点击"模型"→"数学模型"→"逐步回归"，解释变量：常数项、X1，X2，X3，X4，X5，反因变量Y →"确认"；选入水平，剔除水平：0.1 →"确认"。

（3）进入结果模块：查看结果，点击"结果"，见表16-8和表16-9。

选变量门槛值 $P=0.100$；剔除变量门槛值 $P=0.100$

步1：　　X4　进方程，　$F=27.2319$

步2：　　X1　进方程，　$F=4.3999$

步3：　　X2　进方程，　$F=9.2764$

步4：　　X3　进方程，　$F=4.3583$

步5：　　X4　出方程，　$F=0.6021$

表16-8　回归方程系数（因变量=Y）

参数名	标准系数	回归系数
X1	0.426	22.164
X2	0.545	42.643
X3	0.359	20.363
常数项		−9 181.341

标准平方和 $Q_1=0.134\,87$

剩余平方和 $Q_2=420\,663.37$　　回归贡献 $U=2\,698\,364.41$

复相关系数 $R=0.930\,1$　　剩余标准差 $Sy=173.341\,8$

表16-9　方差分析表

变异来源	自由度	平方和	均方	F值	P值
总	17	3 119 027.777 8			
回归	3	2 698 364.407 0	899 454.802 3	29.934 5	<0.000 1
误差	14	420 663.370 8	30 047.383 6		

2. SAS软件实现逐步回归

```
procreg data=data.b16_1;
    model Y=X1-X5/selection=stepwise;    /* 逐步回归 */
run;
```

结果如图 16-8(a)(b)。

"逐步选择"的汇总

步	输入的变量	删除的变量	引入变量数	偏R方	模型R方	C(p)	F值	Pr > F
1	X4		1	0.6299	0.6299	21.1112	27.23	<.0001
2	X1		2	0.0839	0.7138	15.1479	4.40	0.0533
3	X2		3	0.1140	0.8279	6.3286	9.28	0.0087
4	X3		4	0.0432	0.8711	4.2288	4.36	0.0571
5		X4	3	0.0060	0.8651	2.7952	0.60	0.4517

(a)

方差分析

源	自由度	平方和	均方	F值	Pr > F
模型	3	2698364	899455	29.93	<.0001
误差	14	420663	30047		
校正合计	17	3119028			

变量	参数估计	标准误差	II型SS	F值	Pr > F
Intercept	-9181.34079	1769.59876	808852	26.92	0.0001
X1	22.16411	6.08837	398204	13.25	0.0027
X2	42.64270	8.59592	739455	24.61	0.0002
X3	20.36349	7.08217	248416	8.27	0.0122

(b)

图 16-8 逐步回归的 SAS 软件结果

3. Stata 软件实现逐步回归

结果如图 16-9

sw, pr(0.1): reg y x1 x2 x3 x4 x5

```
                      begin with full model
p = 0.6410 >= 0.1000  removing x5
p = 0.4517 >= 0.1000  removing x4

      Source |       SS           df       MS      Number of obs   =        18
-------------+----------------------------------   F(3, 14)        =     29.93
       Model |  2698364.41         3  899454.802   Prob > F        =    0.0000
    Residual |  420663.371        14  30047.3836   R-squared       =    0.8651
-------------+----------------------------------   Adj R-squared   =    0.8362
       Total |  3119027.78        17  183472.222   Root MSE        =    173.34

------------------------------------------------------------------------------
           y |      Coef.   Std. Err.      t    P>|t|     [95% Conf. Interval]
-------------+----------------------------------------------------------------
          x1 |   22.16411   6.088369     3.64   0.003     9.105857    35.22236
          x2 |    42.6427   8.595918     4.96   0.000     24.20629    61.07911
          x3 |   20.36349   7.082168     2.88   0.012     5.173752    35.55323
       _cons |  -9181.341   1769.599    -5.19   0.000    -12976.75   -5385.929
------------------------------------------------------------------------------
```

图 16-9 逐步回归的 Stata 软件结果

4. SPSS 软件实现逐步回归

此数据库已建立在文件夹中，文件名为：b16-1sav。

首先，打开文件，单击"文件"→"打开"→"数据"，找到文件名"b16-1sav"，点击"打开"。

第二，点击"分析"→"回归"→"线性"，如图 16-3 所示，弹出线性回归对话框，如图 16-10 对话框，因变量中选入"Y"，自变量中选入"X1""X2""X3""X4""X5"，个案标签选入"N"，方法选择"步进"。

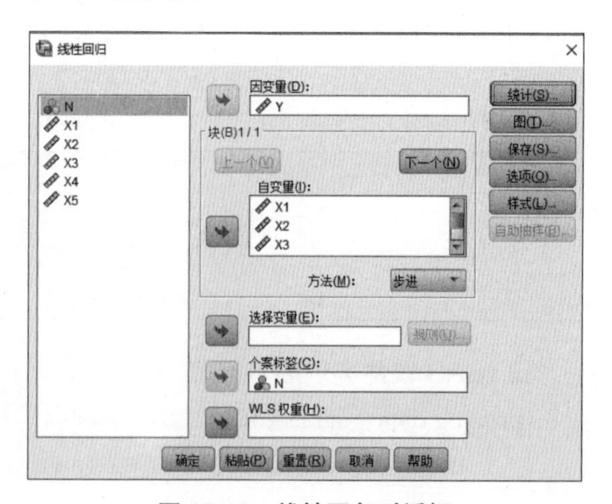

图 16-10 线性回归对话框

第三点击“统计”，设置如图 16-11 所示，点击“继续”。

第四点击“选项”，弹出选项对话框，如图 16-12 所示，步进法条件选择“使用 *F* 的概率”，进入设为“0.1”，除去设为“0.11”，点击“继续”。点击“确定”。

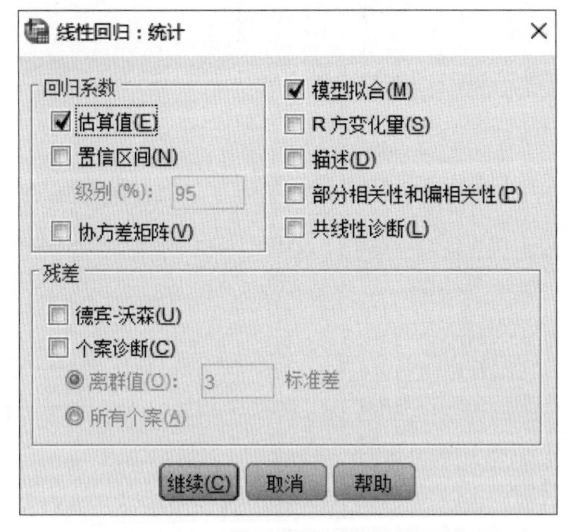

图 16-11　线性回归：统计对话框

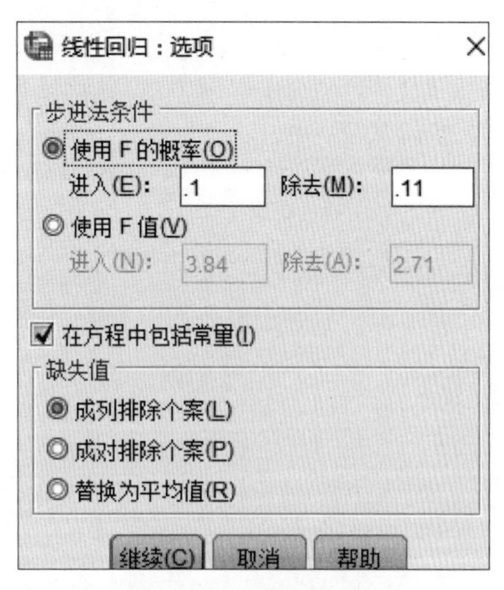

图 16-12　选项对话框

结果显示如图 16-13（a）（b）所示。

输入/除去的变量[a]

模型	输入的变量	除去的变量	方法
1	X4	.	步进（条件：要输入的 F 的概率 <= .100，要除去的 F 的概率 >= .110）。
2	X1	.	步进（条件：要输入的 F 的概率 <= .100，要除去的 F 的概率 >= .110）。
3	X2	.	步进（条件：要输入的 F 的概率 <= .100，要除去的 F 的概率 >= .110）。
4	X3	.	步进（条件：要输入的 F 的概率 <= .100，要除去的 F 的概率 >= .110）。
5	.	X4	步进（条件：要输入的 F 的概率 <= .100，要除去的 F 的概率 >= .110）。

a. 因变量：Y

（a）

系数[a]

模型		未标准化系数 B	标准错误	标准化系数 Beta	t	显著性
1	(常量)	-1269.092	875.201		-1.450	.166
	X4	45.755	8.768	.794	5.218	.000
2	(常量)	-5100.316	1991.922		-2.561	.022
	X4	39.124	8.567	.679	4.567	.000
	X1	16.234	7.739	.312	2.098	.053
3	(常量)	-9209.563	2092.184		-4.402	.001
	X4	18.097	9.745	.314	1.857	.084
	X1	24.884	6.831	.478	3.643	.003
	X2	37.491	12.309	.480	3.046	.009
4	(常量)	-9640.287	1890.223		-5.100	.000
	X4	-13.597	17.524	-.236	-.776	.452
	X1	22.736	6.221	.437	3.655	.003
	X2	49.566	12.476	.634	3.973	.002
	X3	30.035	14.387	.530	2.088	.057
5	(常量)	-9181.341	1769.599		-5.188	.000
	X1	22.164	6.088	.426	3.640	.003
	X2	42.643	8.596	.545	4.961	.000
	X3	20.363	7.082	.359	2.875	.012

a. 因变量：Y

（b）

图 16-13　逐步回归的 SPSS 软件结果

第三节　回归方程的选择

采用不同的选入、剔除变量方法，选取不同的选入、剔除变量标准，会得到不同的回归方程。我们要根据实际问题，对每个变量的单独作用、变量间的交互作用作恰当的评价。一般来说，当回归方程中自变量个数增加，或多或少总能减少剩余误差，提高模型的拟合精度，但势必导致模型的复杂性。因此，在建立回归方程时，要遵循一个原则，即“少而精”，具体地说：既要尽可能地提高拟合的精度，又要尽可能地使模型简单。这就需要有一个量化的标准来衡量所得模型的“优”与“劣”。目前，常用的衡量方程好坏的标准有如下几个：

一、复相关系数

$$R^2 = 1 - \frac{SS_{误}}{SS_{总}} \tag{16-13}$$

R^2 称为决定系数，反映模型拟合优度，其值越大越好。复相关系数 R 的特点是，当方程中变量增加时，复相关系数总是增加的，即使增加的变量无显著性意义。当根据 R^2 的大小判断方程的优劣时，结论总是变量最多的方程最好。显然用这一标准衡量方程的好坏是有缺陷的。

二、校正复相关系数

$$R_c^2 = 1 - \frac{MS_{误}}{MS_{总}} \tag{16-14}$$

反映模型的拟合优度，但它增加了对方程中变量数的“惩罚”，也即，当有统计意义的变量进入方程，可使复相关系数增加，而当无意义的变量增加到方程中时，校正复相关系数反而减少。用它作为衡量方程好坏的标准是：方程中应尽可能多地包含所有有意义的变量，而尽可能少地包含无意义的变量。因此，校正复相关系数是衡量方程好坏的重要指标之一。

三、剩余标准差

$$S_{残差} = \sqrt{MS_{误差}} = \sqrt{\frac{SS_{误差}}{n-p-1}} \tag{16-15}$$

反映回归方程的估计精度，是残差的标准差，其值越小越好。一般它随回归方程中自变量的增加而减少，但增加一些无统计意义的自变量后，反而会增大。这一性质与校正复相关系数相似。因此，剩余标准差也是衡量方程好坏的重要指标之一。在实际中，用该指标筛选出的方程与用校正复相关系数筛选出的方程常是一致的。

四、$C_{(p)}$统计量

$C_{(p)}$由C.Mallows在1973年提出

$$C_{(p)} = (n-p-1)(MS_{误}/MS_{全}-1)+(p+1) \tag{16-16}$$

式中$MS_{全}$是包含全部m个自变量回归方程的误差均方，p是选入的变量个数，$MS_{误}$是由p个选入的自变量建立回归方程的误差均方。

$C_{(p)}$值的大小决定于两部分：① $MS_{误}$越小，$C_{(p)}$值越小；② p过大、过小都会使$C_{(p)}$值变大，只有选择合理的p，也就是变量个数适中，才能使$C_{(p)}$值相对较小。所以$C_{(p)}$值越小，方程越理想。

（陈 琦 童新元）

别喝酒，别用烟草来刺激心脏，你就能像齐齐安老人那样长寿，活到九十九。

——巴甫洛夫（俄罗斯生理学家，1849—1936年）

第十七章 logistic 回归模型

上一章介绍的多元线性回归可用于分析一个连续性因变量与一组自变量之间的关系，但是在实际工作中，我们经常会遇到因变量为分类变量的情况。如发病与否、死亡与否等，需要研究该分类变量与一组变量之间的关系。此时，若以某事件发生率 P 为因变量，因变量与自变量之间通常不再存在线性关系，而且从理论上讲，某事件发生率的取值范围为 0～1，但在线性模型的条件下，不能保证在自变量的各种组合下，因变量的取值仍限制在 0～1 内。因此，当因变量为分类变量时，线性回归分析将不再适用。

对于单个分类自变量的资料，此时通常选用四格表卡方检验进行统计分析。但单因素分析结果的可靠性取决于所比较的两组之间是否具有可比性。当影响结果的混杂因素较多时，实际上往往难以满足均衡可比的要求，这时分析结果会带有偏倚。传统的 Mantel-Haenszel 分层卡方分析法在控制混杂因素方面显示了强大的能力，但这种经典分析方法也存在局限性，随着控制因素的增加，单元格被划分得越来越细，每格内的数据越来越少，使估计相对危险度变得困难。

本章介绍的 logistic 回归模型成功地解决了上述问题。logistic 回归模型是一种概率模型，可用来分析某类事件发生的概率与自变量之间的关系。它是以疾病、死亡等结果发生的概率为因变量，影响疾病发生的因素为自变量建立回归模型，适用于因变量为分类值的资料，特别适用于因变量为二项分类的情形。模型中的自变量可以是定性离散值，也可以是定量观测值。在医学研究中经常需探讨疾病的发生与否和暴露因素之间的关系，例如在卫生服务研究中研究患者是否就诊与年龄、性别、文化程度等的关系，此类问题即可用 logistic 回归来进行分析。该模型还常用于流行病学中研究疾病发生与危险因素间的关系，它还可用于其他领域，研究某个二分类（或多分类有序、多分类无序）的因变量与有关自变量的关系。又如，在疗效考核中，研究疗效（分显效、有效、无效三个等级）与治疗方法、患者病情轻重等因素的关系。

logistic 回归按因变量的类型分为：两分类的 logistic 回归、多分类有序因变量的 logistic 回归和多分类无序因变量的 logistic 回归。按照设计类型可分为：非条件 logistic 回归，即研究对象未经过配对；条件 logistic 回归，即研究对象为 1∶1 或 n∶m 配对。本章重点介绍因变量为二分类的非条件 logistic 回归模型，并通过实例说明如何实现 logistic 回归分析。

第一节　logistic 回归模型的基本概念

一、数据结构

设有 p 个危险因素 $x_1, x_2, ..., x_p$ 及结果分类变量 y，观察例数为 n。进行 logistic 回归分析。数据的一般格式如表 17-1 所示：

表 17-1　logistic 回归的数据格式

例号	X_1	X_2	X_3	…	X_p	Y
1	X_{11}	X_{12}	X_{13}		X_{1p}	Y_1
2	X_{21}	X_{22}	X_{23}	…	X_{2p}	Y_2
3	X_{31}	X_{32}	X_{33}	…	X_{3p}	Y_3
…	…	…	…	…	…	…
n	X_{n1}	X_{n2}	X_{n3}	…	X_{np}	Y_n

二、logistic 回归的模型结构

设 $X_1, X_2, \cdots, X_p$ 为一组自变量，Y 为因变量。当 Y 是阳性反应时，记为 $Y=1$；当 Y 是阴性反应时，记 $Y=0$。用 P 表示发生阳性反应的概率；用 Q 表示发生阴性反应的概率，显然 $P+Q=1$。

logistic 回归模型为：

$$P = \frac{e^{\beta_0+\beta_1x_1+\beta_2x_2+\cdots+\beta_px_p}}{1+e^{\beta_0+\beta_1x_1+\beta_2x_2+\cdots+\beta_px_p}} \tag{17-1}$$

经数学变换可得：

$$\ln[p/(1-p)] = \beta_0 + \beta_1x_1 + \cdots + \beta_px_p. \tag{17-2}$$

定义：$\mathrm{logit}(p) = \ln[p/(1-p)]$为 logistic 变换，即：

$$\mathrm{logit}(p) = \beta_0 + \beta_1x_1 + \cdots + \beta_px_p \tag{17-3}$$

在数学中，公式（17-1）的右端称为 logistic 函数，所以公式（17-1）称为 logistic 回归模型。logistic 函数（罗吉斯蒂函数）又称增长函数。此函数曾于 1838 年由比利时学者 P•F•Verhulst 第一次提出，后湮没失传。1920 年，美国学者 Robert•B•Pearl 和 Lowell•J•Reed 在研究果蝇的繁殖中，重新发现这个函数，并开始在人口估计和预测中推广应用，引起广泛注意。

公式（17-1）中 β_0 是常数项；β_j（$j=1, 2, \cdots, p$）是与研究因素 X_j 有关的参数，称为偏回归系数。事件发生的概率 P 与 β_x 之间呈曲线关系，当 β_x 在（$-\infty$，∞）之间变化时，P 或 Q 在（0，1）之间变化。

若有 n 例观察对象，第 i 名观察对象在自变量 $x_{i1}, x_{i2}, \cdots, x_{ip}$ 作用下的因变量为 y_i，阳性反应记为 $y_i=1$，否则 $y_i=0$。相应地用 P_i 表示其发生阳性反应的概率；用 Q_i 表示其发生阴性反应的概率，仍然有 $P_i+Q_i=1$。P_i 和 Q_i 的计算如下：

$$P_i = \frac{e^{\beta_0 + \beta_1 x_{i1} + \beta_2 x_{i2} + \cdots + \beta_p x_{ip}}}{1 + e^{\beta_0 + \beta_1 x_{i1} + \beta_2 x_{i2} + \cdots + \beta_p x_{ip}}} \tag{17-4}$$

$$Q_i = \frac{1}{1 + e^{\beta_0 + \beta_1 x_{i1} + \beta_2 x_{i2} + \cdots + \beta_p x_{ip}}} \tag{17-5}$$

这样，第 i 个观察对象的发病概率比数（odds）为 P_i/Q_i，第 l 个观察对象的发病概率比数 P_l/Q_l，而这两个观察对象的发病概率比数之比值便称为比数比（odds ratio，OR）。对比数比取自然对数得到关系式：

$$\ln\left(\frac{P_i / Q_i}{P_l / Q_l}\right) = \beta_1(x_{i1} - x_{l1}) + \beta_2(x_{i2} - x_{l2}) + \cdots + \beta_p(x_{ip} - x_{lp}) \tag{17-6}$$

等式左边是比数比的自然对数，等式右边的 $(x_{ij} - x_{lj})(j = 1, 2, \cdots, p)$ 是同一因素 x_j 的不同暴露水平 x_{ij} 与 x_{lj} 之差。

三、回归系数 β_i 的意义

$$令X_j = \begin{cases} 1 暴露 \\ 0 非暴露 \end{cases}$$

$X_j = 1$ 时的发病（或阳性）优势为：$P_1/(1 - P_1)$，$X_j = 0$ 时的发病（或阳性）优势为：$P_0/(1 - P_0)$，流行病学的常用指标优势比或比数比 OR（odds ratio）的定义是：暴露人群发病优势与非暴露人群发病优势之比。即：

$$OR = \frac{p_1 / (1 - p_1)}{p_0 / (1 - p_0)} \tag{17-7}$$

$$\ln(OR) = \text{logit}[p(1)] - \text{logit}[p(0)] = (\beta_0 + \beta_j \times 1) - (\beta_0 + \beta_j \times 0) = \beta_j \tag{17-8}$$

即

$$OR = \exp(\beta_j) \tag{17-9}$$

β_j 的流行病学意义是在其他自变量固定不变的情况下，自变量 X_j 的暴露水平每改变一个测量单位时所引起的比数比的自然对数改变量。或者说，在其他自变量固定不变的情况下，当自变量 X_j 的水平每增加一个测量单位时所引起的比数比为增加前的 $\exp(\beta_j)$ 倍。当 β_j 为正值时，X_j 的增加使 OR 增加，是危险因素；当 β_j 为负值时，X_j 的增加使 OR 减少，是保护因素。这里需指出的是，同多元线性回归一样，在比较暴露因素对因变量相对贡献大小时，由于各自变量的取值单位不同，也不能用偏回归系数的大小作比较，而须用标准化偏回归系数来作比较。标准化偏回归系数值的大小，直接反映了其相应的暴露因素对因变量的相对贡献的大小。

第二节 logistic 回归的参数估计及假设检验

一、参数估计

由于 logistic 回归是一种概率模型，通常用最大似然估计法（maximum likelihood estimate）求解模型中参数 β_j 的估计值 $b_j(j = 0, 1, \cdots, p)$。最大似然估计法的基本思想是先建立似然函数或对数似然函数，求似然函数或对数似然函数达到极大时参数的取值，称为

参数的最大似然估计值。但根据研究的设计方案不同，在似然函数（likelihood function）的构造上往往略有差别，这里只介绍横断面研究模式下的似然函数构造，即非条件 logistic 回归模型中参数的估计方法。

依前面的定义，Y 为在 $X_1, X_2, \cdots, X_p$ 作用下的阳性事件（或疾病）发生的指示变量。其赋值为：

$$Y_i=\begin{cases}1\text{第}i\text{个观察对象出现阳性反应}\\0\text{第}i\text{个观察对象出现阴性反应}\end{cases}$$

第 i 个观察对象对似然函数的贡献量为：

$$l_i = P_i^y iQ_i^{1-y_i} \tag{17-10}$$

当各事件独立发生时，则 n 个观察对象所构成的似然函数 L 是每一观察对象的似然函数贡献量的乘积，即

$$L=\prod_{i=1}^{n} l_i=\prod_{i=1}^{n} P_i^y iQ_i^{1-y_i} \tag{17-11}$$

式中 Π 为 i 从 1 到 n 的连乘积。

依最大似然估计法的原理，使得 L 达到最大时的参数值即为所求的参数估计值。不过，计算时通常是将该似然函数取自然对数（称为对数似然函数）后，用 Newton-Raphson 迭代算法求解参数估计值 $b_j(j=0, 1, \cdots, p)$。

二、筛选自变量

和多元线性回归分析一样，在 logistic 回归分析中也必须对自变量进行筛选，只保留对回归方程具有统计学意义的自变量。筛选自变量的方法也和多元线性回归中采用的方法一样，有向后剔除法、向前引入法及逐步筛选法三种。在 logistic 回归中筛选自变量的方法有似然比检验（likelihood ratio test）、计分检验（score test）、Wald 检验（Wald test）三种。其中似然比检验较为常用，现简略介绍如下。

用 Λ 表示似然比检验统计量，计算公式为：

$$\Lambda = 2\ln(L'/L) = 2(\ln L' - \ln L) \tag{17-12}$$

式中 ln 为自然对数的符号，L 为方程中包含 $m(m<p)$ 个自变量的似然函数值，L' 为在方程中包含原 m 个自变量的基础上再加入 1 个新自变量 x_j 后（此时，方程里共含有 $m+1$ 个自变量）的似然函数值。在无效假设 H_0 条件下，统计量 Λ 服从自由度为 1 的 χ^2 分布。当 $\Lambda \geqslant \chi^2_{\alpha(1)}$时，则在 α 水平上拒绝无效假设，即认为 X_j 对回归方程的贡献具有统计学意义，应将 X_j 引入到回归方程中；否则，不应引入。剔除自变量的情形则刚好相反，以上筛选过程需利用计算机来完成。

三、假设检验和回归系数的区间估计

建立回归模型和得到回归系数估计值后，需要对其作假设检验，目的是检验整个模型是否有统计学意义以及单个总体回归系数是否为零。常用的假设检验统计量有以下两种：

1. 似然比检验（likelihood ratio test） 似然比检验常用于比较两个模型的拟合效果，模型 1 含较少自变量，模型 2 含较多自变量。检验的假设为：

H_0: 模型 1 与模型 2 拟合效果相同

H_1: 模型 1 与模型 2 拟合效果不同

似然比检验的统计量是

$$\Lambda = -2\ln L - (-2\ln L') \tag{17-13}$$

即两个模型负二倍对数似然函数值之差。设模型 1 的负二倍对数似然函数为 $-2\ln L$，模型 2 的负二倍对数似然函数为 $-2\ln L'$，Λ 反映的是模型 2 较模型 1 拟合优度提高的程度。大样本时，在 H_0 成立的条件下，Λ 服从 χ^2 分布，自由度为增加变量的个数。

该检验也可以用于对模型中回归系数的假设检验，回归系数的检验假设为：

H_0: $\beta=0$

H_1: $\beta\neq0$

这里，$\beta=0$ 相当于"模型中不含相应的变量"(模型 1)，$\beta\neq0$ 相当于"模型中含有此变量"(模型 2)；这里的 H_0 相当于"模型 1 和模型 2 拟合效果相同"(因而取模型 1)；H_1 相当于"模型 1 和模型 2 拟合效果不同"(因而取模型 2)。实际分析时，分别在 H_0 和 H_1 成立的条件下估计参数，相应的最大对数似然函数值记为 $\ln L$ 和 $\ln L'$，代入公式(17-13)求 Λ 值。

2. Wald 检验 Wald 检验常用于回归系数的假设检验，计算简便，但结果偏于保守。Wald 检验的检验假设为：

H_0: $\beta=0$

H_1: $\beta\neq0$

在 H_0 成立的条件下估计参数，将估计值代入下式，得统计量：

$$\chi^2 = \left(\frac{\hat{\beta}}{SE(\hat{\beta})}\right)^2 \tag{17-14}$$

其中，$\hat{\beta}$为回归系数的估计值，$SE(\hat{\beta})$为回归系数估计值的标准误。大样本时，在 H_0 成立的条件下，χ^2 服从自由度为 1 的 χ^2 分布。

3. 优势比 *OR* 的区间估计 logistic 回归模型回归系数的区间估计与线性回归系数的区间估计相似，可以根据正态分布理论作估计。总体回归系数 β 的 $(1-\alpha)$ 可信区间为：

$$\hat{\beta} \pm Z_{\alpha} SE(\hat{\beta}) \tag{17-15}$$

设 X_i 为 0-1 数据，那么以 $X_i=0$ 为参照，$X_i=1$ 的 OR 值及其 95% 可信区间分别为

$$OR = \exp(b_i), \exp(b_i \pm 1.96SE(b_i)) \tag{17-16}$$

第三节 软件实现 logistic 回归

例 17-1 某研究者调查了 15 名非肺癌患者和 15 名肺癌患者，记录了同肺癌发病有关的危险因素情况，数据如表 17-2。试分析各因素与肺癌间的关系。

表 17-2 肺癌与危险因素的调查资料

例号	是否患病	性别	吸烟	年龄	地区	例号	是否患病	性别	吸烟	年龄	地区
1	1	1	0	30	0	16	0	0	0	35	1
2	1	0	1	46	1	17	0	1	0	28	0
3	1	0	1	30	1	18	0	1	1	22	1

续表

例号	是否患病	性别	吸烟年龄		地区	例号	是否患病	性别	吸烟年龄		地区
4	1	1	1	38	0	19	0	0	0	58	1
5	1	1	1	61	0	20	0	1	0	29	0
6	1	0	1	64	1	21	0	0	0	25	0
7	1	1	1	65	1	22	0	0	0	38	0
8	1	1	1	61	1	23	0	1	0	30	1
9	1	1	1	54	0	24	0	0	1	33	0
10	1	1	1	54	1	25	0	0	0	37	1
11	1	1	0	50	0	26	0	0	0	35	1
12	1	0	0	65	1	27	0	0	0	36	1
13	1	1	1	54	0	28	0	1	0	41	1
14	1	1	0	60	1	29	0	0	0	25	0
15	1	1	0	65	0	30	0	0	0	26	1

注：是否患病中‘1’代表患病，‘0’代表无病；性别中‘1’代表男，‘0’代表女；吸烟中‘1’代表吸烟，‘0’代表不吸烟；地区中‘1’代表农村，‘0’代表城市。

在 CHISS 软件中建立例 17-1 的数据结构如表 17-3。

表 17-3　b17-1 的数据库结构

N	Y	SEX	SMOKE	AGE	REGION
1	0	1	0	30	0
16	1	0	0	35	1
2	0	0	1	46	1
17	1	1	0	28	0
3	0	0	1	30	1
18	1	1	1	22	1
4	0	1	1	38	0
19	1	0	0	58	1
5	0	1	1	61	0
20	1	1	0	29	0
6	0	0	1	64	1
21	1	0	0	25	0
7	0	1	1	65	1
22	1	0	0	38	0
8	0	1	1	61	1
23	1	1	0	30	1
9	0	1	1	54	0
24	1	0	1	33	0
10	0	1	1	54	1
25	1	0	0	37	1
11	0	1	0	50	0

续表

N	Y	SEX	SMOKE	AGE	REGION
26	1	0	0	35	1
12	0	0	0	65	1
27	1	0	0	36	1
13	0	1	1	54	0
28	1	1	0	41	1
14	0	1	0	60	1
29	1	0	0	25	0
15	0	1	0	65	0
30	1	0	0	26	1

注：数据名称为 b17_1.DBF。

1. CHISS 软件实现 logistic 回归

（1）进入数据模块：此数据库已建立，文件名为：b17_1.DBF。打开数据库，点击“数据”→“文件”→“打开数据库表”，找到文件名“b17_1.DBF”→“确认”。

（2）进入统计模块：进行统计计算，点击“模型”→“数学模型”→“ logistic 模型”，解释变量：常数项、sex、smoke、age、region，反因变量：y →“确认”。

（3）进入结果模块：查看结果，点击“结果”，CHISS 软件输出的分析结果如表 17-4 所示。

表 17-4 logistic 模型估计参数及检验结果（因变量 = Y）

参数名	估计值	标准误	*u* 值	*P* 值	*RR*	95%*CI*
常数项	−9.754	4.098	2.380	0.017 3		
region	−1.304	1.580	0.825	0.409 3	0.27	0.012～6.009
sex	2.515	1.816	1.385	0.166 1	12.37	0.352～435.067
smoke	3.985	1.978	2.014	0.044 0	53.78	1.113～2 597.885
age	0.188	0.079	2.381	0.017 3	1.21	1.034～1.410

结果表明，吸烟（smoke）、年龄（age）两个因素都对肺癌的发生有显著的影响，与肺癌有关，而性别（sex）、地区（region）两个因素都与肺癌无关。

所得的回归方程为：

$$\text{logit}(p) = -9.754 + 2.515x_1 + 3.985x_2 + 0.188x_3 - 1.304x_4$$

其中 x_1 表示性别，x_2 表示吸烟，x_2 表示年龄，x_4 表示地区。

2. SAS 软件实现 logistic 回归

```
proc logistic data = data.b17_1;
    model Y = sex smoke age region;    /* 回归模型 */
run;
```

结果如图 17-1。

最大似然估计分析					
参数	自由度	估计	标准误差	Wald 卡方	Pr > 卡方
Intercept	1	-9.7540	4.0978	5.6658	0.0173
SEX	1	2.5151	1.8164	1.9173	0.1662
SMOKE	1	3.9847	1.9783	4.0571	0.0440
AGE	1	0.1884	0.0791	5.6702	0.0173
REGION	1	-1.3037	1.5801	0.6807	0.4093

图 17-1　Logistic 模型估计参数及假设检验的 SAS 软件结果

结果表明，吸烟（smoke）、年龄（age）两个因素都对肺癌的发生有显著的影响，与肺癌有关，而性别（sex）、地区（region）两个因素都与肺癌无关。

3. Stata 软件实现 logistic 回归

```
* 导入样例 b17_1 的 csv 文件
import delimited E:\example/b17_1.csv，encoding（GBK）clear
* 对数据进行 logistics 回归，结果如图 17-2
logi y region sex smoke age
```

```
Iteration 0:   log likelihood = -20.794415
Iteration 1:   log likelihood = -7.6179154
Iteration 2:   log likelihood = -7.0538335
Iteration 3:   log likelihood = -6.9982196
Iteration 4:   log likelihood = -6.9978361
Iteration 5:   log likelihood =  -6.997836

Logistic regression                             Number of obs     =         30
                                                LR chi2(4)        =      27.59
                                                Prob > chi2       =     0.0000
Log likelihood =  -6.997836                     Pseudo R2         =     0.6635

------------------------------------------------------------------------------
           y |      Coef.   Std. Err.      z    P>|z|     [95% Conf. Interval]
-------------+----------------------------------------------------------------
      region |   1.303729   1.580126     0.83   0.409    -1.793261    4.400718
         sex |  -2.515238   1.816463    -1.38   0.166     -6.07544    1.044963
       smoke |  -3.984863   1.978364    -2.01   0.044    -7.862386   -.1073397
         age |  -.1884023   .0791217    -2.38   0.017    -.3434781   -.0333266
       _cons |   9.754351   4.098029     2.38   0.017     1.722362    17.78634
------------------------------------------------------------------------------
```

图 17-2　Logistic 模型估计参数及假设检验的 Stata 软件结果

4. SPSS 软件实现 logistic 回归　此数据库已建立在文件夹中，文件名为：b17-1sav。

首先，打开文件，单击“文件”→“打开”→“数据”，找到文件名“b17-1sav”，点击“打开”。

第二，点击“分析”→“回归”→“二元 logistic”，如图 17-3 所示。

弹出“logistic”对话框，如图 17-4 所示，因变量选入“Y”，块中选入“SEX”“SMOKE”“AGE”“REGION”。

第三，点击“分类”，弹出定分类变量对话框设置如图 17-5，分类协变量中选入“SEX”“SMOKE”“REGION”，参考类别选择“第一个”，依次点击分类协变量里的“SEX”“SMOKE”“REGION”，点击“变化量”，点击“继续”。

第四，点击“选项”，弹出选项对话框设置如图 17-6 所示，勾选“Exp（B）的置信区间”，设为“95”，点击“继续”。点击“确定”。

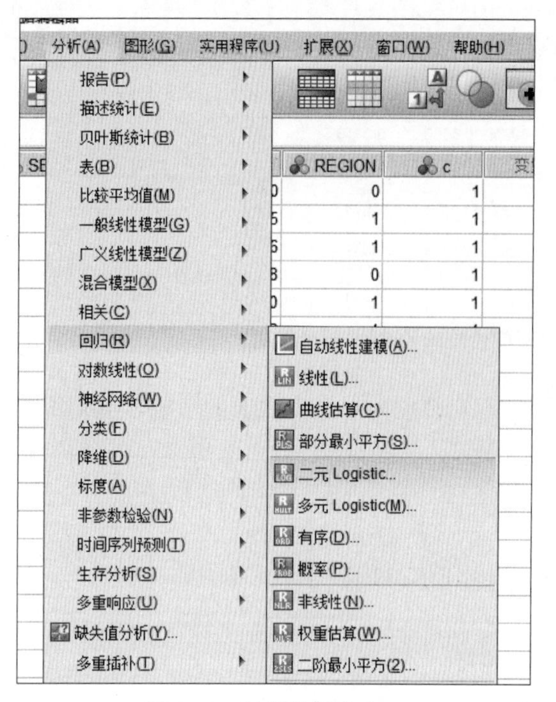

图 17-3　数据编辑器窗口

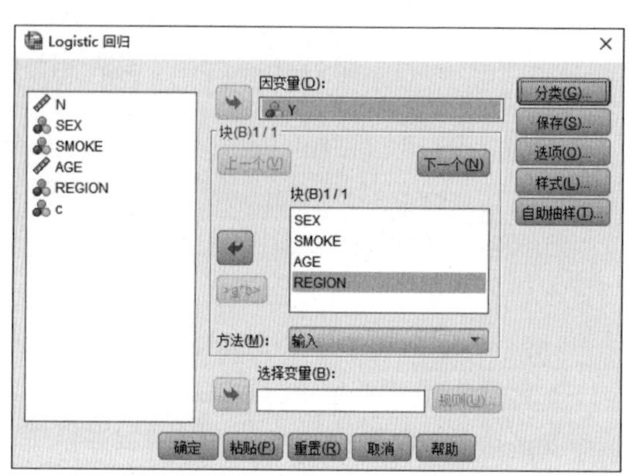

图 17-4　Logistic 回归对话框

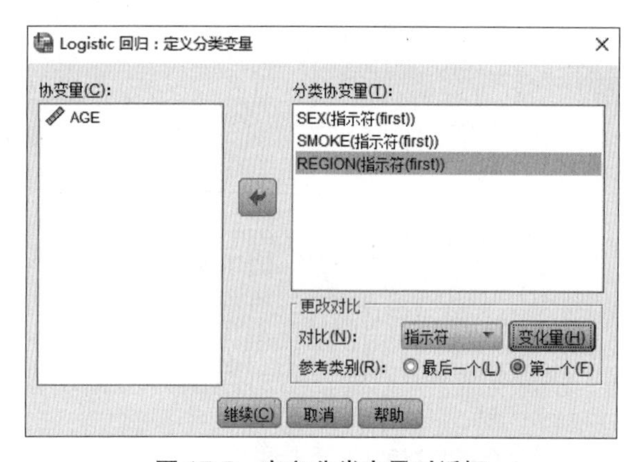

图 17-5　定义分类变量对话框

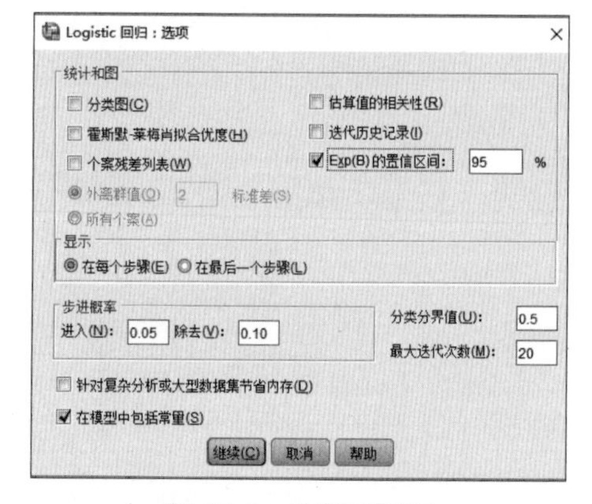

图 17-6　选项对话框

结果显示如图 17-7 所示。

方程中的变量

		B	标准误差	瓦尔德	自由度	显著性	Exp(B)	EXP(B) 的 95% 置信区间	
								下限	上限
步骤 1[a]	SEX(1)	-2.515	1.816	1.917	1	.166	.081	.002	2.843
	SMOKE(1)	-3.985	1.978	4.057	1	.044	.019	.000	.898
	AGE	-.188	.079	5.670	1	.017	.828	.709	.967
	REGION(1)	1.304	1.580	.681	1	.409	3.683	.166	81.509
	常量	9.754	4.098	5.666	1	.017	17229.046		

a. 在步骤 1 输入的变量：SEX, SMOKE, AGE, REGION。

图 17-7　Logistic 模型估计参数及假设检验的 SPSS 软件结果

第四节 logistic 回归的应用

近年来 logistic 回归广泛应用于医学研究的各个领域，如流行病学和病因学的横断面研究、队列研究和病例 - 对照研究以及临床的诊断判别模型和治疗效果评价等。logistic 回归模型的应用可以概括为以下三个方面：

1. 筛选危险因素 随着医学的发展，人们逐步注重从多方面探索疾病的成因。如前所述，logistic 回归模型在疾病病因的多因素分析中有着较多的优点，适用于从众多的危险因素中筛选关系较密切的因素，并能对因素间的交互作用做深入分析。

2. 校正混杂因素 在临床研究和流行病学研究中，常常存在着非研究因素对研究因素的混杂作用，如年龄、性别、病情、临床分型等干扰对某治疗措施疗效的分析，年龄、职业、收入等干扰对疾病与生活嗜好关系的研究。控制混杂的方法有两方面，一是研究设计时控制，即通过分层抽样或匹配设计使病例组与对照组在混杂因素方面达到均衡；二是统计分析时控制，经典的方法是采用 Mantel-Haenszel 分析方法。但 Mantel-Haenszel 分析方法仅适用于 $2 \times 2 \times k$ 表的资料，因此当要分析的因素较多以及研究因素的变量不是二值变量时，Mantel-Haenszel 分析方法就不适用了。logistic 回归模型可以很方便地控制混杂因素的影响，得到校正后优势比的估计值和可信区间。logistic 回归还能充分利用资料中的信息，特别是当混杂因素较多、需要分层的数目较大、而总样本量不是很大时，常常出现某层中有的格子频数为零。传统方法只能丢失该层的信息，而 logistic 回归则能利用该信息，在均衡混杂因素影响后分析出疾病与危险因素的关系。

3. 预测与判别 回归分析的目的之一是建立回归模型，以自变量预测因变量 Y 的值。非条件 logistic 回归可以用于预测。logistic 回归模型是概率型模型，在一定的条件下能预测某事件发生的概率。这是一般线性模型难以做到的。

在 logistic 回归分析中，使用者需注意以下问题：

（1）多变量 logistic 回归模型常将几个甚至几十个自变量引入模型，随着自变量个数的增加，自变量各水平的交叉分类数成倍增加，因此需要有足够的样本量来保障参数估计的稳定性。

（2）多变量的 logistic 回归可以对自变量进行筛选，但分析者不要完全依赖计算机和检验水平来筛选，临床和流行病学的意义和生物学机制在模型结果解释中占更重要的地位。为此，分析者可以根据临床和流行病学经验固定选入部分重要的自变量。

（3）logistic 回归模型的自变量可以是无序分类变量、有序分类变量和数值变量。值得注意的是，无序分类变量常用多个 0-1 哑变量来代替，使结果更容易解释。数值变量的参数解释较困难，所以实际工作中常将数值变量转换成等级变量，这样参数意义更明确。

（4）在大多数情况下，模型的常数项没有多大意义，所以不需对常数项作解释和假设检验。只有在大规模的队列研究和横断面研究、临床的诊断试验和疗效评价试验，不同暴露层或处理组的发病率（或患病率、治愈率、死亡率等）与研究总体人群的分布一致时，常数项才有意义。

（童新元　赛晓勇）

年年岁岁花相似，岁岁年年人不同。

——刘希夷（唐朝诗人，651—680年）

第十八章　生存分析与Cox回归模型

在临床医学中，对患者治疗的效果一方面可以看治疗结局的好坏，另一方面还可以通过治疗时间的长短来衡量。例如某种疾病治愈的时间、某癌症患者手术后的存活时间等，把这类与时间有关的资料统称为生存资料，出现结局所经历的时间称为生存时间（survival time）。处理这类数据的统计分析方法称为生存分析。本章主要介绍生存过程的描述、生存过程的比较、探讨影响生存因素的Cox回归分析方法。

第一节　生存分析的基本概念

生存资料一般通过随访收集，从某标准时刻（发病、手术或出院等）开始，按某种相等或不等时间间隔，对观察对象定期观察预定指标，所得的资料其结局是死亡、治愈、复发、阳性等。

一、完全与不完全数据

一部分研究对象可观察到死亡，从而得到准确的生存时间，所提供的信息是完全的，称为完全数据；另一部分患者由于失访、意外事故或到观察结束时仍存活等原因，无法知道确切的生存时间，它提供了不完全的信息，称为不完全数据（截尾数据、删失数据，censor data）。

生存分析（survival analysis）就是一种既考虑结果，又考虑随访时间的统计方法，它能充分地利用研究结果中所得到的信息，更加准确地评价和比较含有终检数据的随访资料。生存分析中的“生存”一词意义很广，它可以指人或动物的存活（相对于死亡），也可以指患者的病情正处于缓解状态（相对于复发或再次恶化），或某事件发生（相对于不发生）等。

因为不太好处理不完全数据，很多临床研究工作者常常在分析时将失访或中止等原因造成的不完全数据抛弃。不完全数据提供的信息虽然是不完全的，但也很有价值，不应随便删掉它。

二、随访资料记录

记录的项目通常包括处理组别，开始观察日期，终止观察日期，结局，生存时间等。例如：9例患者的随访记录见表18-1。

表 18-1　9 例患者的随访记

病号	性别	开始日期	终止日期	结局处理方法
1	男	08/31/82	10/31/89	死亡手术
2	男	08/31/82	08/28/86	失访非手术
3	女	10/30/83	03/31/90	死亡非手术
4	男	12/01/84	10/01/87	死亡非手术
5	女	01/01/84	10/01/88	死亡手术
6	男	07/01/85	10/01/88	死亡手术
7	男	08/31/87	12/30/90	生存手术
8	女	07/11/86	12/17/90	死亡手术
9	男	08/31/86	10/01/90	死亡非手术

若需进行生存分析时，可将表 18-1 资料整理成表 18-2。

表 18-2　9 例患者随访记录的数据库

n	sex	time	outcome	treat
1	1	7	1	1
2	1	4	0	0
3	0	6	1	0
4	1	3	1	0
5	0	4	1	1
6	1	3	1	1
7	1	3	0	1
8	0	4	1	1
9	1	4	1	0

为了方便地进行生存分析，通常还将资料整理为两种疗法治疗后的存活年数：

手术：7，4，3，3^+，4

非手术：4^+，6，3，4

其中，带“+”为不完全数据。

三、生存资料常计算的几种率

1. 死亡概率(mortality probability)　是指死于某时段内的可能性大小，记为 q。年死亡概率计算公式为：

$$q = \frac{\text{某年内死亡数}}{\text{某年年初人口数}} \tag{18-1}$$

若年内有删失，则分母用校正人口数：校正人口数 = 年初人口数 − 1/2 删失数

2. 生存概率(survival probability) 表示在某单位时段开始时存活的个体到该时段结束时仍存活的可能性大小，记为 p。年生存概率计算公式为：

$$p = 1 - q = \frac{\text{活满某一年人数}}{\text{某年年初人口数}} \tag{18-2}$$

若年内有删失，则分母用校正人口数。

3. 生存率与生存函数 生存率是研究对象存活时间长于 t 的概率，它是时间 t 的函数。若令 $s(t)$ 为任意时刻 t 的生存率，T 为生存期，得

$$s(t) = p(T \geqslant t) \qquad 0 \leqslant t < \infty$$

称 $s(t)$ 为生存率函数，简称生存函数，计算公式为：

$$P(T \geqslant t) = \frac{\text{生存时间}T \geqslant t\text{的病人数}}{\text{观察病人总数}} \tag{18-3}$$

4. 生存曲线 将各时刻终检值的生存率所对应的点标在直角坐标系中，然后将各点向右连成与横轴平行的阶梯形曲线，称为生存曲线。如图 18-1。

四、生存分析的主要内容

生存分析的主要内容包括三个大的方面：

1. 生存过程的描述研究 生存时间的分布特点，估计生存率、生存率曲线和平均生存时间等；

2. 生存过程的比较 进行两组或多组生存率的比较；

3. 生存时间的影响因素研究 研究影响生存时间长短的因素，或在排除一些协变量影响的情况下研究某些因素对生存率的影响。

第二节　生存率的描述与估计

生存率的估计一般采用乘积极限(product-limit)法，又称 Kaplan-Meier 法，其标准误的计算用 Greenwood 近似法。根据生存率及其标准误，可以绘制生存曲线，估计可信区间。生存率估计常用的有两种方法：乘积极限法和寿命表法，本节只介绍乘积极限法。

乘积极限法又称 Kaplan-Meier 法，其分析的基本思想是先将生存时间由小到大依次排列，在每个死亡点上，分别计算期初人数、死亡人数、死亡概率、生存概率和生存率。

例 18-1 采用某疗法治疗 10 名骨髓癌患者后，患者的存活月数分别为：5.5^+，13.7，7.0^+，18.0^+，6.0，10.0，1.0，3.5，17.8，7.0，试估计其生存率。带“+”为存活终检值。

解计算生存率的步骤：

(1) 将患者的生存期从小到大排列，编秩次 $i = 1, 2, ..., 10$，见表 18-3 第(1)栏，如遇非终检值与终检值相等时，将非终检值(看作较小)排在前面，见表 18-3 第(2)栏。

(2) 列出各时点开始时的死亡例数和期初病例数，见表 18-3 第(3)和第(4)栏。

(3) 计算各时点的死亡概率和生存概率，见表 18-3 第(5)和第(6)栏。

(4) 求活过各时点的生存率 S_i，见表 18-3 第(7)栏。

表 18-3　10名骨髓癌患者生存率的计算

秩次 i (1)	观察月数 t_i (2)	死亡例数 D_i (3)	期初病例数 n_i (4)	死亡概率 $q_i=d_i/n_i$ (5)	生存概率 $p_i=1-q_i$ (6)	生存率 S_i (7)
1	1	1	10	1/10	9/10	0.900 0
2	3	1	9	1/9	8/9	0.800 0
3	5+	…	8	…	…	…
4	6	1	7	1/7	6/7	0.685 7
5	7	1	6	1/6	5/6	0.571 4
6	7+	…	5	…	…	…
7	10	1	4	1/4	3/4	0.428 6
8	13	1	3	1/3	2/3	0.285 7
9	17	1	2	1/2	1/2	0.142 9
10	18+	…	1	…	…	…

1. CHISS软件采用乘积极限估计法进行生存分析

（1）进入数据模块：找到文件名“b18-1.DBF”→“确认”。

（2）进入统计模块：点击“重复测量”→“生存分析”→“乘积极限法”，时间变量：月数，终检值指标：censor→“确认”。

（3）进入结果模块：点击结果，结果见表18-3。Kaplan-Meier生存曲线画图操作：点击“重复测量”→“生存分析”→“Kaplan-Meier生存曲线”，X：月数，Y：生存率→确认，结果见图18-1。

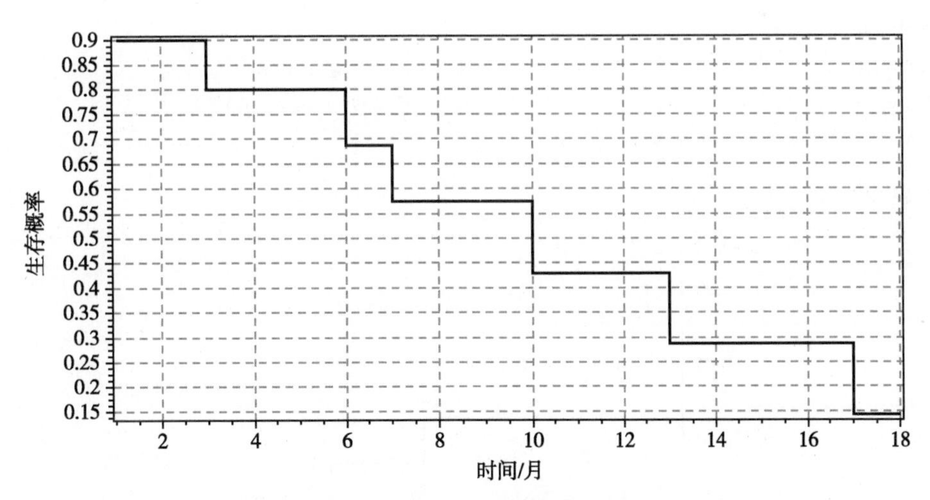

图 18-1　Kaplan-Meier生存曲线

2. SAS软件采用乘积极限估计法进行生存分析

```
proc lifetest data=data.b18_1;
    time 月数*censor(1);    /* 生存时间变量 * 截尾指示变量(数值) */
run;
```

结果如图 18-2。

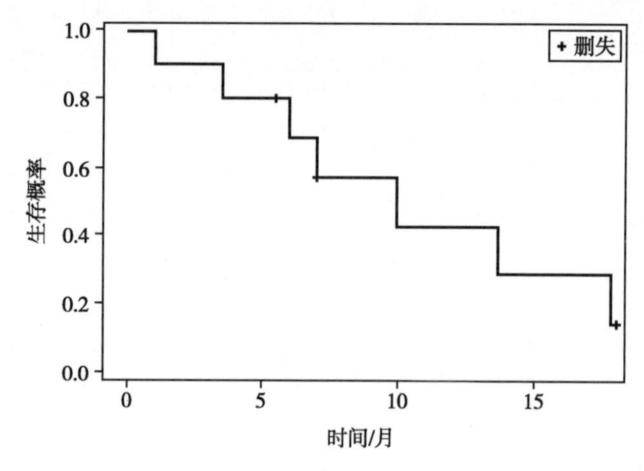

图 18-2　生存曲线的 SAS 软件结果

3. Stata 软件采用乘积极限估计法进行生存分析

```
* 导入样例 b18-1 的 csv 文件
import delimited E:\example/b18-1.csv，encoding（GBK）clear
* 声明数据为生存分析数据
stset 月数，failure（died==0）
* 查看数据结构信息等
stsum
stdescribe
sts list
* 绘制生存曲线图，结果如图 18-3
sts graph
```

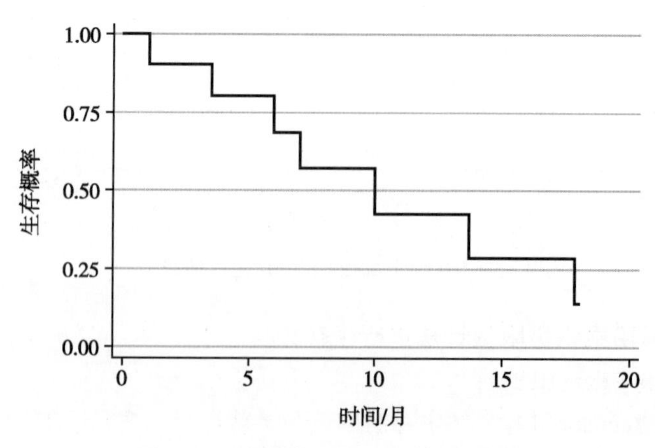

图 18-3　生存曲线的 Stata 软件结果

4. SPSS 软件采用乘积极限估计法进行生存分析　此数据库已建立在文件夹中，文件名为：b18-1sav。

首先，打开文件，单击“文件”→“打开”→“数据”，找到文件名“b18-1sav”，点击“打开”。

第二，点击“分析”→“生存分析”→“Kaplan-Meier”，如图 18-4 所示。

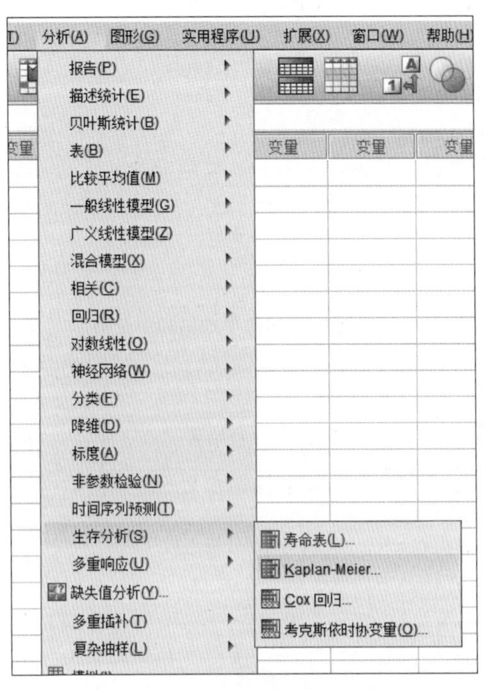

图 18-4　数据编辑器窗口

弹出“Kaplan-Meier”对话框，设置如图 18-5 所示，时间选入“月份”，状态选入“censor”，点击“定义事件”，弹出“定义事件”对话框，选择“单值”，输入“0”，点击“继续”。

第三，点击“选项”，弹出“选项”对话框如图 18-6 所示。点击“图”，勾选“生存分析函数”。点击“继续”。点击“确定”。

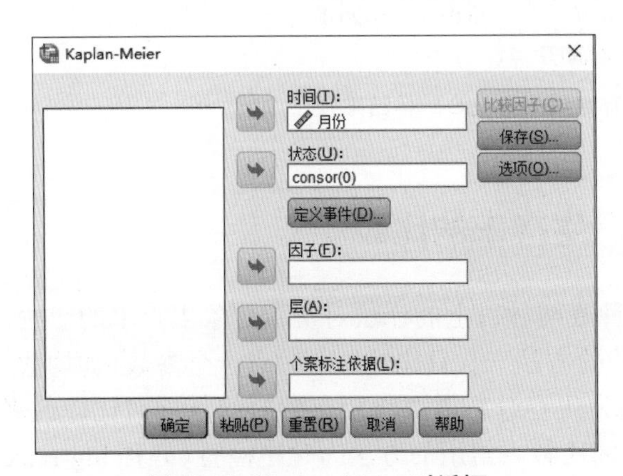

图 18-5　Kaplan-Meier 对话框

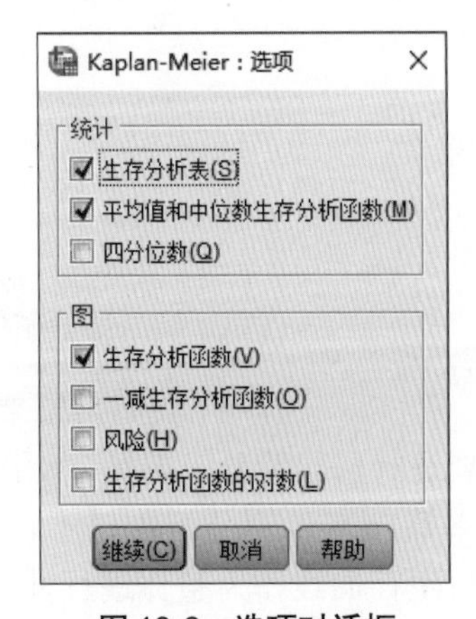

图 18-6　选项对话框

结果显示如图 18-7 所示。

生存分析表

	时间	状态	当前累积生存分析比例 估算	标准 错误	累积事件数	其余个案数
1	1.000	0	.900	.095	1	9
2	3.500	0	.800	.126	2	8
3	5.500	1	.	.	2	7
4	6.000	0	.686	.151	3	6
5	7.000	0	.571	.164	4	5
6	7.000	1	.	.	4	4
7	10.000	0	.429	.174	5	3
8	13.700	0	.286	.165	6	2
9	17.800	0	.143	.130	7	1
10	18.000	1	.	.	7	0

生存分析时间的平均值和中位数

平均值[a]				中位数			
		95% 置信区间				95% 置信区间	
估算	标准 错误	下限	上限	估算	标准 错误	下限	上限
10.436	1.977	6.561	14.311	10.000	3.661	2.824	17.176

a. 如果已对生存分析时间进行检剔，那么估算将限于最大生存分析时间。

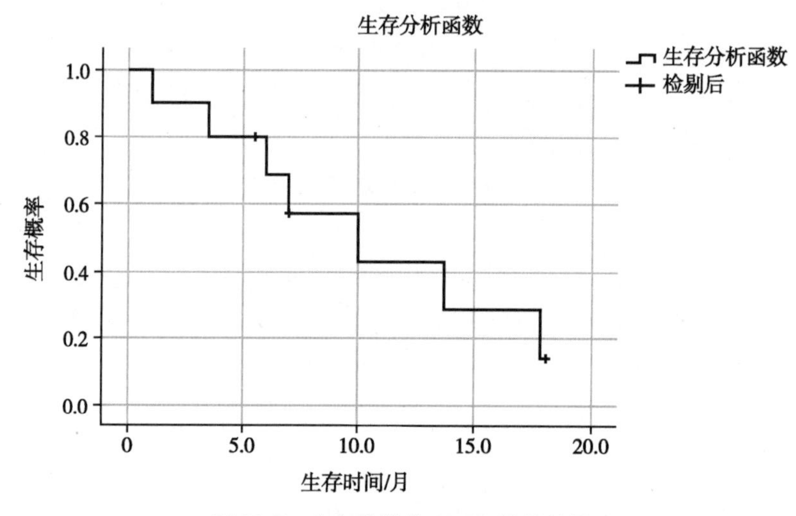

图 18-7　生存曲线的 SPSS 软件结果

第三节　生存率的比较

在实际工作中，我们常常要比较两种或两种以上的疗法对实验对象生存率的影响，这需要进行假设检验。但是，常用的假设检验方法一次只比较一个时点一个参数（如均数、死亡率等），在生存分析中已不再适用，因为生存分析需要将所有的时间点同时比较或者说要将生存曲线作为整体进行曲线与曲线间比较。常用的方法为时序检验（亦称 log-rank 检验）。时序检验不要求生存时间服从特定的分布，它比较的是整个生存时间的分布，属于非参数方法。

时序检验用于比较两个或多个样本生存期，即对各样本不同时点生存率的综合分析。其原理是计算出不同时期两种疗法的观察人数和死亡人数，并由此根据两种疗法疗效相同的假设计算出两种疗法在该时期的理论死亡数，若无效假设是对的，则实际值和理论值不会相差很大，如相差过大，则不能认为仅仅是由于机遇所产生的差异，对此可作 χ^2 检验以推断。下面以一个实例来介绍时序检验。

例 18-2　两种疗法治疗骨髓癌的存活月数如下：

对照组（n=12）：3^+，10，6^+，12^+，7，1，14，3，18，5，4，12

新疗法组（n=18）：17，3^+，10^+，15，20，25^+，18，29，9^+，7，16，41^+，19，40，36，21，56，46^+

带“+”为终检值，试分析两种疗法治疗的生存期有无差别？

解题步骤：

（1）建立假设，确定显著水平 $\alpha=0.05$

H_0：两疗法的生存期相等

H_1：两疗法的生存期不相等。

（2）将各样本生存期由小到大依次排列，注明终检值，列在表 18-4 第（1）和第（2）栏。

（3）列出各时点期初病例人数及小计，列在表 18-4 第（3），（4），（5）栏。

（4）列出各时点的实际病死数，列在表 18-4 第（6）栏。

（5）计算各时点的理论病死数：以各时点实际病死数为分子，期初观察人数小计为分母计算各时点病死率，再分别乘以各组期初病例数即为各组该时点的理论病死数。

表 18-4　小样本时序检验

生存时间		期初观察人数			实际死亡数 A	理论死亡数	
对照组 (1)	新疗法 (2)	对照组 (3)	新疗法 (4)	小计 (5)	(6)	对照组 (7)	新疗法 (8)
1	…	12	18	30	1	0.400	0.600
3	…	11	18	29	1	0.379	0.621
3+	3+	10	18	28	0		
4	…	9	17	26	1	0.346	0.654
5	…	8	17	25	1	0.320	0.680
6+	…	7	17	24	0		
7	7	6	17	23	2	0.522	1.478
…	9+	5	16	21	0		
10	…	5	15	20	1	0.250	0.750
…	10+	4	15	19	0		
12	…	4	14	18	1	0.222	0.778
12+	…	3	14	17	0		
14	…	2	14	16	1	0.125	0.875
…	15	1	14	15	1	0.067	0.933
…	16	1	13	14	1	0.071	0.929
…	17	1	12	13	1	0.077	0.923

续表

生存时间		期初观察人数			实际死亡数A	理论死亡数	
对照组 (1)	新疗法 (2)	对照组 (3)	新疗法 (4)	小计 (5)	(6)	对照组 (7)	新疗法 (8)
18	18	1	11	12	2	0.167	1.833
…	19	0	10	10	1	0.000	1.000
…	20	0	9	9	1	0.000	1.000
…	21	0	8	8	1	0.000	1.000
…	25+	0	7	7	0		
…	29	0	6	6	1	0.000	1.000
…	36	0	5	5	1	0.000	1.000
…	40	0	4	4	1	0.000	1.000
…	41+	0	3	3	0		
…	46+	0	2	2	0		
…	56	0	1	1	1	0.000	1.000

（6）求两组理论病死数的合计 T_1，T_2，及各组实际病死数 A_1，A_2。

（7）计算统计量 χ^2 值：

$$\chi^2=\sum\frac{(A-T)^2}{T},\ v=\text{组数}-1 \tag{18-4}$$

$$\chi^2=\frac{(9-2.95)^2}{2.95}+\frac{(12-18.05)^2}{18.05}=14.44\quad v=2-1=1$$

（8）结论：$P<0.05$，按 $\alpha=0.05$ 水准拒绝 H_0，接受 H_1，说明两种疗法治疗的生存期之间有差别。

1. CHISS 软件实现生存率的比较

（1）进入数据模块：找到文件名“b18-2.DBF”→“确认”。

（2）进入统计模块：点击“重复测量”→“生存分析”→“生存资料分析”→“时序检验”，生存时间（s）：time，终检值指示（c）：censor，分组因素（f）：g →“确定”。

（3）进入结果模块：点击“结果”，结果见表 18-5。

表 18-5　小样本时序检验

组别	总例数	删失数	实际发生	理论发生
对照组	12	3	9	2.95
新疗法	18	6	12	18.05

log-rank 检验，QPH = 14.470，自由度 = 1，P = 0.000 1。

2. SAS 软件实现生存率的比较

```
proc lifetest data = data.b18_2 method = km;
    time time*censor(1);    /* 生存时间变量 * 截尾指示变量(数值) */
    strata g;    /* 分组变量，比较生存率 */
run;
```

结果如图 18-8。

结论：$P<0.05$，拒绝 H_0，接受 H_1，说明两种疗法治疗的生存期之间有差别。

3. Stata 软件实现生存率的比较

```
* 导入样例 b18-2 的 csv 文件
import delimited E:\example/b18-2.csv, encoding(GBK) clear
* 声明数据为生存分析数据
stset time, failure(censor==0)
* 用 log-rank 检验两组数据的差异性，结果如图 18-9
sts test g
```

层间等效检验			
检验	卡方	自由度	Pr > 卡方
对数秩	17.4886	1	<.0001
Wilcoxon	15.3810	1	<.0001
-2Log(LR)	6.8315	1	0.0090

图 18-8　时序检验的 SAS 软件结果

```
      failure _d:  censor == 0
analysis time _t:  time


Log-rank test for equality of survivor functions

      |   Events         Events
g     |  observed       expected
------+-------------------------
1     |         9           2.95
2     |        12          18.05
------+-------------------------
Total |        21          21.00

             chi2(1) =      17.49
             Pr>chi2 =     0.0000
```

图 18-9　时序检验的 Stata 软件结果

4. SPSS 软件实现生存率的比较　此数据库已建立在文件夹中，文件名为：b18-2sav。首先，打开文件，单击“文件”→“打开”→“数据”，找到文件名“b18-2sav”，点击“打开”。

第二，点击“分析”→“生存分析”→“Kaplan-Meier”，如图 18-4 所示。弹出“Kaplan-Meier”对话框，设置如下图 18-10 所示，时间选入“time”，状态选入“censor”，点击“定义事件”，弹出“定义事件”对话框，选择“单值”，输入“0”，因子选入“g”。

第三，点击“比较因子”，弹出“比较因子级别”对话框，如图 18-11 所示，统计检验选择“秩的对数”，选择“在层之间汇聚”。点击“继续”。点击“确定”。

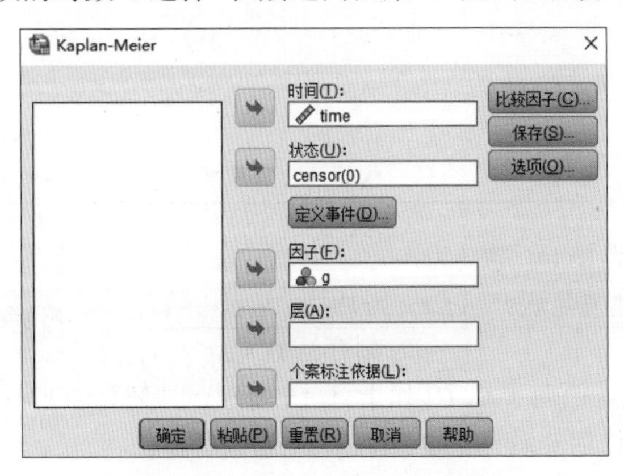

图 18-10　Kaplan-Meier 对话框

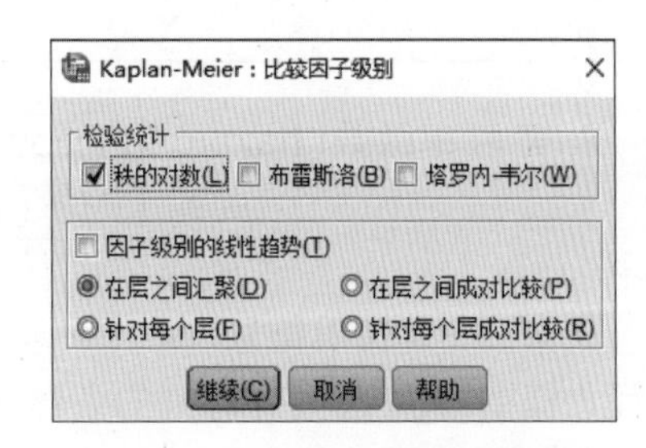

图 18-11　比较因子级别对话框

结果显示如图 18-12 所示。

个案处理摘要

g	总数	事件数	检剔后 个案数	百分比
1	12	9	3	25.0%
2	18	12	6	33.3%
总体	30	21	9	30.0%

总体比较

	卡方	自由度	显著性
Log Rank (Mantel-Cox)	17.489	1	.000

针对 g 的不同级别进行的生存分析分布等同性检验。

图 18-12　时序检验的 SPSS 软件结果

第四节　Cox 比例风险模型

生存时间的长短不仅与治疗措施有关，还可能与患者的体质、年龄、病情的轻重等多种因素有关，把这类因素称为伴随变量或协变量。由于失访、实验终止、意外事故、改变治疗方案等原因造成某些数据观察不完全，这些数据称为删失数据。这种数据显然不服从正态分布和方差齐性，不能用多元线性回归分析。1972 年，英国统计学家 Cox DR. 提出了一种能处理多因素生存分析数据的比例危险模型（Cox's proportional hazard model）。

一、基本概念

1. 数据结构　设有 n 个病例，与之相关有 p 个危险因素 $x_1, x_2, \cdots, x_p$ 及生存时间 Y，删失标记变量 censor。Cox 模型数据格式见表 18-6。

表 18-6　Cox 模型数据格式

例号	x_1	x_2	x_3	…	x_p	y	censor
1	x_{11}	x_{12}	x_{13}		x_{1p}	y_1	…
2	x_{21}	x_{22}	x_{23}	…	x_{2p}	y_2	…
3	x_{31}	x_{32}	x_{33}	…	x_{3p}	y_3	…
…	…	…	…	…	…	…	…
n	x_{n1}	X_{n2}	X_{n3}	…	X_{nP}	Y_n	…

2. 危险率函数(hazard function)　记为 h（t），定义为：

$$h(t)=\lim_{\Delta t\to 0}\frac{p(\text{死于}(t,t+\Delta t)\,|\,t\text{时刻存活})}{\Delta t}\approx\frac{(t,t+\Delta t)\text{区间内死亡数}}{t\text{时刻存活数}\times\Delta t} \tag{18-5}$$

式中 lim 为极限符号，$\Delta t\to 0$ 即时间增量趋向于 0，P（死于（t，t+Δt）| t 时刻存活）是条件死亡概率，即活到了 t 时刻的条件下死于往后一瞬间的概率。

$h(t)$ 又称危险率（hazard rate），表示 t 时刻仍存活的患者往后一瞬间的死亡率。$h(t)$ 还有其他名称如速率函数（rate function）、瞬时死亡率（instantaneous failure rate）等。

3. Cox回归模型　在 p 个危险因素同时影响生存过程的情况下，在时点 t 的危险率模型为：

$$h(t)=h_0(t)\cdot\exp(\beta_1x_1+\cdots+\beta_px_p) \tag{18-6}$$

将上模型进行对数变换，得：

$$\ln\frac{h(t)}{h_0(t)}=\beta_1x_1+\cdots+\beta_px_p \tag{18-7}$$

为了便于对Cox模型的理解，下面以死亡作为危险因素对式中符号加以说明：

$h(t)$：表示在时点 t 的死亡率；

$h_0(t)$：表示在时点 t 的基本死亡率，即不存在 x_1～x_p 因素影响时的死亡率；

β_i：偏回归系数，其意义是，当因素 x_i 每改变一个测量单位时所引起的相对危险度的自然对数改变量，即 $RR=\exp(\beta_i)$。若 x_i 对生存无影响，则理论上 $\beta_i=0$。

$h_0(t)$ 是随时间变化的函数，其基本类型无任何限定；$h(t)$ 随协变量 x_i 变化的形式假定为指数函数，参数为 β_i，故Cox模型为半参数模型。对任一瞬间 t_j 都有 $h(t_j)/h_0(t_j)=\exp(\beta_1x_1+\cdots+\beta_px_p)$，即个体每时每刻的危险率都正比于基准危险率，比例因子为 $\exp(\beta_1x_1+\cdots+\beta_px_p)$，故Cox模型又称之为比例危险率模型。

4. Cox模型的参数估计　Cox回归的参数估计同logistic回归分析一样采用最大似然估计法。其基本思想是先建立偏似然函数和对数偏似然函数，求偏似然函数或对数偏似然函数达到极大时参数的取值，即为参数的最大似然估计值。

（1）条件危险函数（conditional death probability）：设总共观察了 n 名患者，共 d 个患者死亡，他们的生存时间分别为 t_i，且 $t_1<t_2<\cdots<t_d$，R_i 表示 t_i 时刻前一瞬间尚存的患者集，则 R_i 中恰好第 i 个患者死亡的条件概率为：

$$q_i=\frac{h_it}{\sum_{j\in R_i}h_j(t)}=\frac{h_0(t)\exp(\sum\beta_i)x_i}{\sum_{j\in R_i}h_0(t)\exp(\sum\beta_i)x_j}=\frac{\exp(\sum\beta_i)x_i}{\sum_{j\in R_i}\exp(\sum\beta_ix_j)} \tag{18-8}$$

式中分子反映该时刻死亡者的危险率，分母反映该时刻暴露人群的危险率之和。$j\in R_i$ 表示 j 属于第 i 个时刻的暴露人群 R_i。

（2）偏似然函数（partial likelihood function）：定义为 $L_p=\prod_{i-1}^{d}q_i$

5. Cox模型的检验　对Cox模型的检验可采用似然比检验。

假设为 H_0: $\beta_1=\beta_2=\cdots=\beta_p=0$，$H_1$: 至少有一个 $\beta_k\neq0$。

将 H_0 和 H_1 条件下的最大部分似然函数的对数值分别记为 $LL_P(H_0)$ 和 $LL_P(H_1)$。可以证明在 H_0 成立的条件下，统计量 $\chi^2=-2[LL_P(H_1)-LL_P(H_0)]$ 服从自由度为 p 的 χ^2 分布。

6. Cox模型中回归系数的检验

假设为 H_0: $\beta_k=0$，其他参数β固定；

H_1: $\beta_k\neq0$，其他参数β固定。

H_0 成立时，Wald统计量 $\chi^2=[b_k/SE(b_k)]^2$　服从自由度为1的 χ^2 分布。其中 $SE(b_k)$ 是回归系数 b_k 的标准误（计算从略）。

7. 变量的相对危险度 *RR*　设第 k 个变量值 X_k 为0-1数据，那么以 $X_k=0$ 为参照，$X_k=1$

的相对危险度及其95%可信区间分别为：$RR=\exp(b_k)$和$\exp[b_k\pm1.96SE(b_k)]$。

二、应用实例

例 18-3　现有50例急性淋巴细胞性白血病患者的随访记录。在入院治疗时，测得外周血中白细胞数X_1和浸润淋巴结等级X_2，经过治疗达到完全缓解后，患者是否有巩固治疗X_3，并随访取得每例患者的生存时间的资料，如表18-7所示。

表 18-7　50例急性淋巴细胞性白血病患者的随访记录

病例号	X_1	X_2	X_3	T/月	病例号	X_1	X_2	X_3	T/月
1	2.5	0	0	3.40	26	4.7	0	0	11.00
2	1.2	2	0	3.73	27	6.0	0	0	11.77
3	173.0	2	0	3.73	28	128.0	2	1	11.83
4	3.5	0	0	3.83	29	3.5	0	1	11.83
5	119.0	2	0	4.00	30	35.0	0	0	11.97
6	39.7	0	0	4.03	31	62.2	0	0	13.16
7	10.0	2	0	4.17	32	2.0	0	0	14.83
8	62.4	0	0	4.20	33	10.8	0	1	15.17
9	502.2	2	0	4.20	34	8.5	0	1	18.23
10	2.4	0	0	5.00	35	21.6	0	1	18.23
11	4.0	0	0	5.27	36	2.0	2	1	19.16^+
12	34.7	0	0	5.67	37	2.0	0	1	20.17^+
13	14.4	0	1	7.07	38	2.0	0	1	20.17^+
14	28.4	2	0	7.26	39	3.4	2	1	20.17^+
15	2.0	2	0	7.33	40	4.3	0	1	20.57
16	0.9	0	1	7.53	41	5.1	0	1	21.00
17	40.0	2	0	7.53	42	244.8	2	1	21.87
18	30.6	2	0	7.60	43	2.4	0	0	23.77
19	6.6	0	0	7.67	44	4.0	0	1	26.00
20	5.8	0	1	7.67	45	1.7	0	1	28.33
21	21.4	2	1	8.30	46	5.1	0	1	31.33
22	6.1	0	1	8.33	47	1.1	0	1	37.77
23	2.8	0	0	8.33	48	32.0	0	1	66.83
24	2.7	2	1	8.80	49	12.8	0	1	73.57
25	2.5	0	0	9.23	50	1.4	0	1	124.17^+

注：表中"+"代表仍存活，X_1代表白细胞数（千个/mm^3），X_2代表浸润淋巴结程度，分为0、1、2三级，X_3代表是否有巩固治疗，1为有，0为无。

为了探讨影响患者生存的主要因素，进行Cox回归分析。

1. CHISS软件进行生存分析

（1）进入数据模块：此数据库文件名为：b18-3.DBF。打开数据库，点击“数据”→“文件”→“打开数据库表”，找到文件名“b18-3.DBF”→“确认”。

（2）进入统计模块：进行统计计算，点击“模型”→“数学模型”→“Cox模型”；解释变量X_1、X_2、X_3，反应变量：time，删失标记变量：CENSOR→“确认”。

（3）进入结果模块：查看结果，如表18-8所示。

表18-8　Cox模型的估计参数（生存时间=TIME，删失标记=CENSOR）

参数名	估计值	标准误	*u*值	*P*值	*RR*	95%*CI*
X_1	0.001	0.002	0.591	0.554 3	1.00	0.997～1.005
X_2	0.456	0.206	2.211	0.027 0	1.58	1.053～2.364
X_3	−1.885	0.376	5.008	<0.000 1	0.15	0.073～0.317

注：G（卡方）=244.711 5，自由度=3，P值<0.000 1。

Cox回归分析知，变量X_2和X_3有统计学意义，X_1无统计学意义。从相对危险度来看，巩固治疗是减少相对危险度、提高生存时间的主要因素。浸润淋巴结的存在，对于延长生存时间是不利因素，而白细胞的个数对生存时间无影响。

2. SAS软件进行生存分析

```
proc phreg data=data.b18_3;
    /* model 生存时间变量 * 截尾指示变量（数值）= 自变量; */
    model time*censor(1)=X1-X3;
run;
```

结果如图18-13。

最大似然估计分析						
参数	自由度	参数估计	标准误差	卡方	Pr > 卡方	危险比
X1	1	0.00117	0.00194	0.3605	0.5482	1.001
X2	1	0.45388	0.20619	4.8456	0.0277	1.574
X3	1	-1.88620	0.37687	25.0495	<.0001	0.152

图18-13　Cox模型的SAS软件结果

3. Stata软件进行生存分析

```
* 导入样例 b18-3 的 csv 文件
import delimited E:\example/b18-3.csv, encoding(GBK) clear
* 声明数据为生存分析数据
stset time, failure(censor==0)
*Cox 回归模型估计参数，结果如图 18-14
stcox x1 x2 x3
```

```
        failure _d:  censor == 0
  analysis time _t:  time

Iteration 0:   log likelihood = -138.32586
Iteration 1:   log likelihood = -122.80123
Iteration 2:   log likelihood =  -122.6303
Iteration 3:   log likelihood = -122.62946
Iteration 4:   log likelihood = -122.62946
Refining estimates:
Iteration 0:   log likelihood = -122.62946

Cox regression -- Breslow method for ties

No. of subjects =           50                Number of obs    =         50
No. of failures =           45
Time at risk    =  846.7800012
                                              LR chi2(3)       =      31.39
Log likelihood  =   -122.62946                Prob > chi2      =     0.0000

------------------------------------------------------------------------------
          _t | Haz. Ratio   Std. Err.      z    P>|z|     [95% Conf. Interval]
-------------+----------------------------------------------------------------
          x1 |   1.001166    .001945     0.60   0.548     .9973615    1.004986
          x2 |   1.574423   .3246272     2.20   0.028     1.051027    2.358463
          x3 |   .1516473   .0571507    -5.00   0.000     .0724513     .317412
------------------------------------------------------------------------------
```

图 18-14　Cox 模型的 Stata 软件结果

4. SPSS 软件进行生存分析　此数据库已建立在文件夹中，文件名为：b18-3sav。

首先，打开文件，单击“文件”→“打开”→“数据”，找到文件名“b18-3sav”，点击“打开”。

第二，点击“分析”→“生存分析”→“Cox 回归”，如图 18-15 所示。

弹出“Cox 回归”对话框，如图 18-16 所示。时间选入“time”，状态选入“CENSOR”，点击“定义事件”，弹出“定义事件”对话框，选择“单值”，输入“0”，块选入“X1”“X2”“X3”。输入方式为“输入”。

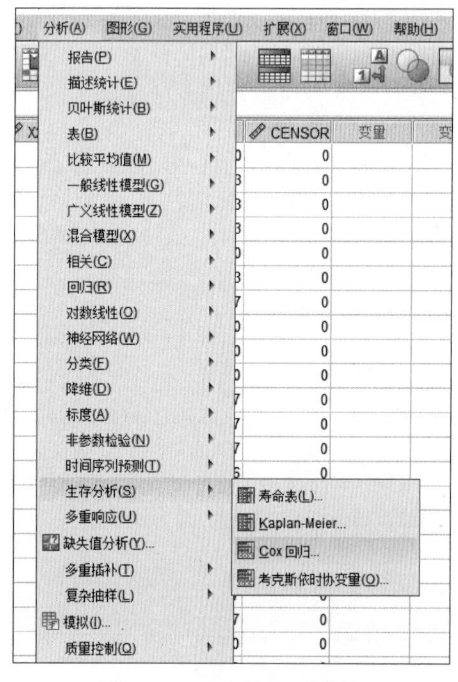

图 18-15　数据编辑器窗口

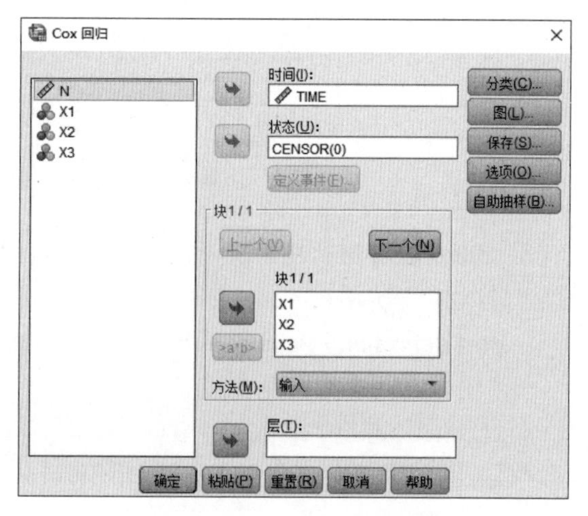

图 18-16　Cox 回归对话框

第三，点击“选项”，在“选项”对话框中勾选“Exp（B）的置信区间”设为“95%”，点击“继续”，点击“确定”。

结果显示如图 18-17 所示。

模型系数的 Omnibus 检验[a]

-2 对数似然	总体（得分）			从上一步进行更改			从上一块进行更改		
	卡方	自由度	显著性	卡方	自由度	显著性	卡方	自由度	显著性
245.259	33.621	3	[illegible]	31.393	3	.000	31.393	3	.000

a. 起始块号 1。方法 = 输入

双击以激活

方程中的变量

	B	SE	瓦尔德	自由度	显著性	Exp(B)	95.0% Exp(B) 的 CI	
							下限	上限
X1	.001	.002	.360	1	.548	1.001	.997	1.005
X2	.454	.206	4.846	1	.028	1.574	1.051	2.358
X3	-1.886	.377	25.050	1	.000	.152	.072	.317

图 18-17　Cox 模型的 SPSS 软件结果

（赛晓勇　童新元）

好和坏是比出来的，眼界狭隘的人自然而不能知道好的之上更有好的，不看坏的也感觉不出好的可贵。

——梅兰芳（中国京剧艺术家，1894—1961 年）

第十九章　评价分析

第一节　诊断性试验的评价

现代科学技术快速发展及其在医学领域的广泛应用，可供人们选择的各种诊断仪器和诊断方法层出不穷。但这些诊断仪器或诊断方法诊断的准确性如何，需要我们进行客观的评价。

新的诊断方法必须与公认的诊断方法（“金标准”）进行比较，才能评价其优劣，评价的过程也就是我们常说的诊断性试验。诊断性试验的研究思路就是用新的待评价的诊断方法与公认的标准诊断方法（“金标准”）检测相同的受试对象，然后比较其与“金标准”诊断的符合率，从而对新的诊断方法的真实性进行评价。“金标准”(gold standard) 应是得到公认、准确、可靠的当前最好的诊断方法或手段，如活体病理组织检查、手术探查、尸检、微生物培养等。有时候，一些疾病、综合征或状态（如心理状态、健康状态、生存质量等）缺乏特异性诊断标准，则以专家制订或权威组织研究公布的标准作为“金标准”。如急性风湿热的临床诊断标准、WHO 的生存质量量表等。

用新的诊断方法和金标准诊断方法诊断同一批受试者，会出现四种结果（表 19-1）：两种诊断方法同时确认有病的人群(a)，新的诊断方法诊断有病但“金标准”诊断无病的人群(b)，新的诊断方法诊断无病但“金标准”诊断有病的人群(c)，两种诊断方法同时确认无病的人群(d)。其结果可汇成如下四格表。

表 19-1　诊断实验评价的四格表

		标准诊断方法（“金标准”）		合计
		患病	无病	
新的诊断方法	阳性＋	a	b	$a+b$
	阴性－	c	d	$c+d$
	合计	$a+c$	$b+d$	N

根据上述四格表可计算敏感度、特异度、误诊率、漏诊率、阳性预测值、阴性预测值、正确率等评价诊断试验的指标。

(1) 敏感度 (sensitivity, SE)：又称真阳性率，是实际患病且被诊断试验诊为患者的概率，即患者被判为阳性的概率。反映检出患者的能力。$SE=a/(a+c)\times 100\%$。

（2）特异度（specificity，SP）：又称真阴性率，是实际未患病而被诊断试验诊为非患者的概率，即非患者被判为阴性的概率，反映鉴别非患者的能力。$SP=d/(b+d)\times100\%$。

（3）误诊率：又称假阳性率，是实际未患病而被诊断试验判为患者的概率，即非患者中被判为阳性的概率，反映将非患者诊断错误的可能程度。该值愈小愈好。$\alpha=1-SP$。

（4）漏诊率：又称假阴性率，是实际患病被诊断试验判为非患者的概率，即患者中被判为阴性的概率，反映将患者诊断错误的可能程度。该值愈小愈好。$\beta=1-SE$。

敏感度和特异度是评价新诊断方法好坏的主要指标。敏感度高，意味着新诊断方法对患者的检测能力高，不易出现漏诊，它与漏诊率互补，敏感度高必然漏诊率低。特异度高意味着新诊断方法不易出现误诊，它与误诊率互补，特异度高必然误诊率低。

（5）阳性预测值（positive predictive value，$PV+$）：依据诊断为阳性结果，受试者实际为患者的概率。$PV+=a/(a+b)\times100\%$。

（6）阴性预测值（negative predictive value，$PV-$）：依据诊断为阴性结果，受试者实际为非患者的概率。$PV-=d/(c+d)\times100\%$。

（7）正确率（π）：又称总符合率，是真阳性与真阴性之和占总人数的百分率，表示观察值与标准值或真实值符合的程度，$\pi=(a+d)/n\times100\%$。

（8）患病率（prevalence，P）：患病率为“金标准”判定真实患某病的病例百分比。$P=(a+c)/n\times100\%$。

阳性预测值和阴性预测值可以用来预测新诊断方法诊断阳性或阴性时，其真实患病或不患病的概率大小。如阳性预测值 $PV+$ 为 70%，意味着在新方法诊断为阳性的人群中，真实患某病的概率为 70%。预测值除了与敏感度和特异度有关外，还与检测人群的实际患病率的高低有关。如人群的实际患病率高，即使是敏感度很低的诊断方法也容易造成错判为阳性的误诊。反之亦反。所以，解释预测值时，应结合患病率。患病率增大时，阳性预测值随之升高，患病率减少时，阳性预测值下降。患病率极低时，阳性预测值趋向于零。

例 19-1 对最终通过病理活检确诊的 113 名前列腺癌患者和 217 名非患者，应用放免方法检查其前列腺酸性磷酸酯酶（RIA-PAP），RIA-PAP 检测阴性和阳性人数见表 19-2，请评价 RIA-PAP 诊断前列腺癌的诊断价值。

表 19-2 RIA-PAP 对前列腺癌的诊断试验的结果

RIA-PAP 结果	病理确诊		合计
	患者	非患者	
阳性	79（a）	13（b）	92
阴性	34（c）	204（d）	238
合计	113	217	330

敏感度 $SE=a/(a+c)\times100\%=79/(79+34)\times100\%=0.699\times100\%=69.9\%$

特异度 $SP=d/(b+d)\times100\%=204/(13+204)\times100\%=0.940\times100\%=94.0\%$

误诊率 $a=1-SP=0.301=30.1\%$

漏诊率 $\beta=1-SE=0.060=6\%$

阳性预测值 $PV+=a/(a+b)\times100\%=79/(79+13)\times100\%=0.859\times100\%=85.9\%$

阴性预测值 $PV-=d/(c+d)\times100\%=204/(34+204)\times100\%=0.857\times100\%=85.7\%$

准确率 $\pi=(a+d)/n\times 100\%=(79+204)/330\times 100\%=0.858\times 100\%=85.8\%$

患病率 $=(a+c)/n\times 100\%=(79+34)/330\times 100\%=0.342\times 100\%=34.2\%$

1. CHISS 软件的诊断试验

(1) 进入数据模块：此数据库已建立，文件名为：b19-1.DBF。打开数据库，点击“数据”→“文件”→“打开数据库表”，找到文件名“b19-1.DBF”→“确认”。

(2) 进入评价模块：计算评价指标，点击“评价”→“评价方法”→“2×2 诊断和筛选试验”；反应变量：患者、非患者→“确认”。

(3) 进入结果模块：查看结果，点击“结果”。

2. SAS 软件的诊断试验

```
proc transpose data=data.b19_1 out=b19_1(rename=(col1=人数));
    var 患者 非患者;
    by RIA_PAP 法;
run;
proc freq data=b19_1;
    tables RIA_PAP 法 *_NAME_/CHISQ EXPECTED;
    weight 人数;
run;
```

结果如图 19-1。

FREQ 过程

频数
百分比
行百分比
列百分比

表 - RIA_PAP法 * _NAME_			
	NAME(以前的变量名)		
RIA_PAP法	非患者	患者	合计
阳性	13 3.94 14.13 5.99	79 23.94 85.87 69.91	92 27.88
阴性	204 61.82 85.71 94.01	34 10.30 14.29 30.09	238 72.12
合计	217 65.76	113 34.24	330 100.00

图 19-1 诊断试验的 SAS 软件结果

3. Stata 软件的诊断试验

```
* 导入样例 b19_1 的 csv 文件
import delimited E:\example/b19_1.csv, encoding
(GBK) clear
* 对诊断实验数据进行评价，结果如图 19-2
diagti 79 34 13 204
```

```
       True |
    disease |   Test result
     status |   Neg.      Pos.  |   Total
------------+-------------------+----------
     Normal |    204        13  |     217
   Abnormal |     34        79  |     113
------------+-------------------+----------
      Total |    238        92  |     330

                                                [95% Confidence Interval]
-------------------------------------------------------------------------
Prevalence                         Pr(A)       34%        29%      39.6%
-------------------------------------------------------------------------
Sensitivity                      Pr(+|A)     69.9%      60.6%      78.2%
Specificity                      Pr(-|N)       94%        90%      96.8%
ROC area               (Sens. + Spec.)/2       .82       .774       .865
-------------------------------------------------------------------------
Likelihood ratio (+)     Pr(+|A)/Pr(+|N)      11.7        6.8         20
Likelihood ratio (-)     Pr(-|A)/Pr(-|N)       .32       .241       .425
Odds ratio                     LR(+)/LR(-)     36.5       18.4       72.2
Positive predictive value         Pr(A|+)    85.9%        77%      92.3%
Negative predictive value         Pr(N|-)    85.7%      80.6%      89.9%
-------------------------------------------------------------------------
```

图 19-2 诊断试验的 Stata 软件结果

4. SPSS 软件的诊断试验 此数据库已建立在文件夹中，文件名为：b19-1sav。

首先，打开文件，单击“文件”→“打开”→“数据”，找到文件名“b19-1sav”，点击“打开”。

第二，点击“数据”→“重构”，弹出“重构数据向导”对话框，选择“将选定变量重构为个案”，点击“下一步”，重构变量组数目选择“一个”，点击“下一步”，要转置的变量目标变量改为“频数”，将“患者”“非患者”放入，点击“下一步”，创建索引变量数目选择“一个”，点击“下一步”，索引值类型选择“连续数字”，点击“完成”。

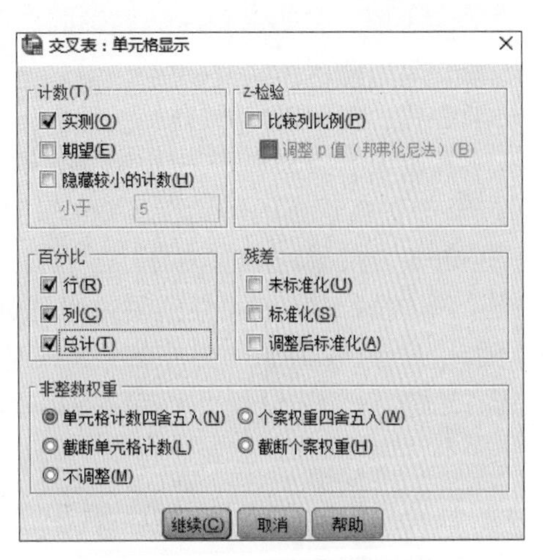

图 19-3 单元格显示对话框

第三，点击“数据”→“个案加权”，弹出“个案加权”对话框，选择“个案加权系数”，频率变量选择“频数”，点击“确定”。

第四，点击“分析”→“描述统计”→“交叉表”，弹出“交叉表”对话框，行选入“标识”、列选入“索引 1”，点击“单元格”，弹出“单元格显示”对话框，如图 19-3 所示，计数选择“实测”，百分比选择“行”“列”“总计”，点击“继续”。点击“确定”。

结果显示如图 19-4 所示。

个案处理摘要

	个案					
	有效		缺失		总计	
	N	百分比	N	百分比	N	百分比
标识 * 索引1	330	100.0%	0	0.0%	330	100.0%

标识 * 索引1 交叉表

			索引1		
			1	2	总计
标识	1	计数	79	13	92
		占 标识 的百分比	85.9%	14.1%	100.0%
		占 索引1 的百分比	69.9%	6.0%	27.9%
		占总计的百分比	23.9%	3.9%	27.9%
	2	计数	34	204	238
		占 标识 的百分比	14.3%	85.7%	100.0%
		占 索引1 的百分比	30.1%	94.0%	72.1%
		占总计的百分比	10.3%	61.8%	72.1%
总计		计数	113	217	330
		占 标识 的百分比	34.2%	65.8%	100.0%
		占 索引1 的百分比	100.0%	100.0%	100.0%
		占总计的百分比	34.2%	65.8%	100.0%

图 19-4 诊断试验的 SPSS 软件结果

我们期望新的诊断方法能有最大限度地准确诊断和鉴别患者（既不漏诊也不误诊）的能力，也即是敏感度和特异度均很高的诊断方法，但事实上同时具有很好的敏感度和特异度的诊断方法并不多见。很多时候，具有较高敏感度的诊断方法特异度不高，反之亦然。例如，在定量类型的诊断标准中，诊断阈值水平的不同，其敏感度和特异度会发生变化。降低诊断阈值，敏感度升高，则必然伴随特异度的下降。提高阈值，特异度提高了，但敏感度就会随之下降。如提高糖尿病确诊的血糖阈值水平，则不易造成糖尿病的误诊，但容易造成大量轻型的糖尿病患者漏诊。反之，降低确诊阈值的水平，轻型的糖尿病患者不易漏诊，但可能会将一些正常血糖即处于较高水平者误判为糖尿病，造成误诊。

在临床实践和科研工作中，我们常常根据不同的情况选择不同敏感度和特异度的诊断方法，以提高诊断的准确性，减少不良后果或者节约人力物力。当可能因为漏诊造成本可避免的不良后果，如某些有传染性且可治疗的疾病如梅毒、结核等诊断时，应选择较为敏感的诊断方法，诊断的阴性结果较为可靠，有助于排除疾病。而对于某些预后不好或者误诊可能给患者、家庭或社会带来巨大风险的疾病，如艾滋病的诊断，则应选择特异度较高的诊断方法进行诊断，以减少可能因为误诊所造成的不良后果。

第二节　测量的信度和效度

在日常医疗活动中，化验室要应用各种诊断仪器检验患者的血、尿、大便等标本。在医学研究中，科研工作者需要各种仪器、调查表等进行各种检验和调查。这种检验或者调查都是广义上的测量。减少测量过程的误差，努力追求测量的准确性是保证研究结果接近“真值”的前提。因此，测量的评价尤为重要。

一、信度和效度的概念

1. 信度(reliability)　亦称精确度或可靠性，是用来反映相同条件下重复测量所得结果的近似程度。信度主要受随机因素的影响。随机误差越大，信度越小。

2. 效度(validity)　亦称准确度，用来反映测量结果与真实值的接近程度。影响数据效度的因素多为系统误差。

如图 19-5 所示，假设大的实心圆点为真实值，小的实心圆点为实际测量值。A 图为最好的测量结果，实际测量值之间非常接近(信度高)，而且均靠近真实值(效度好)，说明随机误差和系统误差都比较小。B 图的实际测量值之间距离较大(信度差)，但都均匀的围绕在真实值附近(效度尚可)，这种误差主要是随机误差。C 图的实际测量值之间较为集中(信度高)，但均离开了真实值(效度差)，其误差主要是系统误差。而 D 图的实际测量值离开真实值较远，并且测量值分布散乱，可以考虑随机误差和系统误差都较大。

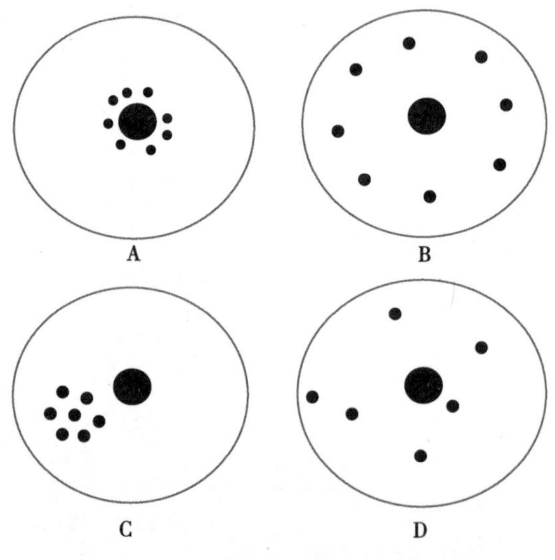

图 19-5　信度与效度图图误差示意图

二、信度和效度的评价

（一）信度

信度反映的是相同条件下重复测量所得结果之间的近似程度。如果测量结果是计量（定量）资料类型，常用组内相关系数（coefficient of inter-class correlation，CICC）R 值来反映信度，变异系数（coefficient of variation，CV）和方差也能在一定程度上反映组内数据变异的大小。变异系数越小，组内相关系数 R 值越大，信度就越好。如果测量结果是计数（定性）资料类型，则常用 Kappa 值来反映信度。信度主要受随机因素的影响。随机误差越大，信度越小。

一个观察者或一台仪器对同一样本多次测量是最简单的重复测量，其误差只有随机误差一项，可以用变异系数或方差来表示误差的大小（在不同量纲之间只能用变异系数来表示误差的大小）。

多个观测者或多台仪器对同一样本在相同条件下进行多次重复测量以评价多个观测者或多台仪器各自重复测定结果的近似程度，这种资料的误差只有组间误差和随机误差两项，也属于简单重复测量，可用组内相关系数 R 值来反映信度。其组内相关系数 R 值的计算公式为：

$$R=\frac{MS_B-MS_W}{MS_B+(K_0-1)MS_W}$$

其中为 MS_B 组间均方，MS_W 为组内均方。观测者的重复测量次数相等时，K_0 = 重复测量次数，测量次数不相等时，由下式计算得到：

$$K_0=\frac{N}{n}-\frac{\sum k_i^2-(\sum k_i)^2/n}{N(n-1)}$$

N 为总测量次数，n 为测量者人数，$\sum k_i^2$ 为测量值总平方和，$(\sum k_i)^2$ 为测量值总和的平方。

R 的总体参数 ρ 的 $(1-\alpha)$ 可信区间计算公式为：

$$\rho\geqslant\frac{MS_B/MS_W-F_\alpha}{MS_B/MS_W+(K_0-1)F_\alpha}$$

F_α 为在 α 水平，自由度 $\upsilon_1=n-1$，$\upsilon_2=N-n$ 的单侧临界值，可查表获得。

多个观测者或多台仪器对多个受试对象在相同条件下进行多次重复测定，其误差除了组间误差和随机误差之外，还有其他来源的误差，如受试对象的个体间误差等。这种情况属于复杂重复测量。其组内相关系数的计算方法与简单重复测量相近，限于篇幅，在此就不赘述。

例 19-2 某实验室七名技术员 A、B、C、D、E、F、G 对同一血样血清钾的重复测定结果。试评价七名技术员测量结果的信度，数据见表 19-3。（资料来源：方积乾主编《医学统计与电脑实验》2001 年 7 月第 2 版）

解题步骤：此题属于简单重复测量，其误差仅有来源于随机误差和技术员之间的误差两项。

表 19-3　七名技术员测量结果

测量次数	技术员						
	A	B	C	D	E	F	G
1	5.61	5.56	5.12	4.70	5.00	4.87	5.24
2	5.24	5.48	4.80	4.48	4.47	4.69	5.53
3	5.29	5.56	4.80	4.68	4.68	4.94	5.55
4	5.09	5.50	5.00	4.42	5.00	4.84	5.33
5	5.18	5.75	5.06	4.57	4.80	4.94	5.25

（1）CHISS 软件重复测量信度

1）进入数据模块：此数据库已建立，文件名为：b19-2.DBF。打开数据库，点击“数据”→“文件”→“打开数据库表”，找到文件名“b19-2.DBF”→“确认”。

2）进入评价模块：计算信度 R，点击“评价”→“评价方法”→“信度和效度”→“重复测量信度”；反应变量：A、B、C、D、E、F、G→“确认”。

3）进入结果模块：查看结果。

方差分析 $F=26.453$，$P<0.001$，说明各个技术员的测量结果之间有差异。组内相关系数 $R=0.836$，95% 可信区间 $\rho\geqslant 0.663$，说明每个技术员的重复测量结果的相似性较好。

（2）SAS 软件重复测量信度　未找到语句。

（3）Stata 软件重复测量信度

```
* 导入样例 b19_2 的 csv 文件
import delimited E:\example/b19_2.csv，encoding（GBK）clear
* 整理数据
gen i = _n
rename a w1
rename b w2
rename c w3
rename d w4
rename e w5
rename f w6
rename g w7
reshape long w，i（i）j（j）
* 计算信度，结果如图 19-6
loneway w j
```

（4）SPSS 软件重复测量信度：此数据库已建立在文件夹中，文件名为：b19-2sav。

首先，打开文件，单击“文件”→“打开”→“数据”，找到文件名“b19-2sav”，点击“打开”。

第二，点击“分析”→“标度”→“可靠性分析”，如图 19-7 所示。

弹出“可靠性分析”对话框，如图 19-8 所示，项选入“A”“B”“C”“D”“E”“F”“G”，模型选择“Alpha”。

```
                 One-way Analysis of Variance for w:

                                        Number of obs =         35
                                            R-squared =     0.8500

    Source              SS         df      MS            F     Prob > F
-------------------------------------------------------------------------
Between j           3.8858971       6   .64764952     26.45     0.0000
Within j            .68552017      28   .02448286
-------------------------------------------------------------------------
Total               4.5714173      34   .13445345

         Intraclass       Asy.
         correlation      S.E.       [95% Conf. Interval]
         ------------------------------------------------
            0.83581     0.09074     0.65797     1.01365

         Estimated SD of j effect                .3530345
         Estimated SD within j                     .15647
         Est. reliability of a j mean             0.96220
              (evaluated at n=5.00)
```

图 19-6 重复测量信度的 Stata 软件结果

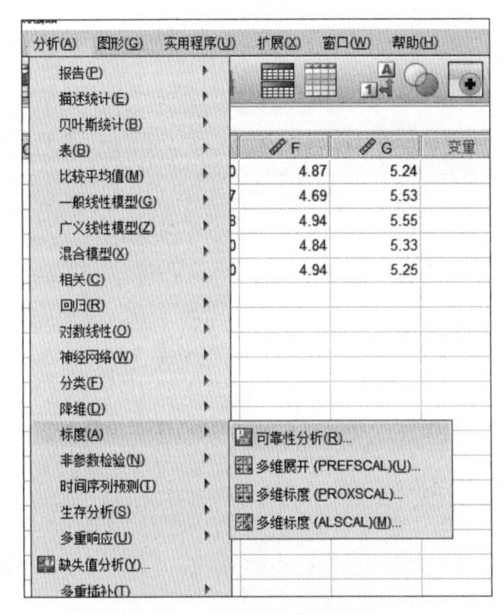

图 19-7 数据编辑器窗口

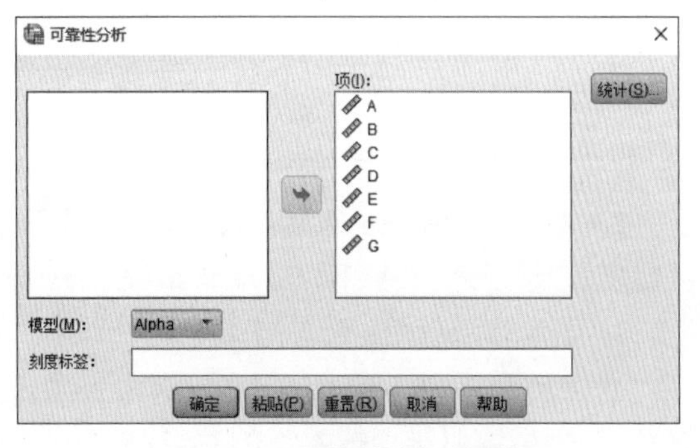

图 19-8 可靠性分析对话框

第三，点击“统计”，弹出“统计”对话框如图 19-9 所示，摘要选择“相关性”，ANOVA 表选择“F 检验”，点击“继续”。点击“确定”。

结果显示如图 19-10 所示。

例 19-3 某实验室三名调查员 A、B、C 测量 5 名受试者的三头肌皮肤皱褶厚度。试评价三名技术员测量结果的信度，数据见表 19-4。

（1）CHISS 软件检验信度

1）进入数据模块：此数据库已建立，文件名为：b19-3.DBF。打开数据库，点击“数据”→“文件”→“打开数据库表”，找到文件名“b19-3.DBF”→“确认”。

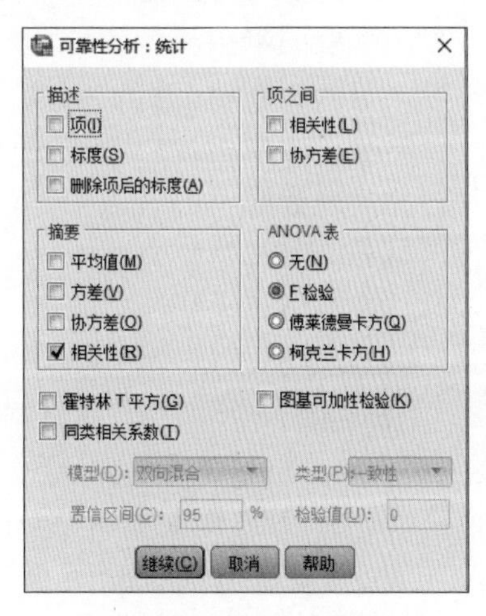

图 19-9 统计对话框

摘要项统计

	平均值	最小值	最大值	全距	最大值 / 最小值	方差	项数
项间相关性	.121	-.992	.835	1.827	-.842	.235	7

ANOVA

		平方和	自由度	均方	F	显著性
人员间		.154	4	.038		
人员内	项间	3.886	6	.648	29.219	.000
	残差	.532	24	.022		
	总计	4.418	30	.147		
总计		4.571	34	.134		

总平均值 = 5.0577

图 19-10 重复测量信度的 SPSS 软件结果

表 19-4 三名技术员测量结果

受试者	调查员		
	A	B	C
1	2.856	2.760	2.785
2	3.082	2.976	2.890
3	2.809	2.785	2.833
4	2.501	2.361	2.241
5	2.303	2.241	2.152

2）进入评价模块：计算信度 R，点击“评价”→“评价方法”→“信度和效度”→“重复测量信度”，反应变量：A、B、C，配伍组设计→“确认”。

3）进入结果模块：查看结果。

方差分析 $F=6.632$，$P=0.02$，说明各个技术员的测量结果均值有高有低。组内相关系数 $R=0.947$，说明每个技术员的重复测定结果的相似性较好。

（2）SAS 软件检验信度 未找到语句。

（3）Stata 软件检验信度

```
* 导入样例 b19_3 的 csv 文件
import delimited E:\example/b19_3.csv, encoding(GBK) clear
* 整理数据
gen i = _n
rename a w1
rename b w2
rename c w3
reshape long w, i(i) j(j)
* 计算信度，结果如图 19-11
anova w i j, repeated(j)
icc w i j
```

```
                         Number of obs =         15     R-squared     =  0.9798
                         Root MSE      =    .057375     Adj R-squared =  0.9647

                  Source | Partial SS         df         MS           F    Prob>F
              -----------+----------------------------------------------------
                   Model |  1.2805762          6   .21342936      64.83    0.0000
                         |
                       i |  1.2369116          4   .30922791      93.94    0.0000
                       j |  .04366451          2   .02183225       6.63    0.0200
                         |
                Residual |  .02633546          8   .00329193
              -----------+----------------------------------------------------
                   Total |  1.3069116         14   .09335083

Between-subjects error term:  i
                     Levels:  5         (4 df)
     Lowest b.s.e. variable:  i

Repeated variable: j
                                          Huynh-Feldt epsilon        =  0.6099
                                          Greenhouse-Geisser epsilon =  0.5530
                                          Box's conservative epsilon =  0.5000

                                            ------------ Prob > F ------------
                  Source |     df      F    Regular    H-F      G-G      Box
              -----------+----------------------------------------------------
                       j |      2     6.63   0.0200   0.0479   0.0545   0.0616
                Residual |      8
              -----------+----------------------------------------------------
```

(a)

```
Intraclass correlations
Two-way random-effects model
Absolute agreement

Random effects: i                 Number of targets =         5
Random effects: j                 Number of raters  =         3

--------------------------------------------------------------
                     w |        ICC       [95% Conf. Interval]
-----------------------+--------------------------------------
            Individual |   .9357673       .6360841    .9928248
               Average |   .9776312       .8398376    .9975968
--------------------------------------------------------------
F test that
  ICC=0.00: F(4.0, 8.0) = 93.94              Prob > F = 0.000

Note: ICCs estimate correlations between individual measurements
      and between average measurements made on the same target.
```

(b)

图 19-11 重复测量信度的 Stata 软件结果

(4) SPSS 软件检验信度：此数据库已建立在文件夹中，文件名为：b19-3sav。

首先，打开文件，单击“文件”→“打开”→“数据”，找到文件名“b19-3sav”，点击“打开”。

第二，点击“分析”→“标度”→“可靠性分析”，如图 19-7 所示。弹出“可靠性分析”对话框，项选入“A”“B”“C”，模型选择“Alpha”。

第三，点击“统计”，弹出“统计”对话框如图 19-9 所示，摘要选择“相关性”，ANOVA 表选择“F 检验”，点击“继续”。点击“确定”。

结果显示如图 19-12 所示。

摘要项统计

	平均值	最小值	最大值	全距	最大值 / 最小值	方差	项数
项间相关性	.976	.954	.990	.036	1.037	.000	3

ANOVA

		平方和	自由度	均方	F	显著性
人员间		1.237	4	.309		
人员内	项间	.044	2	.022	6.632	.020
	残差	.026	8	.003		
	总计	.070	10	.007		
总计		1.307	14	.093		

总平均值 = 2.6383

图 19-12 重复测量信度的 SPSS 软件结果

(二) 效度

效度是反映测量结果与真值的接近程度。影响数据效度的因素多为系统误差。效度可分为内容效度(content validity)、标准效度(criteria validity)和结构效度(construct validity)。内容效度是指测量工具(如量表)的条目内容是否能准确地反映出需要测量的对象内容;标准效度是指测量工具与标准工具之间的一致性比较。结构效度用于评价测量工具是否具有稳定的结构。不同效度的评价方法不同,这里主要讲标准效度的评价。

(1) *定量指标的标准效度*:两种方法对同一对象进行测量,其中一个为标准方法。此时可以用二者之间的相关系数 r 来描述用非标准方法对某一定量指标测量的标准效度。

(2) *定性指标的标准效度*:定性指标可分为二分类指标和多分类指标,可计算 Kappa 指数来描述其标准效度。Kappa 值越大,表示两种方法所得结果一致性就好,若经假设检验统计学有显著性意义,则通常 $K>0.75$ 为一致性好,$0.75 \geqslant K \geqslant 0.4$ 为一致性较好,$K<0.4$ 为一致性差。这里仅以二分类指标为例说明计算过程。

用两种方法对某一定性分类指标的观测,其中一个为标准方法,根据他们之间测量结果是否一致,可将结果列为下面的四格表(表 19-5)。

表 19-5 四格表

测量方法 1	测量方法 2	
	+	−
+	a	b
−	c	d

首先计算 χ^2 统计量检验两个测量方法测量结果的关联性。

$$\chi^2=\frac{(ad-bc)^2 n}{(a+b)(c+d)(a+c)(b+d)}, \upsilon=1$$

若 χ^2 值未超过 χ^2 自由度为 1 的分布临界值,则认为无关联性。若超过,则认为有关联性,可进一步计算 kappa 值。

$$P_0=\frac{a+d}{n}$$

$$Q_0=1-P_0$$

期望符合率：$P_e=\frac{1}{n^2}[(a+c)(a+b)+(b+d)(c+d)]$

Kappa 指数：

$$K=\frac{P_0-P_e}{1-P_e}$$

例 19-4 某医生采用 15 秒法测定方法测得心跳，并与 1 分钟心跳的资料作比较，试分析这种 15 秒法是否有效。

1 分钟法 80 68 70 88 73 74 76 73 72 76 80 76 72 81 84 88

15 秒法 19 17 18 22 18 19 19 18 18 19 20 19 18 21 21 22

此为定量资料的标准效度评价，可用相关系数来描述。

（1）CHISS 软件进行定量资料效度评价

1）进入数据模块：此数据库已建立，文件名为：b19-4.DBF。打开数据库，点击“数据”→“文件”→“打开数据库表”，找到文件名“b19-4.DBF”→“确认”。

2）进入统计模块：进行统计计算，点击“统计”→“统计推断”→“相关矩阵”；反应变量：X、Y →“确认”。

3）进入结果模块：查看结果，点击“结果”。

结论：$r=0.968\ 5$，$P=0.000\ 1$，说明采用 15 秒法有效。

（2）SAS 软件进行定量资料效度评价

```
proc corr data=data.b19_4;
    var Y X;   /* 相关系数 */
run;
```

结果如图 19-13：

结论：$r=0.968\ 5$，$P=0.000\ 1$，说明采用 15 秒法有效。

CORR 过程

2 变量:	y x

简单统计量

变量	N	均值	标准差	总和	最小值	最大值
y	16	19.25000	1.52753	308.00000	17.00000	22.00000
x	16	76.93750	6.04945	1231	68.00000	88.00000

Pearson 相关系数, N = 16
Prob > |r| under H0: Rho=0

	y	x
y	1.00000	0.96854 <.0001
x	0.96854 <.0001	1.00000

图 19-13 定量资料效度评价的 SAS 软件结果

（3）Stata 软件进行定量资料效度评价

```
* 导入样例 b19_4 的 csv 文件
import delimited E:\example/b19_4.csv, encoding(GBK) clear
* 计算相关系数，结果如图 19-14
pwcorr x y, sig
```

（4）SPSS 软件进行定量资料效度评价：此数据库已建立在文件夹中，文件名为：b19-4sav。

首先，打开文件，单击“文件”→“打开”→

"数据"，找到文件名"b19-4sav"，点击"打开"。

第二，点击"分析"→"相关"→"双变量"，如图 19-15 所示。

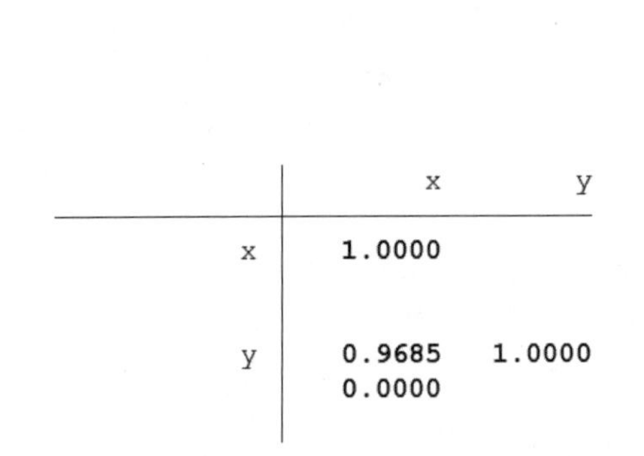

	x	y
x	1.0000	
y	0.9685 0.0000	1.0000

图 19-14　定量资料效度评价的 Stata 软件结果

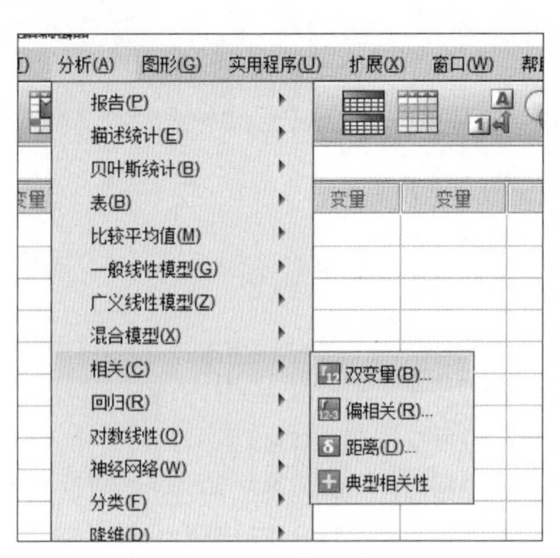

图 19-15　数据编辑器窗口

弹出"双变量相关性"对话框如图 19-16 所示，变量中选入"x""y"，相关系数选择"皮尔逊"，显著性检验选择"双尾"，选择"标记显著性相关性"，点击"确定"。

结果显示如图 19-17 所示。

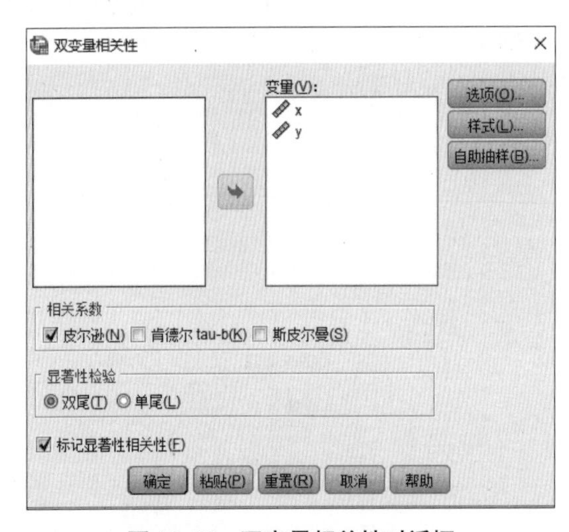

图 19-16　双变量相关性对话框

相关性

		x	y
x	皮尔逊相关性	1	.969**
	Sig.（双尾）		.000
	个案数	16	16
y	皮尔逊相关性	.969**	1
	Sig.（双尾）	.000	
	个案数	16	16

**. 在 0.01 级别（双尾），相关性显著。

图 19-17　定量资料效度评价的 SPSS 软件结果

例 19-5　用生化检验某项肝功能指标，并用病理作"金标准"结果如表 19-6 所示，试分析生化检验的效度。

表 19-6　病理和生化检验某项肝功能指标

生化	病理"金标准"	
	+	−
+	516	97
−	84	505

此为二分类的定性资料标准效度的评价，可用 Kappa 指数来描述其标准效度。

1. CHISS 软件进行定性资料效度评价

（1）进入数据模块：此数据库已建立，文件名为：b19-5.DBF。打开数据库，点击“数据”→“文件”→“打开数据库表”，找到文件名“b19-5.DBF”→“确认”。

（2）进入评价模块：计算效度 Kappa 指数。点击“评价”→“评价方法”→“信度和效度”→“定性观察的标准效度”；反应变量：阳性、阴性→“确认”。

（3）进入结果模块：查看结果如下：

卡方 = 591.002 0，自由度 = 1，P 值 < 0.000 1。

符合率 = 0.851，不一致率 = 0.149，期望符合率 = 0.500，Kappa 指数 = 0.702，U = 24.311，P < 0.001（一致性较好）。

结论：Kappa 指数为 0.702，说明用生化指标同病理检验结果一致性好。

2. SAS 软件进行定性资料效度评价

```
proc freq data=data.b19_5;
data b19_5;
    set data.b19_5;
    生化=_n_;
run;
proc transpose data=b19_5 out=b19_5(rename=(col1=人数));
    var 阳性 阴性;  /* 转置 */
    by 生化;
run;
proc freq data=b19_5;
    tables 生化*_NAME_/AGREE EXPECTED NOPERCENT
NOCOL NOROW;  /* 配对卡方检验，计算 Kappa 值 */
    weight 人数;
run;
```

结果如图 19-18。

结论：Kappa 指数为 0.702，说明用生化指标同病理检验结果一致性好。

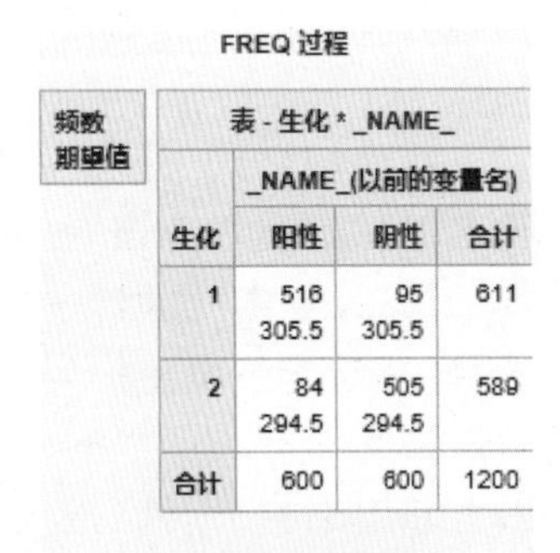

FREQ 过程

频数
期望值

表 - 生化 * _NAME_

生化	_NAME_(以前的变量名) 阳性	阴性	合计
1	516 305.5	95 305.5	611
2	84 294.5	505 294.5	589
合计	600	600	1200

表“_NAME_-生化”的统计量

McNemar 检验	
统计量 (S)	0.6760
自由度	1
Pr > S	0.4110

简单 Kappa 系数	
Kappa	0.7017
ASE	0.0206
95% 置信下限	0.6614
95% 置信上限	0.7420

图 19-18 定性资料效度评价的 SAS 软件结果

3. Stata 软件进行定性资料效度评价

```
import delimited E:\example/b19_5.csv, encoding(GBK)
clear
* 根据列联表整理数据
clear
set obs 4
egen a=seq(), from(0) to(1) block(2)
egen b=seq(), from(0) to(1)
gen count=_n
replace count=516 if a==1 & b==1
```

replace count=95 if a==1 & b==0

replace count=84 if a==0 & b==1

replace count=505 if a==0 & b==0

* 计算卡方和kappa值，结果如图19-19

tab a b [fweight=count], chi2

kap a b [fweight=count]

```
           |           b
         a |         0          1 |     Total
-----------+----------------------+----------
         0 |       505         84 |       589
         1 |        95        516 |       611
-----------+----------------------+----------
     Total |       600        600 |     1,200

          Pearson chi2(1) =  591.0020   Pr = 0.000

. kap a b [fweight=count]

             Expected
Agreement   Agreement     Kappa   Std. Err.         Z      Prob>Z
-----------------------------------------------------------------
  85.08%      50.00%     0.7017     0.0289      24.31      0.0000
```

图19-19 定性资料效度评价的Stata软件结果

4. SPSS软件进行定性资料效度评价 此数据库已建立在文件夹中，文件名为：b19-5sav。

首先，打开文件，单击“文件”→“打开”→“数据”，找到文件名“b19-5sav”，点击“打开”。

第二，点击“数据”→“重构”，弹出“重构数据向导”对话框，选择“将选定变量重构为个案”，点击“下一步”，重构变量组数目选择“一个”，点击“下一步”，要转置的变量目标变量改为“频数”，将“阳性”“阴性”放入，点击“下一步”，创建索引变量数目选择“一个”，点击“下一步”，索引值类型选择“连续数字”，点击“完成”。

第三，点击“数据”→“个案加权”，弹出“个案加权”对话框，选择“个案加权系数”，频率变量选择“频数”，点击“确定”。

第四，点击“分析”→“描述统计”→“交叉表”，弹出“交叉表”对话框，行选入“标识”、列选入“索引1”，点击“统计”，弹出“统计”对话框，如图19-20所示，选择“卡方”，选择“Kappa”，点击“继续”。点击“确定”。

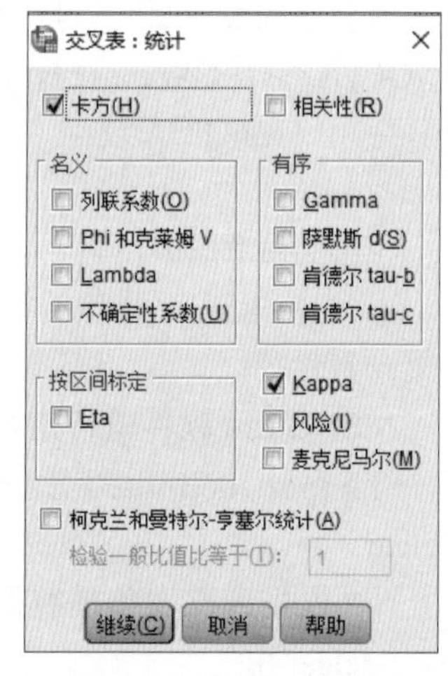

图19-20 统计对话框

结果显示如图19-21所示。

卡方检验

	值	自由度	渐进显著性（双侧）	精确显著性（双侧）	精确显著性（单侧）
皮尔逊卡方	591.002[a]	1	.000		
连续性修正[b]	588.198	1	.000		
似然比	652.919	1	.000		
费希尔精确检验				.000	.000
线性关联	590.509	1	.000		
有效个案数	1200				

a. 0 个单元格 (0.0%) 的期望计数小于 5。最小期望计数为 294.50。

b. 仅针对 2x2 表进行计算

对称测量

	值	渐近标准误差[a]	近似 T[b]	渐进显著性
协议测量　Kappa	.702	.021	24.311	.000
有效个案数	1200			

a. 未假定原假设。

b. 在假定原假设的情况下使用渐近标准误差。

图 19-21　定性资料效度评价的 SPSS 软件结果

第三节　综合评价方法

在临床医疗和科研工作中，很多时候用单一指标很难反映出事物的全貌。如评价医院的综合实力、通过多种指标判断疾病的预后、评价某种治疗方法对人群健康、社会活动和经济效益的影响，都需要用一组指标来综合分析，才能全面客观反映出他们的本质特征。所以，近年来，综合评价方法越来越受到人们的重视。这里仅简要地介绍常用的层次分析法和秩和比法。

一、层次分析法(AHP)简介

层次分析法（analytic hierarchy process，AHP）是美国运筹学家 T.L.Saaty 教授于 20 世纪 70 年代提出的一种多目标决策分析方法。该方法的核心是将决策者的经验判断给予量化，从而为决策者提供定量形式的决策依据，是一种定量与定性相结合的方法。现已广泛应用于科研、医院、学校、社会管理的决策和综合评价。

层次分析法在综合评价中的作用是确定指标权重，应用 AHP 方法计算权重系数，实际上是在建立有序递阶的指标体系的基础上，通过指标之间的两两比较对体系中各指标予以重要性评判，并利用这种评判结果来综合计算各指标的权重系数。

应用 AHP 法进行综合评价的步骤如下：

(1) 建立树状层次结构模型。在业绩评价中，该模型就是评价指标体系。

(2) 指标间两两重要性进行比较和分析，构造判断矩阵。

对指标体系中同一层次的指标进行两两重要性比较，构造判断矩阵。根据中间层的若干指标，可得到若干个两两比较的判断矩阵。

构造判断矩阵时，用以表示同一层次各个指标两两比较相对重要性的判断值，由若干位专家给出。考虑到专家对若干指标直接评价权重比较困难，根据心理学家提出的“人区分信息等级的极限能力为 7±2”的研究结论，AHP 方法在对指标的相对重要程度进行评判时，引入了九分位的相对重要的比例标度。如果 a_{ij} 表示 i 指标与 j 指标相比的重要性，有如下标度（表 19-7 和表 19-8）：

表 19-7 指标的标度列表

标度	含义
1	表示两个因素相比，具有同样重要性
3	表示两个因素相比，前者比后者稍重要
5	表示两个因素相比，前者比后者明显重要
7	表示两个因素相比，前者比后者强烈重要
9	表示两个因素相比，前者比后者极端重要
2，4，6，8	为上述相邻判断的中间值
倒数	若元素 i 与元素 j 的重要性之比为 a_{ij}，那么，元素 j 与元素 i 的重要性之比为 $a_{ji}=1/a_{ij}$

同一层次各个指标两两比较的相对重要性标度值都得到后，即可得出该层次的判断矩阵（表 19-8）：

表 19-8 判断矩阵

A	A_1	A_2	…	A_n
A_1	a_{11}	a_{12}	…	a_{1n}
A_2	a_{21}	a_{22}	…	a_{2n}
…	…	…	…	…
A_n	a_{n1}	a_{n2}	…	a_{nn}

（3）计算权重

1）将判断矩阵每行的元素相乘，得到 M_i。

2）求各个 M_i 的 n 次方根，即求每个 M_i 的几何平均数，将得到的结果记为 m_i。

3）将 m_i 归一化，即求得各指标的权重系数值 w_i。

（4）对判断矩阵进行一致性检验：层次分析法（AHP 法）是对人们主观判断做形式的表达、处理与客观描述，通过判断矩阵计算出相对权重后，要进行判断矩阵的一致性检验，保持专家思维逻辑上的一致性。所谓判断思维的一致性是指专家在判断指标重要性时，当出现 3 个以上的指标互相比较时，各判断之间协调一致，不会出现内部相互矛盾的结果。如指标 a，b，c 之间两两比较时，在 a 比 b 略重要，b 比 c 略重要的情况下，如出现 c 比 a 略重要的评价，则称专家思维非一致性，出现了矛盾。当多个专家分别给定判断矩阵并都通过一致性检验后，运用几何平均法将专家意见综合平均，即可得到最终的指标评价判断矩阵。

（5）计算综合得分 S：根据指标体系中各个指标的指标值以及各自的权重系数，采用加法合成法或乘法合成法得到一个整体性的综合评价值。

例 19-6 现有六家医院，为了考核其工作质量，拟考查其 6 个有关指标，即病床使用率 C_1、有效率 C_2、重症收容率 C_3、医疗制度执行优良率 C_4、护理制度执行优良率 C_5、供应优良

率 C_6，试进行综合评价，数据见表 19-9。

表 19-9 六家医院的工作质量数据

医院名	C_1	C_2	C_3	C_4	C_5	C_6	排名
A	95.00	88.10	15.40	71.70	54.70	41.30	
B	92.00	91.20	8.30	53.40	20.70	41.40	
C	94.80	90.00	7.90	61.90	26.10	22.80	
D	95.60	94.00	3.10	50.00	20.00	20.00	
E	89.10	93.60	9.50	61.90	27.40	34.00	
F	77.40	92.20	3.70	67.10	35.50	30.30	

采用层次分析法的计算过程如下：

1. **建立目标图**

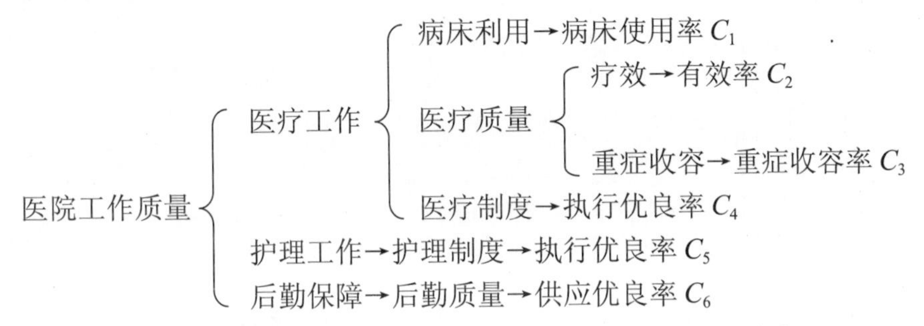

2. **设置各层权重** 按重要程度给出分值 1，3，5，7，9；重要者分值高。

3. **CHISS 软件实现层次分析法的计算**

（1）进入数据模块：此数据库已建立，文件名为：b19-6.DBF。打开数据库，点击“数据”→“文件”→“打开数据库表”，找到文件名为：b19-6.DBF →“确认”。

（2）进入评价模块：点击“评价”→“评价方法”→“综合评价”→“层次分析”；反应变量：阳性、阴性→“确认”。

构造各层次指标结构：点鼠标右键增加子目标，指定子目标的权重系数；若为最终指标，则指定该指标对应数据库中的列。可以存为文本文件。其结构为：

医院工作质量
　医疗工作 /5
　　病床利用 /3 − C1
　　医疗质量 /2
　　　疗效 /2 − C2
　　　重症收容 /1 − C3
　　医疗制度 /1 − C4
　护理工作 /3 − C5
　后勤工作 /1 − C6

点击“完成”，在原始数据中产生两列：“综合评分”“顺位”。

（3）进入结果模块：查看结果，见表 19-10。

表 19-10 六家医院的工作质量评价结果

医院名	C_1	C_2	C_3	C_4	C_5	C_6	综合评分	顺位
A	95.00	88.10	15.40	71.70	54.70	41.30	70.65	1
B	92.00	91.20	8.30	53.40	20.70	41.40	58.89	4
C	94.80	90.00	7.90	61.90	26.10	22.80	60.01	3
D	95.60	94.00	3.10	50.00	20.00	20.00	57.37	6
E	89.10	93.60	9.50	61.90	27.40	34.00	60.11	2
F	77.40	92.20	3.70	67.10	35.50	30.30	57.79	5

结论：综合得分从高到低的次序为：A、E、C、B、F、D。

4. Stata 软件实现综合评价

```
import delimited E:\example/b19-6.csv，encoding（GBK）clear
* 根据权重计算总分
replace c1 = c1*3/11
replace c2 = c2*2/11
replace c3 = c3*1/11
replace c4 = c4*1/11
replace c5 = c5*3/11
replace c6 = c6*1/11
gen sum = c1 + c2 + c3 + c4 + c5 + c6
* 排序，结果如图 19-22
sort sum
egen rank = seq()，from（6）to（1）
sort yy
list
```

```
     yy        c1         c2          c3         c4         c5         c6        sum   rank

 1.  A   25.90909   16.01818         1.4   6.518181   14.91818   3.754545   68.51818      1
 2.  B   25.09091   16.58182    .7545455   4.854546   5.645455   3.763637   56.69091      5
 3.  C   25.85455   16.36364    .7181818   5.627273   7.118182   2.072727   57.75455      3
 4.  D   26.07273   17.09091    .2818182   4.545455   5.454545   1.818182   55.26364      6
 5.  E       24.3   17.01818    .8636364   5.627273   7.472727   3.090909   58.37273      2

 6.  F   21.10909   16.76364    .3363636        6.1   9.681818   2.754545   56.74545      4
```

图 19-22 综合评价的 Stata 软件结果

二、秩和比法（RSR）简介

秩和比（rank sum ratio，*RSR*）的思想是行或列秩次的平均值。即行或列秩次的秩和除以总例数。它是一个内涵丰富的统计量，也可用于不同指标的综合评价。

秩和比的计算步骤：

（1）计算行或列秩次的平均值 *RSR*。

（2）确定 RSR 的分布；RSR 分布是指 RSR 向下累计频率$\sum RSR_i$。以概率单位 Y 表示。概率单位 Y 是标准正态差加 5。计算回归方程：$RSR=a+bY$（PROB）。

（3）进行变换。

（4）合理的分档数与分档；各档方差一致且有显著性。

例 19-7　8 家医院为了考查其医院工作质量，现实地考查其 8 个有关指标：收治患者数 X_1、诊断符合率 X_2、病床周转次数 X_3、平均病床数 X_4、治愈率 X_5、住院日 X_6、床位使用率 X_7、患者满意率 X_8。试对 8 家医院进行综合评价，数据见表 19-11。

表 19-11　8 家医院工作质量数据表

医院	X_1	X_2	X_3	X_4	X_5	X_6	X_7	X_8
1	8 389	94.500	21.600	338.800	92.800	15.800	96.700	85.600
2	8 428	95.200	22.000	329.300	90.000	15.100	98.000	86.500
3	8 511	95.400	22.200	317.200	86.900	14.500	97.900	84.900
4	8 793	95.500	23.100	325.500	88.600	14.100	97.600	84.900
5	8 762	95.200	23.100	315.300	86.400	13.800	98.100	82.900
6	8 711	95.200	21.900	299.200	81.700	13.700	98.800	82.000
7	9 749	94.800	23.100	275.600	82.000	12.800	98.700	84.100
8	10 847	95.100	25.700	309.400	84.800	12.100	99.000	86.300

（1）进入数据模块：此数据库已建立，文件名为：b19-7.DBF。打开数据库，点击“数据”→“文件”→“打开数据库表”；找到文件名“b19-7.DBF”→“确认”；“列编辑”→“产生秩号”。注意区分正向指标与反向指标，本例平均住院 X_6 为反向指标，其秩号需逆向编制。

（2）进入评价模块：点击“评价”→“评价方法”→“综合评价”→“秩和比法”；反应变量：rk_x1、rk_x2、rk_x3、rk_x4、rk_x5、rk_x6、rk_x7、rk_x8 →“确认”。

确定拟分档数，如分 3 档，视 RSR 与概率单位的直线化趋势，决定是否对 RSR 取对数。完成后在结果窗口给出 RSR 与概率单位 Y 的直线回归结果。

（3）查看结果：秩和比法，如图 19-23。

$r=0.987\ 4$，$RSR=-0.009\ 8+0.109\ 4Y$（Probit）

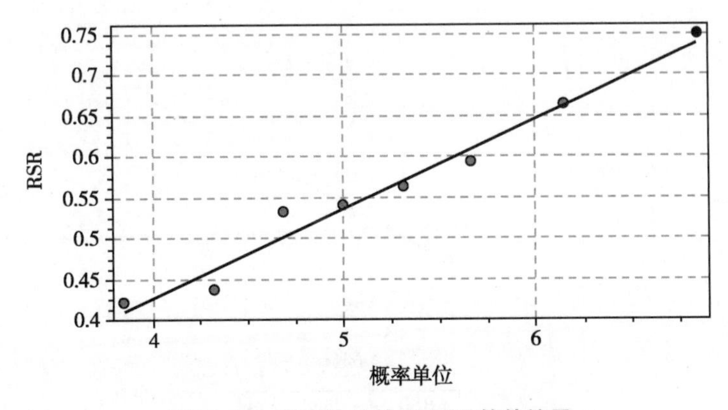

图 19-23　秩和比法的 CHISS 软件结果

在原始数据表中产生“Level”列即为分档结果，如图 19-24。

故第 4 家和第 8 家医院最好为一档；第 2 家、3 家、5 家、6 家和第 7 家医院次之为一档；

第 1 家医院最差为一档。

(4) Stata 综合评价

```
* 导入样例 b19_7 的 csv 文件
import delimited E:\example/b19_7.csv, encoding
(GBK) clear
* 给每组变量编制
forvalues i=1(1)8{
egen y'i'=rank(x'i')
}
egen y9=rank(x6), field
replace y6=y9
drop y9
* 求秩和比，排序，结果如图 19-25
local m=8
local n=8
gen RSR=(y1+y2+y3+y4+y5+y6+y7+y8)/('m'*'n')
egen RSR_r=rank(RSR)
replace RSR_r=RSR_r*0.1
gen probit=invnormal(RSR_r)+5
reg RSR probit
```

RSR	RSR_Rank	Probit	Level
0.42	1	3.85	1
0.59	6	5.67	2
0.54	4	5	2
0.66	7	6.15	3
0.56	5	5.32	2
0.44	2	4.33	2
0.53	3	4.68	2
0.75	8	6.86	3

图 19-24 8 家医院工作质量评价结果

```
      Source |       SS           df       MS      Number of obs   =         8
-------------+----------------------------------   F(1, 6)         =     97.67
       Model |  .078548643         1  .078548643   Prob > F        =    0.0001
    Residual |  .00482538          6  .00080423    R-squared       =    0.9421
-------------+----------------------------------   Adj R-squared   =    0.9325
       Total |  .083374023         7  .011910575   Root MSE        =    .02836

------------------------------------------------------------------------------
         RSR |      Coef.   Std. Err.      t    P>|t|     [95% Conf. Interval]
-------------+----------------------------------------------------------------
      probit |    .149126   .0150895     9.88   0.000     .1122034    .1860486
       _cons |  -.1592408   .0737152    -2.16   0.074    -.3396154    .0211338
------------------------------------------------------------------------------
```

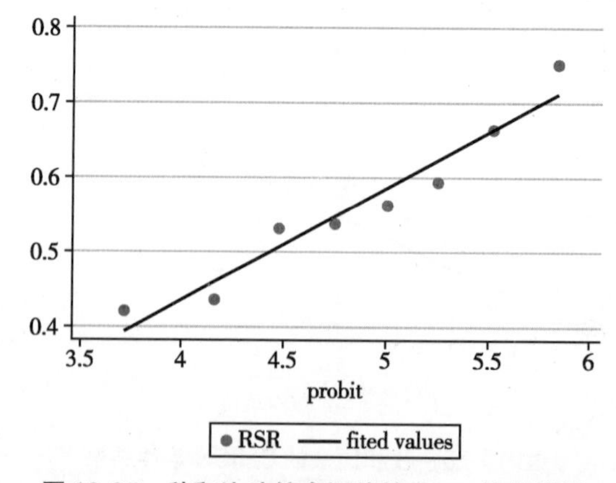

图 19-25 秩和比法综合评价的 Stata 软件结果

（赛晓勇 童新元 李 卫）

尽可能搜集最大量的各种经验事实，并把这些事实加以比较，然后以最简单最全面的命题总结出来。换句话说，我们必须采用归纳法。

——普朗克（德国物理学家，1858—1947年）

第二十章 循证医学与Meta分析

随机对照试验是过去半个世纪中医疗卫生领域中的最重要发展，而未来20年的最重要发展将是借助Cochrane协作网传递随机对照试验的系统评价。目前的最重大挑战之一是为一线工作的医生提供有用的信息，帮助他们采纳证据和实施循证医学。

第一节 循证医学简介

一、循证医学的提出及含义

半个世纪前，英国Sackett教授首先开始了随机对照临床试验，率先把严格的数理统计理论应用于临床研究中，此后英国流行病学专家Archie Cochrane教授于1979年提出各专业应将所有的随机对照试验（RCT）资料收集起来进行系统评价（systematic review，SR），并随着新的实验的出现随时更新，为临床医疗实践提供可靠依据。这一观点得到世界医学界的强烈反响，20世纪80年代出现了跨国合作，对心血管、癌症、消化道疾病等常见病的疗法进行系统评价，这些评价报告对改进临床实际工作和指导临床研究课题的方向，产生重大影响，被认为是临床学发展史上的一个重要里程碑，也由此导致了循证医学的诞生。

那么什么是循证医学呢？循证医学是以科学证明的最佳临床研究为依据，谨慎、明确和确切地作出医疗决策。在大规模临床实验结果基础上，同时注重结合医生个人专业知识和临床经验，考虑患者的情况后作出医疗决策，目的是更好地解决临床实际问题，包括发病与危险因素、疾病的早期诊断与提高诊断的准确性、疾病的正确合理治疗与应用有疗效的措施、疾病预后的判断与改善预后以及提高患者生存质量等内容。循证医学将实验结果和结论应用到某个疾病的治疗中，使治疗方案更趋合理化。它的最大特点是评价治疗方式的有效性及安全性时，以患者的“预后”为指标，进行大规模的随机对照研究。

循证医学实践由三部分内容组成：第一部分是患者，患者的知识、态度、行为及所处的社会背景对治疗决策是有影响的，因此患者需要参与到治疗决策中来；第二部分是医生，医生面临着疾病的诊断和治疗，要正确诊疗疾病，除了丰富的临床经验和已掌握的医学理论知识之外，还需要因地制宜地解决患者的疑难问题，不断地更新知识以及掌握新技能；第三部分内容就是需要发掘和掌握当前研究的最佳证据。这三部分内容的有机结合可以取得对患者诊治的最佳效果。

二、循证医学的一些特点

循证医学是在临床实践中医生对患者的诊治决策，建立在最新、最佳的研究证据、临床经验和患者的选择三方面恰当结合的基础上。循证医学强调研究证据，但其不是片面强调研究证据，还需医生的丰富实践经验和患者的主动参与。循证医学中所要求的证据是“最佳研究证据”，包括关于诊断、治疗、预后、预防和康复护理等方面的高质量临床研究数据和结论。

循证医学的研究证据可扩展到多种研究方法所提供的研究结论，但人们最为关注的是由随机对照试验研究所供的研究证据。循证医学对临床试验中随机对照研究的研究证据评价的要求是：在明确研究对象的纳入条件和排除条件的前提下，有足够大的样本，随机化分组，并有研究条件齐同的对照，实施中遵循盲法原则。循证医学的研究方法往往是多中心大规模的、前瞻性的、随机双盲的研究，而非传统的对药物疗效评价的方法，循证医学的研究方法需对患者进行长时间的随访观察，一般多为跨国、数十甚至上百家医疗中心参加的研究，因此可以认为所得到的研究结论更可靠。

临床医师的经验证据与循证医学的证据不完全相同，循证医学证据在取舍标准、方法及证据的社会含义方面有较大的变化。随机对照临床试验（RCT）既是一种临床研究最佳方法，也是评判一个临床研究的“金标准”。最佳证据的来源，包括收集高质量的临床研究成果，对现代基础医学研究成就、专著和专辑等资料进行严格评价后获得。

同时，循证医学的基础学科——临床流行病学强调以人群整体作为研究对象，而不是以单个的人，更不是动物。因此循证医学认为从临床试验中获取证据较动物实验具有更重要的意义。循证医学十分重视治疗措施对于患者的生活质量、功能状态、病死率和卫生经济学指标的评价。它尤其强调证据的可靠性，即证据必然来源于设计严谨、方法科学、结论可靠的临床研究报告。从随机对照临床试验（RCT）中所获取的证据，被认为真实性和可靠性是最强的。而对多个随机对照试验进行系统评价和Meta分析的综合结论比单个的随机对照试验具有更强的说服力。

三、循证医学与Meta分析

开展循证医学的一条途径是对临床研究资料进行二次分析评价，即撰写系统评价，为循证医学实践者提供最佳研究证据。在分析评价中，一种称作Meta分析（也称荟萃分析）的方法可将若干个单中心随机对照试验的数据结果进行综合分析。

在循证医学中临床研究证据的论证强度分级，按其质量和可靠程度可分为五级，其可靠性依次降低。

一级：按照特定病种的特定疗法，收集所有质量可靠的随机对照试验（RCT）后所做的系统评价/Meta分析。

二级：单个样本量足够的RCT结果。

三级：设有对照组但未用随机方法分组。

四级：无对照的病例观察。

五级：专家意见。

循证医学中，提供最佳研究证据的方法是撰写系统评价。什么是系统评价呢？系统评价是循证医学的主要分析方法之一，它是用系统、明确的方法针对某一特定的临床问题的相关研究进行鉴定、选择和严格评价，从符合纳入的研究中提取并分析资料，得出综合性的研究结论。

在系统评价中如果采用统计学的方法对资料进行定量的综合即为Meta分析，当资料不适合做定量合并时，也可对资料进行定性的综合，即不用Meta分析的方法，称为定性的系统评价。因此系统评价有定量和定性之分，可见系统评价与Meta分析不完全等同，Meta分析强调对同一问题的研究结果进行定量的合并分析，但它可以是系统的，也可以是不系统的。在进行综述时，全面地收集全世界所有已发表或未发表的临床科研结果与数据，筛选出符合质量标准者，进行Meta分析（一种定量合成的方法），以得出综合可靠的结论称之为定量的系统评价。

那么什么是Cochrane系统评价呢？Cochrane系统评价是系统地对医疗保健干预措施的获益和危险的可靠证据进行更新的概括，Cochrane系统评价旨在帮助人们在实际工作中进行决策。其制作是通过Cochrane协作网提供的Review Manager（RevMan）软件进行的，在该软件的手册中有一套固定的格式可供系统评价者使用。Cochrane系统评价完成后在Cochrane图书馆上发表。

医学实践中当某种疗法的多个临床试验显示疗效不一致时，或当单个的样本量都偏小不能显示出统计学差异时，或当大规模的临床试验花费太大不可能开展及临床中计划开展新的临床试验时，可开展系统评价的研究。以往的实践证明随机对照试验及Meta分析的许多研究结果，对改进临床实践及指导临床研究课题的方向，具有重要的临床指导意义。

目前循证医学的系统评价发展迅速，已日趋广泛地应用于各种临床科研。系统评价的制作成功使人们更确切地了解各种临床诊疗方法的应用场合及应用效果，帮助医生决定在不同的患者群体、不同的应用背景下如何选择最佳治疗方案。循证医学的内容十分丰富，目前研究的领域涵盖着病因学、诊断试验、治疗性临床试验、药物不良反应、疾病预后、临床经济学、卫生技术评估、临床决策分析等方方面面的研究评价。

第二节 Meta分析

一、Meta分析的含义

Meta分析方法是近年来发展起来的一种分析方法，1976年由Glass命名，最初主要用于心理治疗的评价。20世纪80年代后不断完善，现已广泛用于临床研究。Meta分析的定义为对具有相同目的相互独立的多个研究结果进行定量综合分析，被称为“分析的分析”。它是一种对研究结果进行齐性检验并对其合并的一种统计方法。

1991年，Fleiss和Gross对其的定义如下：“Meta分析是一类统计方法，用来比较和综合针对同一科学问题所取得的研究结果。比较和综合的结论是否有意义，取决于这些研究是否满足特定的条件。”这一定义不仅明确了Meta分析的目的是比较和综合多个同类研究结果，而且明确指出Meta分析与其他统计方法一样，对资料也有一定要求，而不是不论什么研究的结果均能进行Meta分析。

二、发展概况

19世纪30年代，人们研究开发了一些统计学技术来用于不同研究资料的合并，如Tippett于1931年、Fisher于1932年及Cochran于1937年等均提出合并资料的方法，然而过了相当长的时间后，Meta分析才被应用于医学领域研究对干预效果的评价，其中有些例子见于1966年和1977年。Meta分析由Glass于1976年首次提出，Thomas C Chalmers在1982年对该方法产生了疑虑，而正是Thomas C Chalmers和他的小组提出累积性Meta分析的概念。累积性Meta分析只需将每一项新的随机试验结果累加到已知的针对某病某干预的随机临床试验Meta分析结果中。这也是Cochrane协作网蕴藏的基本理念之一。以此，用户和医疗卫生提供者能够以最新的干预效果对评价不断地进行更新。

三、应用Meta分析的基本步骤

Meta分析本质上是一种观察性研究，包括提出问题、收集文献、评价研究过程和提取分析数据、撰写综述报告等基本研究过程。完整的Meta分析研究，应包括下面几个步骤：

（一）提出问题，并制定研究的计划

在医学科研中，开展一项研究前均需要做出详实的研究计划，这样才能保证科研的质量和研究的顺利完成。Meta分析同样需要先做出一份研究设计方案。

研究方案的首要内容是明确研究目的，提出研究问题，此过程即文献复习过程。Meta分析课题一般来自临床研究或流行病学研究中的不确定或有争议的问题，比如一些临床治疗方案的研究结论不一致，一些预防干预措施的收益难以确定，众说不一；人群研究中对疾病病因的研究结论不明确等，在这种情况下，需对多个研究结果进行综合和评价。在研究目的中应明确提出研究因素、研究对象和实验效应，利于研究的顺利进行，也为人们应用研究结果时提供必要的参考。

（二）收集文献收集的文献主要是原始研究文献

全面系统和完整地收集与研究目的相关的文献是Meta分析有别于传统综述的重要一点。制定研究计划时就应初步确定检索策略，遗漏文献可能会对结果的评价产生重要影响。收集文献的方法形式很多，如人工检索、光盘检索或互联网检索等。下面是部分常用的医学数据库：

1. Medline数据库　此数据库是检索国外医学文献的首选检索工具。Medline数据库提供了多种检索入口，特别是可以用规范化的主题词进行检索，有着较好的查全率和查准率。在网上检索Medline数据库，其数据每周更新，且免费使用。还可利用美国国立图书馆提供的网络检索系统PubMed，网址为：http://www.ncbi.nlm.nih.gov/PubMed。

2. 中国生物医学文献数据库（CBMdisc）　此数据库是检索中国国内文献的首选检索工具。它的检索方式与Medline数据库相似。此数据库存收录了1980年以来中国的100多万条医学文献记录，但其缺点是更新较慢。

3. Cochrane图书馆（Cochrane Library）　其是由Cochrane协作网出版的电子出版物，面向临床医生、临床科研和教学工作者、医疗卫生行政部门有关人员等，其主要包括以下内容：

（1）Cochrane系统评价资料库（Cochrane database of systematic review，CDSR）：该库收集了各Cochrane系统评价组在统一工作手册指导下对各种健康干预措施做出的系统评价，包括全文（complete review）和研究方案（protocol）。

（2）疗效评价文摘库（database abstracts of reviews of effectiveness，DARE）：该库包括非Cochrane协作网成员发表的系统评价的摘要和目录。

（3）Cochrane临床对照试验注册资料库和Cochrane临床对照试验资料库（CCTR）：资料来源于专业临床试验资料库和在Medline上被检索出来的临床试验报告，还包括协作网成员从有关医学杂志、会议论文集和其他来源中收集到的临床试验报告等。

CENTROL 资料库主要为各 Cochrane 系统评价组提供所有可能与系统评价相关的研究信息，帮助系统评价组检索有关研究报告。

除了这些常用的数据库外，一些医学期刊也提供部分免费的全文服务，如 *BMJ*、*JAMA* 等。手工检索也常作为数据库检索的重要补充。此外，还有很多文献如专著、会议论文、学位论文、政府出版物等，为保证查全，应尽可能地收集这些文献。如果是临床试验的课题，还应考虑向国内外各种临床试验资料库索取资料，特别是这些资料库中可能有一些是未发表的阴性结果，如果未能检出，可能导致发表偏倚，对 Meta 分析的结论会产生比较大的影响。

（三）选择符合纳入研究的文献首先需确定文献的纳入标准和排除标准

在制订文献纳入和剔除标准时，应尽可能减少选择偏倚，使分析结果有较好的可重复性。这些标准的制订需从研究对象、研究设计类型、暴露和干预措施、研究结局、研究开展时间、发表语种及样本大小、随访年限等方面加以考虑和限定。之后需列出所有检索的文献，根据制订的纳入和排除标准进行选择和判断，对于排除的文献要说明排除理由及对总的结果有无影响。

（四）提取纳入文献的数据信息，制订综合分析方案

从纳入文献中提取的信息必须是可靠、有效和无偏的，提取的信息应包括基本信息、研究特征、结果测量等内容。为保证数据收集的质量，最好由两人以上独立进行文献选择和资料提取工作。在提取信息时，应考虑效应指标的选取，在进行 Meta 分析时，应明确对哪些效应指标进行合并。

（五）纳入研究的质量评价

纳入研究的质量评价是对 Meta 分析结果进行敏感性分析时判断文献权重的依据，可用于考察和解释研究间的异质性及研究结果的差异。临床流行病学的文献质量评价方法包括内在的真实性、外在真实性和影响结果解释的因素等三个方面。研究的内在真实性是最重要的，主要是考察各个研究是否存在偏倚及其影响程度，纳入文献的质量高低可以用权重表示，也可以用量表或评分系统进行系统评分。但目前文献质量的评价尚缺乏一个“金标准”，各种评分系统有待在实践中进一步验证和完善。

（六）资料的统计分析

统计学处理是 Meta 分析最重要的步骤之一，这种定量合并的方式使 Meta 分析有别于一般意义上的文献复习。

统计分析内容主要包括：

1. 对收集到的各项研究结果进行同质性检验。

2. 使用目前得到公认的随机效应模型或固定效应模型计算各项研究结果合并后的指标和统计量等，如事件发生率、相对危险度 / 特异危险度（*RR*/*OR*）等，并检验其结果是否一致。

3. 计算各种效应指标的可信区间。这些内容将在下一节中详细述及。

（七）结果分析与讨论

Meta 分析的结果常包括各种效应指标，如标准化的均数差值、相对危险度、相关系数、生存率等。

对 Meta 分析的结果，不仅要看其数值的大小，还需要做更多的分析讨论。这些分析讨论主要在下面几个方面：

1. 当纳入的研究存在异质性时，应讨论异质性的来源及其对效应合并值的影响　异质性的主要来源有研究纳入和剔除标准不一致，各个研究的基线水平、干预措施和结局变量

不同等。对有明显异质性的研究，如可得到原始资料，可深入讨论异质性的来源，并采用多重回归模型进行分析。

2. 讨论是否需做亚组分析。

3. 讨论各种偏倚的识别和控制　在Meta分析的各个步骤中，均有可能产生偏倚。在看Meta分析结果时应考虑偏倚的影响。

4. 对Meta分析结果的实际意义进行讨论　在报告Meta分析的结果时，应结合研究背景和实际意义进行讨论，必要时可比较大样本的单独研究与Meta分析结果的一致性。

第三节　Meta分析的统计分析方法及软件实现

Meta分析根据效应指标选择的不同，可分为对离散型资料和连续型资料等的合并计算。下面结合软件分别加以介绍。

一、Meta分析资料合并计算步骤和分析模型的选择

（一）Meta分析研究资料的统计学合并分析步骤

一般可分为下面几个步骤：

1. 每个独立研究中效应指标和统计量的计算。
2. 选择适当的统计分析模型。
3. 对各研究进行齐性检验。
4. 计算合并效应的大小及可信区间的估计。
5. 进行合并后效应的假设检验。

（二）Meta分析的原理及模型选择

Meta分析的效应合并时的变异来自研究内的变异和研究间的变异。如果变异主要来自研究的内部，则可选用Meta统计分析的固定效应模型进行分析。如果变异中研究间的不同所占的比例较大，则需选用随机效应模型进行分析。

较常用的固定效应模型的Meta分析方法有Mantel-Haenszel统计方法（仅适用于效应指标为*OR*时）、Peto法和General-Variance-Based统计方法。固定效应模型的统计方法要求Meta分析中的各个研究的总体效应指标（如：两组均数的差值等）是相等的，并称为齐性（homogeneity）。随机模型对效应指标没有齐性要求。

有些研究的研究目的是相同的，但由于他们的观察指标往往采用不同的检测方法而使各个研究的结果无法进行直接的比较。因此这些效应指标通过标化后就有可能进行比较及进行Meta分析。

在具体运用Meta分析方法可采用下列分析策略：

如果各个研究的效应指标是齐性的，则选用固定效应模型统计方法：①效应指标为*OR*时，采用Mantel-Haenszel统计方法及Peto法；②效应指标为两个均数的差值、两个率的差值、回归系数、对数*RR*等近似服从正态分布的效应指标，则采用General-Variacne-Based方法进行Meta统计分析。

如果各个研究的效应指标不满足齐性条件或者研究背景无法用固定效应模型解释，则采用随机模型进行Meta统计分析。常用分析方法是D-L法。

为了使读者较容易地掌握 Meta 分析方法，以下将结合 Meta 分析软件实现操作命令，通过实例介绍 Meta 分析步骤和软件操作以及相应的统计分析结果的解释。

二、离散型资料的 Meta 分析方法及软件实现

离散型资料的 Meta 分析方法即研究资料的效应指标为 *OR* 值时的合并。下面举例说明。

例 20-1 为了研究阿司匹林（Aspirin）用于预防心肌梗死（MI）后死亡的发生情况，1976—1988 年，美国进行了 7 个关于 Aspirin 预防 MI 后死亡的研究，其结果见表 20-1，在这些研究中 6 次研究结果表明 Aspirin 组与安慰剂组的 MI 后死亡率的差别无统计意义，只有一个研究的结果表明 Aspirin 在预防 MI 后死亡有效并且差别有统计学意义。现根据表 20-1 所提供的资料做 Meta 分析。

表 20-1 Aspirin 预防心肌梗死后死亡的研究结果

研究编号	Aspirin 组			安慰剂组			*P* 值	*OR**
	观察人数	死亡人数	死亡率 P_E/%	观察人数	死亡人数	死亡率 P_C/%		
1	615	49	7.97	624	67	10.74	0.094	0.720
2	758	44	5.80	771	64	8.30	0.057	0.681
3	832	102	12.26	850	126	14.82	0.125	0.803
4	317	32	10.09	309	38	12.30	0.382	0.801
5	810	85	10.49	406	52	12.81	0.229	0.798
6	2 267	246	10.85	2 257	219	9.70	0.204	1.133
7	8 587	1 570	18.28	8 600	1 720	20.00	0.004	0.895

注：$OR=\frac{P_E}{1-P_E}\bigg/\frac{P_C}{1-P_C}$。可以证明：$OR>1$ 对应 $P_E>P_C$；$OR<1$ 对应 $P_E<P_C$；$OR=1$ 对应 $P_E=P_C$。

（一）手工计算步骤

本例的具体分析和计算步骤如下：

1. 首先将资料改写为表 20-2。

表 20-2 Mantel-Haenszel 计算用表

研究编号	Aspirin 组		安慰剂组		样本量（*n*）	权重（*w*）	*OR*	*w*×*OR*
	死亡人数（*a*）	存活人数（*b*）	死亡人数（*c*）	存活人数（*d*）				
1	49	566	67	557	1 239	0.038 9	0.719 7	0.028 0
2	44	714	64	707	1 529	0.041 2	0.680 8	0.028 0
3	102	730	126	724	1 682	0.020 5	0.802 9	0.016 5
4	32	285	38	271	626	0.064 8	0.800 7	0.051 9
5	85	725	52	354	1 216	0.035 2	0.798 1	0.028 1
6	246	2 021	219	2 038	4 524	0.009 6	1.132 7	0.010 9
7	1 570	7 017	1 720	6 880	17 187	0.001 5	0.895 0	0.001 3
合计						0.211 6		0.164 7

其中括号中的 a，b，c，d，w 为统计计算公式中所对应的符号。表中权重 $w=\frac{1}{a}+\frac{1}{b}+\frac{1}{c}+\frac{1}{d}$

2．计算 Mantel-Haenszel OR

$$OR_{MH}=\frac{\sum_i w_i OR_i}{\sum_i w_i}=\frac{0.038\,9\times0.719\,7+\cdots+0.001\,5\times0.895\,0}{0.038\,9+0.041\,2+0.020\,5+\cdots+0.001\,5}=\frac{0.164\,7}{0.211\,6}=0.778$$

3．OR 的齐性检验

H_0：各个研究的总体 OR 相同

H_1：各个研究的总体 OR 不全相同。

OR 的齐性检验在统计软件中一般采用 Breslow-Day 齐性检验。由于 Breslow-Day 齐性检验方法计算步骤较为复杂。请另参阅相关书籍。各个研究的 OR 齐性检验的卡方值为 9.95，自由度为 6，相应的 P 值=0.126 9，设齐性检验的检验水平 α=0.1，P>0.1，因此可近似认为 OR 是齐性的。

如果 OR 齐性，则用 Mantel-Haenszel 方法计算总体 OR_{MH} 的 95% 可信区间以及检验 H_0：总体 $OR_{MH}=1$。

综合效应的统计检验 H_0：总体 $OR=1$；H_1：总体 $OR\neq1$。

设综合效应的统计检验水平 $\alpha=0.05$，对应的 Mantel-Haenszel 卡方 = 10.82，自由度为 1，相应的 P 值 = 0.001 0 < 0.05，因此可以推断综合分析中总体 OR 不等于 1，OR 的 Mantel-Haenszel 估计值 = 0.896 8，相应的 95% 可信区间为（0.840 5，0.957 0），因此在 95% 可信程度下推断综合分析的总体 $OR<1$（即总体 $OR<1$ 的概率大于 0.95）。

4．结论　由于本研究的$OR=\dfrac{P_E}{1-P_E}\Big/\dfrac{P_C}{1-P_C}$，因此可以推断：Aspirin 组的死亡率低于安慰剂组的死亡率，并且差别有统计意义。

结论：服用 Aspirin 有助于降低心肌梗死后的死亡率。

（二）统计软件对离散型资料的 Meta 分析

1. CHISS 软件对离散型资料的 Meta 分析

（1）进入数据模块，打开已有数据文件 b20-1.DBF：点击“数据”→“文件”→“打开数据库表”→找到文件名“ b20-1.DBF”→“确认”。

（2）进入评价模块，进行统计计算：点击“评价”→“评价方法”→“Meta 分析”→“两组 OR 的值合并”。在如下的结构中选择相应的变量。

暴露组	未暴露组
病例：暴露发生数	病例：未暴露发生数
对照：暴露未发生数	对照：未暴露未发生数

→“确认”

（3）进入结果模块，查看结果：以下内容为 Peto 法计算结果（表 20-3）：

Meta 分析，病例 - 对照研究 OR 值的合并与齐性检验（Peto 法）。

检验假设：H_0：总体 $OR=1$，H_1：总体 $OR\neq1$。

表 20-3　Peto 法计算结果

	OR 值	标准误	95% 可信区间
固定效应模型合并 OR	0.896 8	0.033 1	0.840 5～0.957 0

齐性检验：卡方 = 9.968　　P = 0.126

（$P\leqslant\alpha$ 时，支持随机效应模型的假定，说明结果严重不一致；否则，支持固定效应模型的假定。）

Mantel-Haenszel法计算结果（表20-4）：

Meta分析，病例-对照研究*OR*值的合并与齐性检验。

表20-4 Mantel-Haenszel法计算结果

	*OR*值	标准误	95%置信区间
固定效应模型			
合并*OR*	0.896 9	0.033 1	0.840 5～0.957 1
随机效应模型			
合并*OR*	0.876 3	0.063 1	0.774 3～0.991 7

注：模型为 $Y_i=\ln(OR_i)=\mu_i+e_i$。齐性检验：卡方=9.946，$P=0.127$。

（$P\leqslant\alpha$ 时，支持随机效应模型的假定，说明结果严重不一致；否则，支持固定效应模型的假定。）

（4）结论：服用Aspirin有助于降低心肌梗死后的死亡率。

2. Stata对离散型资料的Meta分析

```
* 导入样例b20-1的csv文件
import delimited E:\example/b20-1.csv，encoding（GBK）clear
* 对数据进行Meta分析，结果如图20-1和图20-2
Metan 暴露发生数 暴露未发生数 未暴露发生数 未暴露未发生数，or fixed
```

```
              Study     |     OR   [95% Conf. Interval]     % Weight
---------------------+---------------------------------------------------
1                    |  0.720      0.489     1.059          3.18
2                    |  0.681      0.457     1.013          3.10
3                    |  0.803      0.606     1.063          5.68
4                    |  0.801      0.486     1.319          1.80
5                    |  0.798      0.553     1.153          3.22
6                    |  1.133      0.935     1.373         10.15
7                    |  0.895      0.829     0.966         72.88
---------------------+---------------------------------------------------
M-H pooled OR        |  0.897      0.841     0.957        100.00
---------------------+---------------------------------------------------

  Heterogeneity chi-squared =    9.95 (d.f. = 6) p = 0.127
  I-squared (variation in OR attributable to heterogeneity) =  39.7%

  Test of OR=1 : z=    3.29 p = 0.001
```

图20-1 病例-对照研究meta分析固定效应模型的Stata软件结果

```
Metan 暴露发生数 暴露未发生数 未暴露发生数 未暴露未发生数，or random
```

```
              Study     |     OR   [95% Conf. Interval]     % Weight
---------------------+---------------------------------------------------
1                    |  0.720      0.489     1.059          8.21
2                    |  0.681      0.457     1.013          7.85
3                    |  0.803      0.606     1.063         13.23
4                    |  0.801      0.486     1.319          5.36
5                    |  0.798      0.553     1.153          8.89
6                    |  1.133      0.935     1.373         20.70
7                    |  0.895      0.829     0.966         35.77
---------------------+---------------------------------------------------
D+L pooled OR        |  0.876      0.774     0.992        100.00
---------------------+---------------------------------------------------

  Heterogeneity chi-squared =    9.95 (d.f. = 6) p = 0.127
  I-squared (variation in OR attributable to heterogeneity) =  39.7%
  Estimate of between-study variance Tau-squared =  0.0096

  Test of OR=1 : z=    2.09 p = 0.036
```

图20-2 病例-对照研究meta分析随机效应模型的Stata软件结果

例 20-2 现有三个关于 HbsAg 与乙肝病的病例 - 对照研究结果如表 20-5，试进行综合评价。

表 20-5 HbsAg 与乙肝病的病例－对照研究结果

研究	HBsAg（+）		HBsAg（-）	
	病例	对照	病例	对照
1	44	17	12	39
2	25	12	21	80
3	55	10	14	128

（1）CHISS 软件的 Meta 分析

1）进入数据模块：打开已有数据文件 b20-2.DBF。点击“数据”→“文件”→“打开数据库表”→找到文件名“ b20-2.DBF”→“确认”。

2）进入评价模块：进行统计计算。点击“评价”→“评价方法”→“Meta 分析”→“两组 OR 的值合并”。

按下列所示选取变量：

暴露组　　　　　　　　未暴露组

病例：暴露发生数　　　　病例：未暴露发生数

对照：暴露未发生数　　　对照：未暴露未发生数

→“确认”。

3）进入结果模块：查看结果，见表 20-6。

表 20-6 病例 - 对照研究 Meta 分析结果

	OR 值	标准误	95% 置信区间	卡方	P 值
固定效应模型					
合并 *OR*	14.644	0.252	9.10～24.43	20.24	＜0.001
随机效应模型					
合并 *OR*	14.914	0.601	4.60～48.40		

注：模型为 $Y_i=\ln(OR_i)=\mu_i+e_i$。

y-Mean＝2.702，$S_y^2=0.360\,7$，$S_y=0.600\,6$。

齐性检验：卡方＝11.368，$P=0.045$。

（$P<\alpha$ 时，支持随机效应模型的假定，说明结果严重不一致；否则，支持固定效应模型的假定。）

4）结论：综合分析 3 个研究结果，HbsAg 阳性发生乙肝病的危险性是 HbsAg 阴性的 14.91 倍，OR 的 95% 可信区间为（4.60～48.40），差异有统计学意义。

（2）Stata 软件的 Meta 分析

```
* 导入样例 b20-2 的 csv 文件
import delimited E:\example/b20-2.csv，encoding（GBK）clear
* 对数据进行 Meta 分析，结果如图 20-3
Metan 暴露发生数 暴露未发生数 未暴露发生数 未暴露未发生数，or fixed
Metan 暴露发生数 暴露未发生数 未暴露发生数 未暴露未发生数，or random
```

```
. metan 暴露发生数 暴露未发生数 未暴露发生数 未暴露未发生数, or fixed

               Study     |     OR    [95% Conf. Interval]     % Weight
---------------------+--------------------------------------------------
1                    |  8.412       3.576     19.789          42.13
2                    |  7.937       3.428     18.374          42.23
3                    | 50.286      21.049    120.130          15.64
---------------------+--------------------------------------------------
M-H pooled OR        | 14.761       9.152     23.808         100.00
---------------------+--------------------------------------------------

  Heterogeneity chi-squared =  11.37 (d.f. = 2) p = 0.003
  I-squared (variation in OR attributable to heterogeneity) =  82.4%

  Test of OR=1 : z=  11.04 p = 0.000

. metan 暴露发生数 暴露未发生数 未暴露发生数 未暴露未发生数, or random

               Study     |     OR    [95% Conf. Interval]     % Weight
---------------------+--------------------------------------------------
1                    |  8.412       3.576     19.789          33.33
2                    |  7.937       3.428     18.374          33.55
3                    | 50.286      21.049    120.130          33.12
---------------------+--------------------------------------------------
D+L pooled OR        | 14.914       4.596     48.402         100.00
---------------------+--------------------------------------------------

  Heterogeneity chi-squared =  11.37 (d.f. = 2) p = 0.003
  I-squared (variation in OR attributable to heterogeneity) =  82.4%
  Estimate of between-study variance Tau-squared =  0.8918

  Test of OR=1 : z=   4.50 p = 0.000
```

图 20-3　病例 - 对照研究 meta 分析的 Stata 软件结果

三、连续型资料的 Meta 分析方法及软件的实现

主要讨论两均数差资料的合并。

例 20-3　在对氟与儿童骨发育关系的文献综合研究中，收集了 11 份研究结果，试对其进行综合评价，数据见表 20-7。

表 20-7　11 项研究女童Ⅱ掌骨皮质厚度 /mm

研究	高氟区			适氟区		
	例数	均数	标准差	例数	均数	标准差
1	26	2.26	0.32	42	2.33	0.33
2	55	2.39	0.31	40	2.49	0.32
3	46	2.50	0.30	50	2.67	0.35
4	45	2.64	0.26	50	2.90	0.45
5	45	2.81	0.35	45	2.93	0.36
6	52	2.95	0.46	55	3.27	0.37
7	46	3.15	0.39	42	3.48	0.48
8	45	3.47	0.46	51	3.73	0.54
9	45	3.63	0.38	45	3.81	0.40
10	42	3.81	0.41	45	4.16	0.42
11	44	3.99	0.56	25	4.18	0.41

（1）CHISS 软件对连续型资料的 Meta 分析

1）进入数据模块：打开已有数据文件 b20-3.DBF。点击“数据”→“文件”→“打开数据库表”→找到文件名“ b20-3.DBF”→“确认”。

2）进入评价模块：进行统计计算。点击“评价”→“评价方法”→“Meta 分析”→“两组均值差值合并”。按下列所示选取变量：

第一组	第二组
例数：实验组例数	例数：对照组例数
均数：实验组均数	均数：对照组均数
标准差：实验组标准差	标准差：对照组标准差

→“确认”。

3）进入结果模块：查看结果，见表 20-8。

表 20-8　两均数差值的 Meta 分析模型：$d_i=(Mean2_i-Mean1_i)/s_i=\delta_i+e_i$

	例数	均数	标准差	标准误	95% 置信区间	卡方	P 值
对照组均数	490	3.239	0.720	0.033			
试验组均数	491	3.063	0.678	0.031			
固定效应模型差数	981	−0.541	0.198	0.065	−0.67～−0.41	8.3	0.000
随机效应模型差数	981	−0.541	0.198	0.000	−0.54～−0.54		

总体效应方差：0.000　　随机效应方差：0.046

齐性检验：卡方 = 9.241　　P = 0.509

（$P \leqslant \alpha$ 时，支持随机效应模型的假定，说明结果严重不一致；否则，支持固定效应模型的假定。）

4）结论：综合分析 11 份研究结果，高氟区比适氟区儿童Ⅱ掌骨皮质厚度平均相差 0.541 倍的标准差，即 0.107mm，均数差数的 95% 可信区间为（0.41～0.67），差异有统计学意义。

（2）Stata 软件对连续型资料的 Meta 分析

```
* 导入样例 b20-3 的 csv 文件
import delimited E:\example/b20-3.csv, encoding(GBK) clear
* 对数据进行 Meta 分析，结果如图 20-4 和图 20-5
Metan 实验组例数 实验组均数 实验组标准差 对照组例数 对照组均数 对照组标准差, fixed
Metan 实验组例数 实验组均数 实验组标准差 对照组例数 对照组均数 对照组标准差, random
```

例 20-4　为了研究某减肥药的疗效，现以身高体重指数 BMI 为疗效观察指标，为了避免其他的混杂作用，故限定所有研究对象均为 45～55 岁的健康女性（其他体检指标均正常），数据见表 20-9。研究问题为：通过一个疗程的治疗，该药物是否能降低 45～55 岁的健康女性的 BMI？

这 6 个研究中，研究结果表明：有 3 组 BMI 的差异有统计学意义（$P<0.05$），但是另外 3 组 BMI 的差异无统计学意义。因此存在较大的争议，所以有必要通过 Meta 分析综合这 6 个研究的结果。

总体效应指标为治疗组 BMI 的总均数减对照组 BMI 的总体均数：$\mu_D=\mu_E-\mu_C$，相应的样本效应指标为 $mean_D=mean_E-mean_C$，标准误 $se(\overline{x}_E-\overline{x}_C)=\sqrt{\dfrac{s_E^2}{n_E}+\dfrac{s_C^2}{n_C}}$。

```
             Study     |      SMD   [95% Conf. Interval]      % Weight
-----------------------+----------------------------------------------
1                      | -0.215      -0.705     0.276          6.87
2                      | -0.318      -0.728     0.092          9.84
3                      | -0.520      -0.927    -0.113          9.97
4                      | -0.698      -1.113    -0.283          9.59
5                      | -0.338      -0.754     0.078          9.54
6                      | -0.769      -1.162    -0.376         10.70
7                      | -0.758      -1.192    -0.325          8.80
8                      | -0.516      -0.923    -0.108          9.95
9                      | -0.461      -0.880    -0.043          9.42
10                     | -0.843      -1.282    -0.404          8.57
11                     | -0.372      -0.866     0.123          6.75
-----------------------+----------------------------------------------
D+L pooled SMD         | -0.538      -0.667    -0.410        100.00
-----------------------+----------------------------------------------

  Heterogeneity chi-squared =   8.99 (d.f. = 10) p = 0.533
  I-squared (variation in SMD attributable to heterogeneity) =   0.0%
  Estimate of between-study variance Tau-squared =  0.0000

  Test of SMD=0 : z=   8.20 p = 0.000
```

图20-4　两均数差值meta分析固定效应模型的Stata软件结果

```
             Study     |      SMD   [95% Conf. Interval]      % Weight
-----------------------+----------------------------------------------
1                      | -0.215      -0.705     0.276          6.87
2                      | -0.318      -0.728     0.092          9.84
3                      | -0.520      -0.927    -0.113          9.97
4                      | -0.698      -1.113    -0.283          9.59
5                      | -0.338      -0.754     0.078          9.54
6                      | -0.769      -1.162    -0.376         10.70
7                      | -0.758      -1.192    -0.325          8.80
8                      | -0.516      -0.923    -0.108          9.95
9                      | -0.461      -0.880    -0.043          9.42
10                     | -0.843      -1.282    -0.404          8.57
11                     | -0.372      -0.866     0.123          6.75
-----------------------+----------------------------------------------
I-V pooled SMD         | -0.538      -0.667    -0.410        100.00
-----------------------+----------------------------------------------

  Heterogeneity chi-squared =   8.99 (d.f. = 10) p = 0.533
  I-squared (variation in SMD attributable to heterogeneity) =   0.0%

  Test of SMD=0 : z=   8.20 p = 0.000
```

图20-5　两均数差值meta分析随机效应模型的Stata软件结果

表20-9　6个研究的结果表

所收集研究结果的编号（No.）	治疗组			对照组			两个样本均数的差值（d）	两个样本均数差值的标准误（Se）	P值
	均数（$mean_E$）	标准差（S_E）	样本量（n_E）	均数（$mean_C$）	标准差（S_C）	样本量（n_C）			
1	28.0	3.3	30	29.0	2.8	35	−1.0	0.766 159	0.191 0
2	25.5	2.9	34	27.4	2.7	31	−1.9	0.694 632	0.008 3
3	26.5	2.7	32	27.5	2.9	31	−1.0	0.706 472	0.161 5
4	27.8	3.4	33	29.8	2.6	31	−2.0	0.753 902	0.010 7
5	27.2	3.0	30	28.1	2.9	32	−0.9	0.750 208	0.234 5
6	28.0	2.8	60	29.2	3.1	50	−1.2	0.568 214	0.035 3

（1）CHISS 软件的 Meta 分析

1）进入数据模块：打开已有数据文件 b20-4.DBF。点击“数据”→“文件”→“打开数据库表”→找到文件名“ b20-4.DBF”→“确认”。

2）进入评价模块：进行统计计算。点击“评价”→“评价方法”→“Meta 分析”→“两组均值差值合并”。按下列所示选取变量：

第一组	第二组
例数：实验组例数	例数：对照组例数
均数：实验组均数	均数：对照组均数
标准差：实验组标准差	标准差：对照组标准差

→“确认”。

3）进入结果模块：查看结果，见表 20-10。

表 20-10　两均数差值的 Meta 分析　模型：$d_i=(\text{Mean2}_i-\text{Mean1}_i)/s_i=\delta_i+e_i$

	例数	均数	标准差	标准误	
对照组均数	210	28.571 0	2.959 2	0.204 2	
试验组均数	219	27.253 0	3.100 5	0.209 5	
		效应尺度	尺度 SE	效应 SE	95% 置信区间
固定效应模型差数	429	−0.451 8	0.145 7	0.097 8	−0.643 5～−0.260 1
随机效应模型差数	429	−0.451 8	0.145 7		

总体效应方差：0.000　　随机效应方差：0.057

齐性检验：卡方 = 2.220　　P = 0.818

（$P\leqslant\alpha$ 时，支持随机效应模型的假定，说明结果严重不一致；否则，支持固定效应模型的假定。）

4）结论：综合分析 6 份研究结果，该药物可使 45 岁至 55 岁的健康女性 BMI 降低 0.451 8 倍的标准差。均数差数的 95% 可信区间为（0.26～0.64），差异有统计学意义。

（2）Stata 软件的 Meta 分析

```
* 导入样例 b20-4 的 csv 文件
import delimited E:\example/b20-4.csv，encoding（GBK）clear
* 对数据进行 Meta 分析，结果如图 20-6
Metan 实验组例数 实验组均数 实验组标准差 对照组例数 对照组均数 对照组标准差，fixed
Metan 实验组例数 实验组均数 实验组标准差 对照组例数 对照组均数 对照组标准差，random
```

```
. metan 试验组例数 试验组均数 试验组标准差 对照组例数 对照组均数 对照组标准差, fixed

           Study     |     SMD    [95% Conf. Interval]     % Weight
---------------------+---------------------------------------------------
1                    | -0.329     -0.820     0.162          15.34
2                    | -0.677     -1.178    -0.176          14.74
3                    | -0.357     -0.855     0.141          14.91
4                    | -0.658     -1.162    -0.154          14.57
5                    | -0.305     -0.806     0.196          14.73
6                    | -0.408     -0.787    -0.029          25.71
---------------------+---------------------------------------------------
I-V pooled SMD       | -0.449     -0.642    -0.257         100.00
---------------------+---------------------------------------------------

  Heterogeneity chi-squared =   2.18 (d.f. = 5) p = 0.824
  I-squared (variation in SMD attributable to heterogeneity) =   0.0%

  Test of SMD=0 : z=   4.58 p = 0.000

. metan 试验组例数 试验组均数 试验组标准差 对照组例数 对照组均数 对照组标准差, random

           Study     |     SMD    [95% Conf. Interval]     % Weight
---------------------+---------------------------------------------------
1                    | -0.329     -0.820     0.162          15.34
2                    | -0.677     -1.178    -0.176          14.74
3                    | -0.357     -0.855     0.141          14.91
4                    | -0.658     -1.162    -0.154          14.57
5                    | -0.305     -0.806     0.196          14.73
6                    | -0.408     -0.787    -0.029          25.71
---------------------+---------------------------------------------------
D+L pooled SMD       | -0.449     -0.642    -0.257         100.00
---------------------+---------------------------------------------------

  Heterogeneity chi-squared =   2.18 (d.f. = 5) p = 0.824
  I-squared (variation in SMD attributable to heterogeneity) =   0.0%
  Estimate of between-study variance Tau-squared =  0.0000

  Test of SMD=0 : z=   4.58 p = 0.000
```

图 20-6　两均数差值 meta 分析的 Stata 软件结果

四、两个率之差资料的合并及软件的实现

例 20-5　现从文献中查得 2 个研究报告，采用某药物，并以常规药为对照，研究药物对心肌梗死的影响，结果如表 20-11。拟进行综合评价。

表 20-11　药物对心肌梗死的影响数据

研究	实验组		对照组	
	总数	死亡数	总数	死亡数
1	1 250	182	1 250	264
2	1 621	348	814	204

1. CHISS 软件的 Meta 分析

（1）进入数据模块：打开已有数据文件 b20-5.DBF。点击“数据”→“文件”→“打开数据库表”→找到文件名“ b20-5.DBF”→“确认”。

（2）进入评价模块：进行统计计算。点击“评价”→“评价方法”→“Meta 分析”→“两组 OR 的值合并”。按下列所示选取变量：

对照组	实验组
观察数：对照组总数	观察数：实验组总数
阳性数：对照组发生数	阳性数：实验组发生数

→“确认”。

(3) 进入结果模块:查看结果。点击"结果",见表20-12。

Meta分析,两个率差值的合并与齐性检验。

表20-12 两个率差值的Meta分析

	率之差	标准误	95%可信区间
固定效应模型	0.053 4	0.011 7	0.030 5～0.076 4
随机效应模型	0.052 5	0.014 7	0.023 6～0.081 4

注:模型为 $Y_i=P_{2i}-P_{1i}$。齐性检验:卡方=1.551,P=0.213。

($P \leqslant \alpha$ 时,支持随机效应模型的假定,说明结果严重不一致;否则,支持固定效应模型的假定。)

(4) 结论:综合分析2个研究结果,治疗组比对照组心肌梗死率低5.34%,率差的95%可信区间为(0.030 5, 0.076 4),差异有统计学意义。

2. Stata软件的Meta分析

* 导入样例b20-5的csv文件

import delimited E:\example/b20-5.csv, encoding (GBK) clear

* 对数据进行Meta分析,结果如图20-7和图20-8

Metan 实验组阳性数 实验组阴性数 对照组阳性数 对照组阴性数, rd fixed

Metan 实验组阳性数 实验组阴性数 对照组阳性数 对照组阴性数, rd random

```
. metan 试验组阳性数 试验组阴性数 对照组阳性数 对照组阴性数,rd fixed

           Study     |     RD    [95% Conf. Interval]     % Weight
---------------------+---------------------------------------------------
1                    | -0.066      -0.096    -0.036         53.56
2                    | -0.036      -0.072    -0.000         46.44
---------------------+---------------------------------------------------
M-H pooled RD        | -0.052      -0.075    -0.029        100.00
---------------------+---------------------------------------------------

  Heterogeneity chi-squared =   1.57 (d.f. = 1) p = 0.210
  I-squared (variation in RD attributable to heterogeneity) =  36.3%

  Test of RD=0 : z=   4.40 p = 0.000
```

图20-7 两个率差值meta分析固定效应模型的Stata软件结果

```
. metan 试验组阳性数 试验组阴性数 对照组阳性数 对照组阴性数,rd random

           Study     |     RD    [95% Conf. Interval]     % Weight
---------------------+---------------------------------------------------
1                    | -0.066      -0.096    -0.036         55.72
2                    | -0.036      -0.072    -0.000         44.28
---------------------+---------------------------------------------------
D+L pooled RD        | -0.052      -0.082    -0.023        100.00
---------------------+---------------------------------------------------

  Heterogeneity chi-squared =   1.57 (d.f. = 1) p = 0.210
  I-squared (variation in RD attributable to heterogeneity) =  36.3%
  Estimate of between-study variance Tau-squared =  0.0002

  Test of RD=0 : z=   3.54 p = 0.000
```

图20-8 两个率差值meta分析随机效应模型的Stata软件结果

(赛晓勇 童新元)

不会说话，不会写文章，行之不远，存之不久。

——华罗庚（中国数学家，1910—1985年）

第二十一章 统计学在医学科研及医学论文中的应用

第一节 统计学在医学科研和论文中的作用

医学研究的目的是揭示生命本质的特征，探索疾病产生、变化、发展的过程，认识健康、亚健康与疾病状态之转化的规律，提出科学和有效的防治解决方案。“每个人各有不同特点，个体间的差异是医学研究中普遍存在的现象，由于变异性的存在，实验或观测的结果就必然带有不确定性。恩格斯指出（德国，1820—1895年）“表面看上去是偶然性起作用的地方，其实始终受隐藏在内部的规律所支配，全部问题是在于发现这种规律”。事物发生可能性的大小即概率就是隐藏在事物内部的特征规律。统计学就是研究事物内在特征规律的一门方法论科学。

医学科学总的分为基础医学、预防医学和临床医学三大部分，每一部分都有很多未揭示的事物及其内在规律，需要进行医学科学研究来获取。医学研究的一次实验或观察结果受许多偶然因素的影响，为了获得带有规律性的结果，常常要进行大量的实验，然而医学研究的总体容量非常大，甚至是无限的，研究者的时间、精力、人力和物力却是十分有限的。客观上要求研究者不得不从总体中进行抽样研究，以期通过样本所提供的信息去推论总体的规律性。一个科学结论，除了理论机制的阐述外，还需要有系统的统计信息。例如在吸烟与生命健康的研究中，我们发现甲某每天大量吸烟活到90多岁仍身体健壮，但乙某不吸烟40岁就患癌症。要使人相信吸烟危害的宣传，就必须提供统计学的研究结果，说明吸烟的危险性多大，即显示吸烟人群癌症发病率与非吸烟人群癌症发病率的对比结果。

医学研究人员从事科研工作时经常要进行统计学方面的咨询，研究项目中少不了实验设计、数据统计分析等内容。美国国立卫生研究院（National Institutes of Health，NIH）的基金申请明确要求基金合作者中有统计学家，并且在所立项中有统计学方面的思考，要求统计的工作量和资金的投入占总科研的20%～30%。美国国家药品食品管理局（Food and Drug Administration，FDA）要求新药的研发实验中，必须有统计学家来指导研究的设计、数据的分析、报告的呈递等。

中国国家SFDA在《药品临床试验管理规范》第五十条中规定，在临床试验的统计结果的表达及分析过程中都必须采用规范的统计学分析方法，并应贯彻于临床试验始终。各阶段均需有熟悉生物统计学的人员参与。临床试验方案中要写明统计学处理方法，此后任何变动必须在临床试验总结报告中述明并说明其理由。若需做中期分析，应说明理由及程序。统计分析结果应着重表达临床意义，对治疗作用的评价应将可信区间与显著性检验的结果一并考虑。对于遗漏、未用或多余的资料须加以说明，临床实验的统计报告必须与临床试验总结报告相符。

据调查，在 *New England J*、*Medical*、*British J*、*Medical* 和 *Lancet* 等著名医学杂志发表的文章中，有 70% 应用了统计学。欧美一些发达国家的许多大型医院和医学院都专门设有统计室来负责医院的科研咨询和数据分析工作。在一些重点医科大学和医院中，要求硕士和博士毕业论文的开题报告有统计方面的思考和统计学家参加，毕业论文答辩前要求请统计学家进行审阅。现在国内外很多重要的医学专业杂志都聘请统计学家进行编审，并设有统计学常务编审。如 *JAMA*、*NEJM* 和 *BMJ* 对来稿都有统计学要求或统计学指导。国际生物医学杂志编辑协会在其《生物医学期刊投稿的统一要求》中也包含了统计学要求。统计学家的地位不仅仅做‘配角’，而是顾问、参谋，甚至是决策者。

通过掌握一定的统计学知识，医学科研人员和临床医生至少可以在他们的科研和临床工作中起到以下几个方面的作用。

一、临床经验的总结

老医生比年轻医生医术高在于他的临床经验丰富，见多识广，在临床经验中积累了大量的医学实践信息。如一些症状最易在哪一类患者身上出现，一种药对哪一类患者最有效等。实际上，这些经验都可以整理和表达为统计信息，只是不少医生意识不到这一点，将这些宝贵的经验视为“只能意会不能言传”，难以传授给他人。掌握了一定的统计学知识，就可以将积累的经验，通过对数据的收集、整理和分析，转变为正规和系统的统计信息用以报告或发表，从经验上升到理论，使人类的医学知识库不断充实和发展。

二、医学文献的查阅

要进行一项医学研究工作之前，常常要查阅大量前人的研究资料，并在前人的基础上提出新的观点、问题或做进一步进行研究，只有“站在巨人的肩上才能看得更高更远”。在阅读国内外医学文献时，会发现很多涉及统计学名词和概念。如果不具备统计学基本知识，则不能判断别人研究结果的可信程度和局限性，更谈不上吸收和借鉴。有了一定的统计学知识就能帮助发现哪些结果是可能采用的，哪些结果需要进一点证实，从而产生新的研究问题。同时通过论文阅读，吸收新知识，了解学术进展。

三、医学研究的完善

要成为一名优秀的医学科研工作者就必须具备一定的统计知识，否则，无法知道如何进行科学的实验和如何对数据进行分析。在一个科学研究过程中间就会遇到很多统计学问题，如何定义总体、如何从特定总体中抽样、如何确定样本大小、如何确定合理的对照、选择什么作为受试对象、观测哪些指标、如何合理安排和控制各种影响因素、如何获取数据、控制误差、如何表达数据、分析数据等，要回答这一系列科研中的问题，要求研究者必须在整个研究过程中贯穿和运用统计学的研究方法和手段。

四、报告论文的撰写

医学研究的结果常常表现为大量的数据，我们需要利用统计学的方法把数据加工转化为信息，并以报告或论文的形式发表，在撰写研究报告和论文时，常常只允许报告经过整理和归纳的统计结果，用适当的形式如用规范的统计表或统计图表达。如果不具备统计学基本知识，无法对自己研究结果正确地表达和分析，在格式和内容上就不符合许多杂志社的要求，无法发表。著名科学家卢嘉锡说，一个只会创造，不会表达的人，不能算是一个真正合格的科学工作者。

第二节　怎样写医学论文

医学论文是指讨论与医学有关的问题或研究医学中某种问题的文章。医学论文的范围很广，既包括医学科学上的新理论，新技术和新方法，也包括对某些医学问题的研究成果，中医药作用的探讨，医药卫生研究的工作经验评论，简报，综述和专题研究等。论文写作常常是医学科学研究最后的重要阶段，也是重要的组成部分，一项科研工作只有在写出论文并发表后才算完成。通过论文的发表，一方面可以对自己的学术研究、科研成果和经验、学术思想加以总结，得到社会的承认，接受实践的再次验证；另一方面可以使广大读者借鉴和应用，使科学研究成果转化为生产力，同时还为后来的研究者对该问题进一步研究打下基础。医学论文是研究工作者对医学科学贡献的重要标志，通过医学论文的撰写，有助于提高作者的专业学术水平和写作能力，促进学术交流，积累医学科技资料，丰富人类医学知识，为发展医学科学作出贡献。

根据论文使用资料的来源可将医学论文分为原著论文和编著论文两大类。原著论文即著作的原本，包括论著、著述、短篇报道等。原著论文是根据研究选题所进行的医学科学实验和工作经验的总结，是作者的第一手资料，它应有作者自己独有的见解及新的观点，新理论与新方法，以推动医学科学向前发展。原著论文是医学期刊文章的主要部分。编著论文包括教科书、参考书、专著、综述、讲座和专题讨论等，编著论文的内容主要是利用已经公开发表的论文，结合作者个人的部分研究工作，按照个人的观点和体系编排起来，使读者能在较短时间内能了解某一专题或学科的发展水平及最新进展情况。编著论文虽不完全是作者亲手所做的研究，但它有新观点、新设想和新资料，使医学某一专题或领域更加系统化、条理化、完整化和理论化，是医学论文的重要组成部分之一，也在医学期刊文章中占一定比重，其中以论文综述为代表。

根据论文的写作目的可将医学论文分为学术论文和学位论文两大类。医学学术论文是有针对性地研究医学中某种问题，论述创新成果、理论的突破所取得新成就的文章。学位论文是为了用来在经过一阶段学习后，申请授予某种学位而写的论文。这种论文的目的是用来表明作者从事科研取得的成果，学术水平和独立的科研能力，是作为考核及评审申请者能否被授予学位的必备条件或重要依据。学位论文包括毕业论文、学士论文、硕士论文和博士论文等。

一、医学论文的基本结构

医学论文的基本结构主要包括论题、论点、论据和论证四个大部分，也是医学论文的四大基本要素。撰写好论文首先要选好论题，即论文题目、篇名。一个好的论题应该是主题突出，鲜明确切，概括全文，言简意赅，要求有创新性、科学性、可读性。选好论题的常用方法有从医学科学发展面临的问题中选择、在前人的基础上进一步发展中选择、在新生事物与旧的理论矛盾中选择、从边缘学科交义发展中选择、开拓创新的领域等。论点是写论文的核心部分，是全文要解决的主要问题，是作者提出的观点和主张，明确地赞成或反对的某种结论。论点要求正确、鲜明、集中和完整。思路要清晰，首尾呼应，条理分明。注意一篇论文中不要提出和解决过多的问题，论点含糊不清、片面化或绝对化。论据是从数据、事实或理论上用以阐明论点的各种资料，是论点得以成立的主要依据。论据的可靠性、真实性、充足性、代表性、科学性是论文的基础。论证是组织、安排、运用论据证明和阐明论点的方法和过程，用它来表明如何进行论述。一篇佳作应是论题明确、论点正确、论据可靠、论证严密的。

医学论文的基本要求是要客观地、真实地反映事物的本质规律，要有科学性、创新性、可读性、实用性和思想性。撰写要经过写作构思、拟写提纲、行文起草、修改定稿和誊写投稿发表的过程。作者必须坚持严谨的学风、科学的方法、实事求是的态度，严禁弄虚作假。

二、医学论文的写作格式

医学论文由于研究项目、内容和文章体裁的不同，写作格式与方法也不完全相同。但常见的医学论文，如国际生物医学期刊编委会所属论文，我国科学技术报告、学位论文和学术论文，中华医学会杂志等都有统一的要求，目的是为了统一论文的撰写和编辑格式，有助于作者理顺写作思路，有利于编辑、审稿人员的审阅，读者的查阅和参考，也有利于学术交流。医学论文有比较固定规范的格式，主要分前置部分，主题部分和附录部分三个主要部分。前置部分包括篇名、作者单位、作者署名、内容摘要和关键词。前置部分是论文的总纲，撰写应提纲挈领，言简意赅。主题部分包括引言、材料与方法、结果、讨论、结论、致谢、参考文献、外文摘要。主体部分是论文的核心，是作者重点撰写的部分。附录部分包括图、表、照片等。附录部分是论文主体的补充，并非必需。

1. 文题　又称题目，篇名，题名，标题，是对论文内容的高度概括，是读者认识全文的窗口。要求用新颖醒目、简短精炼、确切具体的词语进行表达，反映全文的特定内容。文题应避免用不通用的缩写、代号，同时尽可能不设副标题。如果论文来自某基金资助的课题，应在文题的右上角加脚注，并在页下列出角号及加注内容。

2. 作者署名及单位　医学论文的撰写与发表，均应署上作者的姓名及单位，以表示对论文内容负责，同时也是作者对医学科学事业付出劳动应得的荣誉和著作权，获得奖励的依据，也是文献检索的需要。应署真名、全名，不署笔名。作者的姓名、工作单位和联系方式，应写详细，便于读者联系。

3. 摘要　亦称内容提要，是从论文中提炼出来的要点，它以准确而又精简的语言说明全文的目的、意义、方法、结果和结论。一般在200字以内，不作评论、不分段，以便读者在最短时间内了解全文，有利于文献检索。

4. 关键词　关键词是最能反映论文主题内容的名词、词组和短语，是论文的信息和检索点。

5. 引言　亦称前言、导言、序言、绪言、导语，是论文开头部分的一段短语，是论文的引子或开场白，是对论文主要研究问题的简要说明，对正文起到提纲挈领和引导阅读兴趣的作用。一般在200字左右。

6. 材料与方法　是医学论文的基础，也是判断论文质量好坏，论文的科学性、先进性的主要依据。写作时应按实验设计、数据管理与质量控制、数据分析的先后顺序依次说明，应写得清楚具体、真实客观，以便编审和读者评价研究结果的可信程度和可重复性，专业人员按照所提供的材料和方法也能重复实验并能得到相同的结论。根据实验研究的不同类型，材料与方法的写法不尽相同，详见下节。

凡是属于创新的技术、设计方案、观察手段、手术方法、评价体系等需要详细说明，若为公认的通用方法，只写明方法名称，采用他人的方法应注明文献出处，有改进的，只需对改进的部分进行详细说明。统计处理方法在论文中很重要，不论是哪类研究类型都需要交代具体的数据统计方法，包括统计描述与假设检验方法，并注明所采用的统计软件名称和版本。

7. 结果　结果是论文的核心，反映论文水平的高低及其价值，是结论的依据，是形式观点与主题的基础和支柱。由结果引发讨论，导出推理。结果是作者研究成果的结晶，结果的产生来源于对问题的科学研究和真实反映，统计学在其中发挥很重要的作用，作者应根据研究目的要求，研究设计的不同，采用适当的统计学方法将实验或观察中的数据进行分析，用简明的文字叙述，并且借助统计表、统计图或公式加以恰当地表达出来。

8. 讨论　讨论是对研究结果的科学解释与评价，把结果提高到理论认识，是论文的精华部分。讨论应从实验和观察结果出发，从理论上对其进行分析、比较、阐述和推论。要求作者以研究结果为依据，言之有物、不可空谈，要抓住重点、层次分明。讨论中最好能提出比较独特的见解，着重讨论新发现、新论点和新启示。在引证必要的文献作为结论的论据时，切忌进行文献综述，应把作者自己的结果与过去已有的结果或文献中的工作进行对比分析，寻找其间的关系。讨论的好坏取决于作者的理论思维、学术素养以及专业写作技巧的高低。

9. 结论　又称总结，小结是把结果与讨论分析后的认识，以简明的形式表现出来，起着概括主题的作用，是论文最后的总体结语，主要反映论文的目的，解决的问题及最后得出的结论。现在论著类论文不再写结论部分，而是以内容提要的形式列于正文前面，或把结论与讨论写在一起，在讨论中导出结论。

10. 致谢　是作者对本项研究工作有过实质贡献的人或有关单位表示感谢。

11. 参考文献　是作者为了标明论文中某些论点的出处，供读者参阅、查找而引用的有关文献，既是为了反映科研论文的科学依据，也表明作者尊重他人的研究成果。参考文献最好是近5年内的最新文献，著录格式应规范。

三、投稿须知

医学论文投稿要注意如下几点：①投寄稿时，一般要附有作者所在单位加盖公章的介绍信；②稿件不能一稿两投；③论文的附件部分，如图表、照片等要求齐全，与稿件一起投寄；④投寄的稿件，应自留底稿；⑤注意选择投稿的类型杂志，是否为统计源核心期刊等。

第三节　统计学在医学论文中的应用

上节介绍了医学论文的写作规范。统计学的理论知识贯穿于整个论文中，集中在摘要、材料与方法、结果和讨论部分。

一、摘要

摘要部分采用简明的统计量数值、可信区间及假设检验结果、P 值等来表明研究所得的主要结果。

二、材料与方法

医学科学实验分为动物实验研究、临床实验研究和观察研究，根据实验研究的不同类型、材料和方法的写法不尽相同。

1. 动物实验研究的材料与方法 需明确提供实验条件、实验环境因素、实验与研究方法和统计处理方法四方面内容。实验条件包括动物名称、种类、数量、来源、性别、年龄、身长、体重、健康状态等，实验仪器的来源、种类及精密度，试剂的种类、规格、来源、成分、生产单位、出厂日期和批号等。实验与研究方法包括实验设计方案、实验分组数、实验对照组的选择、动物随机化方案、随机化和抽样的方法、手术与标本制备过程、实验效应指标的选择、实验数据的获取、记录的手段、方法及实验过程质量控制等。实验的环境包括地点、季节、温度、湿度等。

2. 临床实验研究的材料与方法 需明确提供病例来源，一般资料和治疗与研究方法三方面内容。病例的来源包括病例的纳入标准和排除标准、个体异常值、常见指标的变化范围、最大最小值、疾病的诊断和分型标准。一般资料包括病例数、性别、年龄、职业、病程、病因、病理分型、主要症状和体征、实验室及其他检查结果、观察方法、疗效评价指标与标准等。治疗与研究方法包括实验设计方案、实验分组数、干预方法、实验对照组的选择、患者分组方法、随机化方案、随机化方法、盲法、依从性。如果采用药物治疗，应写明名称、剂量、剂型、使用方法及疗程。如为手术治疗，应写明手术名称、手术方式、麻醉方法、实验过程质量控制等。

3. 观察研究的材料与方法 需明确提供病例来源，一般资料和观察方法三方面内容。病例来源和一般资料同临床试验。观察方法包括研究方法是前瞻性的列队研究还是病例-对照研究还是现况调查研究、分组方法、患者随机化抽样方案、混杂的控制方法、观察过程质量控制等。

4. 统计处理方法与统计软件 在论文中所采用过的统计学方法要根据设计具体说明，如果同时采用了多种分析方法，则必须清楚指出哪些指标采用何种统计方法，如采用常用的 t 检验、卡方检验、方差分析时，应指出采用的是哪个种类；采用非参数分析时，应说明其指标的分布；采用不常用的分析方法时，应给予说明，同时说明显著水平。使用计算机软件进行统计计算时，要注明计算机软件名称和版本号。

三、结果

研究的结果中要涉及统计描述和统计推断的内容，可以采用统计量、统计表和统计图来加以表达。

1. 描述统计量 根据观察指标的类型和分布的不同，采用不同的统计量描述其平均水平与变异情况。正态的定量指标常采用算术均数加减标准差或标准误$\bar{x} \pm SD$ 或$\bar{x} \pm SE$，亦可采用括号的形式$\bar{x}(SD)$或$\bar{x}(SE)$，同时要说明是采用的标准差还是标准误。非正态的定量指标常采用中位数与百分位数及四分位间距描述其平均水平与变异情况。名义分类指标常采用发生数和百分率、构成比来进行描述。保留小数位数要根据指标的精密度和变异性来决定，一般根据标准差的三分之一值的大小来确定小数位数。

2. 统计推断　结果中应给出所采用的检验统计量，如 t 值，F 值，卡方值等，假设检验的 P 值最好给出具体数值大小，亦可用符号表示，如“*”表示 $P<0.05$，“**”表示 $P<0.01$。

如果论文中分析的指标较多，可以采用统计表将同类指标进行呈列。统计表简洁明了，可以将多个指标的平均水平、变异大小及相互比较的检验结果集中排列在一起，便于查阅，所以在医学论文中大量采用。国内外杂志统计表一律采用三线表，不同类型要有明确的标目，如 $\bar{x}\pm SD$，例数（%）等，同时应给出具体样本大小。但同一个统计表中指标也不应太多，指标太多时，可以将同类指标拆分成几个统计表。

如果需要更直观比较某些主要指标的变化情况，可采用统计图来进行，但一篇论文中统计图不要太多。

四、讨论

统计检验的结果可以作为医学研究中支持其新观点、新发现的依据之一，所以在论文的讨论部分对统计检验的结果应作正确的解释和理解，以便研究者作出科学的结论。

医学统计学中常用的 P 值来源于假设检验，如在比较两组间的差异时，事先作出“无效假设”，即假设组间相同，无差别，经过统计学理论推导出的 P 值，它说明实际观察数据结果是否符合“无效假设”。用 P 值作为“重现性”的概率保证。$P<0.05$，就是说实验结果显示的差别是机遇所致的可能性不足 5%，或者说，别人在同样的条件下重复同样的实验，得出相反结论的可能性不足 5%。

第四节　医学论文中的统计学错误及原因

1964 年，英国著名统计学家杨茨曾指出：“非常痛心地看到，因为数据分析的缺陷和错误，那么多好的生物研究工作面临着被葬送的危险”。然而，统计学家的告诫并没有使医学论文中统计学误用的情况有大的改观。据国外 20 世纪 60 年代到 20 世纪 80 年代对不同医学杂志发表论文的调查，有统计错误的论文百分比最高达 72%，最低也有 20%。国际上著名医学杂志中有统计问题和错误的也达 50%。1966 年，有人对 *JAMA* 等医学杂志的来稿做过统计学评价。149 篇投稿论文中，仅有 28% 可以接受，67% 有统计缺陷但尚可以纠正，5% 无可救药。针对这项调查结果，*JAMA* 的编辑曾这样评价统计学：“这次调查结果反映了医学论文作者统计知识和统计水平的低下，也再次强调了生物统计学者不是令人生畏的检查官。恰恰相反，生物统计学者是我们的可贵盟友。生物统计学不是远离我们的数学，而是现代医学的一门基本学科，就像大厦中的一个支柱”。

中国医学杂志近 800 种，其中代表医学最高水平的中华、中国系列杂志近百种。但是，据统计中华系列医学杂志发表的论文中有统计问题和错误的比例达 80%。又据国内外报道，在医学论文所应用的统计学知识中约 70% 是最基本的概念和经典的统计方法，其余则是较为复杂的、近代发展起来的统计理论和技术，而出现错误最多的却偏偏是最基本的概念和经典的统计方法。1984 年对《中华医学杂志》《中华内科杂志》《中华外科杂志》《中华妇产科杂志》《中华儿科杂志》的 595 篇论文的调查结果，相对数误用为 11.2%，抽样方法误用为 15.9%，统计图表误用为 11.7%。

分析其原因，由很多因素造成，如统计教育的思想、方法和内容需要更新等，近年来又出现滥用统计软件，其现象非常严重，由于对统计软件使用不当造成的统计错误也是一个很重要的原因。为了保证科学研究工作的科学性和真实性，在科学研究中，必须有统计人员参与科学研究的整个过程，包括实验设计、数据管理与质量控制和数据分析工作，统计分析人员必须将统计学理论与医学研究实际紧密结合，同时医学研究人员、医药卫生工作人员也需要提高统计学素养。

科学实验所得出的真实数据经过统计分析得到的结果是支持研究结论的重要证据。但是，在国内外一些研究人员不惜抛开科学道德伪造统计数据的事件常常发生。1976 年，*New Science* 杂志关于科研舞弊行为的调查发现，74% 的论文有不正当修改数据的情况。其中，17% 的论文拼凑实验结果，7% 凭空捏造数据，2% 故意曲解结果。1999 年 6 月，著名的美国劳伦斯伯克利国家实验室 15 名研究人员在学术刊物《物理评论通讯》上联合发表论文称，通过铅原子核和氪原子核的撞击，他们发现了元素周期表上空缺的 118 号元素，以及由 118 号元素衰变产生的 116 号元素。这一成果曾被视为 1999 年最重要的科技突破之一。但是，随后其他科学家进行的重复研究中，无法获得相似的结果。两年后，该实验室公开承认，其实验室一个研究小组 1999 年发现的两种超重元素的实验数据是“捏造”的，有关研究人员从事了“不正当科学行为”，研究小组成员尼诺夫等人已被该实验室开除。2002 年，世界最负盛名的贝尔实验室向世人公布了该实验室研究人员舍恩在 16 篇论文中捏造或篡改实验数据的丑闻。

历史上许多事实说明，科学容不得半点虚假，造假者一旦被揭露就会被同行谴责，背上了永远洗脱不掉的耻辱。在一篇论文发表之前，所有作者都有责任核实数据。对科研工作者来说，没有比诚实更重要的东西，真实是科学的基石。

（罗艳侠　童新元　赛晓勇）

个人或群体若想取得成功和生存下去，就不仅要靠他们追求的目标和遵循的价值，也同样要靠他们掌握的工具和拥有工具的能力。

——哈耶克（澳大利亚思想家，1899—1982年）

第二十二章 统计软件介绍

英国计算机学会主席 Yates 曾说“优秀的统计学家必须学会计算，并且有好的计算工具。”计算机的产生给统计学带来第二次技术革命，统计软件已成为统计教育和数据分析的一个非常重要的工具。随着计算机技术的发展和新的统计学理论产生，统计软件功能在不断地推陈出新，新的统计软件产品也在不断涌现。现在全世界有近百个统计软件产品，知名的大多数在美国，如 SAS、SPSS、BMDP、Stata、S-Plus、R 等。最近几年，中国也研制了一些统计软件，如 SPLM、PEMS、CHISS、Nosa、DAS 等。目前，在国内大部分人采用外国的统计软件进行教学和数据分析。据调查，中国 98% 的高等院校采用英文软件进行教学和数据分析工作，这对于统计学思想的推广和数据统计分析造成影响，同时，也容易导致统计学误用。

目前随着时代发展，拥有自主知识产权的中文统计软件十分必要。为了满足广大科研工作者对方便高效的中文统计软件的需求，中国人民解放军总医院与中国中医研究院等单位的计算机和统计学等多方专家协作，经过五年的艰苦努力，研制一套具有中国自主知识产权的 CHISS 统计软件，应用效果良好。本章将重点介绍国内外各类常用软件的主要功能，方便研究生选用。

第一节 CHISS 软件介绍

一、CHISS 软件的特点

CHISS 是英文 Chinese high intellectualized statistical software 的缩写，中文发音为奇思，CHISS 采用模块组合式结构，目前开发了数据管理模块、统计分析模块、图形制作模块、科学评价模块、结果编辑模块、实验设计模块、数学模型模块、多元分析模块、重复测量数据分析模块、电子教室模块等 10 个模块，目前为 1.0 版。CHISS 以用户为本的理念，由经验丰富的统计学家和计算机专业人员共同协作开发而成。它立足于中国的信息统计分析市场，逐步向国际化发展。它可以广泛应用于科学研究、学校教学、市场调查、企业和医院中的数据管理、挖掘和统计分析，同时为科研、教学、企业提供良好的解决方案。CHISS 软件是一套拥有数据信息管理、图形制作和数据分析等强大功能，并具有一定智能化的统计分析软件，有如下特点：

1. 友好的视窗界面 CHISS 提供全中文可视菜单、多视窗界面，操作简单，输出结果简明，结果文件中可插入图形、公式，并可以直接进行编辑，可改变字体、字号等文字属性。

2. 丰富的数据管理 CHISS 可读取 dBase、Excel、Oracle、Access、Paradox、Sybase 等数据集，并可以直接读取文本数据。可以进行排序、变换、筛选、分组等数据管理功能。

3. 精美的图形 CHISS 可以完成各种统计图的绘制，如直方图（histogram）、条形图（bar）、饼图（pie）、散点图（scatter）和线图（line）等。可将这些图形进行巧妙组合，满足用户的不同要求。另外，CHISS 可在图形方式下完成曲线拟合，制作方便快捷，可根据实际需要达到理想效果，可以提供二维和三维图形。

4. 强大的统计 CHISS 的统计功能很强大，可以完成各种统计量的计算，对资料的分布进行描述和检验工作。单因素分析可以进行卡方检验、t 检验、方差分析、直线相关和回归分析、生存分析。多因素分析可以进行多元线性回归、逐步回归、稳健回归、logistic 回归、对数线性模型、Cox 模型、判别分析、聚类分析、主成分分析、因子分析等。

5. 智能化发展方向 对于同一份数据，可采用多种不同的分析方法，不同分析方法所得到的结果不完全相同。各种统计学检验方法都有一定的前提条件，怎样选择正确的统计学方法进行分析，是很多用户学习和使用统计学最困难的地方。CHISS 可以自动完成定量数据 t 检验的前提条件检验，进行正态性和方差齐性检验，并给予一定的指导。在定性数据的卡方检验中，在不同的条件下卡方值有不同的计算方法，CHISS 可以自动帮助用户进行选择。在多元统计分析时，CHISS 对名义变量可以自动识别，直接参加统计运算。而其他许多统计软件则需要事先对名义变量进行数值化处理，然后才能进行统计分析。

6. 简易的程序设计功能 CHISS 既可以用光标点菜单的方式来完成各种数据管理和统计分析任务，也可以用编写程序方式实现。编写程序的特点是用户可以对数据进行批处理，同时记录实现各种任务所进行的操作，给统计专业人员和高级用户提供了一个理想的天地。

7. 个性化的解决方案 CHISS 软件是一个开放的平台，可以根据用户所在的不同领域、不同的专业和不同的需求和特点来开发个性化的解决方案。

二、CHISS 软件的主界面和工作空间

CHISS 提供了强大的数据管理、统计分析和绘图功能。它采用模块组合式结构，模块采用嵌入窗口实现。数据模块是它的基本模块，除文字编辑、表格制作等工作外，各种信息数据的分析工作大多是在数据库的基础上进行的，如统计分析、图形制作、科学评价等。

进入 CHISS 系统后，屏幕上出现的是 CHISS 的主界面，用户以它为平台完成各种任务，主界面也称为 CHISS 工作空间。界面分为两大区域：行区和窗口区，行有四行，从上至下有 CHISS 标题行、菜单条目行，模块按钮行、快捷按钮行。窗口有四个，即文件夹窗口、文件名显示窗口、数据显示窗口和变量名窗口。窗口的大小、位置可根据用户需要进行调整。CHISS 提供了良好的人机对话环境（图 22-1）。

1. 菜单条行 依次为文件 F、行编辑、列编辑、库管理、设置、窗口、帮助。

（1）文件 F：可以实现对数据库的建立、打开、保存、交换和打印。

（2）行编辑：对数据行的排序、查找、删除、筛选、追加。

（3）列编辑：对数据列的定义、删除、产生新变量、追加新列。

（4）库管理：对数据库的横向连接、纵向连接、库结构的改变。

（5）设置：对环境参数界面的设置；如可以通过改变显示精度来改变数据小数点的位数、数据库类型和计算器功能。

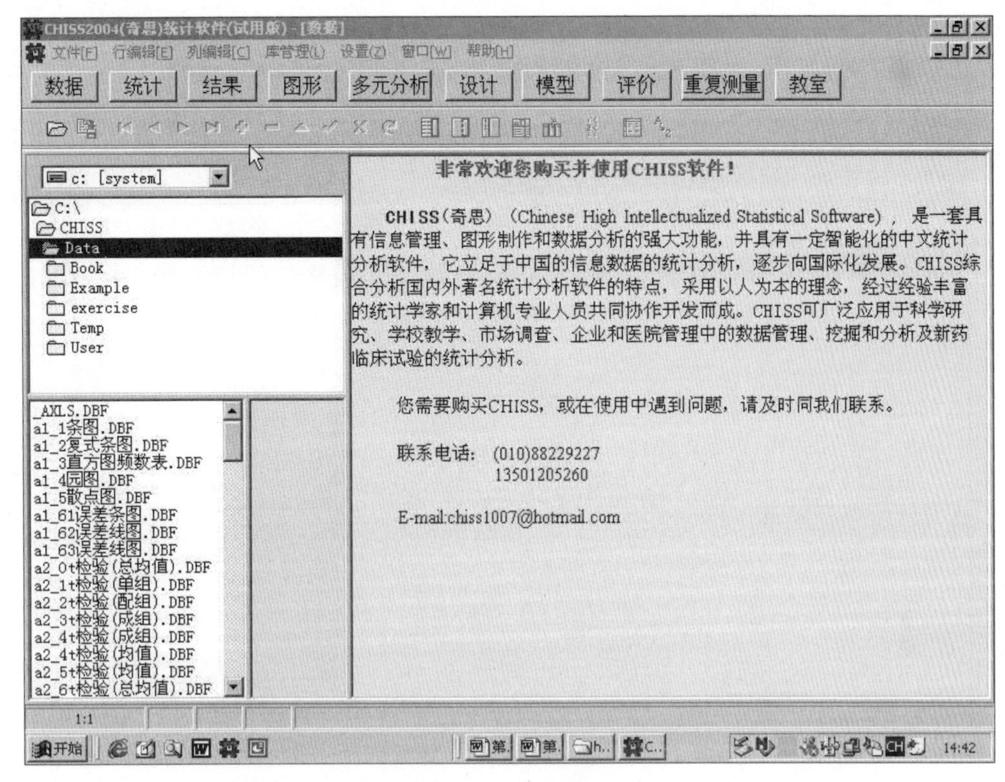

图 22-1 CHISS 界面 1

(6) 窗口:窗口的排列形式及进入窗口。

(7) 帮助:CHISS 使用说明、版本信息、注册信息。

2. 模块按钮行 有数据模块、统计模块、图形模块、评价模块、结果模块和电子教室;用鼠标左右移动到指定的模块,单击左键进入相应的模块,可以相互切换。

3. 快捷按钮行 数据打开、记录的移动、变量的增减等;将光标放在上面将有该按钮功能的提示。

4. 文件夹窗口 显示当前工作的数据文件夹,默认是 CHISS\DATA 文件夹,可用鼠标键上下移动到指定的文件夹双击左键确认。

5. 文件窗口 显示当前文件夹中的数据库,可用鼠标键上下移动到指定的数据库,双击左键打开数据库。

6. 变量窗口 显示当前数据库中的变量,可用鼠标键上下移动到指定的数据库,双击左键打开数据库。

7. 数据显示窗口 打开数据后,数据库的变量和记录数据将显示在该窗口。

三、CHISS 软件的常用模块

(一) CHISS 统计模块

统计模块是 CHISS 的核心部分。CHISS 的统计功能很强大,可以完成各种统计量的计算,对资料的分布进行描述和检验。单因素分析可以进行卡方检验、t 检验、方差分析、直线相关和回归分析、生存分析等,多因素分析可以进行多元线性回归、逐步回归、稳健回归、

logistic 回归、对数线性模型、Cox 模型、判别分析、聚类分析、主成分分析、因子分析等。

进入 CHISS 系统后，屏幕上出现的是数据窗口，单击按钮统计，进入统计模块（图 22-2）。

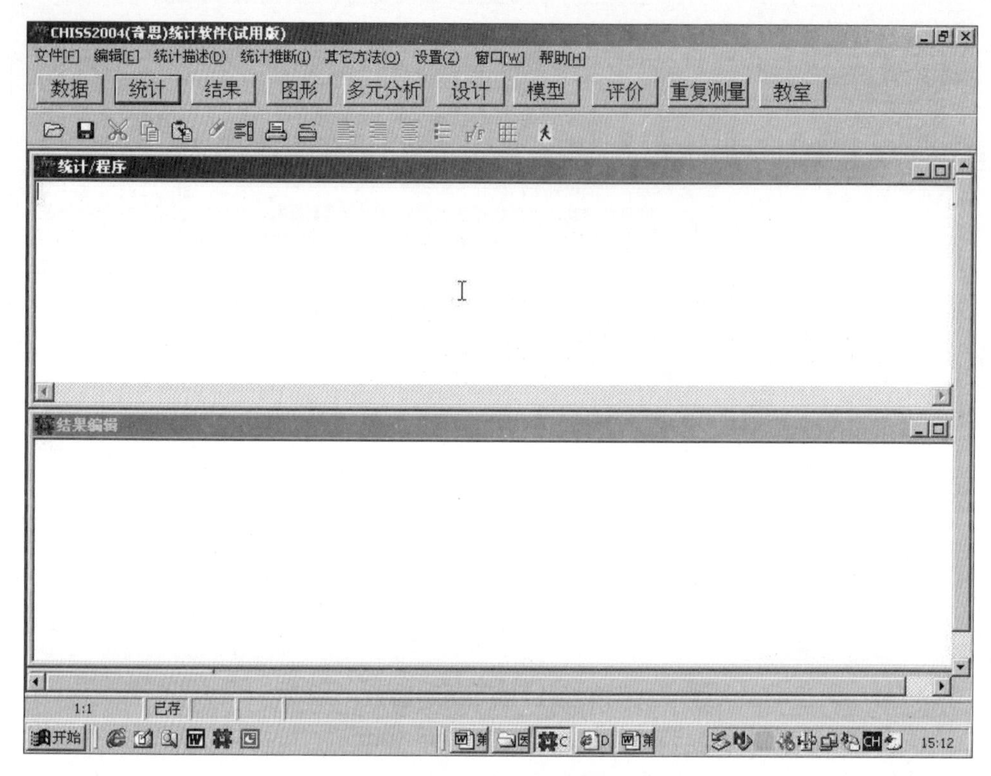

图 22-2　CHISS 界面 2

菜单条目行在数据模块中依次为文件、编辑、统计描述、统计推断、其他方法、设置、窗口、帮助。

（1）文件：可以实现对统计程序的建立、打开、保存和打印；

（2）编辑：对程序的排序、查找、删除、筛选、追加；

（3）统计描述：对正态和非正态数据的描述，正态性检验、制频数表，定性变量的描述；

（4）统计推断：定性资料的卡方检验、定量资料的 t 检验、F 检验、非参数检验、相关分析等；

（5）其他方法：生存分析、圆形数据的分析、时间序列分析、重复测量资料的分析等；

（6）统计图：常用统计图、曲线拟合，见图形模块；

（7）设置：对环境参数的设置，如显示数据小数点位数、界面的设置、计算器功能；

（8）窗口：各个窗口的排列形式及进入窗口；

（9）帮助：CHISS 软件的使用说明、版本信息、注册信息。

（二）CHISS 结果模块

结果模块是显示、贮存、编辑 CHISS 软件的各种运算结果的窗口。操作简单、直观，输出结果简洁，文件可插入图形、公式，结果文件以超文本方式贮存，可以由 Word 直接读取，并可以直接进行编辑，改变字体、字号、颜色等文字属性。

进入 CHISS 软件后，屏幕上出现的是数据窗口，单击“按钮”结果。进入结果模块（图 22-3）。

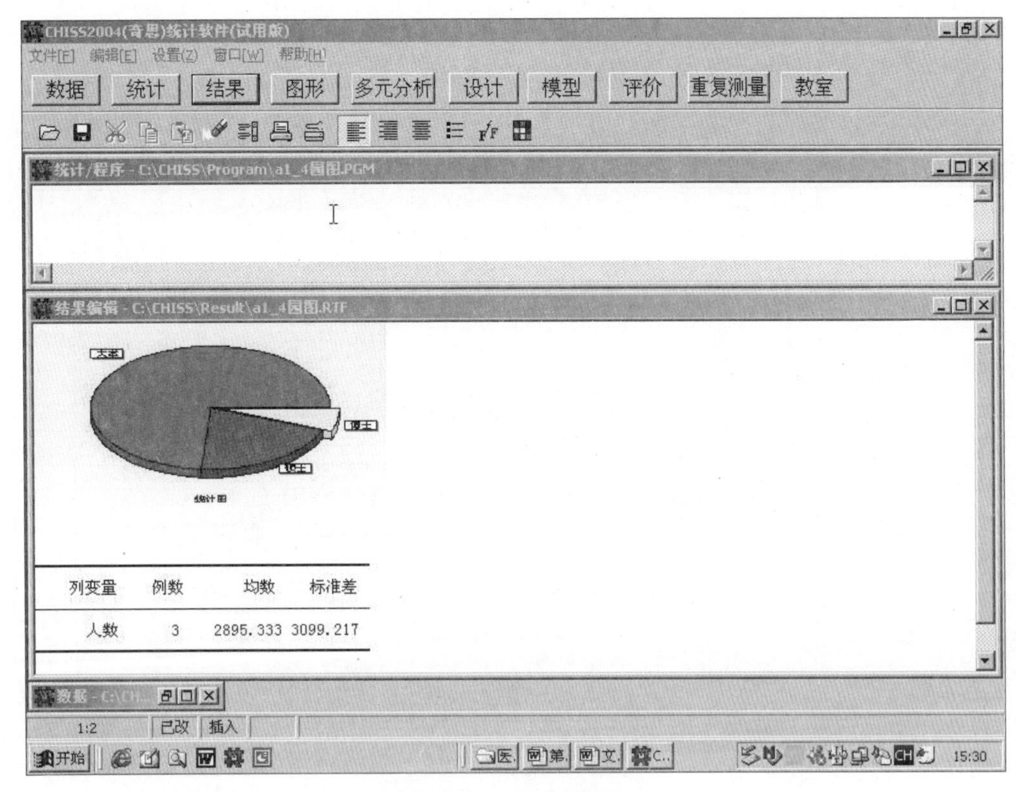

图 22-3 CHISS 界面 3

1. 菜单条目行 在数据模块中依次为文件、编辑、设置、窗口、帮助。

(1) 文件：可以实现对结果的打开、保存和打印。可保存为超文本(.rtf)或纯文本(.txt)，默认为超文本(.rtf)文件；

(2) 编辑：对结果编辑、拷贝，字符查找、删除、筛选、追加，字体、字号、颜色；

(3) 设置：对环境参数如显示数据小数点位数、界面的设置、计算器功能；

(4) 窗口：各个窗口的排列形式及进入窗口；

(5) 帮助：CHISS 软件的使用说明、版本信息、注册信息。

2. 结果的快捷键行 快捷键依次为：打开、保存、剪切、复制、粘贴、撤销、打印、字号加粗、斜体、下划线、左对齐、居中、右对齐，字体、颜色。

(三) CHISS 的图形模块

进入 CHISS 系统后，屏幕上出现的是数据窗口，点击按钮图形。进入图形模块(图 22-4)。点击“图形”→“统计图”→“常用统计图”→“选图”→“增加”。

1. 菜单条目行 在数据模块中依次为文件、编辑、统计图、设置、窗口、帮助。

(1) 文件：可以实现对统计程序的建立、打开、保存和打印；

(2) 编辑：对程序的排序、查找、删除、筛选、追加；

(3) 统计图：常用统计图、带分组线图、曲线拟合等。

(4) 设置：对环境参数如显示数据小数点位数、界面的设置、计算器功能；

(5) 窗口：各个窗口的排列形式及进入窗口；

(6) 帮助：CHISS 软件的使用说明、版本信息、注册信息；

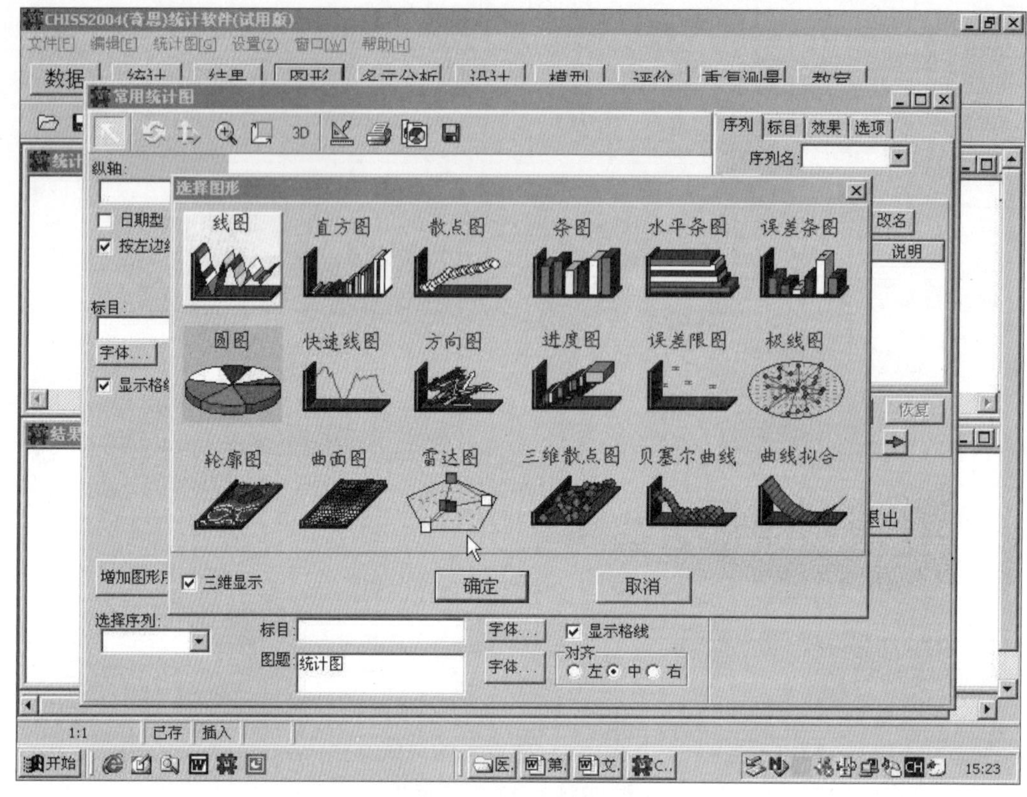

图 22-4　CHISS 界面 4

(7) 常用统计图选项中的菜单页：依次为序列、标目、效果、选项；

(8) 序列：可以实现选图和增图、删图、坐标、点数据、标数、改名；

(9) 标目：可以实现标目及坐标放的位置；

(10) 标题：可以实现标题内容；

(11) 效果：可以实现三维、二维的改变；

(12) 选项：可以实现背景、颜色的改变。

2. 快捷图标　依次为旋转、移动、放大、深度、D 三维、编辑、保存、复制等。

四、CHISS 软件的函数和运算

(一) CHISS 的数学函数

表 22-1　CHISS 的数学函数表

1. abs(x)	绝对值函数	8. cos(x)	余弦函数
2. exp(x)	指数函数	9. arcsin(x)	反正弦函数
3. ln(x)	自然对数	10. arccos(x)	反余弦函数
4. log(x)	常用对数	11. arctan(x)	反正切函数
5. sqrt(x)	平方根函数	12. int(x)	取整数
6. sqr(x)	平方函数	13. mod(x, y)	模数函数获得 *X* 除以 *Y* 的余数
7. sin(x)	正弦函数		

（二）CHISS 的运算

1. **算术运算**　CHISS 软件的加、减、乘、除及乘方运算符依次分别是 +、−、*、/ 和 ^。
2. **关系运算**　>（大于）、>=（大于等于）、<（小于）、<=（小于等于）、=（等于）。
3. **逻辑运算**　and（"与"）、or（"或"）、not（"非"）是 CHISS 软件的三个逻辑运算符。

五、CHISS 软件的应用和调查结果

2003 年对解放军总医院进行 CHISS 软件使用问卷调查，同时调查当前国内外统计软件的使用情况，参加调查医学博士学员 135 名。学员来自全国各地，在五十多所大学学习获硕士学位。对问卷调查结果建立数据库，进行统计学分析。

关于当前国内外统计软件使用的情况，数据分析结果表明，博士学习并使用过统计软件占 81.60%，使用国外统计软件的占 95.97%，其中 SAS 占 43.93%，SPSS 占 37.38%，Stata 占 12.15%。只有 4.03% 用过中文统计软件。未使用统计软件进行教学的院校有 18.00%，学过后不能独立使用统计软件进行数据分析的博士占 30.89%。只 1.60% 的博士使用和购买过正版软件。调查同时表明，愿意使用英文统计软件的博士占 7.20%，愿意使用中文统计软件的占 67.20%，认为中英均可的占 25.60%。这便产生了老师愿意采用英文软件教学，而学生愿意使用本国语言统计软件的矛盾。

关于 CHISS 软件使用的情况，数据分析结果表明，认为 CHISS 软件能满足科研需要的博士占 99.20%。认为 CHISS 软件比其他软件更好用的博士占 95.08%。认为 CHISS 软件整体结构较好的占 96.00%。认为 CHISS 软件操作较方便的占 96.03%。对 CHISS 软件满意率 95.93%，最高分 100 分，最低分 70 分，平均得分 88 分。

通过教学实践和调查研究，CHISS 软件能够满足医学统计学教学和科研工作。CHISS 软件现已在解放军总医院、首都医科大学、解放军北京军医学院、解放军军事医学科学院、中国中医研究院等单位使用，反映效果良好。（注：更详细的资料见 CHISS 网站 http://www.chiss.cn，网站提供免费版 CHISS 软件）。

第二节　SAS 软件介绍

一、SAS 软件简介

SAS 软件是由美国北卡罗来纳州立大学于 1966 年开发的统计分析软件，随后，美国北卡罗来纳州立大学成立了 SAS 软件研究所，为 SAS 软件的发展作出了很大的贡献，使 SAS 软件从最初仅具有线性模型分析功能的软件发展到现在的集数据分析、数据管理、数据挖掘、数据可视化等功能于一体的统计分析系统。SAS 是英文 statistic analytical software 的缩写，中文发音为"飒思"，是目前国际上权威的统计分析软件之一，2020 年为 9.4 版本，具有强大的数据管理和分析功能，被广泛应用于教育、经济、医学等领域。现有 BASE（基础模块）、STAT（统计模块）、ACCESS（数据库模块）、GRAPH（绘图模块）等 30 余个模块。SAS education analytical suite（EAS 套件），即 SAS 统计分析软件学院版套件是专门为教学和研究使用的强大的分析软件。SAS EAS 套件捆绑了 20 个以上 SAS 模块，旨在为高校提供一款超级的、优秀的、全面的分析工具，SAS EAS 套件在价格上给予了极大的优惠，只有教学

和科研类用户才可以享受此优惠，EAS提供各种各样的分析能力，包含统计、预测、经济学、优化、质量提升等。只有教学和科研用户才可以购买EAS套件。SAS软件全面涵盖各项统计分析功能，具有操作界面友好、功能强大、结果专业等特点。

1. 操作界面友好　SAS软件操作简单，用户无须详细地了解各种统计分析具体的计算步骤，通过现成的SAS语句，即可方便地实现各种统计分析功能。同时，对于没有编程基础的用户，SAS软件还提供了方便的图形界面操作方式，通过鼠标操作即可完成常用的统计分析功能。

2. 功能强大　SAS软件涵盖了常用的数据统计分析功能，包括假设检验、参数估计、判别分析、聚类分析、时间序列分析等。同时，与一般的统计分析软件相比，SAS软件又具有强大的数据、文件管理能力，对大量数据的数据库进行处理时存在优势。

3. 结果专业　SAS软件作为目前国际上最公认的最为权威的统计软件，为用户提供了翔实、专业的分析结果。用户执行相应的统计分析程序后，完整的统计分析结果将在结果输出窗口以文本的形式输出，同时，结果也可以以专业图表的形式展现。

二、SAS软件的操作界面

进入SAS软件后，屏幕上出现的是SAS软件的操作主界面，其中包括菜单栏、工具栏、编辑器窗口、运行日志窗口、结果输出窗口、资源管理器窗口等，用户执行SAS操作都需要在其操作页面中完成（图22-5）。

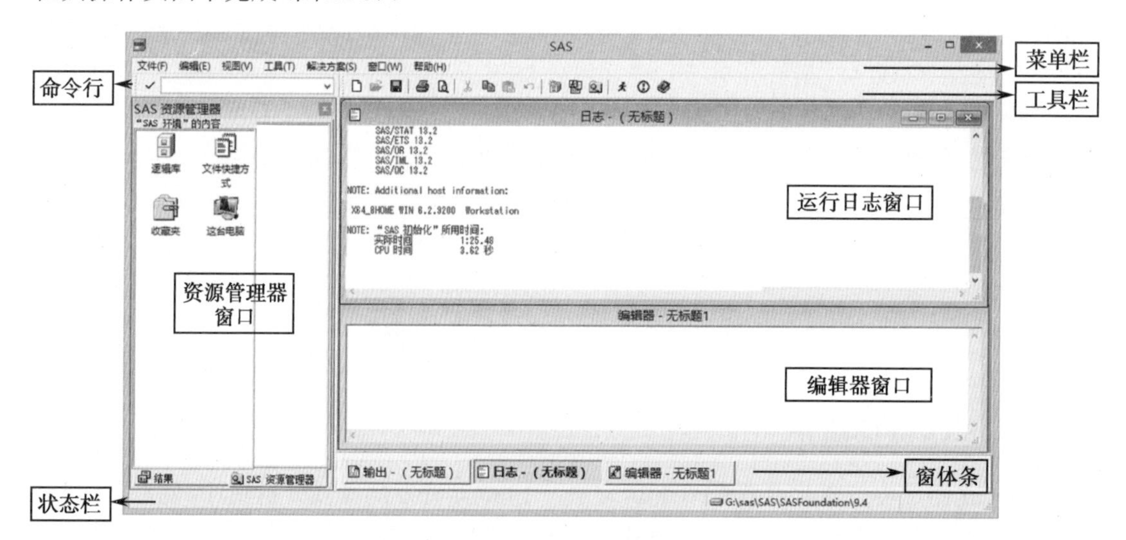

图22-5　SAS界面

菜单栏窗口包括“文件”“编辑”“视图”“工具”“解决方案”“窗口”“帮助”菜单。

工具栏可以执行SAS软件的一些常规操作，如打开、编辑、保存、撤销、提交程序等。

命令行可用于快速执行相关的SAS命令，在命令行中直接输入SAS命令，如“help merge”，之后按“回车”键或单击命令行左侧的✓按钮，即可执行操作，打开merge语句的帮助文档。对于使用过的命令，还可以在命令行的下拉列框表中选择（图22-6）。

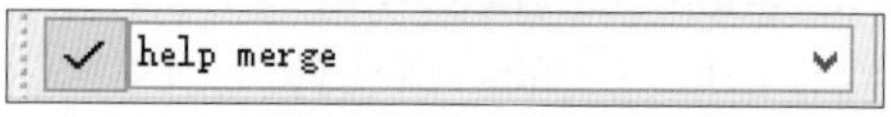

help merge

图22-6　命令行

状态栏在SAS软件主界面最下方，显示当前系统的状况、默认的路径和光标位置。

窗体条可用于当前窗口的快速切换，单击窗口条上的相应窗口标签即可激活该窗口为当前窗口，图中为激活编辑器窗口为当前窗口（图22-7）。

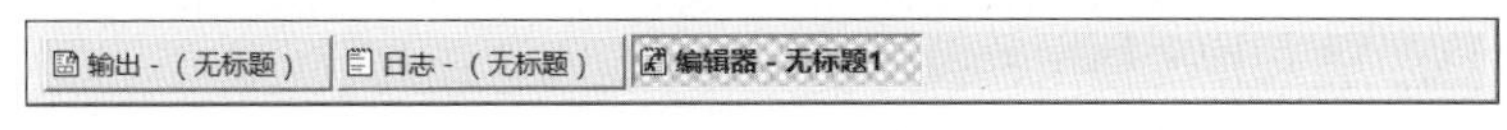

图22-7 窗体条

编辑器窗口用于SAS程序的编写，该窗口具有良好的程序编辑能力，包括：程序书写时常用的复制、粘贴、剪切、清除、选定等文档编辑功能；程序不同内容的颜色区分，例如蓝色表示程序的关键字；程序输入时的自动缩进；程序块的收缩和扩展；程序文件的保存、打开、打印等基本操作。

运行日志窗口用于显示程序运行过程中记录的基本情况，并用不同的颜色区分不同的日志内容。黑色语句：程序执行情况，在日志文件中将真实记录下每条执行的语句，并在语句前显示序号。蓝色语句：以NOTE开始的程序提示语句，显示程序执行过程中的一些提示信息。红色语句：以ERROR开始，显示程序运行过程中的错误信息，日志窗口的错误信息提示语句便于用户查找可能的程序错误。绿色语句：以WARNING开始的警告语句。

输出窗口在SAS程序提交运行后才可显示出来，输出窗口内将显示程序执行的详细结果，输出结果较多时，结果将以分页的形式展现。

结果窗口在SAS主界面的资源管理器窗口的位置，默认状态下显示资源管理器窗口，而隐藏了结果窗口，单击窗体下方的窗体条中的“结果窗口”标签，可以显示隐藏了的结果窗口。在结果窗口，用户执行程序的结果将以目录树的形式展现相关的结果，单击相应的结果目录，用户可在输出窗口打开相应的结果。

资源管理器窗口，类似于Windows文件管理模式，在该窗口下可以方便地浏览和管理文件，通过鼠标操作可以浏览各层次的文件，最高一级为逻辑库、收藏夹、我的电脑、文件快捷方式，用户可以依次浏览其中包括的文件，并打开相应的子目录，同时也可以通过工具栏中的工具返回上一级目录。同时，在该窗体下还可以新建SAS文件，执行常用的文件操作，包括：数据文件的打开、列数据查看、数据的打印、数据的查询、数据的导出、将数据文件复制到剪贴板上、另存为网页格式、在Excel中查看数据等。

1. 功能及特点 ①强大的第四代编程语言，易学易会的编程语法；②可读取决大多数格式、类型文件中的数据；③支持SQL（结构化查询语言）；④强大的宏语言，减少常用分析任务的编程工作量；⑤可以交互式运行或以批处理方式运行。

2. 图形用户界面

（1）直观的向导提供对使用SAS功能（从基本报表到复杂的分析）的指导。每个向导都有许多易于调整的灵活选项。

（2）图形化查询生成器使用户能够对数据取子集，所生成的日志带有关于处理的信息，包括说明、警告和错误。

（3）结果可采用HTML、RTF、PDF、SAS报表和文本格式。大多数结果还可输出为SAS数据集，供在其他任务中进行进一步分析。SAS报表格式可与SAS Web Report Studio

和 SAS Add-In for Microsoft Office 共享。

(4) 图形可创建为 ActiveX(动态或静态图像)、Java Applet(动态或静态图像)、GIF 或 JPEG 格式。ActiveX 和 Java Applet 支持在不向服务器提交请求的情况下与图形对象交互。

(5) 直观的分析流程图方便用户以可视方式组织和管理其项目。

(6) 轻松扩展可通过创建和部署定制任务(显示在核心产品功能旁边)来快速加以解决的业务问题的范围(图 22-8)。

SAS
SAS 环境
当前逻辑库
SAS 帮助和文档
SAS 系统
“SAS 资源管理器”窗口
关于“SAS 资源管理器”窗口
Obs Name Sex Age Height Weight
1 阿尔弗雷德 男 14 69.0 112.5
2 爱丽丝 女 13 56.5 84.0
3 BAY 女 13 65.3 98.0

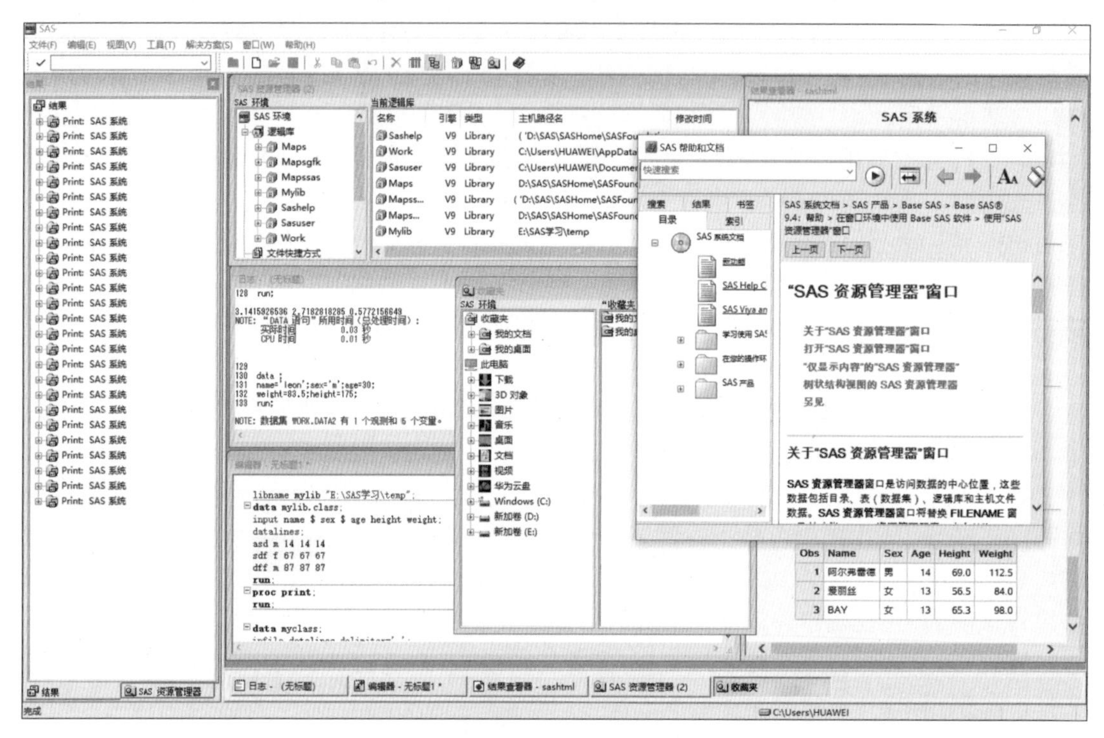

图 22-8　SAS 界面

3. 报表、图形和分析任务

(1) 描述性报表和分析:基本列表、摘要统计表、单向频数表、相关表和图以及表格和图形化分布分析。

(2) 图:区域图、柱状图、箱形图、气泡图、环形图、线图、地图、饼形图、雷达图、散点图、表面图和等高线图。

(3) 方差分析(ANOVA)预测模型:t 检验、单向 ANOVA、非参数单向 ANOVA、线性模型和混合线性模型。

(4) 回归模型:线性、logistic、非性和广义线性模型。

(5) 多元关系模型:聚类分析、因子分析、主成分、典型相关分析和判别分析。

(6) 生存分析:生命表和比例危险模型。

(7) 能力分析:CDF 图、直方图、P-P 图、概率图和 Q-Q 图。

(8) 控制图:平均值和极差,平均值和标准差,单因素测量,箱形图,Pareto 图。

（9）预报：数据转换、基本预报、ARIMA 建模和预报、带自回归误差的回归分析和面板数据的回归分析。

（10）表分析。

（11）运筹学：数值优化、代数建模语言、项目和资源调度、一般算法和约束编程。

（12）与 SAS Rapid Predictive Modeler 的集成使业务分析师和主题专家能够快速、高效地创建预测模型和完成数据准备任务的工作流。

4. 数据管理

（1）通过 ODBC、OLE DB、OLE DB for OLAP（亦即 SAS OLAP Server、Microsoft Analysis Services 和 SAP BW）和从 MS Exchange 邮件服务器以可视方式存取 SAS 软件所支持的任何数据类型和本机 Windows 数据类型。可存取的本地文件类型包括 Microsoft Word 文档（嵌入项目文件来帮助用户备案项目工作）、Excel、HTML、Access、Lotus 123、Paradox、TXT 文件（固定宽度）、ASC 文件（ASCII）、以分隔符分隔的文件和 CSV 文件（以逗号分隔）。

（2）允许轻松存取用于其他 SAS 产品或 JMP® 的数据（本地和远程）。

（3）支持存取在 SAS Information Map Studio 中创建的信息映射。

（4）强大的图形化查询生成器允许没有 SQL 专业知识的用户以可视方式存取和操作其数据。

（5）同时连接多达 256 张表。

（6）以图形方式或编程方式提取数据子集，以便将结果精简到容易管理的规模，识别出用户需要的数据。

（7）对数据进行参数化，以便以交互方式过滤智能决策所需的信息。

（8）组织信息，以便以“选择和排序”界面进行浏览。用户可格式化现有变量和创建新的计算变量。

5. 统计分析 采用广泛的统计方法来检查数据中的关系，包括：方差分析、混合模型、回归分析、类别数据分析、多元分析、生存分析、心理测量分析、聚类分析、非参数分析、调查数据分析、后拟合推断、缺失数值的多种补缺方法、研究计划、贝叶斯分析、有限混合模型（实验性的）、矩阵分析、时间序列，可以隐藏或显示高级的优化功能，以支持不同用户的需求。

三、SAS 软件的模块

1. Base SAS®（核心部件） 提供了一个可扩展和集成的软件环境，提供了数据存取、转换和制作报告等功能。它包括了随时可用的处理数据的程序、信息存储和检索功能、描述性统计和报告制作功能以及强大的宏功能，能够减少编程时间和方便地维护问题。Base SAS 包括以下项目：数据库语言、宏语言、输出交付系统（ODS）和非统计的程序等。

2. SAS/STAT®（SAS 经典的统计分析工具） 从传统的方差统计分析和建立预测模型提取解决方案，以及统计的可视化技术，SAS/STAT 是专门为满足专业需要和提供企业级分析需求的软件。SAS/STAT 软件提供了完整的、全面的工具，能满足企业组织的数据分析需求。

3. SAS/GRAPH®（图形引擎） 提供高效视觉效果的图形，使决策者能够快速了解关键的业务问题。它使得业务分析师能够检查和直观地显示数据的图形效果，并且给 IT 经理们提供了一个有效的、灵活的、综合的软件产品组合。

4. SAS/CONNECT®(分布式环境支持组件) 可以使联网的计算机和不同的操作系统之间建立连接，使用户能够为更高效的 IT 企业级管理获取更多的计算资源。随着分布式环境中的数据访问、管理和处理能力的实现，用户能够最大限度地利用各种资源以缩短执行时间以便尽快作出决策。

5. SAS/SHARE®(SAS 高并发协同数据服务器) 是一个数据服务器，允许多个用户同时获得 SAS 文件的访问。SAS/SHARE 与其他 SAS 组件组合运用，当用户随时需要访问用户的数据时，SAS/SHARE 可以预计多个硬件的组合，然后定位并提供数据，以满足多个请求。这一切都对用户是透明的。

6. SAS/ETS®(时间序列分析工具) 提供了广泛的时间序列、预测和计量技术；能够针对业务流程建模、预测和模拟，改进战略和战术规划。它可以帮助用户了解对业务的影响因素，如经济和市场状况、消费人群、定价决策和市场营销活动等。

7. SAS/FSP®(全屏数据录入和数据维护模块) 提供了便利的、基于文本的交互式界面，以便于数据输入，编辑和检索等。使用 SAS/FSP 软件，可以做到：①浏览和编辑 SAS 数据集的内容；②将数据输入到现有的 SAS 数据集；③建立新的 SAS 数据集；④浏览和编辑由 SAS/ACCESS 创建的 SAS 数据视图；⑤浏览和编辑由 SQL 程序创建的 SAS 数据视图；⑥创建、编辑和打印文本信息及报告；⑦建立和定制最终用户应用程序。

8. SAS/EIS®(基于 C/S 模式的胖客户端的图形化 OLAP 分析工具) 是一个基于开发和运行企业信息系统的图形用户界面组件，它提供了界面点击的操作方式。SAS/EIS 为用户提供了快速、方便地构建应用程序的工具。无需任何编程代码，用户就可以在应用程序中使用 SAS 软件产品的许多功能。

9. SAS/IML®(交互式的矩阵语言开发环境) 用于矩阵运算的模块。它提供了功能强大的矩阵运算的编程语言，用户可根据自己的需要编写各种矩阵运算的程序。SAS/IML Studio 界面中提供了交互式的编程和探索性数据分析方法。它的语法简单，可以很容易地将数学公式翻译成 SAS 程序语句。

10. SAS/ACCESS® to ODBC(外部数据连接和访问模块，提供同 ODBC 数据源的连接) SAS/ACCESS to ODBC 接口提供了现成的解决方案，用于 SAS 和其他数据源的连接，包括 dBase、Oracle、Paradox、微软的并行数据仓库和其他 ODBC 兼容的数据源。然而，SAS 软件的客户将受益于特定供应商提供的 SAS/ACCESS 软件模块中更高级的功能。

11. SAS/ACCESS to PC File Format 提供了连接到 PC 格式文件的接口，使用户能够从 PC 文件中读取数据，以便在 SAS 分析报告或应用程序应用，并且使用 SAS 数据集能创建各种格式的 PC 文件。SAS/ACCESS 接口能读取 PC 文件数据的类型包括 DBF、DIF、WK1、WK3、WK4 和在 Windows 系统的 Excel 格式，以及在 UNIX 下的 DBF 和 DIF 格式等。

12. SAS/ACCESS® to OLE DB SAS/ACCESS 连接 OLE DB 的接口允许 SAS 访问多种数据类型，例如数据库管理系统（DBMS）表、电子邮件文件、文本文件以及 OLAP 文件等。SAS/ACCESS 接口通过 OLE DB 的数据组件来访问数据源。OLE DB 组件类似于 ODBC 驱动程序，能将数据提供给应用程序。

13. SAS/ACCESS® to Oracle SAS/ACCESS Interface to Oracle 在多个版本的 Oracle 数据库管理系统中应用，包括 Oracle Exadata 数据库等。该接口提供了 SAS 和 Oracle 数据源之间的直接连接，它利用数据库工具便于优化抽取和加载。

14. SAS/AF®（基于C/S模式的面向对象程序开发环境） SAS/AF是一个开发环境，用户能够创建可移植的、界面化点击操作的应用程序。用户可以使用拖和拖放组件，建立可视化的应用程序。由于SAS/AF的应用程序存储在SAS产品目录中，他们可移植到SAS的所有软件平台中。

15. SAS/ASSIST® 为SAS系统提供了一个面向任务的可视化界面。任何人谁想要使用SAS系统（不管他们的经验水平），都能够完成任务。无论你怎样利用SAS系统，或者用户需要执行什么任务，SAS/ASSIST软件将让用户在短时间内掌握SAS系统中功能强大的组件。

16. SAS/OR®（运筹分析工具） 提供众多优化、项目时序安排和模拟技术，帮助企业确定应该采取哪些行动，利用有限的资源实现最优秀的经营成果。它能够让企业对更多的行动措施和方案进行考虑，确定资源的最佳分配方式，为实现目标做出最好的计划。

17. SAS/QC®（质量控制工具） 提供了多种专门的工具，帮助用户提高产品档次、优化流程、提高客户满意度等。它使得公司能够在生产过程控制的基础上，把更多精力用在先进的统计分析思路和产品改进上面。

18. SAS® Integration Technologies（企业级应用连接） SAS集成技术为在现有的企业结构下开发和整合SAS智能方面提供了更多的选择。它可以帮助企业将智能应用程序快速地提供给用户，并在重用现有的基础设施和资源方面提供了更多的灵活性。

19. SAS/Bridge for ESRI SAS桥接到ESRI的技术将SAS强大的分析和商业智能功能添加到用户的地理信息系统。这项扩展ArcGIS功能的技术，使用户可以创建地图和建立互动演示，展示他们之间的联系，并揭示隐藏内容的解决方案。

20. Enterprise Guide®（SAS基于项目管理的，瘦客户端的数据分析前端工具） SAS企业指南软件提供了界面化的操作方式，包含菜单和向导式的工具，使用户能够对数据进行分析并发布结果。它提供了针对数据分析的快速学习通道，能够生成代码并提高用户实时部署分析和预测的速度。

第三节 Stata软件介绍

一、Stata软件简介

Stata是英文software for statistics and data science的缩写，是在20世纪80年代中期，由美国的StataCrop开发研制成的一款统计语言编程软件，具有强大的数据处理和分析功能，被广泛地应用于统计学、经济学、生物学、医药学、人口学等一系列科学的研究。目前Stata最新版本为16，Stata14版本之后支持中文版以及Unicode。Stata软件在安装时主要有四种版本，包括MP（多处理器版）、SE（特殊版）、IC（标准版）和NUMERICS版本，其中属MP版本最为强大，MP和SE版本功能基本一致，但MP版本的运算速度快得多。Stata软件提供交互式模型（interactive model），既可通过用户交互界面（graphical user interface）操作使用也可以直接编程代码执行。本书所介绍的功能主要是通过2017年9月发布的Stata SE 15.0来实现，2020年版本为16.0。Stata软件以其操作简单、运行快速而精确、全面的数据管理功能、精致的作图、强大的统计与计量分析功能、简练标准的程序与矩阵运算功能、丰富的网络资源，始终处于统计学的最前沿。

1. 功能齐全　Stata 软件是一个集数据分析、数据管理以及绘制图表、矩阵计算和程序语言于一体的整合性统计软件，它功能强大且小巧玲珑，和 SAS 软件、SPSS 软件并称为三大权威统计软件。并且具有良好的兼容性，可以在 Stata 软件中直接运行其他程序。

2. 短小精悍　相较于 1G 以上大小的 SAS 软件，它操作灵活、简单、易学易用、统计分析功能较为全面，占内存小却已经包含了大多数的统计分析、数据管理和绘图等功能，由于 Stata 在分析时将数据全部读入内存，在计算全部完成后才和磁盘交换数据，因此运算速度极快。

3. 操作便捷　相较于 SPSS 软件，它的操作方式也极具特色，包括命令行 / 程序操作方式和菜单操作系统，Stata 软件的命令语句、数据格式和分析结果输出都极为简洁明快、易于阅读。

4. 编程灵活　Stata 软件具有很强的程序语言功能和极高的灵活性，用户可以根据实际情况熟练应用各种技巧来完成各项统计分析工作，这一切都使得 Stata 软件成为非常适合于统计、科研、教学的统计软件。

5. 系统开放　Stata 软件的优势在于它拥有许多高级统计模块，这些模块均是编程人员用宏指令写成的程序文件，可以自由修改、添加、下载和升级，使得 Stata 软件在统计分析方法发展中始终占领前沿位置。

6. 资源丰富　Stata 软件提供完整的使用手册，包含统计样本建立、解释、模型与语法、文献等了解和学习入门操作以及进阶教程，Stata 软件的官网还提供 Web resource、Statalist 每月交替给使用者提供超过 1 000 个信息以及 50 个程序，涵盖了大量相关网络资源。

7. 强大统计　Stata 软件的统计功能除了包括传统的统计分析方法，还纳入了许多新方法如 Cox 比例风险回归，指数与 Weibull 回归，多类结果与有序结果的 logistic 回归，Poisson 回归，负二项回归及广义负二项回归，随机效应模型等。

8. 精美图形　Stata 软件的作图模块，主要提供如下八种基本图形的制作：直方图（histogram）、条形图（bar）、百分条图（oneway）、饼图（pie）、散点图（twoway）、散点图矩阵（matrix）、星形图（star）和分位数图（quantile plot）。这些图形的巧妙应用可以满足绝大多数用户的统计作图要求。

9. 矩阵运算　Stata 软件提供了多元统计分析中所需的矩阵基本运算，如矩阵的加、积、逆、Cholesky 分解、Kronecker 内积等；还提供了一些高级运算，如特征根、特征向量、奇异值分解等；在执行完某些统计分析命令后，还提供了一些系统矩阵，如估计系数向量、估计系数的协方差矩阵等。

二、Stata 软件的主界面

1. 主界面　双击打开 Stata 软件图标，即显示 Stata 软件的窗口布局，见图 22-9。

（1）结果窗口（results）：位于界面中上部，软件运行中的所有信息，如所执行的命令、执行结果和出错信息等均在这里列出。窗口会使用不同的颜色区分不同的文本，黑色表示命令，红色表示错误信息。

（2）命令窗口（command）：位于结果窗口下方，相当于 DOS 软件中的命令行，此处需要键入执行的命令，回车后即开始执行，相应的结果在结果窗口中显示出来。除此之外，Stata 软件还可以通过点击下拉菜单、do 文件运行来执行命令。

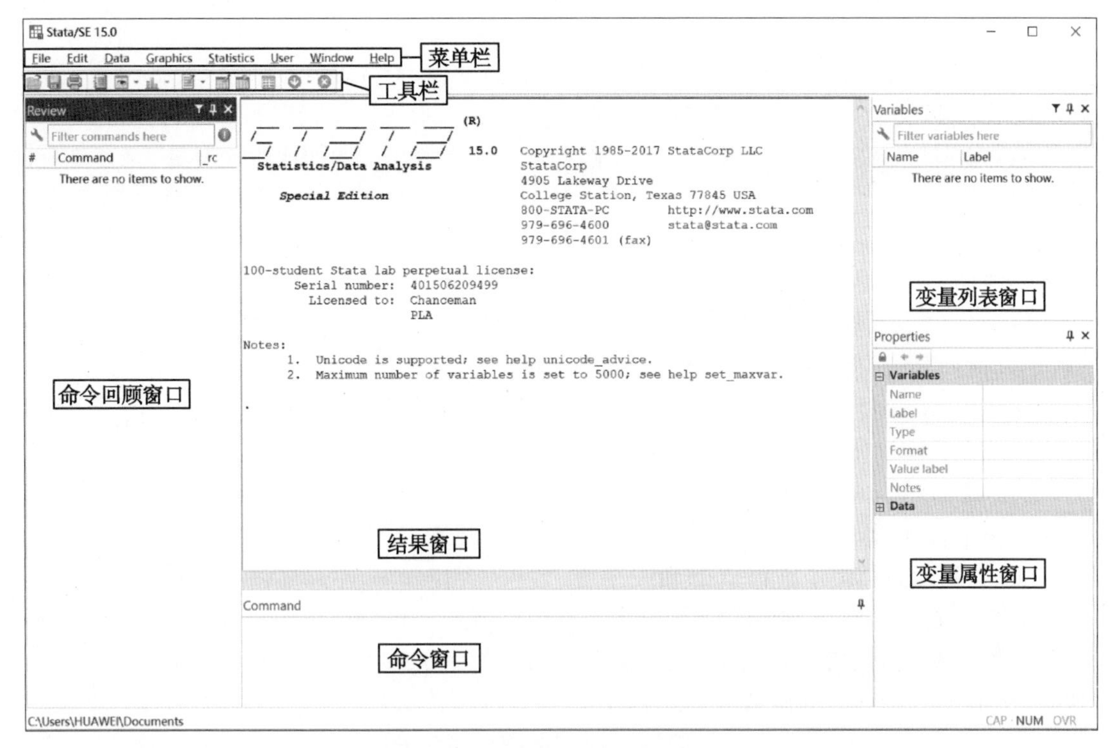

图 22-9　Stata 软件的窗口布局

（3）*命令回顾窗口*（review）：位于界面左侧，用于临时性存储已经执行过的命令语句窗口，所有执行过的命令包括直接从命令窗口输入的、菜单操作转化而成的，都会依次在该窗口中列出，选中某一行单击后命令即被自动拷贝到命令窗口，如需重复执行，用鼠标双击相应的命令行即可。可以通过输入 #review 18 输出最后执行的 18 条命令或者直接在命令输入窗口，用向上翻页键寻找此前执行过的命令。

（4）*变量列表 / 属性窗口*（variables）：位于界面右侧，列出当前数据集中的所有变量名称、标签、变量类型和存储格式，若没有定义变量名时 Stata 默认显示 V1，V2，……当调用某些变量时，可以用鼠标单击变量列表窗口相应名称，便自动出现在命令输入窗口。除此之外，可以点击菜单栏 Window 选项，可以根据实际需要调整、显示或隐藏相应窗口。

（5）菜单栏（图 22-10）位于界面顶端，一共包括 8 个下拉式菜单，鼠标点击每个菜单都会显示出相应的系列命令，在数据处理和分析时无需记忆相关命令，可直接点击分析；而当处理多个命令时点击操作不利于重复运算，因而直接输入命令或将很多命令按执行顺序放在一个批处理文件中往往更加简约、方便和快捷。工具栏（图 22-10）包括打开、保存和打印文件，以及编辑数据库和代码 log 文件等便捷操作。

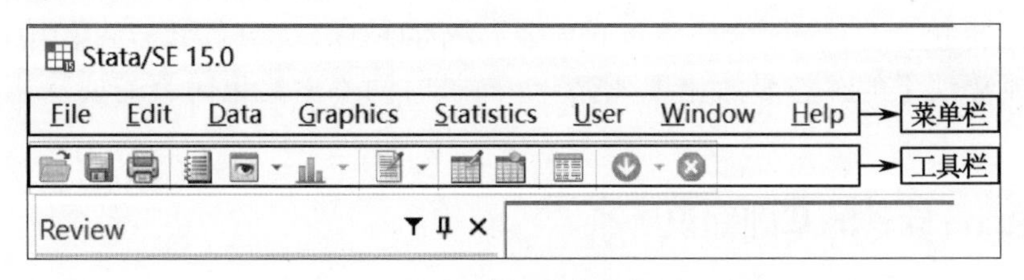

图 22-10　Stata 软件的菜单栏和工具栏

2. 菜单栏

（1）文件（file）的下拉菜单包括打开、保存、查看文件、导入、导出数据以及打印等功能。

（2）编辑（edit）的下拉菜单包括数据的赋值、粘贴等有关数据管理和设置的功能。

（3）数据（data）的下拉菜单包括数据的描述、编辑、浏览、增加或删除变量、合并文件、矩阵操作等方面的内容。

（4）图表（graphic）是主要用来作图的菜单，作图种类包括散点图、线图、柱状图、饼图等各种图形。

（5）统计（statistics）主要是进行各种统计和计量分析的菜单，主要包括线性回归模型分析、时间序列分析、面板数据分析等方面的内容。

（6）用户（user）主要是用来构建用户自己的菜单，包括有关数据、图表和统计分析等各个方面的设置和操作。

（7）窗口（window）主要是用于对显示界面的操作，包括对 review、result、variable、command 的操作，以及其他如帮助窗口、绘图窗口、log 窗口等。

（8）帮助（help）用于查看 Stata 用户手册、建议、查找命令、更新软件等功能。

3. 工具栏　相对于菜单栏而言，工具栏是常用操作的快捷按钮，为打开和保存数据（命令）文件、打印机和帮助等操作提供直接快速的菜单命令通道。鼠标移动到工具栏某个按钮时，Stata 软件便会自动显示对该命令的描述。

用来打开一个现有的 Stata 数据文件。单击后显示 window 常用对话框，浏览选择需要打开的数据文件便可导入数据。

用于保存当前使用中暂存于内存的 Stata 数据。保存形式为以变量组成的电子表格集合，可以选择保存的路径、数据文件类型和名称。

用于直接打印结果窗口的内容。

屏幕输出保存成 log 日志文件记录。单击后显示对话框，选择记录类型 *.log 或 *.smcl 等，运行后 Stata 软件已经开启日志功能，关闭再次单击按钮选择“close log file”即可关闭。

帮助窗口。根据需要出入想要查看的命令，Stata 软件会给出该命令的详细介绍。

图形窗口。但前提是我们已经绘制过图形或者通过命令调入图像文件，否则按钮为非激活状态。

新建命令文件。点击按钮即可打开 do 文件编辑器，在该编辑器中用户可以输入一些列需要执行的命令，快捷键 CTRL + D 或 CTRL + R 将执行这些命令。

数据的编辑。点击打开后可以进行数据的录入、编码、修改等工作。

数据浏览。点击打开后可以查看数据，而不能进行编辑操作。

变量管理。点击打开后进行变量的命名、赋予标签、改变数据存储和显示类型等。

程序终止。点击该按钮，将终止正在运行的程序，尤其在执行过程中碰到添加或修改内容或算法上的疏忽导致出现死循环，而长时间不出结果时就需要终止程序，进而修改。

三、Stata 软件的基础知识

1. Stata 软件的文件格式　见表 22-2。

表 22-2 Stata 软件的文件格式及说明

文件类型	扩展名	说明
数据文件	.dta	Stata 软件使用的数据
命令程序文件	.do	一些列命令的几何
运行程序文件	.ado	完成用户提交的数据处理与统计分析任务的程序文件
帮助文件	.hlp	相应的 .ado 系列文件，并提供在线帮助

2. Stata 软件的命令结构 Stata 软件的通用命令结构：[prefix:] command [varlist] [=exp.] [if exp.] [using fiename] [in range] [weight=] [, options]（表 22-3）。

表 22-3 Stata 软件命令及其含义

术语	含义	术语	含义
prefix	命令前缀	using filename	使用的文件
command	命令	in range	观察各案范围
varlist	变量串	weight	权重
=exp.	表达式	options	选项
if exp.	条件表达式		

3. 常用运算符号 见表 22-4。

表 22-4 Stata 软件常用运算符号

数学运算符	含义	逻辑运算符	含义	关系运算符	含义
+	加	&	与	>	大于
−	减	|	或	<	小于
*	乘	!	非	>=	大于等于
/	除	~	非	<=	小于等于
^	幂			==	等于
				!=	不等于
				~=	不等于

4. Stata 软件的命令包 Stata 软件的功能强大在于除了官方提供的命令语句之外，还有许多研究者编写了大量权威的非官方命令包（包括 .do 文件和 .ado 文件以及帮助文件）。可以通过输入 search cmd（cmd 为相应命令）或 findit cmd 来查找命令安装包并下载，也可以输入 ssc install cmd 直接下载相应命令。

5. Stata 软件的帮助 Stata 软件广泛应用于计量经济分析、金融学研究、生物统计学等研究领域，不同学科对应不同的模型，因此少有人可以完全熟悉 Stata 软件的所有功能和命令，因此，善于使用帮助系统对于初学者和高级用户都至关重要。Stata 软件的帮助系统非常完备，从本地到互联网再到全球 Stata 软件的用户通过 Statalist 形成庞大的帮助系统。

Stata 软件主要通过 Stata 手册、自带帮助以及网络查询帮助途径来解决问题。Stata 手册默认储存在安装目录中，共 13 册 PDF 文件，通过 help 选项调用查阅。自带帮助则可以直接在命令窗口输入 help cmd 或单击菜单步骤获得。网络帮助包括可以直接登录 Stata 软件的网站查询（https://www.stata.com/link、https://www.stata-press.com/、https://www.statajournal.com/)，也可登录加州大学洛杉矶分析（UCLA）网站（https://stats.idre.ucla.edu/）、经管之家论坛（http://bbs.pinggu.org/）等网站查询。

第四节　SPSS 软件介绍

SPSS 开始于 1968 年，是世界上最早的统计分析软件，由美国斯坦福大学的三位研究生 Norman H. Nie、C. Hadlai（Tex）Hull 和 Dale H. Bent 研究开发，是世界上应用最为广泛的专业统计软件之一，分布于通信、医疗、银行、证券、保险、制造、商业、市场研究、科研教育等多个领域和行业，是当今最权威的统计软件之一。SPSS 是一种集成化的计算机数据处理应用软件，操作简便、好学易懂、简单实用，2020 年为 27.0 版本。

一、SPSS 软件简介

SPSS 的英文为 statistical product and service solution，即“统计产品与服务解决方案”软件。SPSS 的模块数量随版本不同一直在变化，常见模块有 statistics base、advanced statistics、regression、categories、missing value、conjoint、forecasting、tables、bootstrap、decision trees 等。SPSS 是具有强大的统计分析与数据准备功能、方便的图表展示功能、良好的兼容性、界面友好的统计软件，特点如下：

1. 功能强大　SPSS 提供了从简单的统计描述到复杂的多因素的统计分析方法与模型，提供全方位的统计方法。可以进行描述性统计、均值比较、一般线性模型、方差分析、相关分析、回归分析、多元统计分析方法、生存分析方法等，方法体系覆盖全面。在数据准备方面，SPSS 提供了各种数据准备与数据整理技术。在结果报告方面，SPSS 提供了多种表格功能，使制表变得更加简单、直接。同时，SPSS 可绘制各种常用的统计图形，如条图、线图、饼图、直方图、散点图等。

2. 操作简单　SPSS 界面友好，大多数操作可通过鼠标拖拽、点击“菜单”“按钮”和“对话框”来完成。对于常见的统计方法，SPSS 的命令语句、子命令及选择项的选择绝大部分由“对话框”的操作完成。

3. 易用性强　SPSS 不仅有针对初学者来说操作简单的“菜单”“对话框”，还设计了语法生成窗口，用户只需在菜单中选好各个选项，然后按“粘贴”按钮就可以自动生成标准的 SPSS 程序。极大地方便了中、高级用户。

4. 兼容性好　SPSS 能够读取及输出多种格式的文件。比如 .dbf 文件、.xls 文件等均可转换成能分析的 SPSS 数据文件。SPSS 的表格、图形结果可直接保存为 Word、文本、网页、Excel 等格式的文件，并且解决了中文兼容问题。

5. 针对性强　SPSS 操作简单对初学者比较实用，另外 SPSS 也提供编程功能使精通者体验更强大的功能。

6. 扩展性高　针对 SPSS 对新方法、新功能的纳入速度慢问题，可以直接和 R 对接。

二、SPSS 软件的四种窗口

SPSS 是多窗口软件，运行时最多可以使用 4 种窗口：数据窗口、输出窗口、语法窗口、脚本窗口，最常用的是数据窗口和结果窗口。

1. 数据窗口(SPSS data editor) 进入SPSS系统后，屏幕上出现的是SPSS的数据窗口也称数据编辑器，如图22-11所示，类似于Excel窗口，SPSS处理数据的主要工作全在此窗口进行。它分为数据视图和变量视图，数据视图显示具体数据，一行代表一个观测个体(SPSS中为case)，一列代表一个数据特征(SPSS中为variable)；变量视图显示相关变量信息，例如变量名称、类型、标签等。

2. 结果窗口(SPSS output viewer) 结果窗口也称结果查看器，如图22-12所示，用于输出分析的结果。它分为目录区和内容区，左边目录区是分析结果的目录，右边内容区与目录内容一一对应。

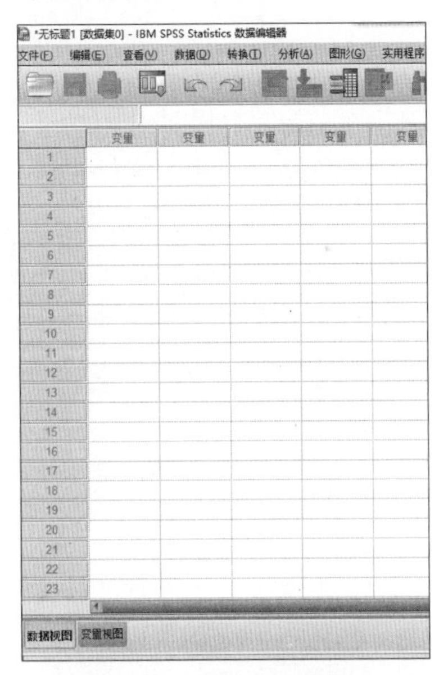

图22-11　SPSS数据窗口

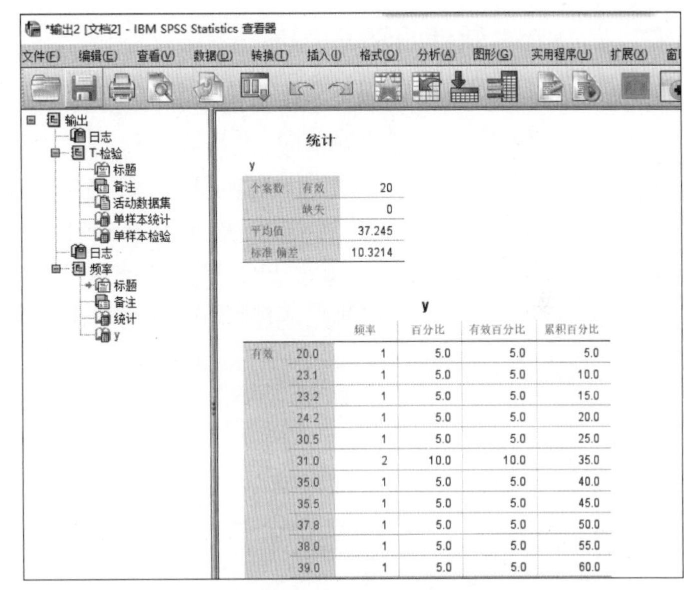

图22-12　SPSS结果窗口

3. 语法窗口(SPSS syntax editor) 语法窗口也称语法编辑器。如图22-13所示，SPSS最大优势在于其简单易用性，即菜单对话框式的操作。对于高级分析分析人员SPSS还提供了语法编程。

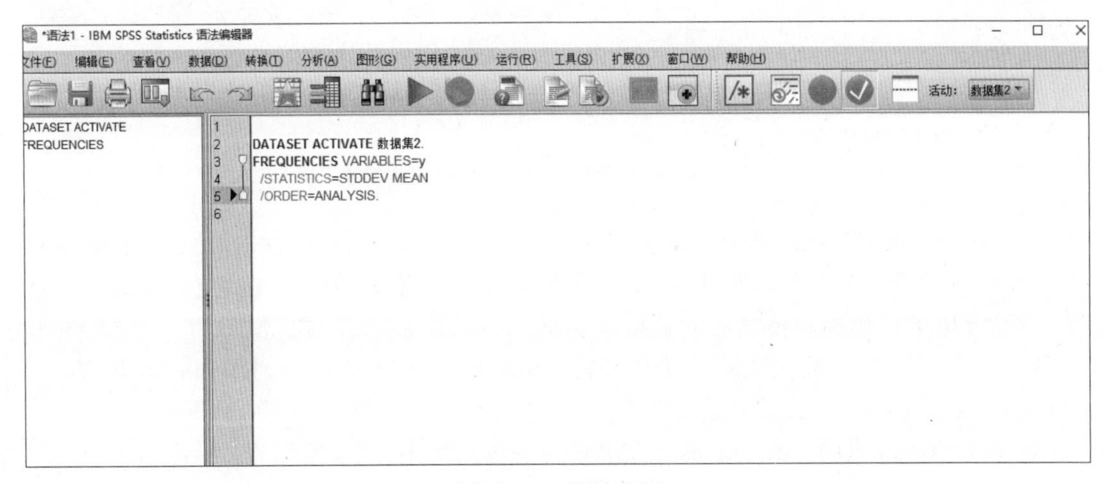

图22-13　语法窗口

4. 脚本窗口(SPSS script editor) 如图22-14所示，SPSS脚本是用Sax Basic语言编写的程序，它可构建一些新的自定义的对话框。脚本可用于使SPSS内部操作自动化、使结果格式自定义化、实现SPSS新功能、将SPSS与VB和VBA兼容应用程序连接起来。目前，SPSS系列产品正处于从Basic脚本逐步向Python脚本过渡的阶段。

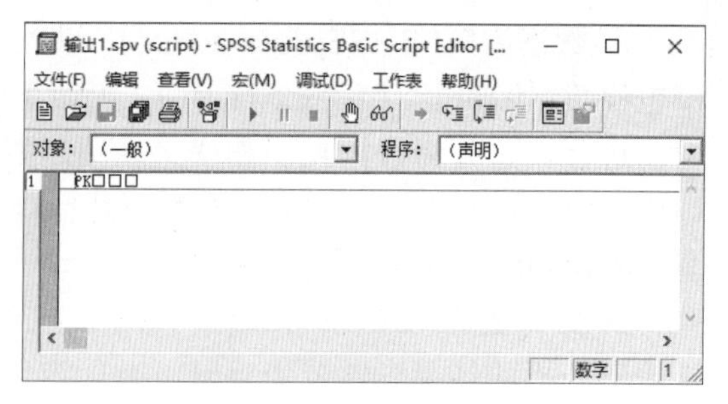

图22-14　SPSS脚本

三、SPSS软件的常见模块

1. statistics base模块 是必需的基础模块，提供最常用的数据管理和统计分析功能，管理整个软件平台，管理数据访问、数据处理和输出，并能进行很多种常见基本统计分析。基本统计分析功能包括描述统计和行列计算，还包括在基本分析中最受欢迎的常见统计功能，如汇总、计数、交叉分析、分类比较、描述性统计、因子分析、回归分析及聚类分析等。还包括各种报告、记录摘要、图表功能，如分类图表、条形图、线形图、面积图、高低图、箱线图、散点图、质量控制图、诊断和探测图等，如图22-15所示。

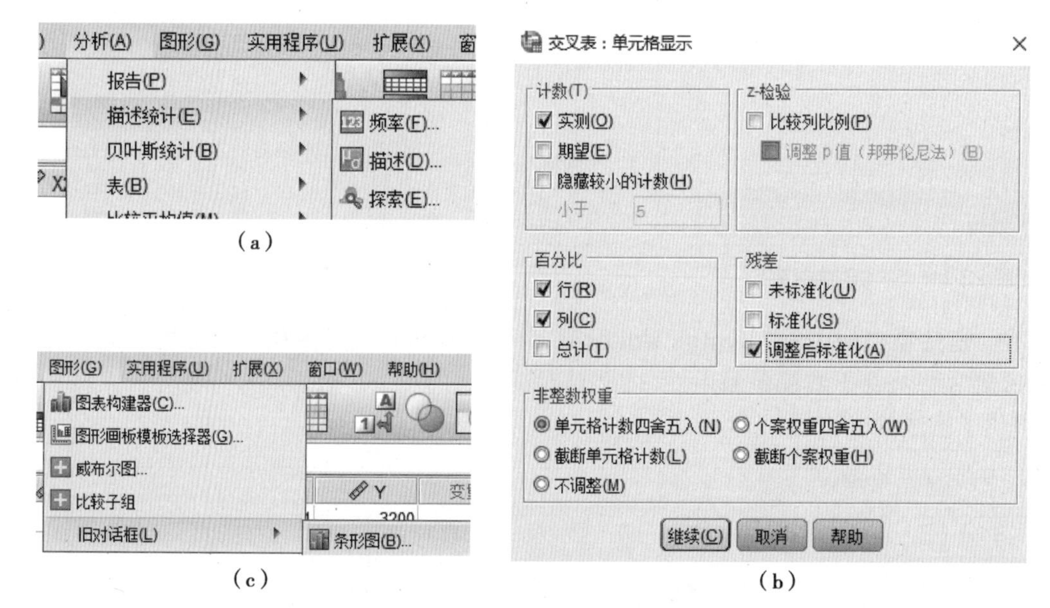

图22-15　SPSS的advanced models模块

2. advanced statistics模块 在分析数据时，想建立分析过程数据，需要使用advanced statistics，为顺序结果建立更灵活、更成熟的模型，在处理嵌套数据时得到更精确的预测模型，可以分析事件历史和持续时间数据。包括：广义线性模型（GZLMS）、广义估计方程（GEES）、混合模型、一般线性模型（GLM）、方差成分估计、MANOVA、Kaplan-Meier估计、Cox回归、多因子系统模式的对数线性模型、对数线性模型、生存分析等，如图22-16所示。

3. categories模块 categories是优秀的对应分析程序，用启发性的二维图和感知图看到数据中的关系，可以更完整和方便地分析数据。categories提供非线性主成分分析来描述数据，并用图标清楚地展示数据中的关系，展示并分享动态、交互的分析结果，从分类数据中得到更丰富的信息。

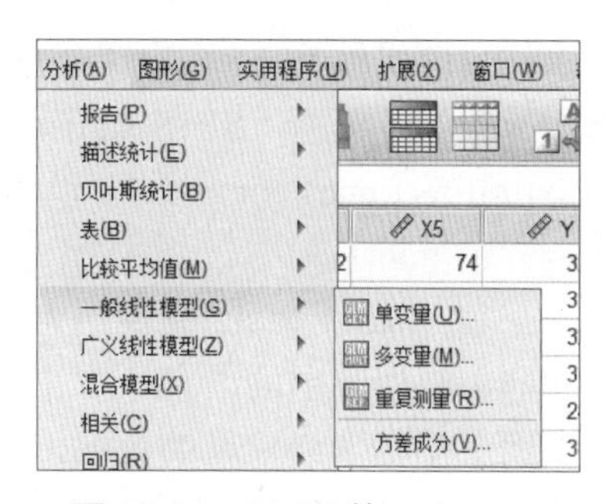

图 22-16 SPSS 的 advanced statistics 模块

4. complex samples 模块 如果使用了特别复杂的抽样方案，该模块可以计算复杂样本的统计数据，得到更精确的结果。它拥有专门的规划工具和统计方法，提供各种向导来制订取样方案或详细定义样本，并提供专门的技术来解决样本设计以及相伴标准误差，能够减少得出错误或误导性推论的风险。complex sample 将抽样设计融入调查分析之中，对复杂抽样数据的总体得到更加有效的统计推论，对于调查、市场、民意研究人员或者社会科学家来说是必不可少的统计工具。

5. conjoint 模块 SPSS conjoint 是包含三个相互关联过程的一个系统，用于进行全特征联合分析。联合分析使研究人员了解消费者的偏好，或在一定产品属性及其水平条件下的产品评定。联合分析考虑研究时应包括产品属性、考虑属性水平、产品卡片的数量，用正交设计生成一个包含适量产品卡片的正交主效果片段因子设计。conjoint 帮助市场研究人员和新产品开发部门了解在消费者心目中什么产品属性是重要的，了解最偏爱的属性水平是什么，进行定价研究，进行品牌价格研究。在产品投入大批量生产之前进行这些研究，以避免可能的失误。

6. custom tables 模块 tables 提供 35 种单元和摘要统计量，能够更方便地显示多重序列数据，它能串接所有的维度，以在同一表格中显示包含不同统计量的各种变量。tables 用更深入的分析，轻松地处理复选题与缺失值，用包括所有统计量、易于理解的表格来展现分析结果。交互式创建各种表格，如堆积图、嵌套表、分层表等。

7. bootstrapping 模块 SPSS statistics bootstrapping 模块可以更有效地使用小样本量的数据，通过数据自身的功能，让用户可以模拟在大样本情况下的采样结果，从而对数据结构特征和偏差有更直接的认识。当某些参数估计或者假设检验值得怀疑时，也可以使用该功能进行直接采用，从而以一种更加直观的方式来执行对结果的检查。

8. data preparation 模块 利用 SPSS statistics data preparation 可以获得多个简化数据准备过程的程序。能够在预处理数据时轻易地识别虚假的和无效观测、变量和数据值；确认可疑的或者残缺的案例；查看数据缺失模式；描述变量分布以备分析；更准确地应用针对分类变量的算法；还可以用为分类变量而设计的运算法则来做更多精确的工作。使用 data preparation，可以迅速找到多元的极端值，执行数据检验，为建模预处理数据。

9. decision trees 模块 decision trees 模块基于数据挖掘中发展起来的树结构模型对分类变量或连续变量进行预测，可以方便、快速地对样本进行细分。它可直接在 SPSS statistics 内做分类区分，用 Syntax 撰写或用 XML 来储存设定。使用 classification trees 还可建立决策树来确认分组并预测结果，利用直觉式的树形图、颜色分类图和表格协助研究人员轻松确认和评估区隔。它提供四种强大的决策树算法（CHAID、exhaustive CHAID、CART 和 QUEST），提供训练数据及测试数据的模型评估比较，提供 gain、response、index、profit、ROI 图，帮助评估风险及效益。

10. direct marketing 模块 direct marketing 主要用来处理市场直销中的一些分析需

求。目前提供 RFM 客户评分、客户分群、目标客户轮廓概括、客户响应评分、不同营销行为响应测量等模型。SPSS statistics 将直销中常用的分析定制为不同的模块，市场研究人员可借由 direct marketing 模块，以简单的方式进行简易直觉的分析，锁定高价值顾客，来进行各种营销分析。

11. exact tests 模块　为了确定现有变量之间的关系，研究人员经常首先查看交叉表和非参数检验中的 P 值。如果数据符合假设条件，用传统的计算方法是可以。但是如果数据属于小样本或零星的数据，又将资料细分到多个类别，或数据变量中有超过 80% 的观测值集中在某一类别，传统方法算出的答案便会不准确。在传统情况下，要得到更好正确的结论，每一单元需要有五个以上数据，SPSS statistics exact tests 解除了这种限制。

四、SPSS 软件的应用和调查结果

SPSS 是世界上应用最广泛的专业统计软件之一，在全球拥有众多用户，全球 500 强企业中约有 80% 的公司使用 SPSS，而 SPSS 在市场研究和市场调查领域则有超过 80% 的市场占有率。SPSS 已经在我国的社会科学、自然科学的各个领域发挥了巨大作用。该软件还可以应用于经济学、数学、统计学、物流管理、生物学、心理学、地理学、医疗卫生、体育、农业、林业、商业等各个领域。

（高　萌　陈仕敏　游　晶　赛晓勇）

附　　表

附表1　标准正态分布曲线下左侧尾部面积，$\Phi(-u)$值

u	0.00	0.01	0.02	0.03	0.04	0.05	0.06	0.07	0.08	0.09
−3.0	0.001 3	0.001 3	0.001 3	0.001 2	0.001 2	0.001 1	0.001 1	0.001 1	0.001 0	0.001 0
−2.9	0.001 9	0.001 8	0.001 8	0.001 7	0.001 6	0.001 6	0.001 5	0.001 5	0.001 4	0.001 4
−2.8	0.002 6	0.002 5	0.002 4	0.002 3	0.002 3	0.002 2	0.002 1	0.002 1	0.002 0	0.001 9
−2.7	0.003 5	0.003 4	0.003 3	0.003 2	0.003 1	0.003 0	0.002 9	0.002 8	0.002 7	0.002 6
−2.6	0.004 7	0.004 5	0.004 4	0.004 3	0.004 1	0.004 0	0.003 9	0.003 8	0.003 7	0.003 6
−2.5	0.006 2	0.006 0	0.005 9	0.005 7	0.005 5	0.005 4	0.005 2	0.005 1	0.004 9	0.004 8
−2.4	0.008 2	0.008 0	0.007 8	0.007 5	0.007 3	0.007 1	0.006 9	0.006 8	0.006 6	0.006 4
−2.3	0.010 7	0.010 4	0.010 2	0.009 9	0.009 6	0.009 4	0.009 1	0.008 9	0.008 7	0.008 4
−2.2	0.013 9	0.013 6	0.013 2	0.012 9	0.012 5	0.012 2	0.011 9	0.011 6	0.011 3	0.011 0
−2.1	0.017 9	0.017 4	0.017 0	0.016 6	0.016 2	0.015 8	0.015 4	0.015 0	0.014 6	0.014 3
−2.0	0.022 8	0.022 2	0.021 7	0.021 2	0.020 7	0.020 2	0.019 7	0.019 2	0.018 8	0.018 3
−1.9	0.028 7	0.028 1	0.027 4	0.026 8	0.026 2	0.025 6	0.025 0	0.024 4	0.023 9	0.023 3
−1.8	0.035 9	0.035 1	0.034 4	0.033 6	0.032 9	0.032 2	0.031 4	0.030 7	0.030 1	0.029 4
−1.7	0.044 6	0.043 6	0.042 7	0.041 8	0.040 9	0.040 1	0.039 2	0.038 4	0.037 5	0.036 7
−1.6	0.054 8	0.053 7	0.052 6	0.051 6	0.050 5	0.049 5	0.048 5	0.047 5	0.046 5	0.045 5
−1.5	0.066 8	0.065 5	0.064 3	0.063 0	0.061 8	0.060 6	0.059 4	0.058 2	0.057 1	0.055 9
−1.4	0.080 8	0.079 3	0.077 8	0.076 4	0.074 9	0.073 5	0.072 1	0.070 8	0.069 4	0.068 1
−1.3	0.096 8	0.095 1	0.093 4	0.091 8	0.090 1	0.088 5	0.086 9	0.085 3	0.083 8	0.082 3
−1.2	0.115 1	0.113 1	0.111 2	0.109 3	0.107 5	0.105 6	0.103 8	0.102 0	0.100 3	0.098 5
−1.1	0.135 7	0.133 5	0.131 4	0.129 2	0.127 1	0.125 1	0.123 0	0.121 0	0.119 0	0.117 0
−1.0	0.158 7	0.156 2	0.153 9	0.151 5	0.149 2	0.146 9	0.144 6	0.142 3	0.140 1	0.137 9
−0.9	0.184 1	0.181 4	0.178 8	0.176 2	0.173 6	0.171 1	0.168 5	0.166 0	0.163 5	0.161 1
−0.8	0.211 9	0.209 0	0.206 1	0.203 3	0.200 5	0.197 7	0.194 9	0.192 2	0.189 4	0.186 7
−0.7	0.242 0	0.238 9	0.235 8	0.232 7	0.229 6	0.226 6	0.223 6	0.220 6	0.217 7	0.214 8
−0.6	0.274 3	0.270 9	0.267 6	0.264 3	0.261 1	0.257 8	0.254 6	0.251 4	0.248 3	0.245 1
−0.5	0.308 5	0.305 0	0.301 5	0.298 1	0.294 6	0.291 2	0.287 7	0.284 3	0.281 0	0.277 6
−0.4	0.344 6	0.340 9	0.337 2	0.333 6	0.330 0	0.326 4	0.322 8	0.319 2	0.315 6	0.312 1
−0.3	0.382 1	0.378 3	0.374 5	0.370 7	0.366 9	0.363 2	0.359 4	0.355 7	0.352 0	0.348 3
−0.2	0.420 7	0.416 8	0.412 9	0.409 0	0.405 2	0.401 3	0.397 4	0.393 6	0.389 7	0.385 9
−0.1	0.460 2	0.456 2	0.452 2	0.448 3	0.444 3	0.440 4	0.436 4	0.432 5	0.428 6	0.424 7
0.0	0.500 0	0.496 0	0.492 0	0.488 0	0.484 0	0.480 1	0.476 1	0.472 1	0.468 1	0.464 1

附表2　t 界值表（双侧尾部面积）

自由度 v	概率，P									
	单侧：0.25	0.20	0.10	0.05	0.025	0.01	0.005	0.002 5	0.001	0.000 5
	双侧：0.50	0.40	0.20	0.10	0.05	0.02	0.010	0.005 0	0.002	0.001 0
1	1.000	1.376	3.078	6.314	12.706	31.821	63.657	127.321	318.309	636.619
2	0.816	1.061	1.886	2.920	4.303	6.965	9.925	14.089	22.327	31.599
3	0.765	0.978	1.638	2.353	3.182	4.540	5.841	7.453	10.215	12.924
4	0.741	0.941	1.533	2.132	2.776	3.747	4.604	5.597	7.173	8.610
5	0.727	0.920	1.476	2.015	2.570	3.365	4.032	4.773	5.893	6.868
6	0.718	0.906	1.440	1.943	2.447	3.143	3.707	4.317	5.208	5.959
7	0.711	0.896	1.415	1.895	2.365	2.998	3.499	4.029	4.785	5.408
8	0.706	0.889	1.397	1.859	2.306	2.896	3.355	3.833	4.501	5.041
9	0.703	0.883	1.383	1.833	2.262	2.821	3.250	3.690	4.297	4.781
10	0.700	0.879	1.372	1.812	2.228	2.764	3.169	3.581	4.144	4.587
11	0.697	0.876	1.363	1.796	2.201	2.718	3.106	3.496	4.025	4.437
12	0.695	0.873	1.356	1.782	2.179	2.681	3.055	3.428	3.930	4.318
13	0.694	0.870	1.350	1.771	2.160	2.650	3.012	3.372	3.852	4.221
14	0.692	0.868	1.345	1.761	2.145	2.624	2.977	3.326	3.787	4.140
15	0.691	0.866	1.341	1.753	2.131	2.602	2.947	3.286	3.733	4.073
16	0.690	0.865	1.337	1.746	2.120	2.583	2.921	3.252	3.686	4.015
17	0.689	0.863	1.333	1.740	2.110	2.567	2.898	3.222	3.646	3.965
18	0.688	0.862	1.330	1.734	2.101	2.552	2.878	3.197	3.610	3.922
19	0.688	0.861	1.328	1.729	2.093	2.539	2.861	3.174	3.579	3.883
20	0.687	0.860	1.325	1.725	2.086	2.528	2.845	3.153	3.552	3.849
21	0.686	0.859	1.323	1.721	2.080	2.518	2.831	3.135	3.527	3.819
22	0.686	0.858	1.321	1.717	2.074	2.508	2.819	3.119	3.505	3.792
23	0.685	0.858	1.319	1.714	2.069	2.500	2.807	3.104	3.485	3.768
24	0.685	0.857	1.318	1.711	2.064	2.492	2.797	3.091	3.467	3.745
25	0.684	0.856	1.316	1.708	2.060	2.485	2.787	3.078	3.450	3.725
26	0.684	0.856	1.315	1.706	2.056	2.479	2.779	3.067	3.435	3.707
27	0.684	0.855	1.314	1.703	2.052	2.473	2.771	3.056	3.421	3.690
28	0.683	0.855	1.313	1.701	2.048	2.467	2.763	3.047	3.408	3.674
29	0.683	0.854	1.311	1.699	2.045	2.462	2.756	3.038	3.396	3.659
30	0.683	0.854	1.310	1.697	2.042	2.457	2.750	3.030	3.385	3.646
31	0.683	0.853	1.309	1.696	2.040	2.453	2.744	3.022	3.375	3.633
32	0.682	0.853	1.309	1.694	2.037	2.449	2.738	3.015	3.365	3.622
33	0.682	0.853	1.308	1.692	2.035	2.445	2.733	3.008	3.356	3.611
34	0.682	0.852	1.307	1.691	2.032	2.441	2.728	3.002	3.348	3.601
35	0.682	0.852	1.306	1.690	2.030	2.438	2.724	2.996	3.340	3.591
36	0.681	0.852	1.306	1.688	2.028	2.434	2.719	2.990	3.332	3.582
37	0.681	0.851	1.305	1.687	2.026	2.431	2.715	2.985	3.325	3.574
38	0.681	0.851	1.304	1.686	2.024	2.429	2.712	2.980	3.319	3.565
39	0.681	0.851	1.304	1.685	2.023	2.426	2.708	2.976	3.313	3.558
40	0.681	0.851	1.303	1.684	2.021	2.423	2.704	2.971	3.307	3.551
50	0.679	0.849	1.299	1.676	2.009	2.403	2.678	2.937	3.261	3.496
60	0.679	0.848	1.296	1.671	2.000	2.390	2.660	2.915	3.232	3.460
70	0.678	0.847	1.294	1.667	1.994	2.381	2.648	2.899	3.211	3.435
80	0.678	0.846	1.292	1.664	1.990	2.374	2.639	2.887	3.195	3.416
90	0.677	0.846	1.291	1.662	1.987	2.368	2.632	2.878	3.183	3.402
100	0.677	0.845	1.290	1.660	1.984	2.364	2.626	2.871	3.174	3.390
200	0.676	0.843	1.286	1.653	1.972	2.345	2.601	2.839	3.131	3.340
500	0.675	0.842	1.283	1.648	1.965	2.334	2.586	2.820	3.107	3.310
1 000	0.675	0.842	1.282	1.646	1.962	2.330	2.581	2.813	3.098	3.300
∞	0.674 5	0.841 6	1.281 6	1.644 9	1.960 0	2.326 3	2.575 8	2.807 0	3.090 2	3.290 5

附表3 χ^2界值表

自由度 v	概率，P（右侧尾部面积）												
	0.995	0.990	0.975	0.950	0.900	0.750	0.500	0.250	0.100	0.050	0.025	0.010	0.005
1					0.02	0.10	0.45	1.32	2.71	3.84	5.02	6.63	7.88
2	0.01	0.02	0.05	0.10	0.21	0.58	1.39	2.77	4.61	5.99	7.38	9.21	10.60
3	0.07	0.11	0.22	0.35	0.58	1.21	2.37	4.11	6.25	7.81	9.35	11.34	12.84
4	0.21	0.30	0.48	0.71	1.06	1.92	3.36	5.39	7.78	9.49	11.14	13.28	14.86
5	0.41	0.55	0.83	1.15	1.61	2.67	4.35	6.63	9.24	11.07	12.83	15.09	16.75
6	0.68	0.87	1.24	1.64	2.20	3.45	5.35	7.84	10.64	12.59	14.45	16.81	18.55
7	0.99	1.24	1.69	2.17	2.83	4.25	6.35	9.04	12.02	14.07	16.01	18.48	20.28
8	1.34	1.65	2.18	2.73	3.49	5.07	7.34	10.22	13.36	15.51	17.53	20.09	21.95
9	1.73	2.09	2.70	3.33	4.17	5.90	8.34	11.39	14.68	16.92	19.02	21.67	23.59
10	2.16	2.56	3.25	3.94	4.87	6.74	9.34	12.55	15.99	18.31	20.48	23.21	25.19
11	2.60	3.05	3.82	4.57	5.58	7.58	10.34	13.70	17.28	19.68	21.92	24.72	26.76
12	3.07	3.57	4.40	5.23	6.30	8.44	11.34	14.85	18.55	21.03	23.34	26.22	28.30
13	3.57	4.11	5.01	5.89	7.04	9.30	12.34	15.98	19.81	22.36	24.74	27.69	29.82
14	4.07	4.66	5.63	6.57	7.79	10.17	13.34	17.12	21.06	23.68	26.12	29.14	31.32
15	4.60	5.23	6.26	7.26	8.55	11.04	14.34	18.25	22.31	25.00	27.49	30.58	32.80
16	5.14	5.81	6.91	7.96	9.31	11.91	15.34	19.37	23.54	26.30	28.85	32.00	34.27
17	5.70	6.41	7.56	8.67	10.09	12.79	16.34	20.49	24.77	27.59	30.19	33.41	35.72
18	6.26	7.01	8.23	9.39	10.86	13.68	17.34	21.60	25.99	28.87	31.53	34.81	37.16
19	6.84	7.63	8.91	10.12	11.65	14.56	18.34	22.72	27.20	30.14	32.85	36.19	38.58
20	7.43	8.26	9.59	10.85	12.44	15.45	19.34	23.83	28.41	31.41	34.17	37.57	40.00
21	8.03	8.90	10.28	11.59	13.24	16.34	20.34	24.93	29.62	32.67	35.48	38.93	41.40
22	8.64	9.54	10.98	12.34	14.04	17.24	21.34	26.04	30.81	33.92	36.78	40.29	42.80
23	9.26	10.20	11.69	13.09	14.85	18.14	22.34	27.14	32.01	35.17	38.08	41.64	44.18
24	9.89	10.86	12.40	13.85	15.66	19.04	23.34	28.24	33.20	36.42	39.36	42.98	45.56
25	10.52	11.52	13.12	14.61	16.47	19.94	24.34	29.34	34.38	37.65	40.65	44.31	46.93
26	11.16	12.20	13.84	15.38	17.29	20.84	25.34	30.43	35.56	38.89	41.92	45.64	48.29
27	11.81	12.88	14.57	16.15	18.11	21.75	26.34	31.53	36.74	40.11	43.19	46.96	49.64
28	12.46	13.56	15.31	16.93	18.94	22.66	27.34	32.62	37.92	41.34	44.46	48.28	50.99
29	13.12	14.26	16.05	17.71	19.77	23.57	28.34	33.71	39.09	42.56	45.72	49.59	52.34
30	13.79	14.95	16.79	18.49	20.60	24.48	29.34	34.80	40.26	43.77	46.98	50.89	53.67
40	20.71	22.16	24.43	26.51	29.05	33.66	39.34	45.62	51.81	55.76	59.34	63.69	66.77
50	27.99	29.71	32.36	34.76	37.69	42.94	49.33	56.33	63.17	67.50	71.42	76.15	79.49
60	35.53	37.48	40.48	43.19	46.46	52.29	59.33	66.98	74.40	79.08	83.30	88.38	91.95
70	43.28	45.44	48.76	51.74	55.33	61.70	69.33	77.58	85.53	90.53	95.02	100.43	104.21
80	51.17	53.54	57.15	60.39	64.28	71.14	79.33	88.13	96.58	101.88	106.63	112.33	116.32
90	59.20	61.75	65.65	69.13	73.29	80.62	89.33	98.65	107.57	113.15	118.14	124.12	128.30
100	67.33	70.06	74.22	77.93	82.36	90.13	99.33	109.14	118.50	124.34	129.56	135.81	140.17

附表 4　*F* 界值表（方差分析用，单侧界值）

上行：$P=0.05$　下行：$P=0.01$

分母自由度 v_2	分子的自由度，v_1											
	1	2	3	4	5	6	7	8	9	10	11	12
1	161	200	216	225	230	234	237	239	241	242	243	244
	4 052	4 999	5 403	5 625	5 764	5 859	5 928	5 981	6 022	6 056	6 082	6 106
2	18.51	19.00	19.16	19.25	19.30	19.33	19.36	19.37	19.38	19.39	19.40	19.41
	98.49	99.00	99.17	99.25	99.30	99.33	99.34	99.36	99.38	99.40	99.41	99.42
3	10.13	9.55	9.28	9.12	9.01	8.94	8.88	8.84	8.81	8.78	8.76	8.74
	34.12	30.82	29.46	28.71	28.24	27.91	27.67	27.49	27.34	27.23	27.13	27.05
4	7.71	6.94	6.59	6.39	6.26	6.16	6.09	6.04	6.00	5.96	5.93	5.91
	21.20	18.00	16.69	15.98	15.52	15.21	14.98	14.80	14.66	14.54	14.45	14.37
5	6.61	5.79	5.41	5.19	5.05	4.95	4.88	4.82	4.78	4.74	4.70	4.68
	16.26	13.27	12.06	11.39	10.97	10.67	10.45	10.27	10.15	10.05	9.96	9.89
6	5.99	5.14	4.76	4.53	4.39	4.28	4.21	4.15	4.10	4.06	4.03	4.00
	13.75	10.92	9.78	9.15	8.75	8.47	8.26	8.10	7.98	7.87	7.79	7.72
7	5.59	4.74	4.35	4.12	3.97	3.87	3.79	3.73	3.68	3.64	3.60	3.57
	12.25	9.55	8.45	7.85	7.46	7.19	6.99	6.84	6.72	6.62	6.54	6.47
8	5.32	4.46	4.07	3.84	3.69	3.58	3.50	3.44	3.39	3.35	3.31	3.28
	11.26	8.65	7.59	7.01	6.63	6.37	6.18	6.03	5.91	5.81	5.73	5.67
9	5.12	4.26	3.86	3.63	3.48	3.37	3.29	3.23	3.18	3.14	3.10	3.07
	10.56	8.02	6.99	6.42	6.06	5.80	5.61	5.47	5.35	5.26	5.18	5.11
10	4.96	4.10	3.71	3.48	3.33	3.22	3.14	3.07	3.02	2.98	2.94	2.91
	10.04	7.56	6.55	5.99	5.64	5.39	5.20	5.06	4.94	4.85	4.77	4.71
11	4.84	3.98	3.59	3.36	3.20	3.09	3.01	2.95	2.90	2.85	2.82	2.79
	9.65	7.21	6.22	5.67	5.32	5.07	4.89	4.74	4.63	4.54	4.46	4.40
12	4.75	3.89	3.49	3.26	3.11	3.00	2.91	2.85	2.80	2.75	2.72	2.69
	9.33	6.93	5.95	5.41	5.06	4.82	4.64	4.50	4.39	4.30	4.22	4.16
13	4.67	3.81	3.41	3.18	3.03	2.92	2.83	2.77	2.71	2.67	2.63	2.60
	9.07	6.70	5.74	5.21	4.86	4.62	4.44	4.30	4.19	4.10	4.02	3.96
14	4.60	3.74	3.34	3.11	2.96	2.85	2.76	2.70	2.65	2.60	2.57	2.53
	8.86	6.51	5.56	5.04	4.69	4.46	4.28	4.14	4.03	3.94	3.86	3.80
15	4.54	3.68	3.29	3.06	2.90	2.79	2.71	2.64	2.59	2.54	2.51	2.48
	8.68	6.36	5.42	4.89	4.56	4.32	4.14	4.00	3.89	3.80	3.73	3.67
16	4.49	3.63	3.24	3.01	2.85	2.74	2.66	2.59	2.54	2.49	2.46	2.42
	8.53	6.23	5.29	4.77	4.44	4.20	4.03	3.89	3.78	3.69	3.62	3.55
17	4.45	3.59	3.20	2.96	2.81	2.70	2.61	2.55	2.49	2.45	2.41	2.38
	8.40	6.11	5.18	4.67	4.34	4.10	3.93	3.79	3.68	3.59	3.52	3.46
18	4.41	3.55	3.16	2.93	2.77	2.66	2.58	2.51	2.46	2.41	2.37	2.34
	8.29	6.01	5.09	4.58	4.25	4.01	3.84	3.71	3.60	3.51	3.43	3.37
19	4.38	3.52	3.13	2.90	2.74	2.63	2.54	2.48	2.42	2.38	2.34	2.31
	8.18	5.93	5.01	4.50	4.17	3.94	3.77	3.63	3.52	3.43	3.36	3.30
20	4.35	3.49	3.10	2.87	2.71	2.60	2.51	2.45	2.39	2.35	2.31	2.28
	8.10	5.85	4.94	4.43	4.10	3.87	3.70	3.56	3.46	3.37	3.29	3.23
21	4.32	3.47	3.07	2.84	2.68	2.57	2.49	2.42	2.37	2.32	2.28	2.25
	8.02	5.78	4.87	4.37	4.04	3.81	3.64	3.51	3.40	3.31	3.24	3.17
22	4.30	3.44	3.05	2.82	2.66	2.55	2.46	2.40	2.34	2.30	2.26	2.23
	7.95	5.72	4.82	4.31	3.99	3.76	3.59	3.45	3.35	3.26	3.18	3.12
23	4.28	3.42	3.03	2.80	2.64	2.53	2.44	2.37	2.32	2.27	2.24	2.20
	7.88	5.66	4.76	4.26	3.94	3.71	3.54	3.41	3.30	3.21	3.14	3.07
24	4.26	3.40	3.01	2.78	2.62	2.51	2.42	2.36	2.30	2.25	2.22	2.18
	7.82	5.61	4.72	4.22	3.90	3.67	3.50	3.36	3.26	3.17	3.09	3.03
25	4.24	3.39	2.99	2.76	2.60	2.49	2.40	2.34	2.28	2.24	2.20	2.16
	7.77	5.57	4.68	4.18	3.85	3.63	3.46	3.32	3.22	3.13	3.06	2.99

续表

分母自由度 υ_2	分子的自由度，υ_1											
	14	16	20	24	30	40	50	75	100	200	500	∞
1	245	246	248	249	250	251	252	253	253	254	254	254
	6 142	6 169	6 208	6 234	6 258	6 286	6 302	6 323	6 334	6 352	6 361	6 366
2	19.42	19.43	19.44	19.45	19.46	19.47	19.47	19.48	19.49	19.49	19.50	19.50
	99.43	99.44	99.45	99.46	99.47	99.48	99.48	99.49	99.49	99.49	99.50	99.50
3	8.71	8.69	8.66	8.64	8.62	8.60	8.58	8.57	8.56	8.54	8.54	8.53
	26.92	26.83	26.69	26.60	26.50	26.41	26.35	26.27	26.23	26.18	26.14	26.12
4	5.87	5.84	5.80	5.77	5.74	5.71	5.70	5.68	5.66	5.65	5.64	5.63
	14.24	14.15	14.02	13.93	13.83	13.74	13.69	13.61	13.57	13.52	13.48	13.46
5	4.64	4.60	4.56	4.53	4.50	4.46	4.44	4.42	4.40	4.38	4.37	4.36
	9.77	9.68	9.55	9.47	9.38	9.29	9.24	9.17	9.13	9.07	9.04	9.02
6	3.96	3.92	3.87	3.84	3.81	3.77	3.75	3.73	3.71	3.69	3.68	3.67
	7.60	7.52	7.40	7.31	7.23	7.14	7.09	7.02	6.99	6.93	6.90	6.88
7	3.53	3.49	3.44	3.41	3.38	3.34	3.32	3.29	3.27	3.25	3.24	3.23
	6.36	6.28	6.16	6.07	5.99	5.91	5.86	5.79	5.75	5.70	5.67	5.65
8	3.24	3.20	3.15	3.12	3.08	3.04	3.02	2.99	2.97	2.95	2.94	2.93
	5.56	5.48	5.36	5.28	5.20	5.12	5.07	5.00	4.96	4.91	4.88	4.86
9	3.03	2.99	2.94	2.90	2.86	2.83	2.80	2.77	2.76	2.73	2.72	2.71
	5.01	4.92	4.81	4.73	4.65	4.57	4.52	4.45	4.41	4.36	4.33	4.31
10	2.86	2.83	2.77	2.74	2.70	2.66	2.64	2.60	2.59	2.56	2.55	2.54
	4.60	4.52	4.41	4.33	4.25	4.17	4.12	4.05	4.01	3.96	3.93	3.91
11	2.74	2.70	2.65	2.61	2.57	2.53	2.51	2.47	2.46	2.43	2.42	2.40
	4.29	4.21	4.10	4.02	3.94	3.86	3.81	3.74	3.71	3.66	3.62	3.60
12	2.64	2.60	2.54	2.51	2.47	2.43	2.40	2.37	2.35	2.32	2.31	2.30
	4.05	3.97	3.86	3.78	3.70	3.62	3.57	3.50	3.47	3.41	3.38	3.36
13	2.55	2.51	2.46	2.42	2.38	2.34	2.31	2.28	2.26	2.23	2.22	2.21
	3.86	3.78	3.66	3.59	3.51	3.43	3.38	3.31	3.27	3.22	3.19	3.17
14	2.48	2.44	2.39	2.35	2.31	2.27	2.24	2.21	2.19	2.16	2.14	2.13
	3.70	3.62	3.51	3.43	3.35	3.27	3.22	3.15	3.11	3.06	3.03	3.01
15	2.42	2.38	2.33	2.29	2.25	2.20	2.18	2.14	2.12	2.10	2.08	2.07
	3.56	3.49	3.37	3.29	3.21	3.13	3.08	3.01	2.98	2.92	2.89	2.87
16	2.37	2.33	2.28	2.24	2.19	2.15	2.12	2.09	2.07	2.04	2.02	2.01
	3.45	3.37	3.26	3.18	3.10	3.02	2.97	2.90	2.86	2.81	2.78	2.75
17	2.33	2.29	2.23	2.19	2.15	2.10	2.08	2.04	2.02	1.99	1.97	1.96
	3.35	3.27	3.16	3.08	3.00	2.92	2.87	2.80	2.76	2.71	2.68	2.65
18	2.29	2.25	2.19	2.15	2.11	2.06	2.04	2.00	1.98	1.95	1.93	1.92
	3.27	3.19	3.08	3.00	2.92	2.84	2.78	2.71	2.68	2.62	2.59	2.57
19	2.26	2.21	2.16	2.11	2.07	2.03	2.00	1.96	1.94	1.91	1.89	1.88
	3.19	3.12	3.00	2.92	2.84	2.76	2.71	2.64	2.60	2.55	2.51	2.49
20	2.22	2.18	2.12	2.08	2.04	1.99	1.97	1.93	1.91	1.88	1.86	1.84
	3.13	3.05	2.94	2.86	2.78	2.69	2.64	2.57	2.54	2.48	2.44	2.42
21	2.20	2.16	2.10	2.05	2.01	1.96	1.94	1.90	1.88	1.84	1.83	1.81
	3.07	2.99	2.88	2.80	2.72	2.64	2.58	2.51	2.48	2.42	2.38	2.36
22	2.17	2.13	2.07	2.03	1.98	1.94	1.91	1.87	1.85	1.82	1.80	1.78
	3.02	2.94	2.83	2.75	2.67	2.58	2.53	2.46	2.42	2.36	2.33	2.31
23	2.15	2.11	2.05	2.01	1.96	1.91	1.88	1.84	1.82	1.79	1.77	1.76
	2.97	2.89	2.78	2.70	2.62	2.54	2.48	2.41	2.37	2.32	2.28	2.26
24	2.13	2.09	2.03	1.98	1.94	1.89	1.86	1.82	1.80	1.77	1.75	1.73
	2.93	2.85	2.74	2.66	2.58	2.49	2.44	2.37	2.33	2.27	2.24	2.21
25	2.11	2.07	2.01	1.96	1.92	1.87	1.84	1.80	1.78	1.75	1.73	1.71
	2.89	2.81	2.70	2.62	2.54	2.45	2.40	2.33	2.29	2.23	2.19	2.17

续表

分母自由度 υ_2	分子的自由度，υ_1											
	1	2	3	4	5	6	7	8	9	10	11	12
26	4.23	3.37	2.98	2.74	2.59	2.47	2.39	2.32	2.27	2.22	2.18	2.15
	7.72	5.53	4.64	4.14	3.82	3.59	3.42	3.29	3.18	3.09	3.02	2.96
27	4.21	3.35	2.96	2.73	2.57	2.46	2.37	2.31	2.25	2.20	2.17	2.13
	7.68	5.49	4.60	4.11	3.78	3.56	3.39	3.26	3.15	3.06	2.99	2.93
28	4.20	3.34	2.95	2.71	2.56	2.45	2.36	2.29	2.24	2.19	2.15	2.12
	7.64	5.45	4.57	4.07	3.75	3.53	3.36	3.23	3.12	3.03	2.96	2.90
29	4.18	3.33	2.93	2.70	2.55	2.43	2.35	2.28	2.22	2.18	2.14	2.10
	7.60	5.42	4.54	4.04	3.73	3.50	3.33	3.20	3.09	3.00	2.93	2.87
30	4.17	3.32	2.92	2.69	2.53	2.42	2.33	2.27	2.21	2.16	2.13	2.09
	7.56	5.39	4.51	4.02	3.70	3.47	3.30	3.17	3.07	2.98	2.91	2.84
32	4.15	3.29	2.90	2.67	2.51	2.40	2.31	2.24	2.19	2.14	2.10	2.07
	7.50	5.34	4.46	3.97	3.65	3.43	3.26	3.13	3.02	2.93	2.86	2.80
34	4.13	3.28	2.88	2.65	2.49	2.38	2.29	2.23	2.17	2.12	2.08	2.05
	7.44	5.29	4.42	3.93	3.61	3.39	3.22	3.09	2.98	2.89	2.82	2.76
36	4.11	3.26	2.87	2.63	2.48	2.36	2.28	2.21	2.15	2.11	2.07	2.03
	7.40	5.25	4.38	3.89	3.57	3.35	3.18	3.05	2.95	2.86	2.79	2.72
38	4.10	3.24	2.85	2.62	2.46	2.35	2.26	2.19	2.14	2.09	2.05	2.02
	7.35	5.21	4.34	3.86	3.54	3.32	3.15	3.02	2.92	2.83	2.75	2.69
40	4.08	3.23	2.84	2.61	2.45	2.34	2.25	2.18	2.12	2.08	2.04	2.00
	7.31	5.18	4.31	3.83	3.51	3.29	3.12	2.99	2.89	2.80	2.73	2.66
42	4.07	3.22	2.83	2.59	2.44	2.32	2.24	2.17	2.11	2.06	2.03	1.99
	7.28	5.15	4.29	3.80	3.49	3.27	3.10	2.97	2.86	2.78	2.70	2.64
44	4.06	3.21	2.82	2.58	2.43	2.31	2.23	2.16	2.10	2.05	2.01	1.98
	7.25	5.12	4.26	3.78	3.47	3.24	3.08	2.95	2.84	2.75	2.68	2.62
46	4.05	3.20	2.81	2.57	2.42	2.30	2.22	2.15	2.09	2.04	2.00	1.97
	7.22	5.10	4.24	3.76	3.44	3.22	3.06	2.93	2.82	2.73	2.66	2.60
48	4.04	3.19	2.80	2.57	2.41	2.29	2.21	2.14	2.08	2.03	1.99	1.96
	7.19	5.08	4.22	3.74	3.43	3.20	3.04	2.91	2.80	2.71	2.64	2.58
50	4.03	3.18	2.79	2.56	2.40	2.29	2.20	2.13	2.07	2.03	1.99	1.95
	7.17	5.06	4.20	3.72	3.41	3.19	3.02	2.89	2.78	2.70	2.63	2.56
60	4.00	3.15	2.76	2.53	2.37	2.25	2.17	2.10	2.04	1.99	1.95	1.92
	7.08	4.98	4.13	3.65	3.34	3.12	2.95	2.82	2.72	2.63	2.56	2.50
70	3.98	3.13	2.74	2.50	2.35	2.23	2.14	2.07	2.02	1.97	1.93	1.89
	7.01	4.92	4.07	3.60	3.29	3.07	2.91	2.78	2.67	2.59	2.51	2.45
80	3.96	3.11	2.72	2.49	2.33	2.21	2.13	2.06	2.00	1.95	1.91	1.88
	6.96	4.88	4.04	3.56	3.26	3.04	2.87	2.74	2.64	2.55	2.48	2.42
100	3.94	3.09	2.70	2.46	2.31	2.19	2.10	2.03	1.97	1.93	1.89	1.85
	6.90	4.82	3.98	3.51	3.21	2.99	2.82	2.69	2.59	2.50	2.43	2.37
125	3.92	3.07	2.68	2.44	2.29	2.17	2.08	2.01	1.96	1.91	1.87	1.83
	6.84	4.78	3.94	3.47	3.17	2.95	2.79	2.66	2.55	2.47	2.39	2.33
150	3.90	3.06	2.66	2.43	2.27	2.16	2.07	2.00	1.94	1.89	1.85	1.82
	6.81	4.75	3.91	3.45	3.14	2.92	2.76	2.63	2.53	2.44	2.37	2.31
200	3.89	3.04	2.65	2.42	2.26	2.14	2.06	1.98	1.93	1.88	1.84	1.80
	6.76	4.71	3.88	3.41	3.11	2.89	2.73	2.60	2.50	2.41	2.34	2.27
400	3.86	3.02	2.63	2.39	2.24	2.12	2.03	1.96	1.90	1.85	1.81	1.78
	6.70	4.66	3.83	3.37	3.06	2.85	2.68	2.56	2.45	2.37	2.29	2.23
1 000	3.85	3.00	2.61	2.38	2.22	2.11	2.02	1.95	1.89	1.84	1.80	1.76
	6.66	4.63	3.80	3.34	3.04	2.82	2.66	2.53	2.43	2.34	2.27	2.20
∞	3.84	2.99	2.60	2.37	2.21	2.09	2.01	1.94	1.88	1.83	1.79	1.75
	6.64	4.60	3.78	3.32	3.02	2.80	2.64	2.51	2.41	2.32	2.24	2.18

续表

分母自由度 υ_2	分子的自由度，υ_1											
	14	16	20	24	30	40	50	75	100	200	500	∞
26	2.09	2.05	1.99	1.95	1.90	1.85	1.82	1.78	1.76	1.73	1.71	1.69
	2.86	2.78	2.66	2.58	2.50	2.42	2.36	2.29	2.25	2.19	2.16	2.13
27	2.08	2.04	1.97	1.93	1.88	1.84	1.81	1.76	1.74	1.71	1.69	1.67
	2.82	2.75	2.63	2.55	2.47	2.38	2.33	2.26	2.22	2.16	2.12	2.10
28	2.06	2.02	1.96	1.91	1.87	1.82	1.79	1.75	1.73	1.69	1.67	1.65
	2.79	2.72	2.60	2.52	2.44	2.35	2.30	2.23	2.19	2.13	2.09	2.07
29	2.05	2.01	1.94	1.90	1.85	1.81	1.77	1.73	1.71	1.67	1.65	1.64
	2.77	2.69	2.57	2.49	2.41	2.33	2.27	2.20	2.16	2.10	2.06	2.04
30	2.04	1.99	1.93	1.89	1.84	1.79	1.76	1.72	1.70	1.66	1.64	1.62
	2.74	2.66	2.55	2.47	2.39	2.30	2.25	2.17	2.13	2.07	2.03	2.01
32	2.01	1.97	1.91	1.86	1.82	1.77	1.74	1.69	1.67	1.63	1.61	1.60
	2.70	2.62	2.50	2.42	2.34	2.25	2.20	2.12	2.08	2.02	1.98	1.96
34	1.99	1.95	1.89	1.84	1.80	1.75	1.71	1.67	1.65	1.61	1.59	1.57
	2.66	2.58	2.46	2.38	2.30	2.21	2.16	2.08	2.04	1.98	1.94	1.91
36	1.98	1.93	1.87	1.82	1.78	1.73	1.69	1.65	1.62	1.59	1.56	1.55
	2.62	2.54	2.43	2.35	2.26	2.18	2.12	2.04	2.00	1.94	1.90	1.87
38	1.96	1.92	1.85	1.81	1.76	1.71	1.68	1.63	1.61	1.57	1.54	1.53
	2.59	2.51	2.40	2.32	2.23	2.14	2.09	2.01	1.97	1.90	1.86	1.84
40	1.95	1.90	1.84	1.79	1.74	1.69	1.66	1.61	1.59	1.55	1.53	1.51
	2.56	2.48	2.37	2.29	2.20	2.12	2.06	1.98	1.94	1.88	1.83	1.81
42	1.94	1.89	1.83	1.78	1.73	1.68	1.65	1.60	1.57	1.53	1.51	1.49
	2.54	2.46	2.34	2.26	2.18	2.09	2.03	1.95	1.91	1.85	1.81	1.78
44	1.92	1.88	1.81	1.77	1.72	1.67	1.63	1.59	1.56	1.52	1.49	1.48
	2.52	2.44	2.32	2.24	2.15	2.07	2.01	1.93	1.89	1.82	1.78	1.75
46	1.91	1.87	1.80	1.76	1.71	1.65	1.62	1.57	1.55	1.51	1.48	1.46
	2.50	2.42	2.30	2.22	2.13	2.04	1.99	1.91	1.87	1.80	1.76	1.73
48	1.90	1.86	1.79	1.75	1.70	1.64	1.61	1.56	1.54	1.49	1.47	1.45
	2.48	2.40	2.28	2.20	2.12	2.03	1.97	1.89	1.84	1.78	1.73	1.71
50	1.89	1.85	1.78	1.74	1.69	1.63	1.60	1.55	1.52	1.48	1.46	1.44
	2.46	2.38	2.27	2.18	2.10	2.01	1.95	1.87	1.83	1.76	1.71	1.69
60	1.86	1.82	1.75	1.70	1.65	1.59	1.56	1.51	1.48	1.44	1.41	1.39
	2.39	2.31	2.20	2.12	2.03	1.94	1.88	1.79	1.75	1.68	1.63	1.60
70	1.84	1.79	1.72	1.67	1.62	1.57	1.53	1.48	1.45	1.40	1.37	1.35
	2.35	2.27	2.15	2.07	1.98	1.89	1.83	1.74	1.70	1.62	1.57	1.54
80	1.82	1.77	1.70	1.65	1.60	1.54	1.51	1.45	1.43	1.38	1.35	1.33
	2.31	2.23	2.12	2.03	1.94	1.85	1.79	1.70	1.66	1.58	1.53	1.50
100	1.79	1.75	1.68	1.63	1.57	1.52	1.48	1.42	1.39	1.34	1.31	1.28
	2.27	2.19	2.07	1.98	1.89	1.80	1.74	1.65	1.60	1.52	1.47	1.43
125	1.77	1.73	1.66	1.60	1.55	1.49	1.45	1.40	1.36	1.31	1.27	1.25
	2.23	2.15	2.03	1.94	1.85	1.76	1.69	1.60	1.55	1.47	1.41	1.37
150	1.76	1.71	1.64	1.59	1.54	1.48	1.44	1.38	1.34	1.29	1.25	1.22
	2.20	2.12	2.00	1.92	1.83	1.73	1.67	1.57	1.52	1.43	1.38	1.33
200	1.74	1.69	1.62	1.57	1.52	1.45	1.41	1.35	1.32	1.26	1.22	1.19
	2.17	2.09	1.97	1.89	1.79	1.69	1.63	1.53	1.48	1.39	1.33	1.28
400	1.72	1.67	1.60	1.54	1.49	1.42	1.38	1.32	1.28	1.22	1.17	1.13
	2.13	2.05	1.92	1.84	1.75	1.64	1.58	1.48	1.42	1.32	1.25	1.19
1 000	1.70	1.65	1.58	1.53	1.47	1.41	1.36	1.30	1.26	1.19	1.13	1.08
	2.10	2.02	1.90	1.81	1.72	1.61	1.54	1.44	1.38	1.28	1.19	1.11
∞	1.69	1.64	1.57	1.52	1.46	1.40	1.35	1.28	1.24	1.17	1.11	1.00
	2.07	1.99	1.87	1.79	1.69	1.59	1.52	1.41	1.36	1.25	1.15	1.00

附表 5　q 界值表(Newman-Keuls 法用)

上行：$P=0.05$　下行：$P=0.01$

v	组数，a								
	2	3	4	5	6	7	8	9	10
5	3.64	4.60	5.22	5.67	6.03	6.33	6.58	6.80	6.99
	5.70	6.98	7.80	8.42	8.91	9.32	9.67	9.97	10.24
6	3.46	4.34	4.90	5.31	5.63	5.89	6.12	6.32	6.49
	5.24	6.33	7.03	7.56	7.97	8.32	8.61	8.87	9.10
7	3.34	4.16	4.68	5.06	5.36	5.61	5.82	6.00	6.16
	4.95	5.92	6.54	7.01	7.37	7.68	7.94	8.17	8.37
8	3.26	4.04	4.53	4.89	5.17	5.40	5.60	5.77	5.92
	4.74	5.63	6.20	6.63	6.96	7.24	7.47	7.68	7.87
9	3.20	3.95	4.42	4.76	5.02	5.24	5.43	5.60	5.74
	4.60	5.43	5.96	6.35	6.66	6.91	7.13	7.32	7.49
10	3.15	3.88	4.33	4.65	4.91	5.12	5.30	5.46	5.60
	4.48	5.27	5.77	6.14	6.43	6.67	6.87	7.05	7.21
11	3.11	3.82	4.26	4.57	4.82	5.03	5.20	5.35	5.49
	4.39	5.14	5.62	5.97	6.25	6.48	6.67	6.84	6.99
12	3.08	3.77	4.20	4.51	4.75	4.95	5.12	5.27	5.40
	4.32	5.04	5.50	5.84	6.10	6.32	6.51	6.67	6.81
13	3.06	3.73	4.15	4.45	4.69	4.88	5.05	5.19	5.32
	4.26	4.96	5.40	5.73	5.98	6.19	6.37	6.53	6.67
14	3.03	3.70	4.11	4.41	4.64	4.83	4.99	5.13	5.25
	4.21	4.89	5.32	5.63	5.88	6.08	6.26	6.41	6.54
15	3.01	3.67	4.08	4.37	4.60	4.78	4.94	5.08	5.20
	4.17	4.83	5.25	5.56	5.80	5.99	6.16	6.31	6.44
16	3.00	3.65	4.05	4.33	4.56	4.74	4.90	5.03	5.15
	4.13	4.78	5.19	5.49	5.72	5.92	6.08	6.22	6.35
17	2.98	3.63	4.02	4.30	4.52	4.71	4.86	4.99	5.11
	4.10	4.74	5.14	5.43	5.66	5.85	6.01	6.15	6.27
18	2.97	3.61	4.00	4.28	4.49	4.67	4.82	4.96	5.07
	4.07	4.70	5.09	5.38	5.60	5.79	5.94	6.08	6.20
19	2.96	3.59	3.98	4.25	4.47	4.65	4.79	4.92	5.04
	4.05	4.67	5.05	5.33	5.55	5.73	5.89	6.02	6.14
20	2.95	3.58	3.96	4.23	4.45	4.62	4.77	4.90	5.01
	4.02	4.64	5.02	5.29	5.51	5.69	5.84	5.97	6.09
24	2.92	3.53	3.90	4.17	4.37	4.54	4.68	4.81	4.92
	3.96	4.54	4.91	5.17	5.37	5.54	5.69	5.81	5.92
30	2.89	3.49	3.84	4.10	4.30	4.46	4.60	4.72	4.82
	3.89	4.45	4.80	5.05	5.24	5.40	5.54	5.65	5.76
40	2.86	3.44	3.79	4.04	4.23	4.39	4.52	4.63	4.47
	3.82	4.37	4.70	4.93	5.11	5.27	5.39	5.50	5.60
60	2.83	3.40	3.74	3.98	4.16	4.31	4.44	4.55	4.65
	3.76	4.28	4.60	4.82	4.99	5.13	5.25	5.36	5.45
120	2.80	3.36	3.69	3.92	4.10	4.24	4.36	4.48	4.56
	3.70	4.20	4.50	4.71	4.87	5.01	5.12	5.21	5.30
1 000	2.77	3.31	3.63	3.86	4.03	4.17	4.29	4.39	4.47
	3.64	4.12	4.40	4.60	4.76	4.88	4.99	5.08	5.16

附表 6 Spearman 秩相关系数 $\rho_s=0$ 的临界值表

n	概率，P								
	单侧：0.25	0.10	0.05	0.025	0.01	0.005	0.002 5	0.001	0.000 5
	双侧：0.50	0.20	0.10	0.05	0.02	0.01	0.005	0.002	0.001
4	0.600	1.000	1.000						
5	0.500	0.800	0.900	1.000	1.000				
6	0.371	0.657	0.829	0.886	0.943	1.000	1.000		
7	0.321	0.571	0.714	0.786	0.893	0.929	0.964	1.000	1.000
8	0.310	0.524	0.643	0.738	0.833	0.881	0.905	0.952	0.976
9	0.267	0.483	0.600	0.700	0.783	0.833	0.867	0.917	0.933
10	0.248	0.455	0.564	0.648	0.745	0.794	0.830	0.879	0.903
11	0.236	0.427	0.536	0.618	0.709	0.755	0.800	0.845	0.873
12	0.217	0.406	0.503	0.587	0.678	0.727	0.769	0.818	0.846
13	0.209	0.385	0.484	0.560	0.648	0.703	0.747	0.791	0.824
14	0.200	0.367	0.464	0.538	0.626	0.679	0.723	0.771	0.802
15	0.189	0.354	0.446	0.521	0.604	0.654	0.700	0.750	0.779
16	0.182	0.341	0.429	0.503	0.582	0.635	0.679	0.729	0.762
17	0.176	0.328	0.414	0.485	0.566	0.615	0.662	0.713	0.748
18	0.170	0.317	0.401	0.472	0.550	0.600	0.643	0.695	0.728
19	0.165	0.309	0.391	0.460	0.535	0.584	0.628	0.677	0.712
20	0.161	0.299	0.380	0.447	0.520	0.570	0.612	0.662	0.696
21	0.156	0.292	0.370	0.435	0.508	0.556	0.599	0.648	0.681
22	0.152	0.284	0.361	0.425	0.496	0.544	0.586	0.634	0.667
23	0.148	0.278	0.353	0.415	0.486	0.532	0.573	0.622	0.654
24	0.144	0.271	0.344	0.406	0.476	0.521	0.562	0.610	0.642
25	0.142	0.265	0.337	0.398	0.466	0.511	0.551	0.598	0.630
26	0.138	0.259	0.331	0.390	0.457	0.501	0.541	0.587	0.619
27	0.136	0.255	0.324	0.382	0.448	0.491	0.531	0.577	0.608
28	0.133	0.250	0.317	0.375	0.440	0.483	0.522	0.567	0.598
29	0.130	0.245	0.312	0.368	0.433	0.475	0.513	0.558	0.589
30	0.128	0.240	0.306	0.362	0.425	0.467	0.504	0.549	0.580
31	0.126	0.236	0.301	0.356	0.418	0.459	0.496	0.541	0.571
32	0.124	0.232	0.296	0.350	0.412	0.452	0.489	0.533	0.563
33	0.121	0.229	0.291	0.345	0.405	0.446	0.482	0.525	0.554
34	0.120	0.225	0.287	0.340	0.399	0.439	0.475	0.517	0.547
35	0.118	0.222	0.283	0.335	0.394	0.433	0.468	0.510	0.539
36	0.116	0.219	0.279	0.330	0.388	0.427	0.462	0.504	0.533
37	0.114	0.216	0.275	0.325	0.382	0.421	0.456	0.497	0.526
38	0.113	0.212	0.271	0.321	0.378	0.415	0.450	0.491	0.519
39	0.111	0.210	0.267	0.317	0.373	0.410	0.444	0.485	0.513
40	0.110	0.207	0.264	0.313	0.368	0.405	0.439	0.479	0.507
41	0.108	0.204	0.261	0.309	0.364	0.400	0.433	0.473	0.501
42	0.107	0.202	0.257	0.305	0.359	0.395	0.428	0.468	0.495
43	0.105	0.199	0.254	0.301	0.355	0.391	0.423	0.463	0.490
44	0.104	0.197	0.251	0.298	0.351	0.386	0.419	0.458	0.484
45	0.103	0.194	0.248	0.294	0.347	0.382	0.414	0.453	0.479
46	0.102	0.192	0.246	0.291	0.343	0.378	0.410	0.448	0.474
47	0.101	0.190	0.243	0.288	0.340	0.374	0.405	0.443	0.469
48	0.100	0.188	0.240	0.285	0.336	0.370	0.401	0.439	0.465
49	0.098	0.186	0.238	0.282	0.333	0.366	0.397	0.434	0.460
50	0.097	0.184	0.235	0.279	0.329	0.363	0.393	0.430	0.456

附表 7 Ψ值表（多个样本均数比较时所需样本例数的估计用）

$\alpha=0.05$，$\beta=0.1$

υ_2	υ_1																
	1	2	3	4	5	6	7	8	9	10	15	20	30	40	60	120	∞
2	6.80	6.71	6.68	6.67	6.66	6.65	6.65	6.65	6.64	6.64	6.64	6.63	6.63	6.63	6.63	6.63	6.62
3	5.01	4.63	4.47	4.39	4.34	4.30	4.27	4.25	4.23	4.22	4.18	4.16	4.14	4.13	4.12	4.11	4.09
4	4.40	3.90	3.69	3.58	3.50	3.45	3.41	3.38	3.36	3.34	3.28	3.25	3.22	3.20	3.19	3.17	3.15
5	4.09	3.54	3.30	3.17	3.08	3.02	2.97	2.94	2.91	2.89	2.81	2.78	2.74	2.72	2.70	2.68	2.66
6	3.91	3.32	3.07	2.92	2.83	2.76	2.71	2.67	2.64	2.61	2.53	2.49	2.44	2.42	2.40	2.37	2.35
7	3.80	3.18	2.91	2.76	2.66	2.58	0.53	2.49	2.45	2.42	2.33	2.29	2.24	2.21	2.19	2.16	2.18
8	3.71	3.08	2.81	2.64	2.51	2.46	2.40	2.35	2.32	2.29	2.19	2.14	2.09	2.06	2.03	2.00	1.97
9	3.65	3.01	2.72	2.56	2.44	2.36	2.30	2.26	2.22	2.19	2.09	2.03	1.97	1.94	1.91	1.88	1.85
10	3.60	2.95	2.66	2.49	2.37	2.29	2.23	2.18	2.14	2.11	2.00	1.94	1.88	1.85	1.82	1.78	1.75
11	3.57	2.91	2.61	2.44	2.32	2.23	2.17	2.12	2.08	2.04	1.93	1.87	1.81	1.78	1.74	1.70	1.67
12	3.54	2.87	2.57	2.39	2.27	2.19	2.12	2.07	2.02	1.99	1.88	1.81	1.75	1.71	1.68	0.64	1.60
13	3.51	2.84	2.54	2.36	2.23	2.15	2.08	2.02	1.98	1.95	1.83	1.76	1.69	1.66	1.62	1.58	1.54
14	3.49	2.81	2.51	2.33	2.20	2.11	2.04	1.99	1.94	1.91	1.79	1.72	1.65	1.61	1.57	1.53	1.49
15	3.47	2.79	2.48	2.30	2.17	2.08	2.01	1.96	1.91	1.87	1.75	1.68	1.61	1.57	1.53	1.49	1.44
16	3.46	2.77	2.46	2.28	2.15	2.06	1.99	1.93	1.88	1.85	1.72	1.65	1.58	1.54	1.49	1.45	1.40
17	3.44	2.76	2.44	2.26	2.13	2.04	1.96	1.91	1.86	1.82	1.69	1.62	1.55	1.50	1.46	1.41	1.36
18	3.43	2.74	2.43	2.24	2.11	2.02	1.94	1.89	1.84	1.80	1.67	1.60	1.52	1.48	1.43	1.38	1.33
19	3.42	2.73	2.41	2.22	2.09	2.00	1.93	1.87	1.82	1.78	1.65	1.58	1.49	1.45	1.40	1.35	1.30
20	3.41	2.72	2.40	2.21	2.08	1.98	1.91	1.85	1.80	1.76	1.63	1.55	1.47	1.43	1.38	1.33	1.27
21	3.40	2.71	2.39	2.20	2.07	1.97	1.90	1.84	1.79	1.75	1.61	1.54	1.45	1.41	1.36	1.30	1.25
22	3.39	2.70	2.38	2.19	2.05	1.96	1.88	1.82	1.77	1.73	1.60	1.52	1.43	1.39	1.34	1.28	1.22
23	3.39	2.69	2.37	2.18	2.04	1.95	1.87	1.81	1.76	1.72	1.58	1.50	1.42	1.37	1.32	1.26	1.20
24	3.38	2.68	2.36	2.17	2.03	1.94	1.86	1.80	1.75	1.71	1.57	1.49	1.40	1.35	1.30	1.24	1.18
25	3.37	2.68	2.35	2.16	2.02	1.93	1.85	1.79	1.74	1.70	1.56	1.48	1.39	1.34	1.28	1.23	1.16
26	3.37	2.67	2.35	2.15	2.02	1.92	1.84	1.78	1.73	1.69	1.54	1.46	1.37	1.32	1.27	1.21	1.15
27	3.36	2.66	2.34	2.14	2.01	1.91	1.83	1.77	1.72	1.68	1.53	1.45	1.36	1.31	1.26	1.20	1.13
28	3.36	2.66	2.33	2.14	2.00	1.90	1.82	1.76	1.71	1.67	1.52	1.44	1.35	1.30	1.24	1.18	1.11
29	3.36	2.65	2.33	2.13	1.99	1.89	1.82	1.75	1.70	1.66	1.51	1.43	1.34	1.29	1.23	1.17	1.10
30	3.35	2.65	2.32	2.12	1.99	1.89	1.81	1.75	1.70	1.65	1.51	1.42	1.33	1.28	1.22	1.16	1.08
31	3.35	2.64	2.32	2.12	1.98	1.88	1.80	1.74	1.69	1.64	1.50	1.41	1.32	1.27	1.21	1.14	1.07
32	3.34	2.64	2.31	2.11	1.98	1.88	1.80	1.73	1.68	1.64	1.49	1.41	1.31	1.26	1.20	1.13	1.06
33	3.34	2.63	2.31	2.11	.1.97	1.87	1.79	1.73	1.68	1.63	1.48	1.40	1.30	1.25	1.19	1.12	1.05
34	3.34	2.63	2.30	2.10	1.97	1.87	1.79	1.72	1.67	1.63	1.48	1.39	1.29	1.24	1.18	1.11	1.04
35	3.34	2.63	2.30	2.10	1.96	1.86	1.78	1.72	1.66	1.62	1.47	1.38	1.29	1.23	1.17	1.10	1.02
36	3.33	2.62	2.30	2.10	1.96	1.86	1.78	1.71	1.66	1.62	1.47	1.38	1.28	1.22	1.16	1.09	1.01
37	3.33	2.62	2.29	2.09	1.95	1.85	1.77	1.71	1.65	1.61	1.46	1.37	1.27	1.22	1.15	1.08	1.09
38	3.33	2.62	2.29	2.09	1.95	1.85	1.77	1.70	1.65	1.61	1.45	1.37	1.27	1.21	1.15	1.08	0.99

续表

v_2	v_1																
	1	2	3	4	5	6	7	8	9	10	15	20	30	40	60	120	∞
39	3.33	2.62	2.29	2.09	1.95	1.84	1.76	1.70	1.65	1.60	1.45	1.36	1.26	1.20	1.14	1.07	0.99
40	3.32	2.61	2.28	2.08	1.94	1.84	1.76	1.70	1.64	1.60	1.44	1.36	1.25	1.20	1.13	1.06	0.98
41	3.32	2.61	2.28	2.08	1.94	1.84	1.76	1.69	1.64	1.59	1.44	1.35	1.25	1.19	1.13	1.05	0.97
42	3.32	2.61	2.28	2.08	1.94	1.83	1.75	1.69	1.63	1.59	1.44	1.35	1.24	1.18	1.12	1.05	0.96
43	3.32	2.61	2.28	2.07	1.93	1.83	1.75	1.69	1.63	1.59	1.43	1.34	1.24	1.18	1.11	1.04	0.95
44	3.32	2.60	2.27	2.07	1.93	1.83	1.75	1.68	1.63	1.58	1.43	1.34	1.23	1.17	1.11	1.03	0.94
45	3.31	2.60	2.27	2.07	1.93	1.83	1.74	1.68	1.62	1.58	1.42	1.33	1.23	1.17	1.10	1.03	0.94
46	3.31	2.60	2.27	2.07	1.93	1.82	1.74	1.68	1.62	1.58	1.42	1.33	1.22	1.16	1.10	1.02	0.93
47	3.31	2.60	2.27	2.06	1.92	1.82	1.74	1.67	1.62	1.57	1.42	1.33	1.22	1.16	1.09	1.02	0.92
48	3.31	2.60	2.26	2.06	1.92	1.82	1.74	1.67	1.62	1.57	1.41	1.32	1.22	1.15	1.09	1.01	0.92
49	3.31	2.59	2.26	2.06	1.92	1.82	1.73	1.67	1.61	1.57	1.41	1.32	1.21	1.15	1.08	1.00	0.91
50	3.31	2.59	2.26	2.06	1.92	1.81	1.73	1.67	1.61	1.56	1.41	1.31	1.21	1.15	1.08	1.00	0.90
60	3.30	2.58	2.25	2.04	1.90	1.79	1.71	1.64	1.59	1.54	1.38	1.29	1.18	1.11	1.04	0.95	0.85
80	3.28	2.56	2.23	2.02	1.88	1.77	1.69	1.62	1.56	1.51	1.35	1.25	1.14	1.07	0.99	0.90	0.77
120	3.27	2.55	2.21	2.00	1.86	1.75	1.66	1.59	1.54	1.49	1.32	1.22	1.09	1.02	0.94	0.83	0.68
240	3.26	2.53	2.19	1.98	1.84	1.73	1.64	1.57	1.51	1.46	1.29	1.18	1.05	0.97	0.88	0.76	0.56
∞	3.24	2.52	2.17	1.96	1.81	1.70	1.62	1.54	1.48	1.43	1.25	1.14	1.01	0.92	0.82	0.65	0.00

附表 8　λ值表（多个样本率比较时所需样本例数的估计用）

$\alpha=0.05$

v	β								
	0.9	0.8	0.7	0.6	0.5	0.4	0.3	0.2	0.1
1	0.43	1.24	2.06	2.91	3.84	4.90	6.17	7.85	10.51
2	0.62	1.73	2.78	3.83	4.96	6.21	7.70	9.63	12.65
3	0.78	2.10	3.30	4.50	5.76	7.15	8.79	10.90	14.17
4	0.91	2.40	3.74	5.05	6.42	7.92	9.68	11.94	15.41
5	1.03	2.67	4.12	5.53	6.99	8.59	10.45	12.83	16.47
6	1.13	2.91	4.46	5.96	7.50	9.19	11.14	13.62	17.42
7	1.23	3.13	4.77	6.35	7.97	9.73	11.77	14.35	18.28
8	1.32	3.33	5.06	6.71	8.40	10.24	12.35	15.02	19.08
9	1.40	3.53	5.33	7.05	8.81	10.71	12.89	15.65	19.83
10	1.49	3.71	5.59	7.37	9.19	11.15	13.40	16.24	20.53
11	1.56	3.88	5.83	7.68	9.56	11.57	13.89	16.80	21.20
12	1.64	4.05	6.06	7.97	9.90	11.98	14.35	17.34	21.83
13	1.71	4.20	6.29	8.25	10.23	12.36	14.80	17.85	22.44

续表

υ	β								
	0.9	0.8	0.7	0.6	0.5	0.4	0.3	0.2	0.1
14	1.77	4.36	6.50	8.52	10.55	12.73	15.22	18.34	23.02
15	1.84	4.50	6.71	8.78	10.86	13.09	15.63	18.81	23.58
16	1.90	4.65	6.91	9.03	11.16	13.43	16.03	19.27	24.13
17	1.97	4.78	7.10	9.27	11.45	13.77	16.41	19.71	24.65
18	2.03	4.92	7.29	9.50	11.73	14.09	16.78	20.14	25.16
19	2.08	5.05	7.47	9.73	12.00	14.41	17.14	20.56	25.65
20	2.14	5.18	7.65	9.96	12.26	14.71	17.50	20.96	26.13
21	2.20	5.30	7.83	10.17	12.52	15.01	17.84	21.36	26.60
22	2.25	5.42	8.00	10.38	12.77	15.30	18.17	21.74	27.06
23	2.30	5.54	8.16	10.59	13.02	15.59	18.50	22.12	27.50
24	2.36	5.66	8.33	10.79	13.26	15.87	18.82	22.49	27.94
25	2.41	5.77	8.48	10.99	13.49	16.14	19.13	22.85	28.37
26	2.46	5.88	8.64	11.19	13.72	16.41	19.44	23.20	28.78
27	2.51	5.99	8.79	11.38	13.95	16.67	19.74	23.55	29.19
28	2.56	6.10	8.94	11.57	14.17	16.93	20.04	23.89	29.60
29	2.60	6.20	9.09	11.75	14.39	17.18	20.33	24.22	29.99
30	2.65	6.31	9.24	11.93	14.60	17.43	20.61	24.55	30.38
31	2.69	6.41	9.38	12.11	14.82	17.67	20.89	24.87	30.76
32	2.74	6.51	9.52	12.28	15.02	17.91	21.17	25.19	31.13
33	2.78	6.61	9.66	12.45	15.23	18.15	21.44	25.50	31.50
34	2.83	6.70	9.79	12.62	15.43	18.38	21.70	25.80	31.87
35	2.87	6.80	9.93	12.79	15.63	18.61	21.97	26.11	32.23
36	2.91	6.89	10.06	12.96	15.82	18.84	22.23	26.41	32.58
37	2.96	6.99	10.19	13.12	16.01	19.06	22.48	26.70	32.93
38	3.00	7.08	10.32	13.28	16.20	19.28	22.73	26.99	33.27
39	3.04	7.17	10.45	13.44	16.39	19.50	22.98	27.27	33.61
40	3.08	7.26	10.57	13.59	16.58	19.71	23.23	27.56	33.94
50	3.46	8.10	11.75	15.06	18.31	21.72	25.53	30.20	37.07
60	3.80	8.86	12.81	16.38	19.88	23.53	27.61	32.59	39.89
70	4.12	9.56	13.79	17.60	21.32	25.20	29.52	34.79	42.48
80	4.41	10.21	14.70	18.74	22.67	26.75	31.29	36.83	44.89
90	4.69	10.83	15.56	19.80	23.93	28.21	32.96	38.74	47.16
100	4.95	11.41	16.37	20.81	25.12	29.59	34.54	40.56	49.29
110	5.20	11.96	17.14	21.77	26.25	30.90	36.04	42.28	51.33
120	5.44	12.49	17.88	22.68	27.34	32.15	37.47	43.92	53.27

附表 9-1 Dunnett-t 检验临界值表（单侧）

（表中横行数字，上行 $P=0.05$，行 $P=0.01$）

误差的自由度（v）	处理数（不包括对照组）T								
	1	2	3	4	5	6	7	8	9
5	2.02	2.44	2.68	2.85	2.98	3.08	3.16	3.24	3.30
	3.37	3.90	4.21	4.43	4.60	4.73	4.85	4.94	5.03
6	1.94	2.34	2.56	2.71	2.83	2.92	3.00	3.07	3.12
	3.14	3.61	3.88	4.07	4.21	4.33	4.43	4.51	4.59
7	1.89	2.27	2.48	2.62	2.73	2.82	2.89	2.95	3.01
	3.00	3.42	3.66	3.83	3.96	4.07	4.15	4.23	4.30
8	1.86	2.22	2.42	2.55	2.66	2.74	2.81	2.87	2.92
	2.90	3.29	3.51	3.67	3.79	3.88	3.96	4.03	4.09
9	1.83	2.18	2.37	2.50	2.60	2.68	2.75	2.81	2.86
	2.82	3.19	3.40	3.55	3.66	3.75	3.82	3.89	3.94
10	1.81	2.15	2.34	2.47	2.56	2.64	2.70	2.76	2.81
	2.76	3.11	3.31	3.45	3.56	3.64	3.71	3.78	3.83
11	1.80	2.13	2.31	2.44	2.53	2.60	2.67	2.72	2.77
	2.72	3.06	3.25	3.38	3.48	3.56	3.63	3.69	3.74
12	1.78	2.11	2.29	2.41	2.50	2.58	2.64	2.69	2.74
	2.68	3.01	3.19	3.32	3.42	3.50	3.56	3.62	3.67
13	1.77	2.09	2.27	2.39	2.48	2.55	2.61	2.66	2.71
	2.65	2.97	3.15	3.27	3.37	3.44	3.51	3.56	3.61
14	1.76	2.08	2.25	2.37	2.46	2.53	2.59	2.64	2.69
	2.62	2.94	3.11	3.23	3.32	3.40	3.46	3.51	3.56
15	1.75	2.07	2.24	2.36	2.44	2.51	2.57	2.62	2.67
	2.60	2.91	3.08	3.20	3.29	3.36	3.42	3.47	3.52
16	1.75	2.06	2.23	2.34	2.43	2.50	2.56	2.61	2.65
	2.58	2.88	3.05	3.17	3.26	3.33	3.39	3.44	3.48
17	1.74	2.05	2.22	2.33	2.42	2.49	2.54	2.59	2.64
	2.57	0.86	3.03	3.14	3.23	3.30	3.36	3.41	3.45
18	1.73	2.04	2.21	2.32	2.41	2.48	2.53	2.58	2.62
	2.55	2.84	3.01	3.12	3.21	3.27	3.33	3.38	3.42
19	1.73	2.03	2.20	2.31	2.40	2.47	2.52	2.57	2.61
	2.54	2.83	2.99	3.10	3.18	3.25	3.31	3.36	3.40
20	1.72	2.03	2.19	2.30	2.39	2.46	2.51	2.56	2.60
	2.53	2.81	2.97	3.08	3.17	3.23	3.29	3.34	3.38
24	1.71	2.01	2.17	2.28	2.36	2.43	2.48	2.53	2.57
	2.49	2.77	2.92	3.03	3.11	3.17	3.22	3.27	3.31
30	1.70	1.99	2.15	2.25	2.33	2.40	2.45	2.50	2.54
	2.46	2.72	2.87	2.97	3.05	3.11	3.16	3.21	3.24
40	1.68	1.97	2.13	2.23	2.31	2.37	2.42	2.47	2.51
	2.42	2.68	2.82	2.92	2.99	3.05	3.10	3.14	3.18
60	1.67	1.95	2.10	2.21	2.28	2.35	2.39	2.44	2.48
	2.39	2.64	2.78	2.87	2.94	3.00	3.04	3.08	3.12
120	1.66	1.93	2.08	2.18	2.26	2.32	2.37	2.41	2.45
	2.36	2.60	2.73	2.82	2.89	2.94	2.99	3.03	3.06
∞	1.64	1.92	2.06	2.16	2.23	2.29	2.34	2.38	2.42
	2.33	2.56	2.68	2.77	2.84	2.89	2.39	2.97	3.00

附表 9-2　Dunnett-t 检验临界值表（双侧）

（表中横行数字，上行 P=0.05，下行 P-0.01）

误差的自由度（υ）	处理数（不包括对照组）T								
	1	2	3	4	5	6	7	8	9
5	2.57	3.03	3.39	3.66	3.88	4.06	4.22	4.36	4.49
	4.03	4.63	5.09	5.44	5.73	5.97	6.18	6.36	6.53
6	2.45	2.86	3.18	3.41	3.60	3.75	3.88	4.00	4.11
	3.71	4.22	4.60	4.88	5.11	5.30	5.47	5.61	5.74
7	2.36	2.75	3.04	3.24	3.41	3.54	3.66	3.76	3.86
	3.50	3.95	4.28	4.52	4.71	4.87	5.01	5.13	5.24
8	2.31	2.67	2.94	3.13	3.28	3.40	3.51	3.60	3.68
	3.36	3.77	4.06	4.27	4.44	4.58	4.70	4.81	4.90
9	2.26	2.61	2.86	3.04	3.18	3.29	3.39	3.48	3.55
	3.25	3.63	3.90	4.09	4.24	4.37	4.48	4.57	4.65
10	2.23	2.57	2.81	2.97	3.11	3.21	3.31	3.39	3.46
	3.17	3.53	3.78	3.95	4.10	4.21	4.31	4.40	4.47
11	2.20	2.53	2.76	2.92	3.05	3.15	3.24	3.31	3.38
	3.11	3.45	3.68	3.85	3.98	4.09	4.18	4.26	4.33
12	2.18	2.50	2.72	2.88	3.00	3.10	3.18	3.25	3.32
	3.05	3.39	3.61	3.76	3.89	3.99	4.08	4.15	4.22
13	2.16	2.48	2.69	2.84	2.96	3.06	3.14	3.21	3.27
	3.01	3.33	3.54	3.69	3.81	3.91	3.99	4.06	4.13
14	2.14	2.46	2.67	2.81	2.93	3.02	3.10	3.17	3.23
	2.98	3.29	3.49	3.64	3.75	3.84	3.92	3.99	4.05
15	2.13	2.44	2.64	2.79	2.90	2.99	3.07	3.13	3.19
	2.95	3.25	3.45	3.59	3.70	3.79	3.86	3.93	3.99
16	2.12	2.42	2.63	2.77	2.88	2.96	3.04	3.10	3.16
	2.92	3.22	3.41	3.55	3.65	3.74	3.82	3.88	3.93
17	2.11	2.41	2.61	2.75	2.85	2.94	3.01	3.08	3.13
	2.90	3.19	3.38	3.51	3.62	3.70	3.77	3.83	3.89
18	2.10	2.40	2.59	2.73	2.84	2.92	2.99	3.05	3.11
	2.88	3.17	3.35	3.48	3.58	3.67	3.74	3.80	3.85
19	2.09	2.39	2.58	2.72	2.82	2.90	2.97	3.04	3.09
	2.86	3.15	3.33	3.46	3.55	3.64	3.70	3.76	3.81
20	2.09	2.38	2.57	2.70	2.81	2.89	2.96	3.02	3.07
	2.85	3.13	3.31	3.43	3.53	3.61	3.67	3.73	3.78
24	2.06	2.35	2.53	2.66	2.76	2.84	2.91	2.96	3.01
	2.80	3.07	3.24	3.36	3.45	3.52	3.58	3.64	3.69
30	2.04	2.32	2.50	2.62	2.72	2.79	2.86	2.91	2.96
	2.75	3.01	3.17	3.28	3.37	3.44	3.50	3.55	3.59
40	2.02	2.29	2.47	2.58	2.67	2.75	2.81	2.86	2.90
	2.70	2.95	3.10	3.21	3.29	3.36	3.41	3.46	3.50
60	2.00	2.27	2.43	2.55	2.63	2.70	2.76	2.81	2.85
	2.66	2.90	3.04	3.14	3.22	3.28	3.33	3.38	3.42
120	1.98	2.24	2.40	2.51	2.59	2.66	2.71	2.76	2.80
	2.62	2.84	2.98	3.08	3.15	3.21	3.25	3.30	3.33
∞	1.96	2.21	2.37	2.47	2.55	2.62	2.67	2.71	2.75
	2.58	2.79	2.92	3.01	3.08	3.14	3.18	3.22	3.25

附表 10　百分率的可信区间表

上行：95% 置信区间　　下行：99% 置信区间

n	x=0	1	2	3	4	5	6	7	8	9	10	11	12	13
1	0~98													
	0~100													
2	0~84	1~99												
	0~93	0~100												
3	0~71	1~91	9~99											
	0~83	0~96	4~100											
4	0~60	1~81	7~93											
	0~73	0~89	3~97											
5	0~52	1~72	5~85	15~95										
	0~65	0~81	2~92	8~98										
6	0~46	0~64	4~78	12~88										
	0~59	0~75	2~86	7~93										
7	0~41	0~58	4~71	10~82	18~90									
	0~53	0~68	2~80	6~88	12~94									
8	0~37	0~53	3~65	9~76	16~84									
	0~48	0~63	1~74	5~83	10~90									
9	0~34	0~48	3~60	7~70	14~79	21~86								
	0~45	0~59	1~69	4~78	9~85	15~91								
10	0~31	0~45	3~56	7~65	12~74	19~81								
	0~41	0~54	1~65	4~74	8~81	13~87								
11	0~28	0~40	2~52	6~61	11~69	17~77	23~83							
	0~38	0~51	1~61	3~69	7~77	11~83	17~89							
12	0~26	0~38	2~48	5~57	10~65	15~72	21~79							
	0~36	0~48	1~57	3~66	6~73	10~79	15~85							

续表

n	x													
	0	1	2	3	4	5	6	7	8	9	10	11	12	13
13	0～25	0～36	2～45	5～54	9～61	14～68	19～75	25～81						
	0～34	0～45	1～54	3～62	6～69	9～76	14～81	19～86						
14	0～23	0～34	2～43	5～51	8～58	13～65	18～71	23～77						
	0～32	0～42	1～51	3～59	5～66	9～72	13～78	17～83						
15	0～22	0～32	2～41	4～48	8～55	12～62	16～68	21～73	27～79					
	0～30	0～40	1～49	2～56	5～63	8～69	12～74	16～79	21～84					
16	0～21	0～30	2～38	4～46	7～52	11～59	15～65	20～70	25～75					
	0～28	0～38	1～46	2～53	5～60	8～66	11～71	15～76	19～81					
17	0～20	0～29	2～36	4～34	7～50	10～56	14～62	18～67	23～72	28～77				
	0～27	0～36	1～44	2～51	4～57	7～63	10～69	14～74	18～78	22～82				
18	0～19	0～27	1～35	3～41	6～48	10～54	13～59	17～64	22～69	26～74				
	0～26	0～35	1～42	2～49	4～55	7～61	10～66	13～71	17～75	21～79				
19	0～18	0～26	1～33	3～40	6～46	9～51	13～57	16～62	20～67	24～71	29～76			
	0～24	0～33	1～40	2～47	4～53	6～58	9～63	12～68	16～73	19～77	23～81			
20	0～17	0～25	1～32	3～38	6～44	9～49	12～54	15～59	19～64	23～69	27～73			
	0～23	0～32	1～39	2～45	4～51	6～56	9～61	11～66	15～70	18～74	22～78			
21	0～16	0～24	1～30	3～36	5～42	8～47	11～52	15～57	18～62	22～66	26～70	30～74		
	0～22	0～30	1～37	2～43	3～49	6～54	8～59	11～63	14～68	17～71	21～76	24～80		
22	0～15	0～23	1～29	3～35	5～40	8～45	11～50	14～55	17～59	21～64	24～68	28～72		
	0～21	0～29	1～36	2～42	3～47	5～52	8～57	10～61	13～66	16～70	20～73	23～77		
23	0～15	0～22	1～28	3～34	5～39	8～44	10～48	13～53	16～57	20～62	23～66	27～69	31～73	
	0～21	0～28	1～35	2～40	3～45	5～50	7～55	10～59	13～63	15～67	19～71	22～75	25～78	
24	0～14	0～21	1～27	3～32	5～37	7～42	10～47	13～51	16～55	19～59	22～63	26～67	29～71	
	0～20	0～27	0～33	2～39	3～44	5～49	7～53	9～57	12～61	15～65	18～69	21～73	24～76	
25	0～14	0～20	1～26	3～31	5～36	7～41	9～45	12～49	15～54	18～58	21～61	24～65	28～69	31～72
	0～19	0～16	0～32	1～37	3～42	5～47	7～51	9～56	11～60	14～63	17～67	20～71	23～74	26～77

续表

n	x=0	1	2	3	4	5	6	7	8	9	10	11	12	13
26	0～13	0～20	1～25	2～30	4～35	7～39	9～44	12～48	14～52	17～56	20～60	23～63	27～67	30～70
	0～18	0～25	1～31	1～36	3～41	4～46	5～50	9～54	11～58	13～62	16～65	19～69	22～72	25～75
27	0～13	0～19	1～24	2～29	4～34	6～38	9～42	11～46	19～50	17～54	19～58	22～61	26～65	29～68
	0～18	0～25	0～30	1～35	3～40	4～44	6～48	8～52	10～56	13～60	15～63	18～67	21～70	24～73
28	0～12	0～18	1～24	2～28	4～33	6～37	8～41	11～45	13～49	16～52	19～56	22～59	25～63	28～66
	0～17	0～24	0～29	1～34	3～39	4～43	6～47	8～51	10～55	12～58	15～62	17～65	20～68	23～71
29	0～12	0～18	1～23	2～27	4～32	6～36	8～40	10～44	13～47	15～51	18～54	21～58	24～61	26～64
	0～17	0～23	0～28	1～33	2～37	4～42	6～46	8～49	10～53	12～57	14～60	17～63	19～66	22～70
30	0～12	0～17	1～22	2～27	4～31	6～35	8～39	10～42	12～46	15～49	17～53	20～56	23～59	26～43
	0～16	0～22	0～27	1～32	2～36	4～40	5～44	7～48	9～52	11～55	14～58	16～62	19～65	21～68
31	0～11	0～17	1～22	2～26	4～30	6～34	8～38	10～41	12～45	14～48	17～51	19～55	22～58	25～61
	0～16	0～22	0～27	1～31	2～35	4～39	5～43	7～47	9～50	11～54	13～57	16～60	18～63	20～66
32	0～11	0～16	1～21	2～25	4～29	5～33	7～36	9～40	12～43	14～47	16～50	19～53	21～56	24～59
	0～15	0～21	0～26	1～30	2～34	4～38	5～42	7～46	9～49	11～52	13～56	15～59	17～62	20～65
33	0～11	0～15	1～20	2～24	3～28	5～32	7～36	9～39	11～42	13～46	16～49	18～52	20～55	23～58
	0～15	0～20	0～25	130	2～34	3～37	5～41	7～44	8～48	10～51	12～54	14～57	17～60	19～63
34	0～10	0～15	1～19	2～23	3～28	5～31	7～35	9～38	11～41	13～44	15～48	17～51	20～54	22～56
	0～14	0～20	0～25	1～29	2～33	3～36	5～40	6～43	8～47	10～50	12～53	14～56	16～59	18～62
35	0～10	0～15	1～19	2～23	3～27	5～30	6～34	8～37	10～40	13～43	15～46	17～49	19～52	22～55
	0～14	0～20	0～24	1～28	2～32	3～35	5～39	6～42	8～45	10～49	12～52	14～55	16～57	18～60
36	0～10	0～15	1～18	2～22	3～26	5～29	6～33	8～36	10～39	12～42	14～45	16～48	19～51	21～54
	0～14	0～19	0～23	1～27	2～31	3～35	5～38	6～41	8～44	9～47	11～50	13～53	15～56	17～59
37	0～10	0～14	1～18	2～22	3～25	5～28	6～32	8～35	10～38	12～41	14～44	16～47	18～50	20～54
	0～13	0～18	0～23	1～27	2～30	3～34	4～37	6～40	7～43	9～46	11～49	13～52	15～55	17～58
38	0～10	0～14	1～18	2～21	3～25	5～28	6～32	8～34	10～37	11～40	13～43	15～46	18～49	20～51
	0～13	0～18	0～22	1～26	2～30	3～33	4～36	6～39	7～42	9～45	11～48	12～51	14～54	16～56

续表

n	x													
	0	1	2	3	4	5	6	7	8	9	10	11	12	13
39	0～9	0～14	1～17	2～21	3～24	4～27	6～31	8～33	9～36	11～39	13～42	15～45	17～48	19～50
	0～13	0～18	0～21	1～25	2～29	3～32	4～35	6～38	7～41	9～44	10～47	12～49	14～53	16～55
40	0～9	0～13	1～17	2～21	3～24	4～27	6～30	8～33	9～35	11～38	13～41	15～44	14～47	19～49
	0～12	0～17	0～21	1～25	2～28	3～32	4～35	5～38	7～40	9～43	10～46	12～49	13～52	15～54
41	0～9	0～13	1～17	2～20	3～23	4～26	6～29	7～32	9～35	11～37	12～40	14～43	16～46	18～48
	0～12	0～17	0～21	1～24	2～28	3～31	4～34	5～37	7～40	8～42	10～45	11～48	13～50	15～53
42	0～9	0～13	1～16	2～20	3～23	4～26	6～28	7～31	9～34	10～37	12～39	14～42	16～45	18～47
	0～12	0～17	0～20	1～24	2～27	3～30	4～33	5～36	7～39	8～42	9～44	11～47	13～49	15～52
43	0～9	0～12	1～16	2～19	3～23	4～25	5～28	7～31	8～33	10～36	12～39	14～41	15～44	17～45
	0～12	0～16	0～20	1～23	2～26	3～30	4～33	5～35	6～38	8～41	9～43	11～46	13～49	14～51
44	0～9	0～12	1～15	2～19	3～22	4～25	5～28	7～30	8～33	10～35	11～38	13～40	15～43	17～45
	0～11	0～16	0～19	1～23	2～26	3～29	4～32	5～35	6～37	8～40	9～42	11～45	12～47	14～51
45	0～8	0～12	1～15	2～18	3～21	4～24	5～27	7～30	8～32	9～34	11～37	13～39	15～42	16～44
	0～11	0～15	0～19	1～22	2～25	3～28	4～31	5～34	6～37	8～39	9～42	10～44	12～47	14～49
46	0～8	0～12	1～15	2～18	3～21	4～24	5～26	7～29	8～31	9～34	11～36	13～39	14～41	16～43
	0～11	0～15	0～19	1～22	2～25	3～28	4～31	5～33	6～36	7～39	9～41	10～43	12～46	13～48
47	0～8	0～12	1～15	2～17	3～20	4～23	6～26	6～28	8～31	9～34	11～36	12～38	14～40	16～43
	0～11	0～15	0～18	1～21	2～24	2～27	3～30	5～33	6～35	7～38	9～40	10～42	11～45	13～47
48	0～8	0～11	1～14	2～17	3～20	4～22	5～25	6～28	8～30	9～33	11～35	12～37	14～49	15～42
	0～10	0～14	0～18	1～21	2～24	2～27	3～29	5～32	6～35	7～37	8～40	10～42	11～44	13～47
49	0～8	0～11	1～14	2～17	2～20	4～22	5～25	6～27	7～30	9～32	10～35	12～37	13～39	15～41
	0～10	0～14	0～17	1～20	1～24	2～26	3～29	4～32	6～34	7～36	8～39	9～41	11～44	12～46
50	0～7	0～11	1～14	2～17	2～19	3～22	5～24	6～26	7～29	9～31	10～34	11～36	13～38	15～41
	0～10	0～14	0～17	1～20	1～23	2～26	3～28	4～31	5～33	7～36	8～38	9～40	11～43	12～45

续表

n	x											
	14	15	16	17	18	19	20	21	22	23	24	25
26												
27	32～71											
	27～76											
28	31～69											
	26～74											
29	30～68	33～71										
	25～72	28～75										
30	28～66	31～69										
	24～71	27～74										
31	27～64	30～67	33～70									
	23～69	26～72	28～75									
32	26～62	29～65	32～68									
	22～67	25～70	27～73									
33	26～61	28～64	31～67	34～69								
	21～66	24～69	26～71	29～74								
34	25～59	27～62	30～65	32～68								
	21～64	23～67	25～70	28～72								
35	24～58	26～61	29～63	31～66	34～69							
	20～63	22～66	24～68	27～71	29～73							
36	23～57	26～59	28～62	30～65	33～67							
	19～62	22～64	23～67	26～69	28～72							
37	23～55	25～58	27～61	30～63	32～66	34～68						
	19～60	21～63	23～65	25～68	28～70	30～73						
38	22～54	24～57	26～59	29～62	31～64	33～67						
	18～59	20～61	22～64	25～66	27～69	29～71						

续表

n	x											
	14	15	16	17	18	19	20	21	22	23	24	25
39	21～53	23～55	26～58	28～60	30～63	32～65	35～68					
	18～58	20～60	22～63	24～65	26～68	28～70	30～72					
40	21～52	23～54	25～57	27～59	29～62	32～64	34～66					
	17～57	19～59	21～61	23～64	25～66	27～68	30～71					
41	20～51	22～53	24～56	26～58	29～60	31～63	33～65	35～67				
	17～55	19～58	21～60	23～63	25～65	27～67	29～69	31～71				
42	20～50	22～52	24～54	26～57	28～59	30～61	32～64	34～66				
	16～54	18～57	20～59	22～61	24～64	26～06	28～67	30～70				
43	19～49	21～51	23～53	25～56	27～58	29～60	31～62	33～65	36～67			
	16～53	18～56	19～58	21～60	23～62	25～65	27～66	29～69	31～71			
44	19～48	21～50	22～52	24～55	26～57	28～59	30～61	33～63	35～65			
	15～52	14～55	19～57	21～59	23～61	25～63	26～65	28～68	30～70			
45	18～47	20～49	22～51	24～54	26～56	28～58	30～60	32～62	34～64	36～66		
	15～51	17～54	19～56	20～58	22～60	24～62	26～64	28～66	30～68	32～70		
46	18～46	20～48	21～50	23～53	25～55	27～57	29～59	31～61	33～63	35～65		
	15～50	16～53	18～55	20～57	22～59	23～61	25～63	27～65	29～67	31～69		
47	18～45	19～47	21～49	23～52	25～54	26～56	28～58	30～60	32～62	34～64	36～66	
	14～19	16～52	18～54	19～56	21～58	23～60	25～62	26～64	28～66	30～68	32～70	
48	17～44	19～46	21～48	22～51	24～53	26～53	28～57	30～59	31～61	33～63	35～65	
	14～49	16～51	17～53	19～55	21～27	22～59	24～61	26～63	28～65	29～67	31～69	
49	17～43	18～45	20～47	22～50	24～52	25～54	27～56	29～58	31～60	33～62	34～64	36～66
	14～48	15～50	17～52	19～54	20～56	22～58	23～60	25～62	27～64	29～66	31～68	32～70
50	16～43	18～45	20～47	21～49	23～51	25～63	26～55	28～57	30～59	32～61	34～63	36～65
	14～47	15～49	17～51	18～53	20～55	21～57	23～59	25～61	26～63	28～65	30～67	32～68

参考文献

1. 郭祖超. 医学统计学. 北京：人民军医出版社，2001.
2. 杨树勤. 卫生统计方法. 3版. 北京：人民卫生出版社，1994.
3. 颜虹，徐勇勇. 医学统计学. 3版. 北京：人民卫生出版社，2015.
4. 胡良平. 现代医学统计学. 北京：科学出版社，2020.
5. 方积乾. 医学统计学与电脑实验. 上海：上海科学技术出版社，2012.
6. 马斌荣. 医学统计学. 5版. 北京：人民卫生出版社，2008.
7. 唐启义，冯明光. DPS数据处理系统. 北京：科学出版社，2007.
8. 陈平雁，黄浙明. SPSS19统计软件应用教程. 2版. 北京：人民卫生出版社，2014.
9. 倪宗瓒. 医学统计学. 北京：高等教育出版社，2003.
10. 闫永平，肖丹. 流行病与循证医学研究中SAS软件实用教程，西安：第四军医大学出版社，2014.
11. 梁万年. 医学科研方法学. 北京：人民卫生出版社，2004.
12. 陈峰. 现代医学统计方法与Stata应用. 2版. 北京：中国统计出版社，2003.
13. 陆守曾. 医学统计学. 北京：中国统计出版社，2016.
14. 金丕焕，陈峰. 医用统计方法. 上海：复旦大学出版社，2009.
15. 何晓群. 现代统计分析方法与应用. 北京：中国人民大学出版社，2016.
16. 郭秀花. 实用医学调查分析技术. 北京：人民军医出版社，2005.
17. 柯惠新，沈浩. 调查研究中的统计分析法. 北京：中国传媒大学出版社，2015.
18. Gudmund R. Iversen，Mary Gergen 著，吴喜之 译. 统计学. 北京：高等教育出版社，2000.
19. 张文彤. SPSS统计分析高级教程. 3版. 北京：高等教育出版社，2018.
20. 郭志刚. 社会统计分析方法SPSS软件应用. 3版. 北京：中国人民大学出版社，2015.
21. 孙尚拱. 应用多变量统计分析. 北京：科学出版社，2011.
22. 郭秀花. 医学统计学习题与SAS实验. 北京：人民军医出版社，2003.
23. 方开泰. 均匀实验设计的理论和应用. 北京：科学出版社，2019.
24. 余松林. 医学统计学. 北京：人民卫生出版社，2002.
25. 赵耐青. 卫生统计学. 上海：复旦大学出版社，2009.
26. Robert L. Mason，Richard F. Gunst，James L. Hess Statistical Design and Analysis of Experiments A JOHN WILEY & SONS PUBLICATION in Canada. 2003.
27. 李晓松. 卫生统计学. 8版. 北京：人民卫生出版社，2020.
28. 方积乾. 生物医学研究的统计方法. 北京：高等教育出版社，2007.
29. 郭秀花. 医学统计学与SPSS软件实现方法. 2版. 北京：科学出版社，2017.